新编
围术期护理学

主编 魏 力 李 兰 贾汝福

XINBIAN

WEISHUQI

HULIXUE

郑州大学出版社

郑州

图书在版编目(CIP)数据

新编围术期护理学/魏力,李兰,贾汝福主编.—郑州:
郑州大学出版社,2017.10

ISBN 978-7-5645-0710-7

Ⅰ.①新⋯ Ⅱ.①魏⋯②李⋯③贾⋯ Ⅲ.①围术期–护理
Ⅳ.①R619

中国版本图书馆 CIP 数据核字(2017)第 233328 号

郑州大学出版社出版发行

郑州市大学路 40 号   邮政编码:450052
出版人:张功员   发行电话:0371-66966070
全国新华书店经销
河南瑞之光印刷股份有限公司印制
开本:787 mm×1 092 mm 1/16
印张:33
字数:802 千字
版次:2017 年 10 月第 1 版   印次:2017 年 10 月第 1 次印刷

书号:ISBN 978-7-5645-0710-7   定价:168.00 元
本书如有印装质量问题,请向本社调换

编委会名单

主　编　魏　力　李　兰　贾汝福

副主编　臧小英　王　静　周玉虹
　　　　马珍珍　张　焱

编　委　（以姓氏笔画为序）
　　　　于恩杰　上海德达医院
　　　　马珍珍　中国人民解放军第 371 医院
　　　　王　晶　中国人民解放军总医院
　　　　王　静　天津医科大学总医院
　　　　王幼琳　天津医科大学总医院
　　　　王秋莉　中国人民解放军总医院
　　　　王淑芳　天津医科大学总医院空港医院
　　　　王维维　天津医科大学总医院空港医院
　　　　田梓蓉　首都医科大学附属北京同仁医院
　　　　史宇红　天津市眼科医院
　　　　任晓波　首都医科大学附属北京同仁医院
　　　　刘　娜　中国人民解放军总医院
　　　　刘金萍　天津市中心妇产科医院
　　　　齐华英　天津市第一中心医院
　　　　苏晓静　中国人民解放军总医院
　　　　李　兰　重庆市肿瘤研究所/肿瘤医院妇科肿瘤中心
　　　　李　娜　天津医科大学总医院

1

李　霞　天津医科大学总医院
杨　玥　天津市第一中心医院
杨海红　天津医科大学总医院空港医院
肖　华　天津医科大学总医院
沈　钺　天津医科大学总医院空港医院
张　焱　中国人民解放军第三军医大学新桥医院
周玉虹　中国人民解放军总医院
周秀彬　中国人民解放军总医院
赵　文　天津市第一中心医院
胡智飞　中国人民解放军总医院
贾汝福　河北省沧州市中心医院
董晓艳　中国人民解放军总医院
程　茹　天津医科大学第二医院
靳海荣　中国人民解放军总医院
臧小英　天津医科大学护理学院
廖灯彬　四川大学华西医院
魏　力　天津医科大学总医院空港医院

其他参编人员（以姓氏笔画为序）

丁　玲　毛林琳　宁　倩　师玉晶　朱娟丽
刘庆兰　李　民　李　阳　李书砚　杨宝琴
宋秀云　张露梅　郑嘉琪　胡宇坤　徐艳丽
徐薇薇　曹媛媛　常连霞　彭　琪　彭玉娜
鲍雨婷

编　审　李振川

前　言

　　手术是治疗疾病的主要措施之一。围术期是从决定手术治疗开始,至手术治疗后基本康复的一段时间。具体是指从确定手术治疗起,至与这次手术相关的治疗基本结束止,一般包括术前 5～7 天至术后 7～12 天。包含手术前、手术中及手术后 3 个阶段。手术可分为择期手术、限期手术、急症手术 3 种,医生可根据患者的病情选择合适的手术类型。围术期护理旨在为患者提供身心整体护理,增加其手术耐受性,使患者以最佳状态顺利度过围术期,预防或减少术后并发症,促使患者早日康复。

　　《新编围术期护理学》由天津医科大学总医院、重庆市肿瘤研究所/肿瘤医院、河北省沧州市中心医院、中国人民解放军总医院、天津医科大学护理学院、首都医科大学附属北京同仁医院、四川大学华西医院及中国人民解放军陆军军医大学等国内多家临床医院、高等院校的护理同仁结合多年临床护理工作、实践教学经验编撰而成。旨在为临床护士提供外科常见手术的术前护理、术中护理及术后护理操作规范,有助于外科临床护士为手术患者提供高质量的围术期护理。

　　本书分为 17 章。第一至第四章系统介绍了围术期护理学的范畴、护理程序概要,以及围术期护理概要、围术期重症患者的监护。第五至第十七章按照疾病系统排列,每章的第一节为概述,介绍该系统常规的手术特点与护理要点,包括本系统疾病特点、种类,手术所需物品、体位、麻醉方式、围术期护理常规等;其他节为该系统常见手术围术期特殊的护理要点,以不同的手术方式引出相关疾病,详细介绍该术式的术前护理、术中护理与配合、术后护理,其中术前护理重点突出症状以及专科检查的评估,术中护理与配合重点描述术中配合注意事项,术后护理主要介绍术后评估要点及特殊护理要点。

　　本书内容理论与临床实践相结合,实用性强,可帮助临床护士更好地掌握不同手术患者围术期需要重点关注的护理问题,提供预防性的护理措施,减少相关并发症的发生。

　　限于编者的能力和水平,本书难免有不妥之处,恳请读者给予指正。

魏　力　李　兰　贾汝福

2016 年 12 月

目　录

第一章

绪　论

护理学(nursing)是一门独立的、综合性的、为人类健康服务的应用性学科,围术期护理是护理学的一个重要组成部分。围术期护理学是研究如何对手术患者进行整体护理的临床护理学科,包含了基础医学理论、护理学基础理论和技术操作,外科、五官科、妇产科等专科理论,以及护理心理学、护理伦理学、医学人文知识等。

手术(surgery)是外科、五官科、妇产科等手术科室医生应用现代医学科学技术,在直视下或通过腔镜技术探查、切除、吻合等诊断和治疗疾病的特殊方法。手术是外科治疗疾病的一种重要手段,有时甚至是抢救患者生命、恢复正常生理功能的唯一选择,其能治愈疾病,也能产生创伤应激,甚至导致并发症或后遗症等不良后果。

围术期(perioperative phase)一词始见于 20 世纪 70 年代,是指从确定手术治疗时起,至与这次手术有关的治疗基本结束为止的一段时间,分为术前(preoperative phase)、术中(intraoperative phase)和术后(postoperative phase)3 个阶段。尽管传统围术期处理方法和外科技术不断进步,术后并发症发生率及病死率也在不断下降,但大的腹部手术术后并发症的发生率仍在 15%～40%。发生术后并发症的一个重要病理生理基础是手术创伤、术中低温、不适当的液体治疗、术后疼痛和患者长期不活动等引起的机体应激反应。由此,以减少围术期应激反应为原则的加速康复外科(enhanced recovery after surgery,ERAS)理念应运而生,并逐渐成为围术期处理的关键。ERAS 的概念是 2001 年丹麦外科医生Kehlet 等首先报道并予以实施的。其颠覆了近百年来形成的围术期处理原则。一系列研究证明,ERAS 在缩短住院时间和降低术后并发症的发生率、病死率、再住院率及医疗费用等方面较传统方法有明显的优势,加快了患者从手术创伤中的康复,增加了患者的满意度,为患者提供了更好的医疗服务。ERAS 是采用一系列有循证医学证据的围术期优化处理措施,以减少手术患者生理及心理的创伤应激,实现手术患者的快速康复。ERAS 通过采用多种措施减少这些应激反应,进而支持器官功能,涉及多个学科,而围术期护理在ERAS中具有重要地位。

现代围术期护理的重点,是以创伤、感染、肿瘤、畸形、梗阻、结石等需要手术治疗的患者为服务对象,针对手术患者在围术期的特点,应用护理程序,科学地制订护理计划、执行护理措施,与医生共同协作,使患者在术前尽可能具备充分的心理准备和良好的机体条件,以利于其安全耐受手术。术前护理包括术前评估、术前宣教与指导、心理护理、改善患者营养状况、术前常规准备(包括皮肤准备、胃肠道准备、呼吸道准备、药物过敏试验、配血等)等,术中护理主要包括一般护理、物品准备、麻醉选择、手术体位、术中配合注意事项等,术后护理主要包括专科评估、体位、饮食护理、术后并发症的观察和护理、术后教育与指导等。总之,围术期护理是在现代医学模式和护理程序指导下,护理人员与医生共同协作,在病房、手术室为外科手术患者提供整体护理,最大限度地减轻患者痛苦,防治并发症,使患者顺利度过围术期,早日康复。

时代的进步、现代护理理念的逐步改变、人类对新生事物的认识不断加深和各学科间的协作,极大地丰富了围术期护理学的内涵。外科、五官科、妇产科等专科医学研究和实践的进展不断引导围术期护理学进入新的领域,提高了护理工作者对围术期护理的认识和实践水平,同时对其要求也越来越高,不仅要求其掌握本专业特有的知识、技术,还要熟悉社会伦理学、社会经济法规、护理心理、人际关系等学科的知识。因此,外科、五官科、妇产科等科室护理工作者必须在现代护理观和护理程序的指导下,"以人为本",对手术患者进行系统评估,提供身心整体护理和个体化的健康教育,真正体现"人性化服务"的宗旨,为围术期护理学的发展做出应有的贡献。

第一节　围术期护理学的范畴

护理学的范畴涉及自然、社会、文化、教育和心理等领域,随着护理实践的不断深入而逐渐发展,包含理论与实践两大体系。

一、护理学研究的对象

研究对象随学科的发展而不断变化,从研究单纯的生物人向研究整体的人、社会的人转化。

二、护理学与社会发展的关系

体现在研究护理学在社会中的作用、地位和价值,研究社会对护理学发展的促进和制约因素。如老年人口增多、慢性病患者增加使社区护理迅速发展,健康教育技巧和与他人有效合作已成为对当代护士基本技能要求,信息技术的发展使护理专业向着网络化、信息化进步。

三、护理专业知识体系

理论架构专业知识体系是专业实践能力的基础。自20世纪60年代开始,护理界开始致力于发展护理理论与概念模式,并将这些理论用于指导临床护理实践,对提高护理质量、改善护理服务起到了积极作用。

四、护理交叉学科和分支学科

护理学与自然科学、社会科学、人文科学等多学科相互渗透,在理论上相互促进,在方法上相互启迪,在技术上相互借用,形成许多新的综合型、边缘型的交叉学科和分支学科,从而在更大范围内促进了护理学科的发展。

五、护理学的实践范畴

护理学的实践范畴包含临床护理与社区护理。

(一)临床护理

运用临床护理理论、知识、技能和护理程序对护理对象实施整体护理,以减轻患者痛苦,促进健康。临床护理的对象是患者,其内容包含基础护理和专科护理。

(二)社区护理

运用公共卫生学及护理学的知识与技能,借助有组织的社会力量,以社区为基础,为个人、家庭提供服务。社区护理的对象是一定范围的居民和社会群体。

总之,围术期护理是护理学的一个重要组成部分。围术期护理学是研究如何对手术患者进行整体护理的临床护理学科,包括做好患者心理和生理方面护理、手术前的评估、手术中的护理配合、手术后并发症预防。围术期护理是在现代医学模式和护理观的指导下,为患者提供身心整体护理,增加其手术耐受性,使患者以最佳状态顺利度过围术期,以促进其早日康复。

(魏　力　臧小英)

第二节　护理程序概要

护理程序(nursing process)是临床护理中一个完整的工作过程,是一种有计划地、系统地实施护理的程序,是综合的、动态的、具有决策与反馈功能的过程,该过程是以促进或恢复人的健康为目标所进行的一系列护理活动。包括5个步骤,即评估(assessing)、诊断(diagnosing)、计划(planning)、实施(implementing)、评价(evaluating),从而指导护理人员以满足护理对象的身心需要、恢复和增进护理对象的健康为目标,运用系统的方法实施计划性、连续性、全面整体护理。护理程序的5个步骤既可同时进行,又是相互联系和相互依赖的。在护理程序中,主要包含人、环境、健康、护理这4个基本概念。

在围术期护理中引入护理程序指导护理工作具有针对性和实用性,特别是对围术期危重患者护理,可使工作程序化、规范化,增强护理工作的系统性和预见性,降低术后并发症发生率,加速患者康复。

一、基本概念

(一)人

人是由身体、心理、社会等方面组成的整体的人;人有基本的需要和各发育成长阶段的需要,并与环境相互作用以求适应;人是护理在社会和环境中的服务对象。

(二)环境

1. 内环境　包括生理环境和心理环境。

2. 外环境　包括社会环境和自然环境。人可以适应环境,也可以改造环境,同时又受环境影响,护理可以为人创造一个适于恢复或保持健康的环境。

(三)健康

健康是人对环境的一种积极反应,是指一个人达到身体上、心理上、社会上的完满状态。健康与疾病是相互关联的一个连续体,人经常在此连续体内变动,护理即保持人的身心、社会等方面处在最佳的和谐状态,并可促进人的健康。

(四)护理

护理贯穿于人的生命全过程,护理工作重点是帮助患者对疾病做出积极的反应。护理工作者要应用护理程序与交流技巧帮助患者与环境保持平衡,达到最佳健康状况。护理工作者通过照料患者,促使其能够自理;护理工作者还要预防疾病,维护健康。

二、评　估

护理评估(nursing evaluation)是有计划、有目的、系统地收集患者资料的过程。根据收集到的资料信息,对护理对象和相关事物做出大概推断,从而为护理活动提供基本依据。评估是整个护理程序的基础,同时也是护理程序中最为关键的步骤。如果评估不正确,将导致护理诊断和护理计划的错误以及预期目标失败。评估是一个连续不断的、动态的过程,它贯穿于护理工作的始终。护理评估主要包括收集资料、整理资料、分析资料。护理人员应熟练运用评估技巧,通过询问、聆听、观察、测量、检查5个步骤进行基础评估和专科评估。

(一)基础评估

基础评估包括患者的病情、年龄、生命体征、营养状况、睡眠、大小便情况、月经情况、自理能力、皮肤情况、既往病史、药物过敏史、异常化验指标及检查结果、患者心理状况及对疾病和治疗的认知程度。

（二）专科评估

专科评估包括与疾病相关的、需要动态观察护理的相关指标。

三、诊 断

（一）定义

护理诊断（nursing diagnosis）是一个人在生命过程中的生理、心理、社会、文化、发展及精神方面所出现的健康问题反应的说明，这些健康问题的反应属于护理职责范畴，可以用护理的方法来解决。换言之，护理诊断是关于个人、家庭或社区对现存的或潜在的健康问题以及生命过程的反应的一种临床判断，是护理工作者为得到预期结果选择护理措施的基础，这些结果是应由护理工作者负责的。

（二）要素

诊断包括诊断名称、定义、诊断标准、相关因素4个基本要素。

1. 诊断名称　以简明扼要的文字描述护理对象的健康状况（现存或潜在的），它主要以"改变""障碍""缺失""无效"几个特定词语描绘健康状态的变化，但无法表明变化的程度。

2. 定义　是对名称的一种清晰的、正确的表达，简单明了地表达诊断的意义及与其他诊断的不同处。

3. 诊断标准　是做出该诊断的临床判断标准。这些判断标准是一个体征或是一个症状，或是一群症状及体征，也可能是危险因素，而这些标准是个体或团体主动表达或被观察到的反应。这可以是主观的，也可以是客观的。主观资料、客观资料有主要和次要资料两种。

（1）主要资料：主要资料是诊断确定时必须出现的。

（2）次要资料：次要资料是诊断时可能出现的。

4. 相关因素　是指临床或个人所造成的健康状态改变或其他问题产生的情况。而这些通常都是与"护理诊断"有关的。因人类个体天然的差异性及独特性，相关因素因人因病情不同而不同，相关因素可为病理生理性的（生物的或精神的）、心理上的、与治疗有关的、情境上的（环境或个人的）、成熟上的（即年龄上的）。

四、计 划

护理计划（nursing planning）的制订是如何解决护理问题的一个决策过程，其目的是确认护理对象的护理重点的目标以及护理工作者将要实施的护理措施。护理诊断是随患者的身心变化而变化的，因此，护理计划也是动态的，需要不断增加新的护理内容。

（一）排列护理顺序

排列护理顺序即确定护理重点。一个患者可同时有多个护理问题，制订计划时应按其重要性和紧迫性排出主次，一般把威胁最大的问题放在首位，其他的依次排列，这样护理工作者就可根据轻、重、缓、急有计划地进行工作。通常可按如下顺序排列。

1.首优问题　是指会威胁患者生命,须立即行动去解决的问题。如清理呼吸道无效、潜在的暴力行为等。

2.中优问题　是指虽不会威胁患者生命,但能导致身体上的不健康或情绪上的变化问题。如活动无耐力、皮肤完整性受损等。

3.次优问题　指人们应对发展和生活的问题。如营养失调、自理能力缺陷等。

(二)制定预期目标

预期目标是指通过护理干预对患者及家属提出的能达到的、可测量的、能观察到的患者行为目标。预期目标分两类:7 d内可实现的目标叫短期目标,需较长时间才能实现的目标叫长期目标。陈述目标的注意事项包括:①目标的主语是患者或患者身体的一部分。②陈述要简单明了,切实可行,属于护理工作范围。③目标要有针对性,一个目标针对一个护理诊断。④目标应有具体日期,可观察和可测量。⑤目标应与医疗工作相协调。

潜在并发症的目标重点放在监测其发生或发展及配合抢救上。

(三)制订护理措施

护理措施是护理工作者为患者提供的工作项目及具体实施方法,是为协助患者达到目标而制订的具体活动内容,这些措施可称为护嘱。组成要素有:①日期与时间;②行为动词;③具体内容和方法;④制订者签名。制订护理措施的注意事项如下。

1.针对性　护理措施是针对护理目标的,一般一个护理目标必须采取几项措施。

2.可行性　护理措施要切实可行,要结合患者的身心问题、护理人员的配备及专业技能、理论知识水平及医疗设备等情况来制订。

3.安全性　要保证患者的安全,一定是以安全为基础的护理措施。

4.协作性　有些措施需要与医生、营养师及患者或患者家属协作完成。

5.科学性　科学性是基于护理科学及相关学科的理论基础之上。

五、实　施

实施是在护理计划制订之后,按计划实施,但在实际工作中,特别是遇到危、急、重患者时,往往在计划未制订之前,即已开始实施,然后再书写完整的计划。实施方法包括以下内容。

(一)直接提供护理措施

直接提供护理措施即按计划的内容对所负责的护理对象进行照顾。

(二)协调和计划整体护理的内容

协调和计划整体护理的内容即将计划中的各项护理活动分工、落实任务。

(三)指导和咨询

指导和咨询即对护理对象及其家属进行教育和咨询,并让他们参与一些护理活动,以发挥其积极性,鼓励他们掌握有关知识,达到自我维护健康的目的。

护士在实施计划过程中既是护理活动的决策者和组织者,又是措施的执行者和健康知识的教育者。实施过程中护士要继续收集健康资料,评估患者在护理活动中的身心反应及新的健康状况,动态地修订护理计划及护理措施。

六、评 价

护理评价(nursing evaluation)是有计划地、系统地将患者的健康现状与预期护理目标进行比较的活动。在护理程序的实施中,护理评价的重点是患者的健康问题,进行评价的责任由责任护士(师)承担。护理评价和评估贯穿于护理活动的全过程。评价主要包括以下内容。

(一)护理过程的评价

护理活动是否符合护理程序要求。

(二)护理效果的评价

确定患者健康状况是否达到预期目标。

(三)评价目标实现程度

1.目标实现的程度 将患者目前的健康状态与预定目标进行比较,其实现的程度有3种:①目标完全实现;②目标部分实现;③目标未实现。

2.分析目标未能实现的原因 ①原始资料不充足;②诊断不确切;③目标不恰当;④护理措施设计不当或执行不得力等。

根据目标实现的程度相应修订计划和措施。评价贯穿于护理程序的各个阶段。在评估阶段,评价资料的完整性;在诊断阶段,评价护理诊断的正确性、全面性,诊断与资料的统一性;在计划阶段,评价护理诊断排序的合理性、目标及措施的可行性;在实施阶段,评价护理措施执行的准确性及效果等。

(李 兰 贾汝福 臧小英)

参 考 文 献

[1]蒋冬梅.患者标准护理计划:外科分册[M].长沙:湖南科学技术出版社,2002.

[2]李曼琼.外科护理学[M].郑州:郑州大学出版社,2003.

[3]吴在德,吴肇汉.外科学[M].6版.北京:人民卫生出版社,2004.

[4]吴阶平,裘法祖.黄家驷外科学[M].6版.北京:人民卫生出版社,2005.

[5]曹伟新,李乐之.外科护理学[M].4版.北京:人民卫生出版社,2006.

[6]熊云新.外科护理学[M].2版.北京:人民卫生出版社,2006.

[7]党世民.外科护理学[M].北京:人民卫生出版社,2006.

第二章

围术期护理

第一节　手术前患者的护理

从患者入院决定手术开始至进入手术室,这一时期称为手术前期。手术前准备与疾病的轻重缓急、手术范围的大小有密切关系。完善的手术前准备与护理是手术成功的重要步骤。手术前护理的重点是:评估和矫正可能增加手术危险性的生理和心理问题,给予患者有关手术的健康教育、指导、适应手术后变化的功能锻炼。

一、术前准备与评估

(一)术前护理评估

术前评估应包括生理的、心理的、社会文化的及精神的等诸方面内容。从整体护理观点出发,全面考虑生命过程中五大方面的资料,从而更好地确认患者的能力及限制,以帮助其达到最佳健康状况。该部分应由病房护士(师)完成,其评估的内容是与护理有关的。围术期术前护理准备及评估包括基础评估和专科评估。

1.基础评估

(1)一般资料:性别、年龄、家族史、生育史、遗传史等。

(2)现病史:评估有无糖尿病、高血压、心脏病、慢性支气管炎、肝炎、贫血等病史。

(3)既往史:手术史、用药史、药物过敏史等,有无吸烟和饮酒的习惯等。

（4）全身评估：评估患者对手术的耐受力，并可与手术后检查结果相比较，作为手术疗效判断依据之一。诊断性检查包括实验室检查（血、尿、粪便常规，出、凝血时间，凝血酶原时间，血型及交叉配血试验，血液电解质，肝、肾功能，血糖、尿糖等）、胸部 X 射线检查、心电图检查、肺功能检查、血气分析等。

2.专科评估　评估患者与该疾病相关的症状与体征，手术部位与手术方式，为术后评估与评价提供依据。

3.术前准备　签署"手术知情同意书"，皮肤准备，肠道、呼吸道准备，术前用药等。纠正不能满足手术的检验指标。

4.与手术实施相关的因素

（1）手术护理团队组成、操作习惯与特点等。

（2）用物准备：①手术器械、手术用物、体位用物；②检查手术设备（手术床、无影灯、高频电刀、吸引器等）性能是否良好；③抢救仪器设备、药物等。

（3）手术室环境：清洁，温度与湿度适宜等。

（二）术前访视

术前访视应由手术室巡回护士（师）负责。包括了解手术患者的基本现状、心理活动和护理服务的需求，为制订适宜于患者的手术计划提供依据。填写手术患者术前访视评估单，了解患者及家属对手术的认知、患者的心理状态及需求，掌握患者的身体状况、肢体活动情况、全身皮肤状况以及术前准备情况等。发放"手术患者及家属须知"。向患者或家属介绍手术室环境，术后可能在麻醉复苏室、重症加强护理病房（intensive care unit，ICU；也称重症监护病房）暂时留观的目的，解除恐惧。告知患者术中特殊体位，必要时指导患者术前练习，如甲状腺手术的仰卧位等。

二、护理措施与护理评价

（一）护理措施

护理措施是护士（师）根据护理评估，为改善患者结局所执行的任何处置。护理措施既包括独立执行的措施和与他人合作的措施，也包括直接措施和间接措施，以达到为患者有效地解决与手术有关的问题的目的。术前护理措施主要包括做好患者心理、生理相关准备，以利于手术实施。

（二）护理评价

护理评价是将患者的健康状况与确定的护理目标进行有计划的、系统的比较的过程。评价贯穿于护理程序的各个阶段。在评估阶段，评价资料的完整性；在诊断阶段，评价护理诊断的正确性、全面性，诊断与资料的统一性；在计划阶段，评价护理诊断排序的合理性、目标及措施的可行性；在实施阶段，评价护理措施执行的准确性及效果等。

术前护理评价包括：①心理问题是否缓解，能否正确面对并积极配合术前准备；②患者及其家属是否了解与疾病手术相关的常识；③机体的营养不良是否得到纠正，能否满足手术需要；④心肺功能能否满足机体需要，有无缺氧症状；⑤术前准备是否充分，以避免或减少术后并发症的发生等。

择期手术患者术前评估由责任护士在手术前 24 h 内完成,急诊手术患者一般在术前 1 h 内完成(特殊情况除外)。

(魏　力　张　焱)

第二节　手术中患者的护理

一、手术的无菌准备

为保持手术室的环境清洁无尘及空气洁净,凡进入手术室的人员及物品,均要采取严格的管理措施以减少尘埃及细菌的带入。

手术前,手术室护士(师)应了解患者病情,熟知局部解剖、手术方法、手术切口、手术步骤以及可能改变的手术方式;熟悉手术者的习惯和手术中可能使用的特殊器械、物品,于术前做好充分的业务准备。工作人员进入手术室,须更衣、换鞋、戴帽及口罩,帽子要盖住全部头发,口罩要遮住鼻孔,应剪短指甲,除去甲缘部积垢等。

正确掌握无菌技术是预防术后感染、保证患者安全的关键。

1. 手术人员洗手、穿隔离衣、戴无菌手套后,其肩部平面以下、脐平面以上及双前臂为无菌区,背部、腰部以下和肩部以上均应视为非无菌区,不能接触。术中如需要转身操作,应加穿消毒背心;交换位置时,应先退一步转过身,背靠背移动。手术台边缘以下的布单视为有菌区,不应接触。

2. 手术台上,手术野周围以及手术者衣袖必须保持干燥,如有潮湿应立即加铺无菌单或加戴无菌手套。手术人员如手套破损或被污染,需立即更换。出汗较多时,可将头偏向一侧,由他人协助擦去,以免汗滴落入术野。

3. 巡回护士(师)只能用无菌持物钳夹取无菌物品,并按一定的技术操作规范执行巡回护士职责。严格执行无菌操作原则。

4. 行切皮前及缝合皮肤前,均须严格进行皮肤消毒。

5. 进行胃肠道、呼吸道、宫颈等部位的手术时,应注意切开空腔脏器前应用纱垫保护周围组织,并随时吸除外流的内容物,以防感染。被污染的器械(如刀、剪、缝针等),应放在污染盘内实行隔离。

6. 按照手术级别选择百万级或万级净化手术间。

7. 同时进行的手术即使均为无菌手术,手术开始后台上用物也不得互相交换使用。凡怀疑被污染者即按污染处理,及时更换坠落到无菌区或手术台边以外的器械物品,不得拣回再用。

▓ 二、手术患者的准备

（一）一般准备

手术患者由手术室护士（师）根据手术安排的时间、麻醉的方式及术前准备的复杂程度,在术前不同的时间段由病房接进手术室。一般全身麻醉（简称全麻）和硬脊膜外间隙阻滞麻醉（简称硬膜外麻醉）的患者,应在术前 45 min 到达;局部麻醉（简称局麻）或蛛网膜下隙麻醉（简称腰麻）的患者术前 30 min 到达;低温麻醉者术前 1 h 到达。患者到达手术室后,巡回护士（师）再次核对患者姓名、床号、住院号、性别、年龄、诊断、手术名称、手术部位、麻醉方式、血型,检查备皮情况,为患者做好麻醉前的一切准备。

（二）手术体位

1.手术体位安置原则

（1）根据不同手术和手术者需求准备用物。

（2）手术体位是根据手术的需要将患者放置在一定的位置。安置时,应维持正常呼吸功能和循环功能。由手术医生、麻醉医生、巡回护士（师）共同完成患者的体位安置。

（3）在保证患者安全与舒适的前提下,应充分暴露手术野,以便减少创伤、缩短手术时间。

（4）根据手术麻醉方式不同,放置的体位应便于麻醉师观察、注射药物以及输血或输液操作。

（5）肢体不可悬空,应托垫稳妥,保证患者安全舒适;在骨隆凸处和压力、摩擦力较大的部位衬以软垫或现代敷料,以避免压力性溃疡发生。

（6）体位的摆放应充分考虑患者的个体差异,满足患者个体需求。安置体位时应注意保护患者隐私并保暖。

2.临床常用的手术体位

（1）平仰卧位:适用范围与安置方法如下。

1）适用范围:平仰卧位是最常见的体位（图 2-1）,如头、面、胸、乳房、腹、四肢等手术。使全身肌肉处于自然放松的松弛状态,保持呼吸道通畅。

2）安置方法:手术台平置,患者仰卧,头枕薄软枕或头圈,头部抬高 3～5 cm。两臂用中单固定于体侧,腰部保持正常生理曲度。腰曲、腘窝、腋窝、骶尾部及足跟部各放置一软垫或泡沫敷料,约束四肢时注意做好皮肤保护。

（2）颈仰卧位（垂头仰卧位）:适用范围与安置方法如下。

1）适用范围:头面部及颈前部手术、气管异物、食管异物等。如甲状腺手术或气管切开术。

2）安置方法:手术台上部抬高（头高脚低位）15°～20°,头架下落,患者仰卧。颈后垫卷枕（梯形枕）,使头向后仰且不悬空,头部垫头圈。头后仰 60°～70°,以便操作（图 2-2）。将麻醉头架放置于头部,距下颌上方 5～6 cm。约束四肢,双腘窝部垫软垫。

（3）胸部手术侧卧位（半侧卧位）:适用范围与安置方法如下。

1）适用范围:前胸部及胸部后外侧切口手术和胸腹联合手术。

2)安置方法:患者侧卧,上半身侧转呈30°~45°。手术侧肩背部放置软枕,必要时对侧放置软枕固定。腋下垫一软枕,双手屈曲前置,患侧手臂包裹后固定在麻醉架上。上侧腿屈曲,下侧腿伸直。膝、踝等处分别垫以软枕,髋部以长约束带固定,保持侧卧位,但松紧适宜(图2-3)。

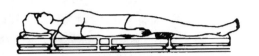

图2-1　平仰卧位

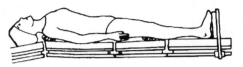

图2-2　颈仰卧位

　　(4)肾手术侧卧位:适用范围与安置方法如下。
　　1)适用范围:头部、脊柱、胸部、髋关节、肾、输尿管上段手术。
　　2)安置方法:患者侧卧,两肩连线与手术台呈90°,头下置头圈。手术床的"腰桥"对准肾区,将"腰桥"摇起。靠近腋下垫一软枕,双臂置于双层托手板上。上侧腿伸直,下侧腿屈曲,双膝关节之间垫一软垫。两侧髂托固定,约束臀部、膝部和下肢(图2-4)。

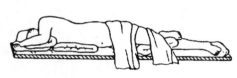

图2-3　胸部手术侧卧位

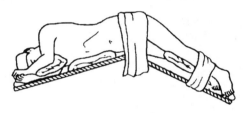

图2-4　肾手术侧卧位

　　(5)俯卧位:适用范围与安置方法如下。
　　1)适用范围:后颅窝及腰背部手术,如上端颈椎手术、颈椎手术、胸腰椎手术。
　　2)安置方法:患者俯卧,头部垫一软枕,头转向一侧,两臂半屈置于头旁,或向前安放于托手板上,外展不超过45°。胸腹部放置俯卧架或在两侧放置大矩形海绵枕,减少胸部受压,保持正常呼吸。膝下垫一厚海绵枕,双踝部放置软垫(图2-5)。注意保护臀部、关节处皮肤。麻醉插管后给患者眼部涂眼膏,以纱布覆盖并固定。如为颈椎部手术,患者的头面部应搁在头架上,使颈椎充分暴露,头架应稍低于手术台面。
　　(6)腰椎手术俯卧位:适用于腰椎部手术。在患者胸腔下方垫一弧形拱桥,使腰椎后突(图2-6)。

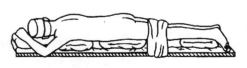

图2-5　俯卧位

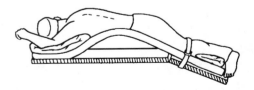

图2-6　腰椎手术俯卧位

(7)截石位:适用范围与安置方法如下。

1)适用范围:膀胱镜、宫腔镜以及腹腔镜手术,会阴部和腹会阴联合手术,试管婴儿手术等。

2)安置方法:患者平卧位,枕头圈或薄枕,肩部安置肩托。臀部位于手术床尾部摇折处,尾骨应略超过背板下沿。手术床呈10°左右,头低位,背板摇高5°左右。臀下垫橡胶单及中单,患者穿上裤套,将双小腿同时固定于两侧的托腿架上,软垫保护,两腿外展呈60°~90°,保持腘窝不受压。约束四肢。将手术台下部落下(图2-7)。

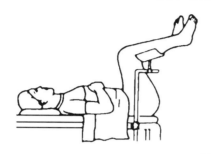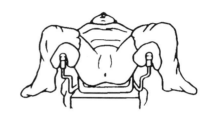

图2-7 截石位

(8)坐位:适用范围与安置方法如下。

1)适用范围:鼻、扁桃体手术;后颅窝、颈后路手术。

2)安置方法:患者坐在手术椅或手术床上。调整好头架位置,头置于头架上并固定。固定双上肢。

3.手术体位安置的注意事项 ①核对,安置体位前再次核对手术患者信息及手术部位;②防止体位损伤,切实重视体位的合理安置,以预防体位安置不当所致的并发症;③保护受压部位,根据患者手术时间、受压部位、皮肤情况使用抗压软垫和其他防护措施,避免可能发生的皮肤压疮(pressure sore;也称褥疮,bedsore)、静脉回流受阻和神经损伤等并发症;④在不影响手术的情况下适当调整体位,对患者的肢端部位进行适当按摩,促进血液循环,以缩短局部受压时间;⑤保护患者隐私,尽量遮盖生殖器、女性乳房、会阴部等部位,避免污染手术野及被消毒液刺激;⑥注意保暖,摆放体位时,适当调高室温并注意给患者遮盖;⑦眼睛涂眼药膏,避免眼睛干燥及患者术后眼部疼痛。

(三)手术区皮肤消毒

手术区皮肤消毒是为了消除切口及其周围皮肤上的细菌。消毒前应先检查备皮情况,察看有无破损及感染,然后用卵圆钳夹消毒剂(如1%聚维酮碘)纱球等,涂擦皮肤2~3遍,第二遍涂擦应更换敷料钳。婴儿、面部皮肤、会阴部一般用0.1%苯扎溴铵(新洁尔灭)消毒。消毒时应由手术中心部向四周涂擦,如为感染伤口或肛门部手术,则应从外周涂向感染区或会阴肛门处。无论从内向外,还是由外向内消毒,纱球均不得再回返涂擦。消毒皮肤的范围应包括切口周围15 cm的区域,如有延长切口的可能,则消毒范围应更大。消毒者的手应注意不要接触患者的皮肤和其他物品。消毒后术者双手应再次涂擦灭菌王,然后穿手术衣、戴无菌手套。

(四)铺无菌单

手术区铺无菌单的目的是保证手术野的无菌,预防术后切口感染。手术区灭菌后,切口周围应铺盖无菌巾、单,一般由第一助手和器械护士(师)铺无菌单。除显露切口外,将患者其余部分全部遮盖,以避免和减少手术中的污染。简单的小手术直接铺一块较大的有孔无菌巾即可,大多数手术均应按照不同手术、不同部位铺盖无菌手术单。

三、手术配合

手术过程中,医护人员必须密切配合、共同努力,才能确保手术的成功。护士(师)在各种手术中的配合分为直接配合和间接配合两种。

(一)直接配合

直接配合是指直接参与手术,配合医生共同完成手术的全过程。直接配合的护士(师),其工作范围只限于无菌区内,如传递器械、敷料及各种用物等。因此,直接配合的护士(师)被称为器械护士(师)。因在无菌区内进行工作,必须刷洗手和手臂、穿无菌手术衣及戴无菌手套,故又称洗手护士(师)、灭菌护士(师)或手术护士(师)。

器械护士(师)的主要任务是准备手术器械,按手术程序向术者、助手直接传递器械,密切配合术者、助手共同完成手术。器械护士(师)要做到:①具有高度责任心,对无菌技术有正确的观念,如发现违犯无菌操作要求,应及时纠正;②手术前掌握患者的诊断,熟知手术术式、步骤以及可能改变的手术方式,充分估计术中可能出现的问题,密切与术者配合,保证手术顺利完成;③术前要了解熟悉手术者的习惯,与术者配合娴熟、默契、主动,根据病情需要,准备特殊器械和用品;④熟悉手术器械的用法、目的及用途,以便准确无误地配合手术。

(二)间接配合

间接配合是指虽不直接参与手术操作的配合,然而被指派在固定的手术间内,与器械护士(师)、术者、助手及麻醉医生配合,共同完成手术的任务。间接配合的护士(师)工作范围是在无菌区以外,在患者、手术人员、麻醉医生及其他人员之间巡回,故称巡回护士(师)。

巡回护士(师)的职责主要是做好有关手术的准备;全面负责患者出入手术室的安全;与手术组、麻醉人员密切配合,争取高效、安全地完成手术任务。要求巡回护士(师)做到:①为患者创造最佳的手术环境及条件,做好护理计划,护理患者;②确保患者舒适、安全,使患者以平静的心态接受手术治疗,防止意外发生;③坚持无菌观念,做无菌技术的"监护人",谨防违反无菌操作行为,并及时给予纠正;④掌握病情、手术名称、术式,做到心中有数,有计划、有步骤地主动配合手术组人员及麻醉工作;⑤熟悉各种手术前患者的准备、术中体位及器械等物品的使用。

(魏 力 张 焱 李 兰)

第三节 手术后患者的护理

术后护理是指患者从手术室返回病房直至本次手术恢复正常功能阶段的护理。目的是尽快恢复患者正常生理功能,减少生理和心理的痛苦与不适,预防并发症的发生。

一、护理评估

(一)转运评估

1.转运前评估 评估患者的意识、生命体征及在转运途中可能会出现的情况。途中需要氧气者提前备好。记录转运前生命体征,以便与转运过程中的变化进行比较;对于严重脑外伤须转运的患者,转运前应先吸净痰液,控制烦躁。

2.转运工具的准备及电梯的沟通协调 转运工具应轻便、灵活、清洁。舒适、多功能的摇床,能保证转运的速度及所需体位。转运前医护人员电话通知病房和电梯做好准备。

3.固定、夹闭引流管 固定引流管,防止转运途中脱落;夹闭引流管,避免引流液反流。

(二)患者返回病房的护理评估

1.一般评估 对麻醉方式、手术方式、术中出血、补液和输血量、尿量、用药情况进行评估;对术后各种引流管位置、作用,皮肤情况进行评估。

2.系统评估

(1)呼吸系统:评估呼吸频率、深浅度和节律性,注意呼吸道是否通畅。

(2)循环系统:监测血压的变化,评估患者皮肤颜色及温度,观察肢端血液循环情况。

(3)泌尿系统:评估尿量、性质、颜色和气味等。

(4)消化系统:评估肠功能恢复情况,是否有腹胀、便秘、恶心、呕吐等。非腹部手术后 6~8 h 麻醉作用消失,胃肠道功能开始恢复;腹部非胃肠道手术后 12~24 h,胃肠道手术后 1~2 d 胃肠道功能开始恢复。

3.专科评估

(1)体温:术后 3 d,每 4 h 测体温 1 次;对于术后体温升高,既要考虑手术热,又要考虑术后感染。手术热一般不超过 38 ℃,1~2 d 后逐渐恢复正常,无须特殊治疗。如体温持续不退,或 3 d 后出现发热,应考虑有无感染征象。

(2)疼痛:选择标准的疼痛评估工具对患者疼痛部位、性质、程度、持续时间等进行评估。评估疼痛对患者活动、睡眠及饮食的影响。

(3)手术切口:评估切口敷料是否干燥,有无渗血、渗液,以及渗血、渗液的颜色、性质、量。

(4)引流液:评估术后各个引流管功能,做好标识。需要引流者要保持有效引流,观察引流液的量、颜色、性质等。

4.心理-社会状况 手术后是患者心理反应比较集中、强烈的阶段,随原发病的解除和安全度过麻醉及手术,患者心理上会有一定程度的解脱感;但继之又会有新的心理变化,如担忧疾病的病理性质、病变程度等。要选择正确的心理测评量表对患者的心理状态进行评估。

二、护理措施

(一)转运前工作

做好患者生命体征的记录,备好抢救仪器和药品。全麻患者在苏醒过程中,易出现躁动或清醒延迟的现象,麻醉护士要守护在患者身旁,密切观察,复苏过程应在麻醉复苏室进行。患者清醒后与术者及麻醉医生共同护送回病房。

(二)转运途中措施

保证患者安全,确保转运途中有效的静脉通路及输液速度。转运途中护士应密切观察患者的呼吸,危重症患者应给予便携式心电监护,遇有患者发生紧急病情变化,配合麻醉医生实施抢救,转运中妥善约束并加护栏,防止发生意外。

(三)病房护理工作

1. 做好与病房的交接 包括生命体征、麻醉方式、意识状态、手术方式、各种管道、皮肤状态等。

2. 患者体位 患者返回病房后,给予正确体位。

(1)根据麻醉及患者的全身状况、术式、疾病的性质等选择卧式,使患者处于舒适和便于活动的体位。全身麻醉尚未清醒的患者应去枕平卧,头转向一侧,使口腔内分泌物或呕吐物易于流出,如有呕吐应及时吸出口腔内呕吐物及气管内分泌物,避免吸入气管。蛛网膜下隙阻滞的患者,应平卧或头低卧位 6~8 h,以防止因脑脊液(cerebro spinal fluid,CSF)外渗致头痛。施行颅脑手术后,如无休克或昏迷,可取 15°~30°头高脚低斜坡卧位。施行颈、胸手术后,多采用高半坐卧位,以利于呼吸及有效引流。腹部手术后,多取低坡卧位,以减少腹壁张力,防止切口裂开;亦可有利于胃肠蠕动,促进胃肠功能恢复。

(2)腹腔内有污染的患者,在病情许可的情况下,尽早改为半坐位或头高脚低位,使炎性渗出物流入盆腔,避免形成膈下脓肿。脊柱或臀部手术后,可采用俯卧或仰卧位。

(3)保持气道通畅:遵医嘱给予氧气吸入,对于未完全清醒患者应确保气道通畅,可用口咽通气管或人工气道。吸引器备于床旁,必要时吸痰。

(4)根据手术方式及病情做好血压监测,并遵医嘱每 30 min 或每 60 min 连续监测血压。做好重症记录。

3. 引流管护理 引流管种类较多,分别置于切口、体腔(如胸、腹腔等)和空腔器官内(如胃肠减压管、导尿管等)。根据引流的目的连接引流袋,做好标识,观察并准确记录引流液量、颜色、性质等,出现异常及时通知医生。妥善固定各种引流管并保持通畅,防止扭曲、打折、受压,防止脱落,乳胶引流条一般于术后 1~2 d 拔除;单腔或双腔引流管多用于渗液较多、脓液稠厚者,一般引流量逐渐减少后才能拔除。胃肠减压管在胃肠道功能恢复、肛门排气后,即可拔除。

4.静脉补液 补充患者禁食期间所需的液体和电解质,若禁食时间较长,需要提供肠外营养支持,以促进合成代谢。患者在输注高渗性药物及强酸强碱药物时注意血管的选择,必要时选择中心静脉导管。

5.疼痛护理 麻醉作用消失后,患者可出现疼痛。术后24 h内疼痛最为剧烈,2~3 d后逐渐缓解。若疼痛呈持续性或减轻后又加剧,须警惕切口感染的可能。疼痛除造成患者痛苦外,还可影响各器官的生理功能。护士可遵医嘱给予止痛药物,给药后注意疼痛的再评估以及药物的副作用。

6.切口护理 保持切口敷料清洁干燥。观察切口有无出血、渗血、渗液、敷料脱落及局部红、肿、热、痛等征象。若切口有渗血、渗液或敷料被大小便污染,应及时更换,以防切口感染;若腹壁切口裂开,应先用无菌纱布或无菌巾覆盖;四肢切口大出血,先用止血带止血,再通知医生紧急处理。

7.皮肤护理 选择国际通用的压疮(也称褥疮)评估量表对术后患者进行评估,高危患者应做到班班进行评估,并采取相应的护理措施预防压疮。一般护理措施包括定时为患者改变体位,一般一种体位不超过2 h。对于体质衰弱、压疮评分属于高危的患者应缩短间隔时间、增加体位变换频次。护士注意观察患者皮肤情况,必要时铺气垫床或在压疮好发部位应用现代敷料进行保护。此外,对于危重患者还应注意医疗仪器导线等引起的皮肤损伤。对于已发生的1、2期压疮可以应用水胶体敷料或泡沫敷料进行处理;对于3期或3期以上的压疮需请专业医护人员进行处理。建立压疮记录表及压疮处理记录单。

8.饮食护理

(1)非腹部手术:视手术大小、麻醉方法和患者的反应决定开始饮食的时间。局部麻醉下实施的体表或肢体的手术,全身反应较轻者,术后即可进饮食。手术范围较大、全身反应较明显的,须2~3 d后方可进食。蛛网膜下隙阻滞和硬脊膜外间隙阻滞者,术后3~6 h即可进饮食。全身麻醉者,应待麻醉清醒,恶心、呕吐反应消失后,方可进食。

(2)腹部手术:择期胃肠道手术,待肠道蠕动恢复,可以开始试饮水,进少量流质饮食,逐步增加到全量流质、半流质饮食,逐步进普通饮食。目前较多采用液状肠内营养制剂以替代普通的流质饮食,前者富含各种营养成分。禁食及少量流质饮食期间,应经静脉输液供给水、电解质和营养。如禁食时间较长,还需要通过静脉提供肠外营养,以免内源性能量和蛋白质过度消耗。出院时,指导患者合理摄入包含有足够能量、蛋白质和丰富维生素的均衡饮食。胃切除术后患者应少量多餐。

9.活动与健康指导 早期活动有利于增加肺活量、减少肺部并发症、改善全身血液循环、促进切口愈合、降低因静脉血流缓慢并发深静脉血栓形成的发生率。有休克、心力衰竭、严重感染、出血、极度衰弱等情况,以及施行过有特殊固定、制动要求手术的患者,则不宜早期活动。根据患者的耐受程度,逐步增加活动范围及活动量。指导患者做好术后功能锻炼、自我照护等,如术后咳嗽技巧、术后切口保护技巧、舒适体位以及疼痛护理、乳腺癌术后上肢的功能锻炼等。

10.心理护理 对于手术后仍有心理障碍的患者,应根据患者社会背景、个性以及手术类型不同,通过心理量表的测评分数,了解患者的心理状态,对每个患者提供个体化的心理支持,包括:及时反馈手术情况;正确处理术后疼痛;帮助患者克服消极情绪;帮助患者做好出院的心理准备等。

(四)手术后并发症的观察及护理

术后并发症发生可与患者自身状况、手术方式、术后恢复情况、术前准备是否充分及医疗技术是否受限等相关,必须加强预防,及早发现,正确处理。

术后并发症分为两类:一类为某些手术后特有的并发症,如空腔脏器手术后残端瘘;另一类是多数手术后均可能发生的并发症,如切口感染、继发性出血等。常见的并发症有术后出血、切口感染、切口裂开、深静脉血栓形成等。

1. 术后出血

(1)观察:密切观察切口敷料及术后各种引流管。若敷料被血液渗湿,疑为术后切口出血。应及时打开敷料检查切口,并通知医生采取相应措施。体腔内出血因位置比较隐蔽,不易及时发现。术后应密切观察血压、脉搏、心率,有引流管者须观察引流液的颜色、量、性质。如引流液为血性、每小时引流液持续超过 100 ml、连续 3 h 仍无减少迹象,提示有内出血,须立刻通知医生处理。

(2)护理:切口出血者需通知医生及时更换敷料,需手术止血者则积极完善术前准备。

2. 切口感染　指清洁切口和可能污染切口并发感染,发病率为 3%~4%。常发生于术后 3~4 d。

(1)观察:切口周围红、肿、微热,伴疼痛、体温升高,实验室检查白细胞计数和中性粒细胞比例增高。

(2)护理:切口已出现早期感染症状时,采取有效措施加以控制,如勤换敷料、局部理疗、有效应用抗生素等;已形成脓肿者,及时切开引流,争取二期愈合。必要时可拆除部分缝线或置引流管引流,并观察引流液的性状和量。护士操作时严格执行无菌技术规范,防止医源性交叉感染。

3. 切口裂开　多见于腹部及邻近关节处。腹部切口裂开常发生于术后 7~14 d。

(1)观察:患者在突然增加腹压,如起床、用力大小便、咳嗽、呕吐时,自觉切口剧痛和松开感。

(2)护理:对部分切口裂开者,嘱患者卧床休息,用蝶形胶布固定切口,并加压包扎。对切口完全裂开者,加强安慰和心理护理,立即通知医生进行处理。若有内脏脱出,切勿在床旁还纳内脏,以免造成腹腔内感染。护送患者入手术室重新缝合处理。对年老体弱、营养不良、低蛋白血症者应在术前加强营养、术后延缓拆线时间;切口外适当用腹带或胸带进行包扎;嘱患者避免用力咳嗽,咳嗽时可用双手保护切口;保持大便通畅,预防便秘。

4. 深静脉血栓形成

(1)观察:患者主诉小腿轻度疼痛,体检示患肢凹陷性水肿、腓肠肌挤压试验或足背屈曲试验阳性。

(2)护理:①抬高患肢、制动;②忌经患肢静脉输液;③严禁局部按摩,以防血栓脱落;④发病 3 d 以内者,先予以尿激酶每次 8 万 U,溶于低分子右旋糖酐 500 ml 中溶栓治疗,继之抗凝治疗;⑤发病 3 d 以上者,先肝素静脉滴注,停用肝素前第 2 天起口服华法林,持续 3~6 个月;⑥抗凝、溶栓治疗期间均须加强出、凝血时间和凝血酶原时间的监测。

(3)预防措施:①鼓励患者术后早期离床活动;卧床期间进行肢体主动和被动运动,如每小时 10 次腿部自主伸、屈活动,或被动按摩腿部肌肉、屈腿和伸腿等,每天 4 次,每次

10 min,以促进静脉血回流,防止血栓形成;②高危患者,下肢用弹力绷带或穿弹力袜以促进血液回流;③避免久坐,坐时避免跷脚,卧床时膝下垫小枕,以免妨碍血液循环;④血液高凝状态者,可口服小剂量阿司匹林、复方丹参片或用小剂量肝素,也可用低分子右旋糖酐静脉滴注,以抑制血小板凝集。

三、护理评价

术后护理评价包括:患者能否有效清理呼吸道,体液平衡是否得到维持,生命体征是否平稳;患者症状和体征是否减轻或消失;有无发生感染;是否具备有关术后饮食、活动、术后导管护理等相关知识。

四、出院指导

1. 加强营养 术后患者机体功能完全恢复需要一定的时间,特别是较大手术,因此,患者需要继续加强营养,合理进食有足够能量、蛋白质及富含维生素的均衡饮食。

2. 服药和治疗 术后继续药物治疗常是手术治疗的延续过程,患者应遵医嘱按时、按量服用。为避免和延迟肿瘤复发、延长生存期,肿瘤患者应坚持定期接受化学药物治疗和放射治疗。

4. 就诊和随访 一般患者于手术后 1～3 个月到门诊随访 1 次,通过系统体检,了解机体的康复程度及切口愈合情况。肿瘤患者应于术后 2～4 周到门诊随访,以制订继续治疗方案。

5. 功能锻炼 注意劳逸结合,适量活动和功能锻炼。

（魏 力 张 焱）

参考文献

[1]熊云新.外科护理学[M].2 版.北京:人民卫生出版社,2006.

[2]宋峰,王建荣.手术室护理管理学[M].北京:人民军医出版社,2004.

[3]李宁.围手术期处理的关键是加速康复外科[J].中华胃肠外科杂志,2015,18(7): 635-637.

[4]OREMUS K,KOROLIJA D,SKEGRO M,et al. Fast track surgery-enhanced multimodal rehabilitation after surgery[J]. Lijec Vjesn,2007,129:269-275.

[5]WILMORE D W, KEHLET H. Management of patients in fast track surgery[J]. BMF, 2001,322(7284):473-476.

[6]KEHLET H,WILMORE D W. Multimodal strategies to improve surgical outcome[J]. Am J Surg,2002,183(6):630-641.

[7]BOSIO R M, SMITH B M, AYBAR P S, et al. Implementation of laparoscopic colectomy with fast-track care in an academic medical center: benefits of a fully ascended learning curve and specialty expertise[J]. Am J Surg,2007,193(3):413-416.

第三章

手术科室常用护理操作技术

第一节　静脉穿刺置管术

【目的】

1.保护静脉,减少因反复穿刺造成的痛苦和血管损伤。

2.保持静脉通道畅通,有利于抢救和治疗。

3.补充水分、电解质及营养物质,输入药物等。

【评估】

1.评估患者的身体状况、意识、配合程度。

2.评估穿刺部位的皮肤、血管状况。

3.评估操作环境。

【操作步骤】

1.洗手,戴口罩,携用物至床旁,准备输液架、胶布。

2.核对医嘱,查对床号、姓名、药名、浓度(或剂量)、用法、时间和有效期等,检查瓶口有无松动,瓶身有无裂痕;检查药液是否浑浊、有无沉淀或有无絮状物。消毒瓶口,悬挂于输液架上。

3.检查输液器及留置针的型号、包装的完整性、有效期等。连接输液器、留置针,排气(排气时药液经过过滤膜时速度要慢),避免输液器内有气泡。

4.协助患者取舒适卧位,手臂下垫治疗巾,将小枕置于穿刺肢体下,在穿刺点上方10 cm 处扎止血带,选择静脉后松止血带。消毒1遍,扎止血带,嘱握拳,消毒第二遍。再次核对。

5.取下留置针的护针帽,旋转松动外套管,进针,见回血,压低,再进2～5 mm,退针芯送套管。松止血带,松拳,打开水止器。

6.固定:以穿刺点为中心,选用5 cm×6 cm 透明贴膜覆盖,注明穿刺时间。

7.调节输液速度:根据年龄、病情以及药液的性质调节输液速度。通常成人40～60 滴/min,儿童20～40 滴/min,老人以及心脏病患者要适当减慢滴速,或按医嘱调节滴速。

8.再次核查药物、签名及执行时间。整理床单位,协助患者取舒适体位,放置呼叫器开关于患者可及处,告知注意事项。

9.洗手,处理用物。

【注意事项】

1.严格无菌操作及查对制度。注意药物的配伍禁忌,对于有刺激性的药物,应在确认针头已进入血管后再输入。

2.避免空气栓塞或浪费药液。消毒范围在6～8 cm。每次消毒时,待上一次消毒液干后再次消毒。

3.输液过程中应严密观察,输注是否通畅、有无渗出。

（王 静 魏 力）

第二节 中心静脉穿刺置管术

【目的】

1.快速建立并保留有效静脉通路,以实现快速给药,大量输液、输血等目的。

2.监测中心静脉压。

【评估】

1.全身情况,意识状态、合作程度、穿刺部位的皮肤有无瘢痕、感染,尽量避开有肢体损伤的一侧。

2.烦躁、躁动者必要时给予适当镇静。

【操作步骤】

1.查对医嘱、床号、姓名,向患者解释,取得合作。

2.备好所需用物:穿刺针1套,10 ml 注射器和5 ml 注射器各1支,2%利多卡因注射液1支,无菌纱布1块,无菌手套1副,生理盐水500 ml,输液器1套及消毒用物。

3.连接生理盐水和输液管路,排气后备用。

4. 取适当的体位。

(1)颈内静脉穿刺时,患者仰卧,头后仰 20°~30°,肩下垫小枕,头偏向对侧。

(2)锁骨下静脉穿刺时,伤员去枕仰卧,头偏向对侧,背下垫软枕。

(3)股静脉穿刺时,伤员仰卧,下肢伸直,稍外旋、外展。

5. 选择穿刺点。

(1)颈内静脉穿刺点取颈部中段或胸锁乳突肌、胸骨头与锁骨头起点之间。

(2)锁骨下静脉穿刺分锁骨上法和锁骨下法。如经锁骨上穿刺,则在胸锁乳突肌外缘与锁骨交角的平分线上,距顶角 0.5~1 cm 处,向下、向内、向前进针,一般进针 2~3 cm;若经锁骨下穿刺,可从锁骨下缘的外、中 1/3 交界处或锁骨中点外侧,向胸骨颈静脉切迹方向进针,与胸骨纵轴呈 45°,与胸壁平面呈 15°,一般进针 3~5 cm。

(3)股静脉穿刺点取腹股沟韧带中点下 2~3 cm,股动脉搏动最明显处内侧 0.5 cm。

6. 常规消毒穿刺处皮肤。术者戴无菌手套,铺无菌孔巾,暴露穿刺部位。

7. 以 2% 利多卡因皮下注射进行局部麻醉。

8. 穿刺套管针与 10 ml 注射器连接,穿刺针与皮肤呈 30°~45°进针。边进针边回抽,见回血后再进针少许,固定针头,拔出针芯,送管,拔出套管。

9. 固定,并连接输液器,检查管路是否通畅。

10. 选用 10 cm×10 cm 透明敷料覆盖穿刺部位,并妥善固定导管,注明置管日期。

【注意事项】

1. 严格无菌操作。

2. 穿刺部位皮肤有瘢痕、感染或静脉炎、血栓形成或出血倾向时不宜进行穿刺。

3. 穿刺者应熟知穿刺部位的局部解剖,操作时动作轻柔,手法正确。避免并发症发生,如气胸、血胸、胸导管损伤、感染等。

4. 若穿刺时抽出鲜红色血液或针头、注射器尾部有波动感,提示可能误穿动脉,立即拔出针头,局部压迫止血。

5. 因锁骨下静脉穿刺易损伤胸膜或肺等邻近组织,股静脉穿刺点靠近会阴部,发生感染的概率较高。因此,抢救时首选颈内静脉。

(王　静　魏　力)

第三节　超声引导下穿刺置管术与维护

【目的】

1. 穿刺术目的:①减少反复穿刺;②防止刺激性药物对静脉的损伤,保护患者血管。

2. 维护目的:①预防感染;②保持导管通畅;③减少导管相关并发症发生。

【评估】

1. 穿刺术评估:穿刺术评估如下。

（1）患者病情、年龄、血管条件、意识状态、治疗方案、药物性质、心理反应及合作程度。

（2）了解既往静脉穿刺史、有无相应静脉的损伤及穿刺侧肢体功能状况，在满足治疗的需求下，尽量选择规格较细的单腔导管。

（3）评估患者有无经外周静脉置入中心静脉导管（peripherally inserted central catheter，PICC）置管禁忌证：①有血栓史、血管手术史的静脉不应置管；②患有上腔静脉压迫综合征不宜置管；③放射治疗部位不宜置管；④接受乳房根治术或腋下淋巴结清扫的术侧肢体、锁骨下淋巴结肿大或有肿块侧、安装起搏器侧不宜置管。

（4）向患者解释 PICC 置管目的、置管方法、置管过程、置管后注意事项及配合要点，签署置管知情同意书。

2.维护评估：维护评估如下。

（1）观察患者一般情况，评估穿刺点有无红肿、渗出，导管有无脱出、打折，观察导管体外部分长度。

（2）告知患者换药目的，取得配合。

（3）评估周围环境，避免打扫和人员走动。

（4）PICC 维护前测量肘窝上 10 cm 处双侧臂围。

【操作步骤】

1.穿刺置管操作：穿刺置管操作方法如下。

（1）操作准备：操作准备如下。

1）操作者准备：洗手，戴一次性帽子、口罩。

2）患者准备：做好清洁卫生，清洗双臂，患者宜戴一次性帽子、口罩。

3）用物准备：PICC 专用无菌穿刺包、PICC 导管装置、生理盐水、测量尺等，必要时备麻醉药。另备改良塞丁格技术（modified Seldinger technique，MST）穿刺套件、B 型超声波检查仪及相关附件。

4）环境准备：安静、整洁、光线充足的独立置管操作室。

（2）穿刺置管：穿刺置管方法如下。

1）核对：携用物至患者旁，询问患者姓名，核对患者腕带信息（至少两种方法进行患者身份识别），并查看相关化验报告，确认已签知情同意书。

2）取舒适体位，选择穿刺点：协助患者平卧，摆放体位，充分暴露穿刺部位，使用超声引导系统选择最佳穿刺点，最常用贵要静脉，避开肘窝。

3）测量长度：预穿刺侧手臂外展与躯干呈 90°，测量自穿刺点至右胸锁关节向下至第 3 肋间为导管插入长度。测量肘窝以上 10 cm 处双侧臂围并记录。

4）皮肤清洁：应用 75% 乙醇棉棒以穿刺点为中心整臂消毒，顺时针、逆时针交替进行擦拭 3 次，自然晾干。

5）皮肤消毒：宜用 2% 葡萄糖酸氯己定乙醇消毒棉棒以穿刺点为中心整臂消毒，"回"字形用力擦拭消毒至少 2 次；也可使用有效碘浓度不低于 0.5% 的碘伏棉棒以穿刺点为中心整臂消毒，顺时针、逆时针交替进行擦拭 3 次，自然晾干后方可穿刺。

6）建立最大化无菌屏障：操作者穿无菌隔离衣，戴无菌手套，患者手臂下铺无菌治疗巾，无菌大单覆盖患者全身，穿刺点局部铺孔巾。

7）预冲：置管前检查导管的完整性，生理盐水预冲 PICC 导管、连接器、无针接头及穿刺针，如为前剪裁导管应修剪导管至合适长度。

8）穿刺置管：方法如下。

A. 助手协助将超声探头涂抹无菌耦合剂连同导线套上无菌罩。

B. 将适宜型号的导针架安装到探头上，将穿刺针放入导针架，针头斜面朝向探头，注意针尖不要超过导针架。

C. 操作者在穿刺点上方扎止血带，嘱患者握拳。

D. 将探头垂直放在穿刺部位，贴紧皮肤，锁定穿刺血管，使其显像于超声屏幕上，必要时给予穿刺点麻醉。

E. 边看超声屏幕边用钢针缓慢穿刺，当确认穿刺针进入血管后，观看针鞘中的回血，回血顺畅后，将导丝通过针鞘送入血管 5～10 cm，手持钢针，移开探头，松解止血带，回撤钢针，体外保留导丝通 10～15 cm。

F. 置入导管：①专用切割刀沿穿刺点导丝上方切割皮肤；②沿导丝送入插管鞘，要紧握导丝，边旋转边推进，直至插管鞘完全进入血管；③拧开插管鞘上的锁扣，分离内外鞘，将内鞘和导丝一起撤出，并检查导丝完整性；④将导管自插管鞘缓慢、匀速推进，并嘱患者向穿刺侧手臂转头，下颌贴近肩部，推进导管至预计长度。

G. 固定导管位置，撤出插管鞘，撕裂插管鞘，缓慢撤出支撑导丝，保留体外导管 5 cm，其余剪断（前段剪裁导管需根据测量长度提前修剪导管长度），安装连接器。

H. 抽回血确定导管在血管内，安装无针接头，以脉冲冲封管，用导管固定装置固定导管，以穿刺点为中心无张力粘贴透明敷料并注明日期、时间及操作者姓名。

I. 通过 X 射线拍片确定导管位置。

J. 填写 PICC 穿刺记录单。

2. 维护操作：维护操作方法如下。

（1）护士准备：衣帽整洁，洗手、戴口罩。

（2）用物准备：①中心静脉专用换药包、导管固定装置、PICC 维护备测量尺。②冲封管（更换无菌针头）用物：护指型消毒棉片、一次性专用冲洗装置（或抽取生理盐水的 10 ml 及以上注射器）、无针接头/肝素帽。

（3）环境准备：安静、整洁，光线充足。

（4）维护操作：方法如下。

1）查看 PICC 监测记录，协助患者摆放舒适体位，做好解释，测量肘窝上 10 cm 处双侧臂围。

2）按照无菌原则打开无菌护理包，铺治疗巾。

3）预冲无针接头排气，打开护指型消毒棉片备用。

4）消毒、更换接头：去除无针接头，使用护指型消毒棉片多方位用力擦拭导管末端横切面及外围（至少 15 s），更换无针接头。

5）以脉冲方式冲入生理盐水并正压封管。皮肤消毒，去除旧有敷料，固定导管，自导管连接处向穿刺点方向，0°或 180°角反折去除旧有透明敷料，再次评估穿刺点及导管状况。

6）皮肤清洁：去除导管固定装置，用乙醇棉棒清洁皮肤，以穿刺点为中心，避开穿刺点周围 1 cm 处,顺时针、逆时针交替进行擦拭 3 次,清洁范围大于贴膜,充分清洁毛囊根部。

7)皮肤消毒:宜用 2% 葡萄糖酸氯己定乙醇溶液棉棒以穿刺点为中心,"回"字形用力擦拭消毒至少 2 次,消毒范围大于贴膜。注意固定翼及延长管消毒,消毒剂完全晾干(如用碘伏消毒,方法同 PICC 置管)。

8)导管固定:将导管固定装置投放于无菌区。戴无菌手套;安置导管固定装置;以穿刺点为中心无张力放置透明敷料后,导管塑形。

9)双手掌按压透明敷料使其与皮肤更加紧密贴合,胶带固定贴膜边缘及导管;脱去手套。在胶带上记录换药日期、操作者姓名,并粘贴在贴膜边缘处。

10)整理用物,协助患者取舒适体位,妥善放置呼叫器。处理垃圾,填写导管监测记录表。

【注意事项】

1. 穿刺术注意事项如下。

(1)操作过程中必须遵循无菌技术操作原则,严格执行手卫生规定。

(2)PICC 置管应由经过专业知识与技能培训、考核合格且工作 5 年以上的临床护士进行操作。

(3)送入引导导丝时,导丝的推进不可超过腋窝,如有阻力不可强行推进。

(4)当插管鞘送入困难时,可在穿刺处切开一小切口,手术刀面斜面向上,以免损伤静脉。

(5)PICC 置管后 24 h 内更换敷料,如有渗血、敷料松脱立即更换。

(6)新生儿置管选用 1.9 Fr 儿童型 PICC 导管,体外导管固定牢固,必要时给予穿刺侧上肢适当约束。

(7)严禁使用 10 ml 以下注射器冲封管、给药。

2. 维护注意事项如下。

(1)导管维护必须遵循无菌技术操作原则,严格执行手卫生规定。

(2)中心静脉导管的维护应由经过培训的护理人员进行。

(3)观察体外导管长度,禁止将导管体外部分人为地移入体内。

(4)应每日观察穿刺点及周围皮肤的完整性。

(5)无菌透明敷料应至少每 7 d 更换一次,无菌纱布敷料应至少每 2 d 更换一次。若穿刺部位发生渗液、渗血应及时更换敷料,穿刺部位的敷料发生松动、污染等完整性受损时应立即更换。

(6)冲、封管遵循 ACL 原则:①导管评估(assess,A),评估导管是否在血管内;②冲管(clear,C),使用脉冲式冲管方法,将导管内残留的药液和血液冲入血管;③封管(lock,L),使用正压方法封管。

(7)粘贴敷料时应采用无张力方法,避免医用黏胶相关皮肤损伤的发生。

(王　静　魏　力)

第四节　输血技术

【目的】

1. 补充血容量,改善血液循环。

2. 补充红细胞,纠正贫血。

3. 补充各种凝血因子和血小板,改善凝血功能。

4. 输入新鲜血液,补充抗体、补体等血液成分,增强机体抵抗力。

【评估】

1. 患者的病情、治疗情况、意识状态、合作程度。

2. 患者血型、输血史及不良反应史。

3. 患者的心理状态及对输血相关知识的了解程度。

4. 穿刺部位皮肤、血管状况,避开破损发红、硬结、皮疹等部位的血管。

【操作步骤】

1. 取血:①核对医嘱,将交叉配血报告单与病历中的化验单核对;②首次核对(双人),取血护士持交叉配血报告单至血库取血,与血库人员双人共同核对血袋与输血单的相关内容,如患者姓名、性别、年龄、病案号、科室、血型(含 Rh 因子),有效期,储血号交叉配血试验结果,保存血的质量、血量、血袋装置是否完好等,在血库相关记录上双人签字。

2. 输血前准备:第二次核对,取血至治疗室,2 名医护人员共同逐项核对交叉配血报告单与血袋标签上的相关内容,另核对血袋有无破损、血液颜色是否正常,洗手,戴口罩。

3. 建立静脉通路(按静脉输液操作流程),输入少量生理盐水,遵医嘱给予抗过敏药物,准备输血。

4. 洗手,携输血用物至床旁。第三次核对:确认床号,持执行单核对患者腕带信息(至少用两种方法对患者进行身份识别),询问患者姓名及血型,2 名医护人员(双人)共同核对交叉配血报告单与血袋标签上的相关内容,再次核对血液是否与患者相符。核对无误。轻摇血袋后消毒血袋导管,插入输血器更换血袋,在交叉配血报告单上双人签字。

5. 控制和调节滴速:开始输血时速度宜慢(不超过 20 滴/min),观察 15 min 左右,如无不良反应,再根据病情、年龄及输注血制品成分调节滴速。

6. 输血完毕,用生理盐水冲管,待输血管内血液全部输完后拔针,按压穿刺部位数分钟。

7. 整理床单位,协助患者取舒适卧位,嘱患者有皮肤瘙痒、胸闷等不适时及时告知护士。

8. 处理用物,分类放置(血袋低温保留 24 h 后按医疗废物处理)。

9. 洗手,在执行单上签字,记录时间,并将交叉配血报告单粘贴在病历中。

【注意事项】

1. 血制品不得加热,禁止随意加入其他药物。

2. 输注开始后的 15 min 内及输血过程应定期对患者进行监测。

3. 1 个单位的全血或成分血应在 4 h 内输完。

4. 全血、成分血和其他血制品应从血库取出后在 30 min 内输注。

5. 连续输入不同供血者血液制品时,中间应输入生理盐水。

6. 出现输血反应立即减慢或停止输血,更换输液器。用生理盐水维持静脉通畅,通知医生做好抢救准备,保留余血,并记录。

7. 空血袋低温保留 24 h,之后按医疗废物处理。

（贾汝福 王 静）

第五节 胃肠减压术

【目的】

1. 解除或者缓解肠梗阻所致的症状。

2. 进行胃肠道手术的术前准备,以减少胃肠胀气。

3. 术后吸出胃肠内气体和胃内容物,减轻腹胀,减少缝线张力和切口疼痛,促进切口愈合,改善胃肠壁血液循环,促进消化功能的恢复。

4. 通过对胃肠减压吸出物的判断,可观察病情变化和协助诊断。

【评估】

1. 了解患者病情、意识、合作程度及胃肠道功能情况,了解有无食管静脉曲张。

2. 观察患者鼻腔黏膜有无肿胀、炎症,有无鼻中隔偏曲及鼻息肉等。

3. 向患者讲解胃肠减压的目的及操作过程。

【操作步骤】

1. 洗手,准备用物。

2. 携物品至患者旁,核对患者姓名,做好解释。

3. 检查一次性胃肠减压器的效能。

4. 协助患者取半卧位或平卧位,颌下铺治疗巾,置弯盘于患者口角旁,清洁鼻腔。

5. 测量插管长度,润滑胃管前端,沿一侧鼻孔轻轻插入,到咽喉部(插入 14～15 cm)时,嘱患者做吞咽动作,随后迅速将胃管插入。证实胃管在胃内后,固定,并做好标记。

6. 胃管与胃肠减压器连接,保持负压,观察引流是否通畅。

7. 用安全别针将胃肠减压管固定于床单上。

8. 观察吸引出胃液的颜色、性质及量,记录 24 h 引流量。

【注意事项】

1. 置胃管时动作应轻稳,如发生呼吸困难、发绀等症状应立即拔出,休息片刻后重新插入。

2. 给昏迷患者插胃管时,应先撤去枕头,头向后仰,当胃管插入 14～15 cm 时,将患者头部托起,使下颌靠近胸骨柄以增大咽喉部通道的弧度,便于胃管顺利通过会厌部。

3. 插管时患者出现恶心,应休息片刻,嘱患者深呼吸再插入。

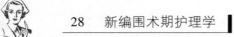

4. 胃肠减压患者遵医嘱服药时,需将药物研碎、溶解后由胃管注入,并用温水冲洗胃管,夹管 30 min。

5. 应密切观察胃内引流液的颜色、性质及量,如有异常应及时通知医生。

6. 保持胃肠减压通畅,定时回抽胃液或向胃管内注入 10～20 ml 生理盐水冲管。食管和胃部手术后,冲洗胃管有阻力时不可强行冲洗,应通知医生,采取相应措施。

7. 上消化道出血及食管胃底静脉曲张者慎用胃肠减压。活动性出血期间禁止胃肠减压,一般可遵医嘱用 4 ℃冷盐水注入胃内,夹闭胃管,予以观察。

8. 长期胃肠减压者,根据胃管的性质定期更换,从另一侧鼻孔插入。

(贾汝福　王　静)

第六节　肠内营养支持

【目的】

1. 供给患者均衡营养,满足机体营养素及能量需要,并促进蛋白质合成,促进机体修复。

2. 肠内营养是对创伤、应激、危重症患者进行代谢支持、代谢调理的过程,确定与疾病发生发展中需要增加或限制的某种营养素及供给的能量。

【评估】

1. 了解患者的病情、意识、心理状态、营养状况、胃肠道功能及合作程度。

2. 评估管饲通路情况、输注方式,有无误吸风险。

3. 向患者解释操作的目的、注意事项、配合方法,可根据病情选择坐位、半卧位或仰卧位。

【操作步骤】

1. 洗手,准备用物。

2. 携用物至床旁,核对患者姓名,做好解释。

3. 回抽胃液,自胃管注入少量温开水。

4. 一手反折胃管末端,另一手抽吸营养液接于管口,缓慢均匀注入营养液后注入 30～50 ml 温开水。封堵胃管,妥善固定。也可使用肠内营养输注泵将营养液加温泵入。

【注意事项】

1. 营养液现配现用,粉剂应搅拌均匀,配制后的营养液放置在冰箱冷藏,24 h 内用完。

2. 输注前,检查并确认喂养管位置,抽吸并估计胃内残留量,如有异常及时报告。

3. 病情允许者输注后 30 min 保持半卧位,避免搬动患者,以免引起误吸。

4. 长期留置鼻胃管或鼻肠管者,每天用油膏涂拭鼻腔黏膜,轻轻转动鼻胃管或鼻肠营养管,每日进行口腔护理,定期(或按照说明书)更换喂养管,对胃、空肠造口者,保持造口周围皮肤干燥、清洁。

5. 避免空气入胃,引起胀气。注意放置恰当的管路标识。

(王　静　魏　力)

第七节　气管插管术

【目的】

1. 保持呼吸道通畅,及时吸出气管内痰液,防治患者缺氧和二氧化碳蓄积。

2. 进行有效的人工或机械通气。

3. 便于吸入全身麻醉药。

【评估】

1. 患者心脏停搏需要持续胸外按压。

2. 患者神志清楚,但存在呼吸窘迫或呼吸衰竭的体征:氧分压(PO_2)下降,二氧化碳分压(PCO_2)升高,呼吸频率(respiration rate,RR)加快,附属肌肉辅助呼吸。

3. 患者气道自身保护功能丧失(如昏迷、心跳停止时):咳嗽或吞咽反射消失。

4. 舌或咽部肌肉失张力而致呼吸道梗阻。

5. 运用其他通气方法不能改善患者通气状况时。

6. 全身麻醉或使用肌松剂。

【操作步骤】

1. 患者取仰卧位,肩背部垫高约 10 cm,头后仰。术者右手拇、示、中指拨开上、下唇,提起下颌并启开口腔。左手持喉镜沿右口角置入口腔,将舌体稍向左推开,使喉镜片移至正中位,此时可见腭垂(悬雍垂)。

2. 沿舌背慢慢推进喉镜片使其顶端抵达舌根,稍上提喉镜,可见会厌的边缘。继续推进喉镜片,使其顶端达舌根与会厌交界处,然后上提喉镜,以撬起会厌而显露声门(图3-1)。

3. 右手以握笔式手势持气管导管,斜口端对准声门裂,轻柔地插过声门而进入气管内(图3-2)。放入牙垫于上下齿之间,退出喉镜(图3-3)。听诊两肺有呼吸音,确定气管导管在气管内,且位置适当后,妥善固定导管与牙垫(图3-4)。

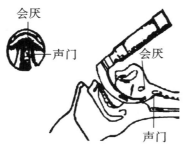

图3-1　用喉镜暴露声门

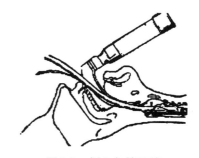

图3-2　插入气管导管

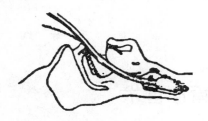

图 3-3　退出喉镜

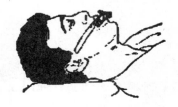

图 3-4　固定导管

4. 气管导管套囊注入适量(3~5 ml)空气,使导管与气管壁密闭,便于辅助呼吸或控制呼吸,并可防止呕吐物、口腔分泌物或血液流入气管。

【注意事项】

1. 动作轻柔,以免损伤牙齿。待声门开启时再插入导管,避免导管与声门相顶,以保护声门、喉部黏膜,减少喉头水肿的发生。

2. 防止牙齿脱落误吸。术前应检查患者有无义齿和已松动的牙齿,将其去除或摘掉,以免在插管时损伤或不小心致其脱落、滑入气道,引起窒息而危及生命。

3. 检查导管的位置。一般气管插管后或机械通气后应常规行床边 X 射线检查,以确定导管位置。

4. 防止插管意外。气管插管时,尤其是在挑起会厌时,由于迷走神经反射,有可能造成患者的呼吸、心搏骤停,特别是生命垂危或原有严重缺氧、心功能不全的患者更容易发生。因此,插管前应向患者的家属交代清楚,取得理解和配合。插管时应充分吸氧,并进行监测,备好急救药品和器械。

5. 插管后吸痰时,必须严格无菌操作,吸痰持续时间每次不超过 15 s,必要时于吸氧后再吸引。经导管吸入的气体必须注意湿化,防止气管内分泌物稠厚结痂,影响呼吸道通畅。

(张　焱　李　兰)

第八节　气管切开术

【目的】

1. 防止或迅速解除呼吸道梗阻,确保呼吸道通畅,改善呼吸。

2. 便于分泌物从气道吸出,便于给氧或行机械通气。

【评估】

1. 评估患者呼吸困难程度、对气管切开知识了解程度。

2.对意识清醒的患者要做好心理护理,鼓励及指导其配合手术。

【操作步骤】

1.用枕头垫高患者肩部,使头向后仰,以充分暴露气管轮廓。

2.协助操作医生进行颈部皮肤消毒,消毒范围以切口为中心。

3.打开气管切开包,操作医生戴手套、铺治疗巾,暴露颈部,行局部麻醉。

4.在操作医生手术进行中,护士要密切观察病情,发现异常报告医生及时处理。如患者痰多应及时吸痰,严格无菌操作,要备吸痰专用盘,吸痰管要一用一废弃。

5.手术后固定好气管套管于颈部,松紧适度,如过松套管易脱出,过紧易造成局部皮肤损伤(图3-5)。

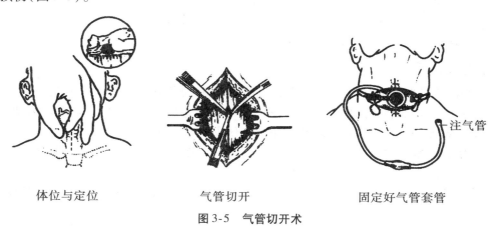

体位与定位　　　　　　　气管切开　　　　　　　固定好气管套管

注气管

图3-5　气管切开术

6.术毕将患者安排舒适卧位,一般是平卧位;整理用物,按垃圾分类丢弃废弃物。

7.术后密切观察病情并认真记录。

【注意事项】

1.手术前应给患者取正确体位,一般采用仰卧位,头向后仰,使颏、喉结和胸骨上切迹成一直线。清醒患者应指导配合。对于精神紧张的患者做好心理疏导,必要时征得患者同意,可约束双上肢。

2.操作中严格遵守无菌原则。

3.术后要密切观察患者是否有皮下血肿、气肿、肺部感染发生,发现异常及时报告医生并配合处理,按要求规范记录。

4.嘱清醒患者不能自行拔管,对不合作或意识障碍的患者适当约束肢体,防止自行拔管造成窒息、大出血等意外。

(张　焱　李　兰)

第九节　备皮术

【目的】

利于术区更彻底消毒以保持术区的无菌,减少术后感染的发生率。

【评估】

1. 了解手术方式,确定手术的部位及备皮范围。

2. 评估患者的病情、体位、自理能力、合作程度及心理状态。

3. 评估环境温度、光线及遮挡条件。

【操作步骤】

1. 协助患者取舒适卧位,需备皮部位下垫治疗巾,充分暴露备皮区的皮肤。

2. 戴手套,用肥皂水涂擦局部皮肤,一手持纱布紧绷皮肤,另一手持备皮刀,刀架与皮肤呈45°,从上到下依次剃净毛发,注意不要划伤皮肤。

3. 用温水擦净皮肤,检查皮肤的毛发是否清除干净。原则是超出切口四周各 20 cm以上。具体范围如下。

(1)颅脑手术:术前 24 h 剃净头发及项部毛发,全部头皮,前额、两鬓及颈后皮肤,保留眉毛。

(2)眼部手术:前额发际至唇部(包括鼻毛),保留眉毛,内眼手术应剪睫毛。

(3)颈部手术:自唇下至乳头水平线,两侧斜方肌前缘。

(4)乳腺癌根治术:自锁骨上至脐水平,患侧至腋后线,对侧至锁骨中线或腋前线,包括患侧上臂、肩和腋窝,剃腋毛。

(5)胸部手术:自锁骨上、肩上至脐水平,前至对侧锁骨中线或腋前线,后至对侧肩胛下角,包括胸部、上腹、患侧腋下和上臂,前后胸范围均应超过中线 5 cm 以上。

(6)上腹手术:自乳头连线至耻骨联合,两侧至腋后线。

(7)下腹手术:自剑突至大腿上 1/3 前内侧及外阴部,两侧至腋后线。

(8)腹股沟及阴囊部手术:自脐水平线至大腿上 1/3,包括外阴部。

(9)肾区手术:乳头水平至耻骨联合,前后均过中线,包括外阴部并剃除阴毛。

(10)会阴及肛门部手术:自髂前上棘水平线至大腿上 1/3 的内、前、后侧,包括会阴区及臀部。

(11)四肢手术:以切口为中心,上下各 20 cm 以上,一般为整个肢体。

4. 骨科患者手术前备皮范围如下。

(1)颈部手术(前路):上至颌下缘,下至乳头水平线,左右过腋中线。

(2)颈部手术(后路):剃头,头顶至肩胛下缘,左右过腋中线。

(3)胸椎手术(后路):第 7 颈椎至第 12 肋缘,左右过腋中线。

(4)胸椎手术(侧后方):上至锁骨上及肩上,下至肋缘下,前后胸都超过正中线 20 cm。

(5)腰椎手术(前路):乳头下方至大腿上 1/3,左右过腋中线,包括剃去阴毛。

(6)腰椎手术(后路):肩胛下角至臀沟,左右过腋中线。

(7)上肢前臂手术:上臂下 1/3 至手部,剪指甲,如果是臂丛麻醉则包括剃去腋毛。

(8)上肢手术:肩关节至前臂中段,如果是臂丛麻醉则包括剃去腋毛。

(9)手指手术:肘关节至手指,剪指甲,臂丛麻醉则包括剃去腋毛。

(10)下肢髋关节手术:肋缘至膝关节,前后过正中线,剃阴毛。

(11)膝部手术:患侧腹股沟至踝关节。

(12)小腿手术:大腿中段至足部。

(13)足部手术:膝关节至足趾。

(14)大隐静脉高位结扎抽剥术:腹股沟区+术侧整个肢体。

(15)介入治疗:腹股沟区。

【注意事项】

1. 不要过多暴露患者,避免让患者频繁变换体位。

2. 态度认真,动作轻柔、规范。

3. 操作步骤遵循从上到下的顺序。

4. 要有第三方在场。

5. 注意避免划伤皮肤。

（贾汝福　鲍雨婷）

第十节　外科手术相关基本操作技术

一、无菌技术

(一)无菌持物钳的使用法

【目的】

取用或者传递无菌的敷料、器械等。

【评估】

1. 评估操作环境是否符合要求。

2. 检查无菌持物钳包有无破损、潮湿,消毒指示胶带是否变色及其有效期。

【操作步骤】

1. 打开无菌钳包,取出镊子罐置于治疗台面上。

2. 取放无菌钳时,钳端闭合向下,不可触及容器口边缘,用后立即放回容器内。

3. 使用后标明打开日期及时间。

【注意事项】

1. 无菌持物钳不能夹取未灭菌的物品,也不能夹取油纱布。

2. 取远处物品时,应当连同容器一起搬移到物品旁使用。

3. 使用无菌钳时不能低于腰部。

4. 打开包后的干镊子罐、持物钳超过 4 h 应当更换。

(二)取用无菌溶液法

【目的】

保持无菌溶液的无菌状态。

【评估】

1. 评估操作环境是否符合要求。

2. 对所使用的无菌溶液进行检查、核对。

【操作步骤】

1. 按照无菌技术要求取出无菌液体。

2. 手握标签面,先倒少量溶液于弯盘内,再由原处倒所需液量于无菌容器内,盖好治疗巾。

3. 取用后立即塞上橡胶塞,消毒瓶塞边缘。

4. 记录开瓶日期、时间,已打开的溶液有效使用时间是 24 h。

【注意事项】

1. 不可以将无菌物品或者非无菌物品伸入无菌溶液内蘸取或者直接接触瓶口倒液。

2. 已倒出的溶液不可再倒回瓶内。

(三)无菌容器使用法

【目的】

保持已经灭菌的物品处于无菌状态。

【评估】

1. 评估操作环境是否符合要求。

2. 检查无菌容器有效期。

【操作步骤】

1. 打开无菌容器时,应当将容器盖内面朝上置于稳妥处,或者拿在手中。

2. 用毕即将容器盖严。

3. 手持无菌容器时,应当托住底部。

4. 从中取物品时,应将盖子全部打开,避免物品触碰边缘而污染。

【注意事项】

1. 使用无菌容器时,不可污染盖内面、容器边缘及内面。

2. 无菌容器打开后,记录开启的日期、时间,有效使用时间为 24 h。

（四）铺无菌盘法

【目的】

将无菌巾铺在清洁干燥的治疗盘内,形成无菌区,放置无菌物品,以供实施治疗时使用。

【评估】

1. 评估操作环境是否符合要求。

2. 检查无菌包有无破损、潮湿,消毒指示胶带是否变色及其有效期。

【操作步骤】

1. 打开无菌包,用无菌钳取出 1 块治疗巾,放于治疗盘内。

2. 双手捏住无菌巾上层两角的外面,轻轻抖开,双折铺于治疗盘内,上层向远端呈扇形折叠,开口边向外。

3. 放入无菌物品后,将上层盖于物品上,上下层边缘对齐,开口处向上翻折 2 次,两侧边缘向下翻折一次。

【注意事项】

1. 铺无菌盘区域必须清洁干燥,无菌巾避免潮湿。

2. 非无菌物品不可触及无菌面。

3. 注明铺无菌盘的日期、时间,无菌盘有效期为 4 h。

二、手 卫 生

（一）一般洗手

【目的】

去除手部皮肤污垢、碎屑和部分致病菌。

【评估】

1. 用物是否齐全,人员着装是否符合要求。

2. 操作环境是否符合要求。

3. 洗手指征:①直接接触患者前后;②无菌操作前后;③处理清洁或者无菌物品之前;④穿脱隔离衣前后,摘手套后;⑤接触不同患者之间或者从患者身体的污染部位移动到清洁部位时;⑥处理污染物品后;⑦接触患者的血液及其他体液、分泌物、排泄物、皮肤、黏膜或者伤口敷料后。

【操作步骤】

1. 正确应用六步洗手法(图 3-6)清洗双手,也可以将洗手分为七步,即增加清洗手腕。

2. 流动水下彻底冲洗,然后用一次性纸巾/毛巾彻底擦干,或者用干手机干燥双手。

3. 如水龙头为手拧式开关,则应采用防止手部再污染的方法关闭水龙头。

【注意事项】

1. 认真清洗指甲、指尖、指缝和指关节等易污染的部位。

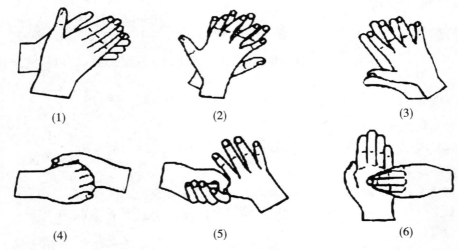

图 3-6　六步洗手法

（1）掌心相对，手指并拢，相互揉搓　（2）手心对手背沿指缝相互揉搓，交换进行　（3）掌心相对，双手交叉指缝相互揉搓　（4）弯曲手指使关节在另一掌心旋转揉搓，交换进行　（5）右手握住左手大拇指旋转揉搓，交换进行　（6）将 5 个指尖并拢放在另一掌心旋转揉搓，交换进行

2. 手部不佩戴戒指等饰物。

3. 应当使用一次性纸巾或者干净的小毛巾擦干双手，毛巾应当一用一消毒。

4. 手未受到患者血液及其他体液等物质明显污染时，可以使用速干手消毒剂消毒双手代替洗手。

（二）外科手消毒

【目的】

1. 清除指甲、手、前臂的污物和暂居菌。

2. 将常居菌减少到最低程度。

3. 抑制微生物的快速再生。

【评估】

1. 用物是否齐全，人员着装是否符合要求。

2. 操作环境是否符合要求。

3. 外科手消毒指征：进行外科手术或者其他按外科手术洗手要求的操作之前。

【操作步骤】

1. 修剪指甲，锉平甲缘，清除指甲下的污垢。

2. 流动水冲洗双手、前臂和上臂下 1/3。

3. 取适量皂液或者其他清洗剂按六步洗手法清洗双手、前臂和上臂下 1/3，用无菌巾擦干。

4. 取适量手消毒剂按六步洗手法揉搓双手、前臂和上臂下 1/3，至消毒剂干燥。

【注意事项】

1. 冲洗双手时,避免水溅湿衣裤。

2. 保持手指朝上,将双手悬空举在胸前,使水由指尖流向肘部,避免倒流。

3. 使用后的海绵、刷子等,应当放到指定的容器中,一用一消毒。

4. 手部皮肤无破损。

5. 手部不佩戴戒指、手镯等饰物。

(三)外科刷手

【目的】

1. 去除手和手臂皮肤的暂存菌和部分寄居菌。

2. 预防交叉感染。

【评估】

1. 用物是否齐全。

2. 操作环境是否符合要求。

【操作步骤】

1. 充分暴露上肢至肘上 10 cm。

2. 修剪指甲,用适量洗手液和流动水初步洗手至肘上 10 cm,冲净皂液,冲洗时指尖向上,肘部置于最低位,防止反流。

3. 取无菌手刷,取适量洗手液于无菌手刷毛面上。

4. 按三阶段(双手交替)刷手,顺序为:先刷指尖、指缝、手掌、手背,环形刷腕部,同法刷对侧手,再螺旋刷前臂,最后刷肘部及肘上 10 cm。刷 3 min。

5. 刷毕,将手刷弃于水池内,用流动水冲净皂液。

6. 抓取无菌巾中心部位,擦干双手,然后将无菌巾对折呈三角形,底边置于腕部,角部向下,以另一只手拉对角向上顺势移动至肘上 10 cm,擦去水迹,不得回擦。同法擦另一只手。

7. 将毛巾弃于固定容器内。

8. 消毒手臂:取适量外科手消毒液,揉搓双手至肘上 10 cm,再取适量手消毒液按七步洗手法消毒双手,待洗手液自行挥发至干燥。

【注意事项】

1. 洗手时应控制水流,以防溅湿洗手衣。

2. 刷洗后的手、臂、肘部不可触及其他部位,如误触其他部位,应视为污染,必须重新刷手。

3. 手消毒后应双手合拢置于胸前,肘部抬高外展,远离身体,迅速进入手术间,以免污染。

三、穿手术衣

【目的】

1. 保护患者及手术人员,保证手术安全。

2. 预防切口感染。

【评估】

1. 操作环境是否符合要求,备清洁干燥的治疗台。

2. 用物是否齐全,人员着装是否符合要求。

3. 按规范外科手消毒。

【操作步骤】

1. 洗手,戴口罩。

2. 备清洁干燥器械台,手术衣放于合适位置。

3. 检查无菌手术衣包是否过期,有无破损、潮湿,指示胶带是否变色等。

4. 打开无菌手术衣包布:巡回护士打开无菌外层包布(对侧→左侧→右侧→近侧),操作者打开内层包布(对侧→左侧→右侧→近侧),检查灭菌指示卡有无变色[图3-7(1)]。

5. 抓住手术衣的领口,手术衣光滑面对自己,毛边向外。沿着领口找到衣领的两边缘端,轻抖手术衣,直到看到手术衣内袖口。将手术衣整体向上10 cm高度抛开,两手快速伸进袖内[图3-7(2)(3)]。

6. 巡回护士协助穿衣,两手向前平行伸直,手不可出袖口,无接触式戴手套,将袖口边缘压紧包住[图3-7(4)]。

7. 将前面的腰带松解,一端递给已戴好手套的手术医生、护士或他人手持的无菌持物钳,原地旋转一周后,将腰带打结系于腰间[图3-7(5)]。

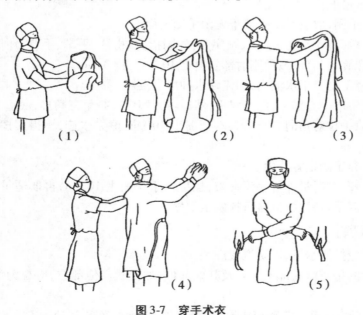

（1）　　　　　　　（2）　　　　　　　（3）

（4）　　　　　　　（5）

图3-7　穿手术衣

8. 未手术时,双手放置胸前或插入胸前口袋中。

9. 脱手术衣:手术结束后,左手抓住右肩手术衣外面,自上拉下,使衣袖由里外翻。同样方法拉下左肩,然后脱下手术衣,并使衣里外翻,保护手臂及洗手衣裤不被手术衣外面所污染,将手术衣弃入指定容器内。

【注意事项】

1. 手术衣必须清洁干燥。

2. 避免手术衣潮湿、污染。

3. 严格无菌操作,手术衣不可触有菌区域或有菌物品。

四、戴无菌手套

【目的】

执行无菌操作或者接触无菌物品时戴无菌手套,以保护患者,预防感染。

【评估】

1. 评估操作环境是否符合要求。

2. 选择尺码合适的无菌手套,检查有无破损、潮湿及其有效期。

【操作步骤】

1. 取下手表、手部饰物等,洗手。

2. 按照无菌技术原则和方法戴无菌手套。

(1)取出手套包内无菌滑石粉,轻轻涂擦双手。

(2)用左(或右)手捏着手套反折部(反面),使两只手套的掌面对合,大拇指向前(图3-8)。

(3)先将右(或左)手插入右(或左)手套内。

(4)已戴手套的手的示指、中指、无名指、小指插入另一只手套反折部内(拇指不得接触反折部),协助另一只手插入手套内。

(5)双手对合交叉调整手套位置,将双手手套翻边扣套在手术衣或工作服衣袖外面,即反折部翻回盖住袖口。

(6)用无菌生理盐水冲洗手套外面的滑石粉。

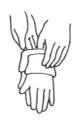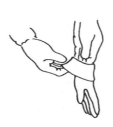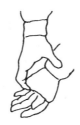

图3-8 戴无菌手套

【注意事项】

1. 戴手套时应当注意未戴手套的手不可触及手套的外面,戴手套的手不可触及未戴手套的手或者另一手套的里面。

2. 戴手套后如发现有破洞或污染,应当立即更换。

3. 脱手套时,应翻转脱下。

五、准备及整理无菌手术台

【目的】

1. 准备无菌手术台,保证术中所需用物的完整性。
2. 保证手术安全。

【评估】

1. 操作环境是否符合要求,备清洁干燥的治疗台。
2. 用物是否齐全。

【操作步骤】

1. 查无菌包:名称,有效期,指示胶带,无菌包布的规格,包布整洁,有无潮湿、破损。
2. 查一次性无菌物品名称、有效期,包装是否密封良好,有无破损。
3. 打开无菌持物钳,写上日期、有效期,签名。
4. 打开无菌包:

(1)打开外层包布(对侧→左侧→右侧→近侧),不跨越无菌区,不触及包布内面。

(2)用持物钳打开内层包布(对侧→左侧→右侧→近侧),检查包内指示卡(口述位置、颜色),正确使用无菌钳,不倒举,不随意甩动,不低于操作平面。

(3)检查手术衣消毒指示卡。

(4)用持物钳将无菌包内中单打开一小口。

5. 打开一次性无菌物品于中单开口处,再用中单将一次性无菌物品遮盖。
6. 器械护士刷手,穿手术衣,戴手套。
7. 打开器械包内中单,将器械桌全部遮盖,边缘下垂 30 cm。
8. 整理器械:和巡回护士共同清点纱布、器械、缝针等数目,按手术使用顺序排列整齐,分类整齐,关节合拢,不过台缘。

(1)将器械筐移至右下角。

(2)手术衣置于器械桌左上角。

(3)吸引器管及电刀、弯盘、消毒缸、小血管钳按顺序依次排列于手术衣旁。

(4)治疗碗置于器械桌左下角。

(5)装配手术刀:用持针器持刀片前端背面,将刀片与刀柄槽对合向下嵌入。

(6)将装配好的手术刀及组织剪置于治疗碗旁。

(7)然后将手套、持针器、线剪、大血管钳、组织钳、无损伤镊、纱布依次排列于组织剪旁边。

(8)缝针缸置于持针器上方。

(9)巾钳置于缝针缸上方。

(10)将剖腹单、中单按使用顺序叠放于器械车右上角。

(11)弯盘及消毒钳置于中单上。

(12)小治疗巾置于器械桌右下角。

(13)准备缝针:①针的位置,用持针器夹住针的后 1/3,放置时针孔向下;②线的长度,短线是长线的 1/3,并嵌于钳端内。

9. 传递手术器械。

【注意事项】

1. 铺无菌器械台的区域必须宽敞、明亮,器械桌要清洁干燥。

2. 避免无菌区域潮湿、污染,无菌布单被水或血浸湿时,加盖或更换新的无菌单。

3. 手及其他有菌物品不可触及或跨越无菌区域,用无菌持物钳夹取物品时与无菌物、无菌区保持约 30 cm 的距离,倾倒溶液时只许瓶口进入无菌区边缘。

4. 注明无菌持物钳开启日期和时间,有效期为 4 h。

5. 无菌巾须下垂于无菌器械台缘下 30 cm。

6. 因手术需要移动位置时,由一手术人员先退后一步,转过身背对背转移到另一位置上;在经过未穿手术衣人员面前时,应互相让开,以免碰撞污染。

（贾汝福　鲍雨婷）

第十一节　清创缝合术

【目的】

1. 对新鲜开放性污染伤口进行清洗、清除血块和异物、切除失活的组织、止血、缝合伤口等,使之尽量减少污染,甚至使污染伤口变成清洁伤口。

2. 加速组织修复,争取达到一期愈合。

【评估】

1. 清创前须对伤情进行全面了解,如有休克,应先抢救,待休克好转后争取时间进行清创。

2. 如颅脑、胸、腹部有严重损伤,应先予处理。有活动性大出血应先行止血。

【操作步骤】

清创缝合操作步骤参见图 3-9。

1. 清洗去污:分清洗皮肤和清洗伤口两步。

(1) 清洗皮肤:用无菌纱布覆盖伤口,再用软性肥皂液洗净伤口周围皮肤,并剪去毛发。

(2) 清洗伤口:揭去覆盖伤口的纱布,以大量生理盐水冲洗伤口,可按生理盐水→过氧化氢→生理盐水顺序,连续冲洗 3 遍,用消毒镊子或小纱布球轻轻除去伤口内的污物、血凝块和异物。

2. 清理伤口:戴无菌手套,施行麻醉,用碘酊、乙醇消毒皮肤,铺盖消毒手术巾准备手术均与一般手术相同。仔细检查伤口,包括伤口大小、深度、污染程度,是否有活动性出血,是否损伤肌肉、神经、血管、肌腱、骨骼等,清除血凝块和异物,切除失活和严重挫伤的组织。如伤口较深,应彻底清创,可适当扩大伤口或切开筋膜,清理至伤口较清洁,创缘和创面有良好血循环。此过程随时用生理盐水冲洗。

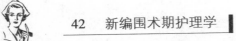
3.缝合伤口:彻底清理伤口后,重新消毒铺巾,更换无菌器械和手套,彻底止血。根据污染程度、伤口大小和深度等具体情况,决定伤口是开放还是缝合,是一期还是延期缝合。清创越早效果越好,应尽可能在受伤后6～8 h内施行。未超过12 h的清洁伤口可一期缝合;大而深的伤口,在一期缝合时应放置引流条;污染重的或特殊部位不能彻底清创的伤口,应延期缝合,即在清创后先于伤口内放置凡士林纱布条引流,待伤口组织无感染或水肿时再做缝合。头、面部血供好,愈合力强,只要无明显感染,均应争取一期缝合。

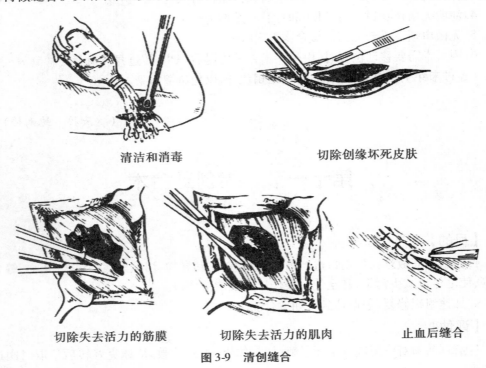

清洁和消毒　　　　　切除创缘坏死皮肤

切除失去活力的筋膜　　切除失去活力的肌肉　　止血后缝合

图3-9　清创缝合

【注意事项】

1.清创应尽早施行,越早效果越好。

2.严格按照无菌操作规程,认真清洗和消毒,尽量清除血凝块、异物和失活组织。

3.清创时既要彻底切除已失去活力的组织,又要尽量保护和保留存活的组织,以使形态和功能得到最大限度的恢复,机体裸露部位的修复尚需注意美观。如皮肤缺损大时应考虑是否植皮或皮瓣移植。

4.止血要彻底,以免术后血肿形成。

5.缝合时要做到逐层对合缝合,勿残留无效腔,组织缝合必须避免张力太大,以免造成缺血或坏死。

(马珍珍　魏　力)

第十二节　敷料更换

【目的】

为患者更换伤口敷料,保持伤口清洁,预防、控制伤口感染,促进伤口愈合。

【评估】

1. 询问、了解患者的身体状况。

2. 观察、了解伤口局部情况。

【操作步骤】

1. 核对医嘱。

2. 协助患者取得舒适的体位。

3. 正确暴露伤口。

4. 区分伤口类型并采取相应的换药方法。

(1)一般术后创口按照先内后外、由伤口向周围皮肤的顺序消毒,不可刺激伤口内。棉球不要太湿,以免滴水。棉球水多时,应用两镊子将部分水拧去,切忌随便乱甩药液而污染环境。

(2)若伤口内层敷料已与创面完全干结成痂,不必强行取下,可待其愈合,强行取下会增加患者痛苦和创面的损伤。若敷料有一部分与创面干结成痂,可将未干结成痂的敷料剪去,留下已干结的敷料,待其愈合。使敷料与创面分离,可用过氧化氢、生理盐水或0.1%苯扎溴铵(新洁尔灭)溶液湿润,待敷料与创面分离后再轻轻将敷料顺其创面的长轴(与伤口呈平行方向)取下,切忌强硬撕去或与创面呈垂直方向揭去敷料,以防伤口裂开及创面出血。

(3)对某些大伤口换药时可预先应用止痛剂。深部创口换药时注意不要损伤深层的血管和肠管。切口部分裂开,或对合不齐(拆线后),可用蝶形胶布牵拉,并加强支持治疗。当创口内肉芽组织生长良好,无渗出时,每次填入引流条时应后退 0.5 cm,以利于肉芽组织生长。

(4)创口无渗出、肉芽组织生长良好者,可用凡士林纱布覆盖。敷料范围应大于伤口3~5 cm,并用胶布条或胶纸良好地固定。对肢体的伤口应限制活动并略加抬高,关节及其邻近处有伤口时应保持肢体在功能位,防止畸形愈合。

5. 正确处理伤口并固定。

【注意事项】

1. 严格执行无菌操作原则。

2. 包扎伤口时要保持良好血液循环,不可固定太紧,包扎肢体时应从身体远端到近端,促进静脉回流。

(马珍珍　魏　力)

第十三节 拆　线

【目的】

伤口愈合良好时尽早去除保持皮肤张力的线结,保证伤口的良好愈合。

【评估】

1.评估患者病情、合作程度等。

2.评估患者伤口的局部情况及是否符合拆线时间。

【操作步骤】

1.取下切口上的敷料,用碘伏由切口向周围消毒皮肤一遍。

2.用镊子将线头提起,将埋在皮内的线段拉出针眼之外少许,在该处用剪刀剪断,以镊子向剪线侧拉出缝线(图3-10)。

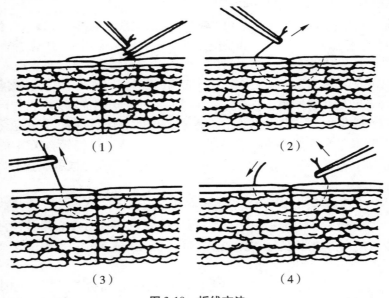

图3-10　拆线方法

(1)剪线　(2)正确抽线法　(3)(4)错误抽线法

3.再用碘伏消毒皮肤一遍后覆盖纱布,胶布固定。

【注意事项】

1.外科手术一般拆线时间如下。

(1)面颈部4~5 d拆线;下腹部、会阴部6~7 d;胸部、上腹部、背部、臀部7~9 d;四肢10~12 d,近关节处可延长一些。减张缝线14 d方可拆线。内瘘推荐14 d拆线。

(2)眼袋手术、面部瘢痕切除手术在手术后4~6 d拆线。

（3）乳房手术在手术后 7~10 d 拆线。

（4）关节部位及复合组织游离移植手术在手术后 10~14 d 拆线。

（5）重睑手术、除皱手术在手术后 7 d 左右拆线。

2. 遇有下列情况,应延迟拆线。

（1）严重贫血、消瘦,轻度恶病质者。

（2）严重失水或水、电解质紊乱尚未纠正者。

（3）老年患者及婴幼儿。

（4）咳嗽没有控制时,胸、腹部切口应延迟拆线。

（5）糖尿病患者及老年患者可适当延长拆线时间。

（马珍珍 魏 力）

第十四节 包 扎 术

【目的】

保护伤口,减少污染;防止继发损伤;止血、止痛。

【评估】

伤口种类及伤情:伤口深度、出血量多少;如伤口深、出血多,怀疑可能有血管损伤;胸部伤口较深时可能有气胸或血胸;肢体畸形可能有骨折;异物扎入人体可能损伤大血管、神经或重要内脏器官。

【操作步骤】

1. 绷带基本包扎法:绷带基本包扎方法如下(图3-11)。

（1）环形包扎法:将绷带以环形法缠绕。适用于各种包扎的起始、结束以及粗细相等的部位,如额、颈、腕及腰部。

（2）蛇形包扎法:先将绷带以环形法缠绕数圈,然后以绷带宽度为间隔,斜行上缠,各周互不遮盖。适用于夹板固定,或需由一处迅速延伸至另一处时,或做简单固定。

（3）螺旋形包扎法:先环形缠绕数圈,然后稍微倾斜螺旋向上缠绕,每周遮盖上一周的 1/3~1/2。适用于直径大小基本相同的部位,如上臂、手指、躯干、大腿等。

（4）螺旋反折包扎法:每周均将绷带向下反折,并遮盖其上一周的 1/3~1/2,反折部位应相同,使之成一直线。适用于直径大小相等的部位,如前臂、小腿等。注意不可在伤口上或骨隆突处反折。

（5）"8"字形包扎法:在伤处上下,将绷带自下而上,再自上而下,重复做"8"字形旋转缠绕,每周遮盖上一周的 1/3~1/2。适用于直径不一致的部位或屈曲关节部位,如肩、肘、髋、膝等。

（6）回返式包扎法:先将绷带以环形法缠绕数圈,由助手在后部将绷带固定,反折后绷带由后部经肢体顶端或截肢残端向前,也可由助手在前部将绷带固定,再反折向后,如此反复由前向后、由后向前、左右交替来回包扎,每一来回均覆盖前一次的 1/3～1/2,直到包住整个伤口顶端,最后将绷带再环绕数圈,把反折处压住固定。此法多用于包扎没有顶端的部位,如指端、头部或截肢残端。

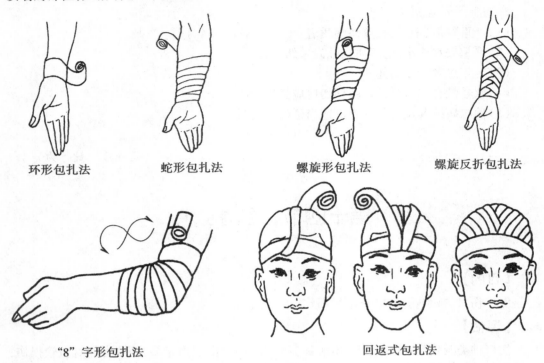

环形包扎法　　　蛇形包扎法　　　螺旋形包扎法　　　螺旋反折包扎法

"8"字形包扎法　　　　　　　　回返式包扎法

图 3-11　绷带基本包扎法

2. 三角巾包扎法:三角巾包扎方法如下。

(1)头部包扎法:即风帽式。首先将三角巾平铺,将底边翻折一个宽约 3 cm 的边,毛边朝内,把三角巾底边的正中放在伤员眉间上部,顶角经头顶拉到枕部,将底边经耳上向后拉紧压住顶角,然后抓住两个底角在枕部交叉返回到额部中央打结。将顶角收拢向上卷起塞好(图 3-12)。

(2)大臂悬带法:适用于肘部受伤、骨折。首先将受伤肘部置于屈曲位,将三角巾铺于伤员胸前,顶角对准伤侧肘关节稍外侧,屈曲前臂并压住三角巾,底边二头绕过颈部在颈后打结,缓慢推动伤肘,将手指露出以利于观察末梢循环,肘后顶角处缠绕呈球形塞好。应注意顶角要拉紧,以不勒颈部为宜,结打到到颈部侧边。正面观察肘部要指尖朝上呈 45°角(图 3-13)。

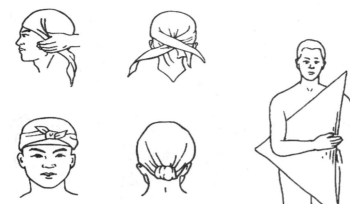

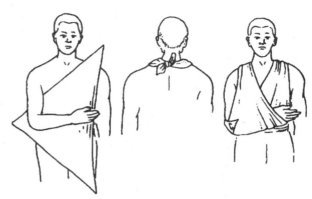

图 3-12　头部包扎法

图 3-13　大臂悬带法

（3）单肩包扎法：三角巾夹角朝上置于伤侧肩上，向后的角压住并大于向前的角，燕尾底部包绕上臂打结，两角分别经胸、背部拉至对侧腋下打结（图 3-14）。

（4）胸部包扎法：①单胸包扎法，将三角巾底边横放在胸部，顶角超过伤肩，并垂向背部；两底角在背后打结，再将顶角带子与之相接（图 3-14）；②双胸包扎法，将三角巾打成燕尾状，两燕尾向上，平放于胸部；两燕尾在颈后打结，将顶角带子拉向对侧腋下打结（图3-14）。

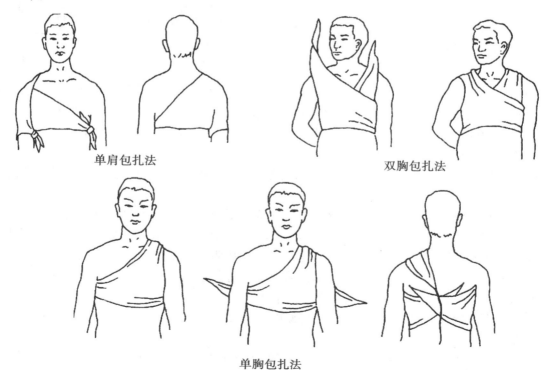

单肩包扎法　　　　　　　　　　　　　双胸包扎法

单胸包扎法

图 3-14　单肩包扎法、胸部包扎法

（5）臀部三角巾包扎法：①双臀包扎法，把两条三角巾的顶角连接处置于腰部正中，然后将两三角巾的一底角围腰打结。再取另两底角分别绕过大腿内侧，与相对的边打钮扣结。②单臀包扎法，将三角巾斜放在伤侧臀部，顶角接近臀裂下方，一底角向上放在对侧髂嵴处，一底角朝下并偏向两腿之间，用顶角的带子在大腿根部绕一圈结扎好，然后把朝下的底角反折向上，从后面拉至对侧髂嵴上方，与另一底角打结（图3-15）。

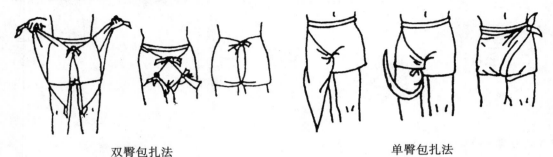

双臀包扎法　　　　　　　　　　　　　　单臀包扎法

图3-15　臀部三角巾包扎法

（6）腹部三角巾包扎法：将三角巾折成燕尾式，前面一尾比另一尾稍大，然后燕尾朝下，把三角巾贴在腹部，将底边的一角与顶角在腰部打结，再将大燕尾从两腿中间向后拉紧，绕过大腿，与小燕尾在臀裂处打结。腹腔内容物外露时要用碗罩住，无碗时应加压包扎（图3-16）。

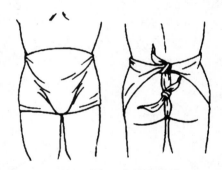

图3-16　腹部三角巾包扎法

【注意事项】

1. 包扎伤口前，先充分暴露伤口，判断出血性质，简单清创并覆盖灭菌敷料或干净纱布，然后再进行一般包扎或加压包扎。不准用手和脏物触摸伤口，不准用水冲洗伤口（化学伤除外），不准在伤口或伤口内敷洒任何药粉，不准轻易取出伤口内异物，不准把脱出体腔的内脏送回。

2. 四肢开放性骨折，外露部分不要强行塞回，而应原位加敷料覆盖后包扎，并做临时固定。

3. 包扎要牢靠，松紧度适宜。过紧会影响局部血液循环，过松容易使敷料脱落或移动。

4. 包扎时伤员的体位保持舒适，皮肤褶皱处与骨突出处要用棉垫或纱布做衬垫，需要提高肢体时，应给予适当的扶托物，包扎的肢体必须保持功能位。

5. 包扎方向为自下而上、由左向右、从近心端向远心端，以帮助静脉血液回流。包扎四肢时，应将指（趾）端外露，以便观察血液循环。

6. 绷带固定时的结应打在肢体的外侧面，严禁在伤口上、骨隆突处或易于受压的部位打结。

7. 解除绷带时，先解开固定结或取下胶布，然后以两手互相传递松解。紧急时或绷带已被伤口分泌物浸透干涸时，可用剪刀剪开。

8.操作时小心谨慎,包扎动作要轻柔,以免加重疼痛或导致伤口出血及污染。

(马珍珍 魏 力)

第十五节 搬 运 术

【目的】

1.运送不能起床的患者入院,做各种特殊检查、治疗、手术或转运。

2.使患者迅速脱离危险,纠正当时的病态体位,以减少痛苦,避免再受伤害,以免造成伤员残疾。

【评估】

1.评估病室环境:宽敞明亮,适合平车搬运。

2.评估患者情况:了解患者情况,判断病情,简要说明搬运目的,避免加重损伤。

【操作步骤】

1.物品:平车(各部件性能良好,车上置以被单和橡胶单包好的垫子和枕头),带套的毛毯或棉被。如为骨折患者,应有木板垫于平车上,并将骨折部位固定稳妥;如为颈椎、腰椎骨折患者或病情较重的患者,应备有帆布中单或布中单。

2.操作方法:安置好患者身上的导管等,避免导管脱落受压或液体逆流等。根据患者病情及体重确定搬运方法。

(1)一人搬运法:适用于患者上肢活动自如、体重较轻的患者(图3-17)。

1)推平车至患者床旁,大轮端靠近床尾,使平车与床成钝角,将制动闸止动,松开盖被,协助患者穿好衣服。

2)搬运者一臂自患者近侧腋下伸入至对侧肩部,另一臂伸入患者臀下;患者双臂过搬运者肩部,双手交叉于搬运者颈后;搬运者抱起患者,稳步移动,将患者放于平车中央,盖好盖被。

(2)二人搬运法:适用于不能活动、体重较重的患者(图3-18)。

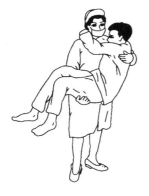

图3-17 一人搬运法

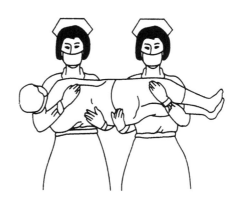

图3-18 二人搬运法

1)同一人搬运法步骤1)。

2)站位:搬运者甲、乙二人站在患者同侧床旁,协助患者将上肢交叉于胸前。

3)分工:搬运者甲一手伸至患者头、颈、肩下方,另一只手伸至患者腰部;乙一只手伸至患者臀部,另一只手伸至患者膝部下方。两人同时抬起患者至近侧床缘,再同时抬起患者稳步向平车处移动,将患者放于平车中央,盖好盖被。

(3)三人搬运法:适用于不能活动、体重超重的患者(图3-19)。

1)同一人搬运法步骤1)。

2)站位:搬运者甲、乙、丙三人站在患者同侧床旁,协助患者将上肢交叉于胸前。

3)分工:搬运者甲双手托住患者头、颈、肩及胸部,搬运者乙双手托住患者背、腰、臀部,搬运者丙双手托住患者膝部及双足,三人同时抬起患者至近侧床缘,再同时抬起患者稳步向平车处移动,将患者放于平车中央,盖好盖被。

(4)四人搬运法:适用于颈椎、腰椎骨折和病情较重的患者(搬运骨折患者,平车上应放置木板,固定好骨折部位)(图3-20)。

1)同一人搬运法步骤1)。

2)站位:搬运者甲、乙分别站于床头和床尾,搬运者丙、丁分别站于病床和平车的一侧。

3)将能承受患者体重的帆布兜或中单放于患者腰、臀部下方。

4)分工:搬运者甲抬起患者的头、颈、肩,搬运者乙抬起患者的双足,搬运者丙、丁分别抓住帆布兜或中单四角,四人同时抬起患者向平车上移动,将患者放于平车中央,盖好盖被。

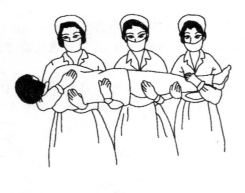
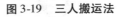

图3-19　三人搬运法

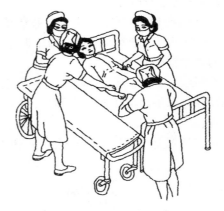

图3-20　四人搬运法

【注意事项】

1.搬运时注意动作轻稳、准确,确保患者安全、舒适。

2.搬运过程中,注意观察患者的病情变化,避免造成损伤等并发症。

3.颅脑损伤、颌面部外伤以及昏迷患者,应将头偏向一侧;搬运颈椎损伤的患者时,头部应保持中立位。

4.保证患者的持续性治疗不受影响,保持输液管道、引流管道通畅。

5.告知患者在搬运过程中,如感不适立刻向护士说明,防止意外发生。

（李　娜　魏　力）

第十六节　脑室引流术

【目的】

1. 在紧急情况下迅速降低颅内压力,以抢救生命。

2. 监测颅内压,可直接客观及时地反映颅内压变化情况。

3. 便于观察脑室引流液性状、颜色、量。

4. 引流血性或炎性脑脊液,以促进患者康复。

5. 手术后安放引流管,引流脑脊液,减少术后并发症。

【评估】

1. 评估患者病情、意识状态、瞳孔及生命体征。

2. 观察患者有无头痛、恶心、呕吐等颅内压增高的症状。

3. 观察患者头部皮肤有无破溃、感染及毛囊炎,了解有无局部麻醉药物过敏史。

4. 告知患者操作目的,取得患者配合。

【操作步骤】

1. 备齐用物,床旁核对,向患者解释,取得配合。

2. 剃去患者头发,紧急情况下可先剃去头顶部的头发。

3. 协助患者取仰卧位于手术台上,助手站在患者右侧,双手固定患者头部两侧,两肘保护患者上肢,拇指置于患者双眼外眦角处。

4. 戴帽子和口罩,洗手,戴手套,按常规消毒皮肤,铺孔巾。

5. 穿刺部位,前囟未闭者,取前囟两侧角连线距中点 1～1.5 cm 处;前囟闭合者,取鼻根正中间向上 12～13 cm,与两耳际连线交点旁开 1～1.5 cm。需要钻颅骨者做局部麻醉,钻颅时勿用力过猛,深度以穿透颅板为宜,约 0.5 cm。

6. 协助医师操作,固定穿刺部位皮肤,右手持针,针尖与皮肤垂直,向同侧外眦角方向直刺 4～5 cm,拔出针芯。如有脑脊液流出,连接压力表。如无脑脊液流出,需要重新穿刺者,应拔针头至脑膜下重新穿刺,切忌在脑实质内随意转动针头而损伤脑组织。

7. 固定穿刺针后,保护肢体,接通引流管,引流袋悬挂高度应当高于外耳道 10～15 cm,以维持正常颅内压。

8. 注意观察患者意识、瞳孔、生命体征的变化。

9. 严密观察脑脊液引流量、颜色、性质及引流速度。

10. 患者取舒适体位。保持引流通畅、穿刺部位干燥和引流系统的密闭性。

11. 每日更换头部无菌治疗垫巾,并在无菌操作下更换引流袋。

12. 术毕整理物品,洗手,记录,标本送检。

【注意事项】

1. 管路标识清楚,翻身时避免引流管牵拉、滑脱、扭曲、受压,搬运患者时将引流管夹闭,妥善固定。

2. 切忌将引流瓶提起,以防液体倒流入脑内。

3. 引流期间保持患者平卧位。如需摇高床头,须遵医嘱相应调整引流管高度。

4. 保持引流管周围敷料清洁干燥,有渗液时及时更换,防止逆行感染。

5. 引流期间应保持脑室压力在 0.98 ~ 1.47 kPa(100 ~ 150 mmH$_2$O),引流早期(1 ~ 2 h)特别注意引流速度,防止引流过多、过快,总量每日 400 ~ 500 ml,引流过快会导致低颅压性头痛、呕吐。

6. 意识不清、躁动不安的患者应给予约束,以防拔管。

7. 拔管前遵医嘱夹闭引流管 24 ~ 48 h,若患者无头痛、呕吐等颅内高压症状,即可拔管。

(魏　力　李书砚)

第十七节　胸膜腔闭式引流术

【目的】

1. 引流胸腔内积气、积血和积液。

2. 重建胸膜腔负压,保持纵隔的位置居中。

3. 促进肺膨胀。

【评估】

1. 评估患者病情,生命体征,胸痛及呼吸困难程度,呼吸频率、节律等。

2. 观察穿刺点周围皮肤情况。

3. 向患者解释操作的目的、方法和注意事项,一般取半卧位或坐位。

【操作步骤】

1. 备齐用物,核对患者,解释目的,隔帘遮挡(水封瓶准备:检查全套水封瓶有无破损,瓶塞与瓶口是否衔接良好、无漏气。导管通畅、无破损,长度 80 ~ 100 cm。要在瓶内注入无菌生理盐水,注水量以水封瓶长管在液面下至少 2 cm 为宜,在引流瓶的水平线上注明日期及水量。

2. 选择置管部位:①气胸患者,通常在第 2 或第 3 肋间隙的锁骨中线处插入导管,并朝向肺尖;②胸腔积液患者,取第 5 或第 6 肋间隙腋中线处,插入时导管方向朝后;③包裹性积液或脓胸插管位置按需要而定。

3. 协助患者取半卧位或坐位,生命体征不稳定者可取平卧位。

4. 洗手,戴口罩,戴无菌手套,常规皮肤消毒,铺无菌手术巾。局部浸润麻醉切口区胸壁各层,直至胸膜。

5. 协助医师操作,沿肋间走行切开皮肤 2 cm,沿肋骨上缘伸入血管钳,分开肋间肌各层直到胸腔。用血管钳夹闭引流管远端,见有液体涌出时立即置入引流管。引流管伸入胸膜腔深度不宜超过 5 cm。

6. 在切口周围做一荷包口缝合,并结扎固定引流管,覆盖无菌纱布,纱布外再以长胶布交叉环绕引流管后粘贴于胸壁。

7. 引流管末端连接密闭式引流装置,打开止血钳。

8. 嘱患者深吸气后咳嗽,观察水柱波动情况。

9. 妥善固定胸腔引流管,将水封瓶固定于水封瓶架上,保持水封瓶低于患者胸部水平以下 60～100 cm。引流瓶置于病床下不易被碰到的地方。

【注意事项】

1. 术后患者若血压平稳,应取半卧位以利引流。

2. 水封瓶应位于胸部以下,不可倒转,维持引流系统密闭,接头牢固固定。

3. 保持引流管长度适宜,妥善固定,翻身活动时防止受压、打折、扭曲、脱出。

4. 保持引流管通畅,注意观察引流液的量、颜色、性质,并做好记录。如引流液量增多,及时通知医生。

5. 更换引流瓶时,应用止血钳夹闭引流管,防止空气进入。注意保证引流管与引流瓶的连接牢固紧密,切勿漏气。严格无菌操作。

6. 搬动患者时,需双重夹闭引流管,以防空气进入胸腔。

7. 拔除引流管后 24 h 内要密切观察患者有无胸闷、憋气、呼吸困难、气胸、皮下气肿等,观察局部有无渗血、渗液。如有变化,要及时报告医生处理。

（李　娜　李　兰）

第十八节　心包腔穿刺术

【目的】

1. 判定积液的性质与病源。

2. 有心脏压塞时,穿刺抽液以减轻症状。

3. 化脓性心包炎时,穿刺排脓、注药。

【评估】

1. 意识状态、生命体征及病情变化。

2. 观察穿刺部位皮肤状况。

【操作步骤】

1. 术前向患者说明穿刺目的,消除紧张情绪,必要时给镇静剂。

2. 根据患者病情取坐位或半卧位,检查血压和心率,并做记录。

3. 穿刺部位:心前区,一般在左侧第 5 或第 6 肋间心浊音界内 2 cm 左右;胸骨下,在剑突与左肋弓交点下。

4.常规皮肤消毒,打开穿刺包及无菌手套,铺巾。

5.协助医师穿刺,局麻后,持穿刺针并用血管钳夹紧胶管按选定部位及所需方向缓慢推进。当刺入心包腔时,感到阻力突然消失,并有心脏搏动感,即固定针头,助手协助抽液。

6.抽液完毕,若需要注入药物,将事先准备好的药物注入后拔出穿刺针,局部盖以纱布,用胶布固定。抽出的液体根据需要分别做细胞学、细菌学及生物化学检查。

7.穿刺完毕后,拔出穿刺针,局部皮肤消毒,贴无菌敷料。

【注意事项】

1.嘱患者安静,勿动,不做深呼吸或咳嗽。

2.抽液速度不宜过快。

3.抽吸时严密观察患者生命体征和抽液颜色,一旦有意外情况,立即终止穿刺,并做好急救准备。

（李　娜　贾汝福）

第十九节　腹腔穿刺术

【目的】

1.为诊断不明的腹腔内脏器官损伤、炎症、脓肿、穿孔、积液等进行诊断性穿刺。

2.对有大量腹水压迫致明显呼吸困难、气促、少尿患者进行穿刺放液,腹腔内注射药物进行治疗或腹水浓缩回输。

3.行人工气腹作为诊断和治疗手段。

【评估】

1.有无腹胀、心悸、气促、呼吸困难。

2.生命体征,口唇、甲床、皮肤颜色及温度与湿度。

【操作步骤】

1.术前准备如下。

(1)履行告知义务,精神紧张者口服地西泮 5 mg。

(2)器械及物品准备,包括腹腔穿刺包、无菌手套、2% 利多卡因、消毒剂、多头腹带等,备好急救药品。

(3)嘱患者排空尿液。

2.体位:根据病情、积液多少、体质状况可采用坐位、半坐位、左侧卧位或仰卧位,放液时使患者保持体位舒适,并于腰部铺好腹带。

3.穿刺部位:腹部 4 个象限均可穿刺,上腹部左右两个象限穿刺点在肋弓下腹直肌外侧,下腹部左右两个象限穿刺点在脐与髂前上棘连线的中外 1/3 交界处,中腹部穿刺点在双侧腋前线与脐水平线交界处。

（1）仰卧位,叩诊腹部移动性浊音,以浊音界下方作为穿刺点,或取左(或右)髂前上棘与脐连线中、外 1/3 的交界点。

（2）侧卧位,穿刺点在双侧腋前线与脐水平线交界处。

（3）少量积液,特别是包裹性分隔时,须在超声指导下定位穿刺。

（4）已婚妇女可经阴道后穹隆穿刺。

4. 常规消毒、铺巾,2% 利多卡因局部浸润麻醉。

5. 左手固定穿刺部位皮肤,右手持针经麻醉处垂直刺入腹壁,待针尖抵抗阻力突然消失时,表示针尖已穿过壁腹膜,即可抽出腹腔积液。做诊断性穿刺,可直接抽液 10 ~ 50 ml 送验,抽毕拔针,盖无菌纱布,胶布固定。

6. 做腹腔放液时,皮肤消毒前需垫好多头腹带,可用 8 号或 9 号针头,并于针座处接一橡皮管,助手用消毒血管钳固定针头,并夹持胶管,以输液夹子调整速度,穿刺时针头刺入皮下后潜行稍许再垂直刺入腹腔。放液过程中宜注意放液速度及放液量,观察患者反应,以防腹压骤降、内脏血管扩张引起血压下降或休克。放液完毕,盖无菌纱布,胶布固定,紧束多头腹带。

【注意事项】

1. 术中须密切观察患者呼吸、脉搏、面色等情况,出现不适症状立即停止穿刺,并做适当处理。

2. 穿刺不顺利或腹水流出不畅,可将穿刺针稍做移动或稍变换体位。

3. 注意无菌操作,防止继发腹腔感染。

4. 穿刺要避免伤及腹壁血管和肠管。

5. 肝硬化患者初次放腹水量不宜超过 3 000 ml,放液频率≤2 次/周,放液不宜过快、过多,以免引起晕厥或休克,导致水和电解质紊乱、大量蛋白丢失而诱发肝性脑病。术后卧床休息至少 12 h。

（李　霞　魏　力）

第二十节　耻骨上膀胱造瘘术

【目的】

1. 实现尿流改道,解除急性尿路梗阻,消除慢性尿路梗阻对上尿路的不利影响。

2. 下尿路手术后确保尿路愈合。

【评估】

评估患者病情、合作情况等。

【操作步骤】

1. 患者取仰卧、略头低脚高位,使腹内肠管移向头侧。

2. 做耻骨上正中切口,长 6 ~ 10 cm,将腹直肌与锥状肌向两旁分开,直达膀胱前间隙。

3. 显露膀胱前壁。用纱布裹手指向上钝性分离腹膜前脂肪与腹膜反折,显露出有纵行血管的膀胱前壁。

4. 切开膀胱前壁。在膀胱前壁稍高位置的中线两旁,用两把组织钳夹住,提起膀胱壁,在两钳之间用注射器穿刺,抽吸出充盈膀胱的盐水后切开膀胱。做膀胱造瘘术时切开 1 ~ 2 cm,可容手指探查即可;其他手术可酌情扩大。溢出的灌洗液用吸引器吸尽。

5. 探查膀胱。用手指伸入膀胱内探查,明确病变情况,如有可能,应同时将病变去除。

6. 缝合膀胱前壁。将气囊导尿管、伞状或蕈状导尿管置入膀胱切口内。分两层缝合膀胱壁。内层用2-0铬制肠线全层间断缝合(在无肠线的情况下,也可采用丝线间断缝合肌层,但不可穿过黏膜层,以免导致术后结石形成),外层再以 4-0 号丝线间断缝合,导管经腹壁切口的上角引出。

7. 引流、缝合。用生理盐水冲洗伤口,在膀胱前间隙置一香烟引流,由腹壁切口的下角引出。逐层缝合腹直肌前鞘、皮下组织和皮肤。缝腹直肌时,可在膀胱顶部固定一针,以免膀胱挛缩。导尿管需用皮肤缝线环绕结扎固定,以免脱出。

【注意事项】

1. 膀胱壁上的动脉出血,必须当即结扎止血,以免回缩再出血。

2. 分离腹膜反折时,应避免分破,以防漏尿,污染腹腔。在膀胱空虚、挛缩、破裂时应防止将腹膜当作膀胱而误切入腹腔。一旦分破腹膜,应立即缝合。

3. 伞状或蕈状导尿管需自膀胱及腹壁切口高位引出,以防长期引流后膀胱挛缩。

(李　霞　郑嘉琪)

第二十一节　导　尿　术

【目的】

1. 采集患者尿标本做细菌培养。

2. 为尿潴留患者引流尿液,减轻痛苦。

3. 用于患者术前膀胱减压以及下腹、盆腔器官手术中持续排空膀胱,避免术中误伤。

4. 患者尿道损伤早期或者手术后作为支架引流。

5. 经导尿管对膀胱进行药物灌注治疗。

6. 患者昏迷、尿失禁或者会阴部有损伤时,留置导尿管以保持局部干燥、清洁,避免尿液的刺激。

7. 抢救休克或者危重患者,准确记录尿量、比重,为判断病情变化提供依据。

8. 为患者测定膀胱容量、压力及残余尿量,向膀胱注入造影剂或气体等以协助诊断。

【评估】

1. 评估患者自理能力、合作程度及耐受力。

2. 评估患者病情、意识、膀胱充盈度及会阴部皮肤、黏膜状况。

3. 向患者解释导尿的目的、注意事项,取得患者的配合。

【操作步骤】

以女性为例介绍导尿操作步骤。

1. 洗手,准备用物。

2. 携用物至患者旁,核对患者姓名,做好解释,关闭门窗,为患者遮挡。

3. 协助患者平卧,两腿屈曲稍分开,脱去对侧裤腿,盖在近侧腿上。对侧腿用盖被遮盖,露出外阴。

4. 患者臀下垫防水垫,将治疗碗、弯盘置于外阴处。

5. 戴手套,一手分开大阴唇,一手持镊子夹消毒棉球由内向外、自上而下擦洗会阴,先清洁尿道口,后清洁肛门,每个棉球只用一次。

6. 撤去会阴消毒用物,脱下手套,洗手。

7. 将导尿包置于患者两腿之间,打开导尿包外层,将无菌巾上半幅置于患者臀下。戴无菌手套,铺孔巾。

8. 检测导尿管气囊有无漏气,润滑导尿管前端至囊后 4~6 cm 后置于治疗碗内备用,取弯盘置于会阴旁。

9. 分开并固定小阴唇,持镊子每次夹取一个碘伏棉球自上而下、由内向外消毒尿道口、近侧、远侧各两遍,换另一镊子再次消毒尿道口。

10. 用镊子持导尿管轻轻插入尿道 4~6 cm,见尿液流出后再插入 1 cm。如为男性患者,提起阴茎使其与腹壁成 60°角,插入 20~22 cm。

11. 夹闭导尿管末端,向气囊内注入适量无菌蒸馏水(一般成人 8~10 ml),轻拉导尿管有阻力后,连接尿袋,固定尿管及尿袋。导尿管应有标识,并注明置管日期。

【注意事项】

1. 患者留置导尿管期间应保持引流通畅,避免导尿管受压、扭曲、牵拉、堵塞等,每日给予会阴擦洗,并定期更换导尿管及尿袋。

2. 尿潴留患者一次导出尿量不超过 1 000 ml,以防出现虚脱和血尿。

3. 导尿管拔除后,观察患者排尿时有无异常症状。

4. 为男性患者插导尿管时,遇有阻力,特别是导尿管经尿道内口、膜部、尿道外口的狭窄部、耻骨联合下方和前下方处的弯曲部时,嘱患者缓慢深呼吸,慢慢插入导尿管。

(李　霞　郑嘉琪)

第二十二节　膀胱冲洗术

【目的】

1. 使尿液引流通畅。

2. 治疗某些膀胱疾病。

3. 清除膀胱内的血凝块、黏液、细菌等异物,预防膀胱感染。

4. 前列腺及膀胱手术后预防血块形成。

【评估】

1. 评估患者病情、自理能力及合作情况等。

2. 评估患者尿液的性状,有无尿频、尿急、尿痛、膀胱憋尿感,是否排尽尿液及导尿管通畅情况。

【操作步骤】

1. 洗手,戴口罩。

2. 备齐用物,床旁核对,取得患者合作。

3. 检查留置导尿管的固定情况并排空尿袋内的尿液。

4. 将冲洗液挂于输液架上,距床面约 60 cm,排气。

5. 评估冲洗管路,取下三腔尿管冲洗管口无菌护帽,沿管口切面向外螺旋消毒 2 次,与冲洗液连接。夹闭尿袋。

6. 开放冲洗管,持续冲洗,调节速度,一般为 80～100 滴/min。

7. 关闭冲洗管水止器,取下冲洗装置。用无菌护帽封闭冲洗管口。打开尿袋,排出冲洗液。

8. 清洁患者外阴部皮肤,固定尿袋,位置低于膀胱。

【注意事项】

1. 严格执行无菌操作,防止医源性感染。

2. 冲洗时若患者感觉不适,应减缓冲洗速度及量,必要时停止冲洗,密切观察。若患者感到剧痛或引流液中有鲜血,应停止冲洗,通知医生处理。

3. 如果滴入药液,须在膀胱内保留 15～30 min 后再引流出体外,或根据需要延长保留时间。

4. 寒冷气候,冲洗液应加温至 35 ℃左右,以防冷水刺激膀胱,引起膀胱痉挛。

5. 冲洗过程中注意观察引流管是否通畅。

（李　娜　魏　力）

第二十三节　引流袋更换

【目的】

1. 保持引流管通畅,维持有效引流。

2. 观察引流液的性状及量,为医生诊疗提供依据。

3. 防止逆行感染。

4. 增进患者舒适,促进功能锻炼。

【评估】

1. 留置引流的目的、时间及引流的位置和种类。

2. 引流液的量、颜色、性状及流速。

3. 术区敷料有无渗血、渗液。

4. 患者及家属对引流知识的知晓度。

【操作步骤】

1. 核对医嘱,准备用物。

2. 核对患者,评估患者病情及引流情况。

3. 向患者解释操作目的,取得配合。

4. 协助患者取舒适低半卧位或平卧位,注意遮挡及保暖。

5. 暴露引流管与引流袋连接处,戴手套,铺治疗巾,从上向下交替挤压引流管,用血管钳夹闭引流管近端(距接口上方 5 cm 处)。

6. 消毒连接处。

7. 取无菌纱布包裹接口处,分离引流管。

8. 沿管口切面向外螺旋消毒两遍。

9. 连接新无菌引流袋,松开夹闭的血管钳,挤压引流管,观察是否引流通畅并妥善固定引流袋。

10. 撤掉治疗巾,根据患者病情取适当体位,整理床单位,观察引流液的量、颜色及性状。

11. 整理用物,洗手,记录。

【注意事项】

1. 严格执行无菌操作,防止感染。

2. 动作轻柔,切勿用力牵拉引流管。

3. 保证引流袋低于引流口位置,防止逆行性感染。

4. 保持引流管长度适中,翻身活动时防止受压、打折、扭曲和脱出。

5. 及时观察引流是否通畅,引流液的量、颜色和性状。

（贾汝福　徐薇薇）

第二十四节　造口袋更换

【目的】

1. 保持造口周围皮肤的清洁。

2. 帮助患者掌握正确的造口护理技巧。

【评估】

1. 造口类型及造口情况。

2. 造口的功能状态。

3. 患者的自理程度及对造口护理方法和知识的掌握情况。

【操作步骤】

1. 协助患者取平卧或半卧位,必要时使用屏风遮挡。

2. 暴露造口,由上向下撕去已用的造口袋和底盘,并观察内容物。

3. 用温水由外向内清洁造口及周围皮肤,并观察周围皮肤及造口情况。

4. 用造口度量器度量造口的大小及形状。

5. 绘线、做记号。

6. 沿记号修剪造口袋底盘,比记号大 1～2 mm 修剪,用手指揉擦小孔边缘使其变光滑。

7. 撕去粘贴面上的纸,按照造口位置由下向上将造口底盘贴好,由内向外按压造口袋底盘 1～2 min。

8. 安装造口袋,两指捏紧锁扣,听见"咔嗒"声音,证明造口袋已经安全地装在底盘上。

【注意事项】

1. 护理过程中注意向患者详细讲解操作步骤。

2. 更换造口袋时应防止袋内容物排出污染伤口。

3. 撤离造口袋时应注意保护皮肤,防止皮肤损伤。

4. 注意造口与伤口距离,保护伤口,防止污染伤口。

5. 贴造口袋前应保证造口周围皮肤干燥。

6. 造口袋底盘与造口黏膜之间保持适当空隙(1～2 mm),缝隙过大时粪便刺激皮肤易引起皮炎,过小时底盘边缘与黏膜摩擦将会导致不适甚至出血。

7. 教会患者观察造口周围皮肤的血运情况。

（魏　力　徐薇薇）

第二十五节　骨牵引与皮牵引术

一、骨牵引

【目的】

骨牵引是利用克氏针、斯氏针穿入骨内对某部位进行的牵引,牵引力直接作用于骨骼,起复位、固定作用。常用于颅骨、股骨髁上、胫腓骨远端等牵引。

【评估】

1. 评估患者的意识、生命体征。

2. 评估患肢皮肤颜色、温度、感觉,肢体运动功能。

3. 评估患肢股动脉、腘动脉、足背动脉搏动情况,患者疼痛程度、凝血功能等。

【操作步骤】

1. 颅骨牵引

(1)备头皮,取仰卧位,颈部用枕头固定。

(2)在两侧乳突之间画一条冠状线,再沿鼻尖至枕外隆凸画一条矢状线,将牵引弓的交叉部支点对准两线交点,将牵引弓两端的钩尖置于横线上充分撑开,钩尖的落点做切口标记。

(3)络合碘消毒皮肤,标记点用2%利多卡因局部麻醉,在标记点各做一小横切口至骨膜,并做剥离,用手摇钻在横切口顺牵引钩方向钻孔,钻入颅骨外板(小儿3 mm,成人4 mm)安装牵引弓,并将牵引弓两侧螺钉拧紧,防止松脱或向内挤刺入颅内。

(4)系紧牵引绳,通过床头的滑轮进行牵引,床头抬高20 cm作为对抗牵引。牵引重量根据创伤程度决定,一般为3~8 kg。

2. 股骨髁上牵引

(1)将患肢置于布朗架上,至髌骨上缘近1 cm内,画一条于股骨垂直的横线,老年人打钉应距髌骨上缘高一些,青壮年打钉应距髌骨上缘近一些。

(2)再沿腓骨小头前缘于股骨内髁隆起最高点,分别做一条于髌骨上缘横线相交的垂直线,相交的两个点做标记,即斯氏针的进出点。

(3)消毒后局部麻醉,自大腿内侧标记点刺入斯氏针直至股骨,保持水平位并与股骨垂直,锤击针尾,斯氏针穿出外侧皮肤标记,两侧外露的牵引针等长。

(4)用络合碘消毒两侧针眼且套上无菌小瓶保护,小腿和足部用胶布辅助牵引,防止患肢旋转和足下垂,安牵引弓,通过布朗架的滑轮开始牵引,将床尾抬高20~25 cm,作为对抗牵引。

(5)根据病情决定牵引力,一般按体重的1/8~1/7计算,年老体弱及病理性骨折患者可按体重的1/9计算。小腿辅助牵引重量为1.5~2.5 kg,足部皮肤牵引重量为0.25~0.5 kg。

3. 胫腓骨远端牵引

（1）将患肢置于布朗架上，助手固定患者足跟部及脚维持稳定。

（2）消毒后给予局部麻醉，自内踝尖向上 3 cm 左右，在内侧无肌腱处，将斯氏针或克氏针尖端经皮肤刺入至胫骨，用手摇钻，与胫骨垂直穿过踝上经腓骨至对侧皮外。

（3）两侧外露的针等长，安置牵引弓进行牵引，一般牵引重量为 4~6 kg。

【注意事项】

1. 需抬高床尾或行颅骨牵引者，做好棉圈，避免颅底枕部受压。

2. 针孔用无菌纱布覆盖，2~3 d 换药 1 次，如有分泌物及时换药。

3. 保持牵引持续有效，根据病情调节牵引重量，不可随意改变体位。

4. 翻身或改变体位时，注意牵引力方向是否正确。颅骨牵引患者，翻身时头颈与躯干保持在轴线上，不可扭曲和摆动头部，以防脱位压迫脊髓，造成脊髓损伤甚至死亡。

5. 协助患者进行功能锻炼，防止肌肉萎缩和关节僵硬。

6. 定时翻身，按摩受压部位，防止压疮发生。

二、皮牵引

【目的】

用于患肢制动，保持肢体功能位，减轻疼痛。

【评估】

1. 评估患者意识、生命体征。

2. 评估患肢皮肤颜色、温度、感觉和肢体运动功能。

3. 告知患者操作目的，取得患者配合。

【操作步骤】

1. 一人双手牵拉固定患肢轻轻抬离床面约 10 cm，另一人迅速将皮牵引套平铺于床上，调节好长度，暴露膝关节。

2. 牵引套上缘位于大腿中上 1/3 处，下缘至踝关节上 3 横指，暴露踝关节。

3. 用毛巾包裹牵引的肢体，放下患肢，骨突部位用棉垫或棉花包绕、垫好。

4. 系上皮牵引套的尼龙搭扣，松紧度以能够伸进 1~2 指为宜。

5. 安装牵引架，系好牵引绳，挂上重锤，悬离地面。

6. 牵引重量一般为 2~2.5 kg，体型偏胖的可用 3 kg。

7. 全面检查牵引情况，包括牵引架的位置、角度、高度及牵引绳有无阻力等。

【注意事项】

1. 冬季注意保暖。

2. 患儿股骨干骨折，如行双腿垂直悬吊牵引，臀部应离床 1~2 cm。

3. 患者因胶布过敏而发生水疱者，应除去胶布，消毒后抽出疱液，用无菌敷料包扎，并及时通知医生改用其他方法。

4.避免压迫腓总神经:严密观察,认真倾听患者主诉,发现异常积极采取措施,并报告医生;对重患者、老年患者定时巡视,主动检查足背伸跖屈功能,积极防范。

（马珍珍 李 娜 魏 力）

第二十六节 压疮预防与护理

【目的】

1.预防压疮形成及防止其进一步发展。

2.提高医护人员及患者或家属对压疮的重视。

【评估】

1.高危人群的评估:神经系统疾病患者,老年患者,肥胖患者,身体衰弱、营养不良患者,疼痛患者,使用矫形器械患者,大小便失禁患者,发热患者及使用镇静剂的患者。

2.危险因素的评估:患者的感觉,皮肤暴露环境的潮湿程度,身体活动程度,移动力,全身营养状态以及摩擦力和剪切力。

3.评估时间:患者入院、手术前后及病情变化时。

4.评估工具:Norton 评估量表、Braden 评估量表、Waterlow 评估量表。

【操作步骤】

1.1 期压疮预防措施。

(1)整体减压,对于活动受限的患者,不少于2 h变换1次体位,宜给予30°仰卧位,后背垫软枕。危重患者适当缩短间隔时间。长期卧床患者可以使用减压床垫。

(2)保持床单位清洁、干燥、无皱褶;保持皮肤清洁、干燥;保持患者体位舒适,特殊体位可以应用体位垫,保持功能位。

(3)局部皮肤保护,采取局部减压措施,骨突处或压疮易发生部位皮肤可使用水胶体敷料或泡沫敷料进行减压保护。对于大小便失禁患者注意臀部及肛周局部皮肤保护,避免发生失禁性皮炎。

(4)积极预防其他部位压力性损伤(如各种导管、导线及呼吸机管路等医疗器械所涉及范围的皮肤),动态观察干预结果,根据结果调整预防或处理措施。

2.2 期压疮预防措施。

(1)评估高危因素,采用恰当的减压措施并做到每班交接,维持病室适宜温度,改善受压部位的微循环和皮肤血供。

(2)对于未破溃的小水疱(直径≤5 mm),要减少摩擦,防止破裂,促进水疱的自行吸收;对于大水疱(直径>5 mm),可消毒后用无菌注射器抽出疱内液体,再用泡沫敷料覆盖。

3.3 期压疮护理措施。

(1)评估高危和影响愈合因素,持续给予减压措施以及每班交接。

（2）伤口护理会诊，由专业人员对伤口进行处理，包括伤口评估与测量，根据患者具体情况进行清创、增加营养摄入等；根据渗液量和伤口颜色选择适当的敷料和换药间隔，促进创面愈合。

4.4 期压疮护理措施。

（1）加强压疮预防措施的落实，对于院外带来者及时与患者家属进行沟通。

（2）伤口护理会诊，由专业人员处理伤口，包括伤口的评估与测量（面积，深度，渗液量、颜色、气味），根据患者情况正确使用清洗溶液，选择正确的敷料并合理使用。

（3）根据患者具体情况，积极治疗基础疾病，改善患者全身营养状况，伤口床准备（wound bed preparation，WBP），必要时请外科医生协助。

5. 避免医疗器械相关的压力性损伤，检查医疗器械所涉及的皮肤，每天至少 2 次。

6. 对于压疮的预防和处理，应重视压力的再分布，根据患者病情，按时更换体位，或适当缩短间隔时间；增进皮肤健康也是预防的关键，同时需注意患者营养摄入，保持皮肤一定的水分；做好患者和家属的健康宣教，落实预防压疮的措施。

【注意事项】

1. 大多数压疮是可以避免的，但并非所有都可避免。

2. 对于使用医疗器械的患者，要保证医疗器械型号正确、佩戴合适，避免过度受压，对仪器导线、指套、各种引流管、面罩等尤应注意。

3. 正确使用压疮预防器具，不宜使用橡胶类圈状物；禁止用力按摩皮肤；放置便器时禁止推、拉等动作。

4. 高危患者注意体位改变的间隔时间及角度，根据患者具体情况确定间隔时间，一般不超过 2 h，同时避免 90°侧卧。

（魏　力　徐薇薇）

第二十七节　复苏术

【目的】

以徒手操作来恢复猝死患者的自主循环、自主呼吸和意识，抢救发生突然、意外死亡的患者。

【评估】

心搏骤停的典型表现包括意识突然丧失、呼吸停止和大动脉搏动消失"三联征"。

1. 评估患者意识、面色。意识是否丧失，面色是否由苍白转为发绀。

2. 评估患者大动脉搏动情况，能否触摸到颈、股动脉搏动。

3. 评估患者呼吸状态，是否有呼吸停止、逐渐缓慢。

4. 评估患者双侧瞳孔。

5. 评估患者有无抽搐和大小便失禁等。

【操作步骤】

1. 立即识别和启动紧急反应系统。

（1）评估现场安全：评估是否有威胁伤员及抢救者安全的因素，应及时躲避或处置危险，在无危险的情况下尽可能避免移动伤员。

（2）判断意识：拍打患者的双肩并呼叫"你还好吗?"，观察患者有无语音或动作反应。同时检查呼吸情况，是否无呼吸或非正常呼吸，即只有喘息。

（3）启动应急反应系统并获得自动体外除颤器：如果发现患者无反应并且无呼吸或只有喘息，应首先通知急救中心，然后去拿自动体外除颤器（automated external defibrillator，AED），最后施行心肺复苏（cardio-pulmonary resuscitation，CPR），并采用 AED。如果伤员是窒息性心搏骤停（如溺水等），应首先施行心外按压和人工呼吸 5 个循环，然后通知急救中心。

2. 摆放复苏体位：取仰卧位，双臂位于身体两侧，置于硬板或平地上，解开衣领、腰带。如怀疑有颈椎损伤，翻转患者时应保持头颈和躯干在一个轴面上。

3. 检查脉搏：触摸颈动脉搏动（婴儿触摸肱动脉，儿童触摸颈动脉或股动脉），触脉至少 5 s，但不要超过 10 s。如无脉搏或检查不清均开始 30∶2 循环式 CPR，直至除颤。如有脉搏，随即每隔 5～6 s 通气 1 次，每隔 2 min 复查脉搏。非专业人士可省略此步骤。

4. 心脏按压：心脏按压（C：circulation，人工循环）速率 100～120 次/min；按压幅度成人至少为 5 cm，同时避免胸部按压深度大于 6 cm，儿童和婴儿至少为胸部前后径的 1/3（儿童约 5 cm，婴儿约 4 cm）；保证每次按压后胸壁完全弹回；尽量减少过度的干扰或胸外按压的中断；避免过度通气。对于成人、儿童和婴儿（不包括新生儿），单人施救者按压与通气的比例建议维持在 30∶2。实施高级气道管理进行通气，医护人员每 6 s 进行 1 次人工呼吸（10 次/min），同时进行继续胸外按压，速率 100～120 次/min。

按压方法：成人，以一手的掌根放于按压部，另一手掌根重叠于另一手背上，两手手指交叉翘起（上手指紧扣下手指防止移位），使手指端离开胸壁，实施者的双臂与患者胸骨垂直（肩、肘、腕关节呈一线），向下用力按压，使胸骨明显地压下 5～6 cm。婴儿，单人可用两个手指按压胸骨，位置在乳房连线的下方；双人推荐两拇指环压法，即双手环压婴儿的胸部，双手指环抱胸廓，两拇指压在胸骨的下 1/3 处。

5. 开放气道：在胸外心脏按压 30 次后应立即着手开放气道（airway，A）。

（1）仰头抬颏法：施救者一手置于患者前额，手掌后压以使其头后仰，另一手的手指放在颏部下方，将颏部向前抬起。

（2）托颌法：施救者两手同时将患者左右下颌角托起，将下颌骨前移，使其头后仰。只限于怀疑有颈椎损伤时专业人士使用。

（3）托颈法：患者仰卧，施救者一手抬起患者颈部，另一手以小鱼际侧下压患者前额，使其头后仰，气道开放。

6. 人工呼吸：人工呼吸（breathing，B）方法如下。

（1）口对口呼吸：急救者捏住伤员鼻孔，用口唇将伤员的口罩住，呈密封状，缓慢吹气 2 次，每次吹气应持续 1 s 以上，确保呼吸时胸廓起伏。

（2）口对鼻呼吸：适用于口周外伤或牙关紧闭、张口呼吸困难者，用口对鼻呼吸。吹气时要使上下唇合拢，呼气时放开。抢救婴幼儿可用口对口鼻呼吸。

（3）口对导管呼吸：对有永久气管切开导管的伤员，可通过导管进行人工通气。

（4）面罩-气囊通气：选择合适的面罩，连接面罩、呼吸囊，用面罩罩住伤员口鼻（C-E法），且密封良好不漏气。若气管插管或气管切开伤员使用简易呼吸器，应先将痰液吸净，气囊充气后再应用。两手捏住呼吸囊中间部分，两拇指相对朝内，四指并拢或略分开，两手用力均匀挤压呼吸囊，待呼吸囊重新膨起后开始下一次挤压。每次挤压潮气量约600 ml（1 L 容量球囊挤压 1/2 ~ 2/3，2 L 容量球囊挤压约 1/3）。有可能时应加用氧气（氧浓度>40%，氧流量至少要 10 ~ 12 L/min）。对于婴幼儿使用面罩的容量 450 ~ 500 ml，较大的儿童或青少年需一个成人的球囊（1 000 ml），以使胸廓扩张。连接氧气时应维持 10 ~ 15 L/min 的氧气流量到儿童的球囊，最少 15 L/min 的氧流量到成人的球囊。

7. 再次评估：连续 5 个循环后检查复苏有效指征，即患者颈动脉恢复搏动，意识逐渐恢复，自主呼吸恢复，颜面口唇由发绀转为红润，瞳孔由大变小。

8. 复苏后恢复体位：用于明显有正常呼吸和有效循环的成年患者，其目的是维持通畅的气道并减少气道阻塞及误吸的风险。方法为将患者置于侧卧位，并把较低位置的手放在身体的前面。恢复体位有几种变异，但任何一种体位都应该是稳定的，接近完全侧卧位，头部有依靠，胸部不受压，以免影响呼吸。

【注意事项】

1. 心外按压注意事项：①按压部位要准确，要快速、用力按压。②每 2 min（5 个循环）人员交换。③尽可能减少胸外按压的中断，尽量将中断控制在 10 s 之内，尽量提高胸部按压在整个心肺复苏中的比例，目标比例为至少 60%。④正确按压，通过正确按压可以保证重要内脏器官的血液供应，特别是大脑的供氧，同时也能达到人工呼吸的效果。⑤尽可能不挪动患者。⑥强调进行高质量的胸外按压，没有受过培训的急救员只施行胸外按压，受过培训的急救员进行常规的 CPR。如果有一个急救团队，CAB 的程序就应同时进行。⑦持续胸外按压的同时，应尽早除颤，2 次除颤间隔期间应立即行胸外按压。

2. 人工呼吸注意事项：①每次通气时间在 1 s 以上。②人工呼吸不可太快或太过用力。③每次通气量不要过大，以能见到明显的胸廓起伏为宜。④面罩要与患者皮肤密封良好，以保障有效通气。⑤有效气道建立之前，无论单人与双人 CPR，均为按压胸部30 次后，通气 2 次，即按压与通气之比是 30∶2。⑥医护人员可以每 6 s 进行 1 次人工呼吸（10 次/min），同时进行持续胸部按压（即在心肺复苏中使用高级气道）。

附录：2015 年心肺复苏指南解读

在《2015 美国心脏协会心肺复苏及心血管急救指南》中，针对医务人员基础生命支持的主要问题及更改如下。

1. 及早识别患者并启动应急反应系统

2015 年（更新）：一旦发现患者没有反应，医护人员必须立即就近呼救，但在现实情况中，医护人员应继续同时检查呼吸和脉搏，然后再启动应急反应系统（或请求支援）。

2010 年（旧）：医务人员在查看患者呼吸是否消失或呼吸是否正常时，也应检查反应。

理由：此条建议变更的用意是尽量减少延迟，鼓励快速、有效、同步的检查和反应，而非缓慢、拘泥、按部就班的做法。

2. 胸外按压的强调事项

2015 年(更新):医护人员应为所有心搏骤停的成人患者提供胸部按压和通气,无论这是否因心脏病所导致。而且,医务人员比较实际的做法应是,根据最有可能导致停搏的原因,调整施救行动的顺序。

2010 年(旧):急救人员和院内专业救援人员都可为心搏骤停患者实施胸外按压和人工呼吸。

理由:建议未经培训的施救者实施单纯胸外按压式心肺复苏,因为这种方式相对易于调度员通过电话进行指导。医护人员理应接受过心肺复苏培训,才能够有效实施按压和通气。但是,医务人员的首要任务,尤其是在单独行动时,仍应是启动应急反应系统并给予胸外按压。心肺复苏的顺序可以在某些情况下改变,比如在医护人员可以快速取得并使用 AED 时。

3. 先给予电击还是先进行心肺复苏

2015 年(更新):当可以立即取得 AED 时,对于有目击的成人心搏骤停,应尽快使用除颤器。若成人在未受监控的情况下发生心搏骤停,或不能立即取得 AED 时,应该在他人前往获取以及准备 AED 的时候开始心肺复苏,而且视患者情况,应在设备可供使用后尽快尝试进行除颤。

2010 年(旧):如果任何施救者目睹发生院外心搏骤停且现场立即可取得 AED,施救者应从胸部按压开始心肺复苏,并尽快使用 AED。在现场有 AED 或除颤器的医院和其他机构,治疗心搏骤停时,医务人员应立即进行心肺复苏,并且在 AED/除颤器可供使用后尽快使用。以上建议旨在支持早期心肺复苏和早期除颤,特别是在发生心搏骤停而很快能获得 AED 或除颤器的情况下。急救人员如并未目击到院外心搏骤停发生时的情况,则可在开始心肺复苏的同时使用 AED 或心电图检查患者心律并准备进行除颤。在上述情况下,可以考虑进行 1.5~3 min 的心肺复苏,然后再尝试除颤。凡是有两名或更多施救者在场的情况,都应在去取除颤器的同时进行心肺复苏。对于院内突发心搏骤停,没有足够的证据支持或反对在除颤之前进行心肺复苏。但对于有心电监护的患者,从心室颤动(ventricular fibrillation,VF)到给予电击的时间不应超过 3 min,并且应在等待除颤器准备就绪的同时进行心肺复苏。

理由:尽管有很多研究对比了在电击前先进行特定时长(通常为 1.5~3 min)的胸部按压,和 AED 就绪后尽快给予电击两种情况,但患者预后没有出现差别。在安放 AED 电极片的同时应实施心肺复苏,直到 AED 可以分析患者心律。

4. 胸外按压速率(100~120 次/min)

2015 年(更新):对于心搏骤停的成年患者,施救者以 100~120 次/min 的速率进行胸外按压较为合理。

2010 年(旧):非专业施救者和医务人员以至少 100 次/min 的按压速率进行胸外按压较为合理。

理由:建议最低的按压频率仍是 100 次/min。设定 120 次/min 的速率上限,是因为有一项大型的注册系列研究表明,当按压速率超过 120 次/min 时,按压深度会由于剂量依存的原理而减少。例如,当按压速率在 100~119 次/min 时,按压深度不足的情况约占 35%;而当按压速率提高到 120~139 次/min 时,按压深度不足的情况占到 50%;当按压速率超过 140 次/min 时,按压深度不足的比例达到 70%。

5. 胸部按压深度

2015 年(更新):在徒手心肺复苏过程中,施救者应以至少 5 cm(2 英寸)的深度对普通成人实施胸部按压,同时避免胸部按压深度过大[大于 6 cm(2.4 英寸)]。

2010 年(旧):成人胸骨应至少按下 5 cm(2 英寸)。

理由:相比于较浅的按压,大约 5 cm 的按压深度更有可能取得较好结果。尽管有关按压深度是否有上限的证据较少,但最近一项很小的研究表明,胸部按压深度过深[大于 6 cm(2.4 英寸)]会造成损伤(不危及生命)。如不使用反馈装置,可能难以判断按压深度,并很难确认按压深度上限。施救者必须认识到,胸部按压深度往往过浅而不是过深。

6. 胸廓回弹

2015 年(更新):施救者应避免在按压间隙倚靠在患者胸上,以便每次按压后使胸廓充分回弹。

2010 年(旧):每次按压后,施救者应让胸廓完全回弹,以使心脏在下次按压前完全充盈。

理由:胸廓充分回弹即指在心肺复苏的减压阶段,胸骨回到其自然或中间位置。胸廓回弹能够产生相对胸廓内负压,促进静脉回流和心肺血流。在按压间隙倚靠在患者胸上会妨碍胸廓充分回弹。回弹不充分会增加胸廓内压力,减少静脉回流、冠状动脉灌注压力和心肌血流,影响复苏存活率。

7. 尽可能减少胸外按压的中断次数

2015 年(重申 2010 版的建议):施救者应尽可能减少胸外按压中断的次数和时间,尽可能增加每分钟胸外按压的次数。

2015 年(更新):对于没有高级气道接受心肺复苏的心搏骤停成人患者,实施心肺复苏的目标应该是尽量提高胸部按压在整个心肺复苏中的比例,目标比例为至少 60%。

理由:胸外按压中断可能因急救需求(如心律分析和通气等)而有意造成,也可能是无意造成(如施救者受到打扰)。胸外按压比例是指实施按压的时间在心肺复苏所用总时间中所占的比例。可以通过尽量减少胸部按压时的暂停来增加胸外按压比例。胸外按压比例的理想目标尚未确定。设定胸外按压比例,旨在限制按压中断,在心肺复苏时尽可能增加冠状动脉灌注和血流。

8. 胸外按压反馈

2015 年(更新):可以在心肺复苏中使用视听反馈装置,以达到实时优化心肺复苏效果。

2010 年(旧):使用新型心肺复苏提示和反馈装置可能有效地帮助培训施救者,也可以将其作为整体策略的一部分,以便在实际进行复苏时提高心肺复苏质量。对于进行足够胸外按压所需的多种技能的复杂组合,培训的重点应为演示操作水平。

理由:技术设备能对心肺复苏质量进行实时监控、记录和反馈,包括患者的生理参数及施救者的绩效指标。这些重要数据可以在复苏中实时运用,也可以在复苏完成后进行汇报总结,并能用于系统范围的质量改进项目。即使对于训练有素的专业人员,要在复苏过程中始终将注意力放在速率、深度和胸廓回弹这三项要点上,同时尽可能减少中断也是一项复杂的挑战。一些证据表明,使用心肺复苏反馈可以有效纠正胸部按压速率过快的

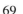

情况。还有另外的证据显示,心肺复苏反馈可以减少胸部按压时的倚靠压力。但是,至今为止的研究表明,在实际心搏骤停事件中,使用心肺复苏反馈并未显示出可以显著增加良好神经功能预后或提高存活出院率的作用。

9. 延迟通气

2015 年(更新):对于有目击者、有可电击心律的院外心搏骤停患者,基于优先权的多层急救系统可以借助 3 个 200 次持续按压的按压周期,加被动给氧和辅助气道装置的策略,来延迟正压通气(positive pressure ventilation, PPV)。

理由:有几个急救系统测试了对院外心搏骤停的成人患者采取首先进行持续胸外按压而延迟正压通气的策略。在所有这些急救系统中,急救人员接受了以实施高质量胸外按压为重点的额外培训。有三项研究针对基于优先权的多层次反应急救系统,这些急救系统既有在城市的,也有在农村的,提供综合干预,包括 3 个周期的被动给氧、辅助气道装置的置入、200 次持续胸外按压配合间歇电击。研究表明,有人目击或有可电击心律的心搏骤停患者的神经功能良好时存活率有所提高。

10. 在心肺复苏中使用高级气道进行通气

2015 年(更新):医护人员可以每 6 s 进行 1 次人工呼吸(10 次/min),同时进行持续胸部按压(即在心肺复苏中使用高级气道)。

2010 年(旧):双人复苏时建立了高级气道[例如气管插管、食管气管导管、喉罩气道(laryngeal mask airway, LMA)]后,应每 6~8 s 给予 1 次呼吸,不用保持呼吸按压同步(这样,人工呼吸频率为 8~10 次/min)。

理由:成人、儿童和婴儿都遵循这个单一的频率——而不是每分钟多少次的一个大概范围——可以更方便学习、记忆和实施。

11. 以团队形式实施心肺复苏:基本原则

2015 年(更新):对于医护人员,《2015 美国心脏协会心肺复苏及心血管急救指南》使得应急反应系统的启动及后续处理更加灵活,更加符合医护人员的临床环境。

理由:基础生命支持(basic life support, BLS)流程中的步骤按照传统以一定顺序的形式呈现,以便帮助单一施救者区分操作的先后顺序。但是,任何复苏过程都受多项因素(例如骤停类型、地点,附近是否有受过培训的救护人员以及施救者是否需要离开患者启动应急反应系统等)影响,可能需要调整 BLS 的顺序。更新的医护人员 BLS 流程图旨在说明哪些时候、哪些地点可以按顺序灵活处理。

(李 阳 魏 力)

参 考 文 献

[1] 李曼琼. 外科护理学[M]. 郑州:郑州大学出版社,2003.

[2] 吴在德. 吴肇汉. 外科学[M]. 6 版. 北京:人民卫生出版社,2004.

[3] 魏革,刘苏军. 手术室护理学[M]. 北京:人民军医出版社,2004.

[4] 宋峰,王建荣. 手术室护理管理学[M]. 北京:人民军医出版社,2004.

[5]钱蓓健,周嬿.实用手术室护理[M].上海:上海科学技术出版社,2005.

[6]胥少汀,葛宝丰,徐印坎.实用骨科学[M].3版.北京:人民军医出版社,2005.

[7]曹伟新,李乐之.外科护理学[M].4版.北京:人民卫生出版社,2006.

[8]熊云新.外科护理学[M].2版.北京:人民卫生出版社,2006.

[9]党世民.外科护理学[M].北京:人民卫生出版社,2006.

[10]周力,孙建荷.手术室专业护理知识[M].北京:北京科学技术出版社,2007.

[11]曾俊,任辉.实用手术室护理学[M].北京:北京科学技术出版社,2007.

[12]王建敏.手术室护理人员工作全书[M].北京:军事医学科学出版社,2008.

第四章

围术期重症患者的监护

重症医学监护是随着医疗护理专业的发展、新型医疗设备的诞生和医院管理体制的改进而出现的一种集现代化医疗护理技术为一体的医疗组织管理形式,即重症加强护理病房(intensive care unit,ICU)。ICU 把危重患者集中起来,在人力、物力和技术上给予最佳保障,以期得到良好的救治效果。ICU 设有中心监护站,直接观察所有监护的病床。每个病床占面积较宽,床位间用玻璃或布帘相隔。ICU 的设备,必须配有床边监护仪、中心监护仪、多功能呼吸治疗机、麻醉机、心电图机、除颤仪、起搏器、输液泵、微量注射器、气管插管及气管切开所需急救器材。在条件较好的医院,还配有血气分析仪、微型电子计算机、脑电图机、B 型超声检查(B-scan ultrasonography,简称 B 超检查)机、床旁 X 射线机、血液透析器、动脉内气囊反搏器、血常规和尿常规分析仪、血液生化分析仪等。

ICU 主要收治对象是:①严重创伤、大手术后及必须对生命指标进行连续严密监测和支持者;②需要心肺复苏者;③某个器官(包括心、脑、肺、肝、肾)功能衰竭或多器官功能衰竭者;④重症休克、败血症及中毒患者;⑤器官移植前后需要监护和加强治疗者。

第一节　循环系统的监护

一、心电监护

(一) 概述

心电监护是通过检测心脏电活动在人体体表特定两点间的电位差(即导联)变化,来反映心脏的工作状态,是监测心脏电活动的一种手段;是通过显示屏连续观察监测心脏电活动情况的一种无创的监测方法,可实时观察病情,提供可靠的有价值的心电活动指标,并指导实时处理。

(二)适应证

1. 心肺复苏　心肺复苏过程中的心电监护有助于分析心搏骤停的原因和指导治疗(如除颤等);复苏成功后应监测心律、心率变化,直至稳定为止。

2. 心律失常高危患者　心电监护是发现严重心律失常、预防猝死和指导治疗的重要方法。

3. 危重症心电监护　急性心肌梗死、心肌炎、心肌病、心力衰竭、心源性休克、严重感染、预激综合征和心脏等手术后,以及各种危重症伴发缺氧、电解质紊乱和酸碱平衡失调(尤其钾、钠、钙、镁)、多器官功能衰竭者,亦应进行心电监护。

(三)操作方法

1. 监护系统　常用的监护系统有五电极和三电极系统,由床旁监护仪和中央监护仪组成。

2. 操作步骤

(1)打开监护仪电源开关:确认仪器正常工作后,输入患者的相关信息。

(2)放置标准导联:三电极的贴放位置为左右锁骨中线第一肋间、剑突水平偏右。五电极系统分别置于左右锁骨中线第一肋间及左右锁骨中线剑突水平,胸前电极贴于胸骨左缘第四肋间。

(3)选择监护仪显示的导联:可根据病情的特点选择持续显示的导联。

(4)滤波选择:现代床边监护仪有低频和高频两种滤波器处理心电图信号。增加低频滤波,可以消除患者移动和呼吸带来的基线漂移,防止心电图记录从显示屏上消失;高频滤波可以减少电源基线噪声造成信号变形。

(5)增益调节:最适合的增益应能保证最大 QRS 波群与显示屏大小空间相应。常用的增益有标准增益(10 mm/mV)、半增益(5 mm/mV)和 2 倍增益(20 mm/mV)。

(6)报警设置:主要是根据对病情监测的需要设定最快与最慢心率范围,设定对心律失常及 ST 段的报警等。当患者心率超出设定范围或出现心律失常时,监护仪会自动发出声音和颜色报警。

(四)注意事项

1. 主机连接　将导联线插头对准主机"心电"插孔的凹槽插入。

2. 导联连接　心电导联线带有 5 个电极头的另一端与被测人体进行连接:①将人体的 5 个具体位置用电极片上的砂片擦拭,然后用 75% 的乙醇对测量部位进行表面清洁;②将心电导联线的电极头与 5 个电极片上的电极扣扣好;③乙醇挥发干净后,将 5 个电极片贴到清洁后的具体位置上使其接触可靠。

二、血流动力学监测

（一）无创动脉压监测

1. 概述　无创性测量方法根据袖带充气方式的不同,可分为手动测压法和自动测压法。

2. 适应证

（1）需要严密监测血压变化的高危患者。

（2）需要诊断和分级、判断预后、选择用药、调整剂量和用药次数,以及测定药物治疗效果者。

3. 操作方法　无创性测量方法分为手动测压法和自动测压法。

（1）手动测压法:采用听诊的方法测量血压,测定血压时,由袖带放气开始,首次听到响亮音时的读数为收缩压,音调降低时的读数为舒张压。关于舒张压是在声音降调还是声音消失时读数尚有争论,试验证明降调时的舒张压较直接舒张压测定值高 0.53 ~ 1.60 kPa(4 ~ 12 mmHg),而声音消失时的读数低 0.53 ~ 0.93 kPa(4 ~ 7 mmHg)。

（2）自动测压法:采用震荡技术测定血压,即充气泵可以定时使袖带充气和放气,能够自动定时显示收缩压、舒张压、平均动脉压和心率。

4. 注意事项

（1）袖带的长短宽窄要合适,袖带的宽度应为上臂周径的 1/2,婴儿宜使用 2.5 cm 袖带,包裹上臂松紧适宜,太松或太窄压力读数偏高,太紧或太宽则读数偏低。

（2）袖带充气气囊的中心应恰好置于肱动脉部位,袖带不能漏气。

（3）袖带应与患者心脏在同一水平线,平卧位时袖带应与腋中线第 4 肋间相平。

（4）对于某些心律失常,如心房颤动、心率极快的心律失常等,数次测压值之间差异较大,此时可取平均值,有条件时选用直接测压。

（5）避免在同一肢体上同时进行测压和氧饱和度监测,尽量避免在测压肢体上进行静脉输液。

（二）有创动脉压监测

1. 概述　有创血压监测是将动脉导管置于动脉内直接测量动脉内血压的方法。有创血压监测为持续的动态变化过程,准确、直观。

2. 适应证

（1）血流动力学不稳定或有潜在危险的患者。

（2）危重患者、复杂大手术的术中和术后监护。

（3）需低温或控制性降压时。

（4）需反复取动脉血样的患者。

（5）需用血管活性药进行调控的患者。

（6）呼吸、心跳停止后复苏的患者。

3. 操作方法

(1)所需的设备:合适的动脉导管。充满液体的带有三通开关的压力延长管,压力延长管不要长于1 m,直径小于0.3 cm,质地要硬,以防压力衰减。压力换能器、连续冲洗系统、电子监护仪器。

(2)操作步骤:选择具有广泛侧支循环的动脉,以保证一旦发生血栓远端组织仍有血液供应。常用穿刺的动脉依次为桡动脉、股动脉、肱动脉、足背动脉,一般情况下首选桡动脉,在导管进入动脉后将其固定好,局部包扎,尾端通过压力连接管与传感器及测压装置相连,便可进行压力监测。

4. 并发症

(1)感染:通常由穿刺污染或压力监测系统污染所致。

(2)血栓:桡动脉和足背动脉血栓发生率较高,随着导管在体内留置时间的延长,血栓发生率也会增加。

(3)与肝素相关的血小板减少症:肝素对血小板有破坏作用,所以有血小板减少的重症患者在应用肝素液冲洗测压装置时要注意安全。

5. 注意事项

(1)密切观察穿刺点情况,敷料视具体情况随时更换,预防感染。

(2)保持管道通畅,如证实管腔已经堵塞,切不可用力推注液体,以免发生栓子脱落造成栓塞。

(3)测压前应调试监护仪零点,即先将换能器充满生理盐水,排净空气,然后关闭三通接头开关,阻断动脉通道,使其与大气相通,点击监护仪上校零按钮进行校零,当监护仪上数字显示为"0"时,立即转动三通接头开关,使之与大气隔绝,而与动脉插管相通,此时监护仪上可显示压力波形与数值。

(4)用肝素稀释液间断或持续冲洗测压管,以防凝血。当压力波形异常时,检查测压通道是否扭曲、堵塞。

(5)在校正零点、测压和取血标本等操作过程中,严防气体进入管道造成空气栓塞,测压管各连接处衔接一定要紧密,避免造成大量出血。

(6)所需物品必须经灭菌处理,应严格遵守无菌原则,置管时间一般不宜超过1周,一旦发现感染征象应立即拔除动脉插管。

(7)严密观察动脉穿刺部位远端皮肤的颜色与温度,当发现有缺血征象时,如肤色苍白、发凉或有疼痛感等,应立即予以拔管。

(8)穿刺失败及拔管后要有效压迫止血,尤其对应用抗凝药的患者,压迫止血应在5 min 以上,必要时局部用绷带加压包扎,30 min 后予以解除。

(三)中心静脉压监测

1. 概述　中心静脉压(central venous pressure,CVP)是指腔静脉与右心房交界处的压力(右心房及上、下腔静脉胸腔段的压力),可反映体内血容量、右心功能与血管张力等综合情况,对指导补液的量及速度、防止心脏负荷过重及指导利尿剂的应用等具有重要的参考意义。

2.适应证

(1)严重创伤、各种休克及急性循环功能衰竭等危重患者。

(2)各类大、中手术,尤其是心血管、脑和腹部大手术的患者。

(3)需大量、快速输血、补液的患者。

3.操作方法

(1)中心静脉导管置入的部位:常用的中心静脉压测量途径有经颈内静脉、颈外静脉、锁骨下静脉、股静脉或经外周静脉,穿刺置入中心静脉导管(peripherally inserted central catheter,PICC)至上、下腔静脉。根据操作者的经验和患者的不同情况,可选择不同部位。

(2)监测方法:置管成功后,连接压力延长管和三通接头,使导管尾端与输液装置和压力换能器、多功能监护仪相连,形成密闭的测压回路。压力换能器应与右心房处于同一水平,每次测压前应调定零点,转动三通接头开关,关闭输液通道,此时监护仪屏幕上显示的压力读数即为中心静脉压。

(3)指标判断及临床意义:中心静脉压单位为千帕(kPa)或厘米水柱(cmH$_2$O,1 cmH$_2$O≈0.098 kPa)。正常值为 0.49 ~ 1.18 kPa(5 ~ 12 cmH$_2$O)。中心静脉压<0.49 kPa(5 cmH$_2$O),表示血容量不足,应快速补充血容量,应用扩张血管药物也会使中心静脉压降低;中心静脉压>1.18 kPa(12 cmH$_2$O),提示右心功能不良或血容量超负荷,使用血管升压药物也会使中心静脉压升高。临床监护中应结合血压变化综合判断其临床意义,并进行综合分析与病情评估(表4-1)。

表4-1　动脉压与中心静脉压变化的临床意义及处理原则

指标	临床意义	处理原则
BP↓,CVP↓	有效血容量不足	补充血容量
BP↑,CVP↑	外周阻力增大或循环负荷过重	应用血管扩张药或利尿药
BP 正常,CVP↑	容量负荷过重或右心衰竭	应用强心药与利尿药
BP↓,CVP 正常	有效血容量不足或心排量减少	应用强心药、升压药,小量输血
BP↓,CVP 进行性↑	有心包压塞或严重心功能不全	应用强心药与利尿药,解除心包压塞

注:BP 为血压(blood pressure),CVP 为中心静脉压

4.并发症

(1)感染:大部分是由于携带了穿刺部位皮肤的菌群所致,操作者的无菌观念和措施也是一个重要因素。

(2)心律失常:导管插入过深,其顶端会进入右心房或右心室,对心肌造成机械性刺激而诱发心律失常。

(3)空气栓塞:导管未连接好或导管撤出后造成空气进入是造成空气栓塞的主要原因。

(4)血栓形成:很常见,与导管留置时间和导管材质有关。3%的血栓形成与导管留置有关。

5.注意事项

（1）穿刺点的护理：①严密观察局部情况，有无红、肿、热、痛及渗出；②严格无菌操作，定期更换敷料，更换敷料时，撕胶布要从下往上，以防导管脱出。

（2）测压护理：①每次测压前摇平床头或重新校零，保持测压零点始终与右心房在同一水平；②根据病情定时监测中心静脉压，并记录中心静脉导管置入的刻度，每班核对刻度并抽回血以确认导管在血管内，定时更换测压管道；③患者躁动、咳嗽、呕吐或用力可影响中心静脉压值，应在患者安静 10 min 后再行测压，应用呼吸机的患者，若病情许可应暂停呼吸机，以免影响测压值；④测压时，先排尽测压管中气泡，每次测压后及时将三通接头开关转向生理盐水输入通路做持续滴注，防止血凝块堵塞静脉；⑤如需要利用测压管路输液，可通过连接另一三通接头进行，但测压管路不能输入血管活性药物或钾溶液，防止测压时药物输入中断或输入过快引起病情变化。

（3）注意：①中心静脉置管不用于输血液制品及抽血；②怀疑患者出现感染时或常规拔管时，均要做导管尖端培养；③如测压过程中发现静脉压突然出现显著波动性升高，提示导管尖端进入右心室，立即退出一小段后再测，这是由于右心室收缩时压力明显升高所致；④如导管阻塞无血液流出，应根据情况，必要时拔除导管。

三、急性心力衰竭患者的重症监护

（一）概述

急性心力衰竭主要指某种病因使心排血量在短时间内急剧下降导致组织器官供血不足和急性淤血的临床综合征。临床上以急性左心衰竭较常见，主要表现为急性肺水肿，严重者伴心源性休克。

（二）病因

1.急性弥漫性心肌损害　如急性广泛心肌梗死、急性心肌炎。

2.急性机械性阻塞　如严重二尖瓣狭窄、左心房黏液瘤等。

3.急性容量负荷过重　如急性心肌梗死所致乳头肌或腱索断裂，输血或输液过多、过快等。

4.急性心室舒张受限　常由快速异位心律及急性大量心包积液或积血所致的急性心脏压塞所致。

（三）临床表现

急性左心衰竭主要表现为突发严重的呼吸困难伴有窒息感，呼吸频率可达 30 ~ 40 次/min，并出现"三凹征"；患者常取端坐位，频繁咳嗽，咳大量粉红色泡沫痰；患者极度烦躁不安、面色苍白、大汗淋漓、皮肤湿冷；心率增快，>100 次/min，心尖区可闻及舒张期奔马律，双肺满布湿性啰音及哮鸣音；严重者出现心源性休克甚至死亡。

（四）监护要点

1.护理措施　应尽可能立即同时进行或完成。

（1）体位：立即协助患者取端坐位（双下肢下垂，双手置于床边缘，上身前倾，低头耸肩）以减少回心血量，减轻肺水肿，增加通气量，改善通气功能。

（2）给氧：给予高流量（6~8 L/min）氧气吸入并用20%~30%的乙醇湿化去泡沫，使肺泡内泡沫的表面张力降低而破裂，改善肺泡通气。吸氧时间不宜过长，间歇应用。如动脉血氧分压（arterial partial pressure of oxygen，PaO_2）≤8.0 kPa（60 mmHg）应给予机械通气辅助呼吸，采用呼气末正压通气（positive end expiratory pressure，PEEP）。

（3）镇静、止痛：吗啡能镇静止痛，降低心脏前负荷，应按医嘱尽早给予吗啡，减轻患者的痛苦和恐惧心理。

（4）严密观察病情：注意患者的生命体征、意识、咳嗽和痰液的量、性状以及患者情绪的变化。

（5）迅速建立静脉通道：遵医嘱正确使用药物，观察药物的浓度、滴速，并严密注意药物的不良反应。

（6）陪伴安慰患者，减轻焦虑，给予心理支持。

2.监护措施

（1）心电监测：通过心电示波仪实时判断心电活动状态，了解心脏供血情况，及早发现心律失常及其先兆，指导用药。

（2）血流动力学监测：早期评价心泵功能状况，指导临床选择合理治疗方案，评价治疗效果和判断预后。

（3）生化指标监测：电解质、肝和肾功能指标、血气分析指标、心肌酶学指标等。

（4）液体、电解质、饮食控制：关键是钠盐和液体平衡的控制，宜用低钠、低脂肪、低盐、富含维生素、易于消化的低热量饮食，少食多餐，减少胃肠消化食物所需的血液供应，减轻心脏负担。

（5）观察病情变化：包括咳嗽、咳痰、呼吸困难的性质与程度，有无发绀，血压、心律、心率、颈静脉充盈度、下肢有无水肿等。

四、外科休克患者的重症监护

（一）概述

休克（shock）是指机体在各种病因侵袭下引起的以有效循环血容量骤减、组织灌注不足、细胞代谢紊乱和功能受损为共同特点的病理生理改变综合征。休克发病急、进展快，若未能及时发现及治疗，细胞损害广泛，可导致多器官功能障碍综合征（multiple organ dysfunction syndrome，MODS）或多系统器官衰竭（multiple system organ failure，MSOF），发展成为不可逆性休克，引起死亡。

（二）病因

外科休克按病因可分为低血容量性休克（hypovolemic shock）和感染性休克（septic shock）。

1.**低血容量性休克**　包括失血性、失液性和创伤性休克。

（1）失血性休克：失血性休克多见于血管破裂，全血直接丢失于体外或体内腔隙，导致有效血容量锐减。急性失血超过总血容量的 20%,即可引起休克。

(2)失液性休克:因体液大量丢失,导致有效血容量锐减。常见于急性腹膜炎、肠梗阻、大面积烧伤,大量呕吐、腹泻、出汗,禁食和禁饮等导致的严重脱水。急性脱水超过体重 6% 以上,即可引起休克。

(3)创伤性休克(traumatic shock):见于严重创伤、挤压伤、复杂性骨折、大手术等,病情比较复杂。伤后由于血液或血浆大量丢失,创伤处炎性肿胀和体液渗出,导致血容量减少;受损组织释放血管活性物质引起微循环扩张和通透性增高,导致有效血容量进一步锐减;在此基础上血压迅速下降而发生休克。

2.感染性休克　常见于胆管感染、急性化脓性腹膜炎、绞窄性肠梗阻、败血症、泌尿系感染、全身性感染等。细菌毒素的作用导致心肌损害、血管扩张、毛细血管通透性增加、细胞受损等,从而引起休克。

(三)临床表现

根据病情演变休克可分为休克代偿期和休克抑制期。

1.休克代偿期(微循环收缩期、休克前期)　患者表现为精神紧张,兴奋或烦躁不安,面色苍白,皮肤湿冷,脉搏加快,收缩压正常或略有升高,脉压变小,尿量减少,成人每小时少于 30 ml。此期如处理得当,休克可迅速纠正;反之,病情发展进入休克期。

2.休克抑制期(微循环扩张期、休克期)　患者由兴奋转为抑制,表情淡漠,感觉迟钝,口唇和肢端发绀,四肢冰冷;脉搏细速,血压下降,收缩压多在 8.0 kPa(60 mmHg)左右或更低;尿量减少,甚至无尿。严重时,皮肤、黏膜明显发绀,伴严重代谢性酸中毒,若抢救及时仍可好转。若处理不当,病情迅速恶化,出现进行性呼吸困难、脉细速、烦躁、发绀或咯粉红色痰,动脉血氧分压降至 8.0 kPa(60 mmHg)以下,虽然大量供氧,也不能改善呼吸困难的症状,提示已发生呼吸窘迫综合征。如皮肤、黏膜出现瘀斑或发生消化道出血,抽血时一经抽出即凝,则表示病情已发展至弥散性血管内凝血(disseminate intravascular co-agulation,DIC)阶段。常继发心、肺、肾等器官功能衰竭而死亡。

(四)监护要点

1.监护内容

(1)意识与表情:反映脑灌注情况,中枢神经系统处于缺氧状态时,表情淡漠、烦躁、意识模糊或昏迷。严重休克时神经细胞反应降低,患者由兴奋转入抑制,表示脑缺氧加重,病情继续恶化。如治疗后患者从烦躁转为平静,从淡漠、迟钝转为对答自如,提示脑循环改善。

(2)皮肤色泽及肢体温度:休克时面色苍白、皮肤湿冷、口唇发白、四肢冰凉,表示病情较重。轻压口唇、指甲放松后苍白区消失(>1 s),表示微循环血流灌注不足或有瘀滞现象。皮肤有出血点或瘀斑,提示可能进入弥散性血管内凝血阶段。皮肤由白逐渐转红,出汗停止,肢体转暖,轻压口唇、指甲放松后苍白区很快消失(<1 s),迅速转为红润,均说明灌注良好,休克好转。

(3)血压与脉压:休克时血压常低于 10.67/6.67 kPa(80/50 mmHg),脉压<2.67 kPa(20 mmHg),且伴有肢端厥冷、皮肤湿冷、血压下降并出现波动等,须定时测量血压与脉

压,对判断病情、指导治疗很有价值。若血压渐次下降,甚至不能测到,脉压减小,说明病情加重;血压回升,脉压>4.0 kPa(30 mmHg),或血压虽低,但脉搏有力,手足转暖,休克趋向好转。

(4)脉搏:休克时脉率增快,>100 次/min。随着病情恶化脉率加速,脉搏变为细弱直至摸不到。若脉搏逐渐增强,脉率转为正常,脉压由小变大,提示病情好转。

(5)中心静脉压(CVP):正常值为 0.5～1.2 kPa(5～12 cmH₂O)。低于 0.5 kPa(5 cmH₂O),提示有低血容量存在;高于 1.47 kPa(15 cmH₂O),提示心功能不全。

(6)瞳孔:正常瞳孔双侧等大、等圆。瞳孔观察的重点是瞳孔大小、对光反应及双侧是否对称。如双侧瞳孔散大、对光反应减弱或消失,说明脑组织缺氧,患者濒于死亡。

(7)尿量:尿量能反映肾血液灌注情况,疑有休克时应留置导尿管,监测每小时尿量。每小时尿量<30 ml,比重增加,表明肾血管收缩或血容量不足。每小时尿量>30 ml,提示休克好转。

2. 护理措施

(1)患者取平卧位或仰卧中凹位,有利于改善心肺功能;保持呼吸道通畅,持续氧气吸入;对昏迷、气管切开者,应对症做好常规护理,注意防止皮肤破损。

(2)扩充血容量并注意及时调整输液量和输液速度。①快速建立有效静脉输液通路,选择中心静脉置管,供快速输液和中心静脉压测定;②快速输液要注意有无咳嗽及血性泡沫痰,警惕肺水肿及心力衰竭。

(3)严密观察病情动态变化,建立观察记录表,详细记录。生命体征每 15～30 min 测1 次,记录出入量。观察项目如下:意识与表情、皮肤色泽及肢体温度、血压与脉压、脉搏、中心静脉压(CVP)、瞳孔、尿量及实验室检查结果等。

(4)注意呼吸频率、节律及深浅度变化,保持呼吸道通畅,及时清除呼吸道分泌物,如翻身拍背,体位引流,蒸汽吸入、超声雾化吸入等湿化气道,清除分泌物以改善肺通气。对气管切开患者做好吸痰、湿化等护理。

(5)纠正低氧血症时先鼻导管给氧,早期高浓度(50%)、高流量(6～8 L/min)给氧,维持动脉血氧分压在 8.00～9.33 kPa(60～70 mmHg)。若效果不佳,应使用面罩加压吸氧。必要时呼吸机控制呼吸或呼气末正压呼吸,以纠正低氧血症。

(6)体温>39 ℃、感染性休克发生高热、体温突然升高至 40 ℃以上或骤降至常温以下均系预后不良之前兆。高温患者可用夹层冰帽或冰袋置头部、腋下、腹股沟等处,4 ℃生理盐水 100 ml 灌肠,一般降温至 38 ℃即可,还可配合药物降温法。

五、弥散性血管内凝血患者的重症监护

(一)概述

弥散性血管内凝血(disseminated intravascular coagulation,DIC)是一种以高凝状态为特征的凝血系统和纤溶系统功能紊乱的临床综合征。在各种致病因素的作用下,在短时间内毛细血管、小动脉、小静脉内广泛纤维蛋白沉积和血小板聚集,形成广泛的微血栓,导致凝血因子耗竭,以致循环功能和其他内脏功能障碍,发生休克、急性出血、栓塞、溶血等临床表现。治疗原则是治疗原发病,终止促凝物质入血以恢复体内正常的凝血和抗凝血

的平衡。

(二)病因

1.严重感染和脓毒症　如革兰氏阴性细菌、革兰氏阳性细菌、真菌、病毒、立克次体和寄生虫等感染。

2.创伤　如颅脑创伤、严重软组织损伤、挤压综合征、大面积烧伤等。

3.产科并发症　以羊水栓塞和胎盘早剥最多见,其原因是羊水和剥离的胎盘释放的凝血活酶样物质激活凝血过程。

4.严重肝疾病　如原发性肝癌、肝叶切除、门静脉高压等,以及肝移植术。

5.其他　各种原因导致的胰腺和心脏损害、溶血性输血反应、蛇咬伤、药物中毒、恶性高血压、血栓性血小板减少性紫癜、溶血尿毒症综合征、恶性肿瘤、急慢性白血病等。

(三)临床表现

1.临床分期　根据 DIC 的生理特点和发展过程分为以下 3 期。

(1)高凝期:各种病因导致凝血系统被激活,凝血酶生成增多,微血栓大量形成,血液处于高凝状态。

(2)消耗性低凝期:凝血酶和微血栓的形成使凝血因子和血小板因大量消耗而减少,同时因继发性纤溶系统功能增强,血液处于低凝状态,有出血表现。

(3)继发性纤溶亢进期:凝血酶及 Ⅻa 等激活了纤溶系统,使大量的纤溶酶原变成纤溶酶,加上纤维蛋白原降解产物(fibrinogen degradation products,FDP)形成,使纤溶和抗凝作用大大增强,故此期出血十分明显。

2.临床分型　根据凝血发病快慢和病程长短分为以下 3 型。

(1)急性型:①突发性起病,一般持续数小时或数天;②病情凶险,可呈暴发型;③出血倾向严重;④常伴有休克;⑤常见于暴发型流脑、流行型出血热、病理产科、败血症等。

(2)亚急性型:①急性起病,在数天或数周内发病;②进展较缓慢,常见于恶性疾病,如急性白血病(特别是早幼粒细胞性白血病)、肿瘤转移、死胎滞留及局部血栓形成。

(3)慢性型:①起病缓慢;②病程可达数月或数年;③高凝期明显,出血不重,可仅有瘀点或瘀斑。

3.临床表现

(1)出血:以程度不同的出血为初发症状,如紫癜、血疱、皮下血肿、采血部位出血、手术创面出血、外伤性出血和内脏出血等。特点为自发性、多发性出血,可遍及全身,多见于皮肤、黏膜、伤口及穿刺部位,其次为内脏出血,如咯血、呕血、血尿、便血、阴道出血。

(2)多系统器官功能衰竭:临床上常同时或相继出现两种或两种以上内脏器官功能障碍的不同症状,累及的器官有肾(表现为少尿、蛋白尿、血尿等)、肺(表现为呼吸困难、肺出血)、肝(表现为黄疸、肝功能衰竭)等。

(3)休克或微循环衰竭:广泛的微血栓形成使回心血量明显减少,加上广泛出血造成的血容量减少等因素,使心输出量减少,加重微循环障碍而引起休克。表现为肢体湿冷、少尿、呼吸困难、发绀及神志改变等。

(4)微血管栓塞:浅层栓塞表现为皮肤发绀,黏膜栓塞呈灶性或斑块状坏死或溃疡形成,深部栓塞表现为急性肾功能衰竭、意识障碍等。

(5)微血管性贫血:表现为进行性贫血,贫血程度与出血量不成比例。

(6)实验室检查:①消耗性凝血障碍,如血小板减少、凝血酶原时间延长、纤维蛋白原减少等;②纤维蛋白溶解亢进,如凝血酶时间延长、FDP 明显增多、血浆鱼精蛋白副凝固试验(3P 试验)阳性等。

(四)监护要点

1. 病情监护 严密监测病情变化及出血倾向,积极配合治疗基础疾病及消除病因。

(1)观察出血症状:可有广泛自发性出血,皮肤、黏膜瘀斑,伤口、注射部位渗血,内脏出血如呕血、便血、泌尿道出血、颅内出血及意识障碍等表现。应观察出血部位、出血量。

(2)观察有无微循环障碍症状:如面色青灰,明显发绀,四肢凉,广泛出血点,缺氧,尿少,尿闭(尿量<20 ml/h),血压降低[血压<8.0 kPa(60 mmHg)],脉细弱或测不到,呼吸循环衰竭(呼吸急促或潮式呼吸),神志不清或躁动不安等。

(3)观察有无高凝和栓塞症状:如静脉采血血液迅速凝固时应警惕高凝状态,内脏栓塞可引起相关症状,如肾栓塞引起腰痛、血尿、少尿,肺栓塞引起呼吸困难、发绀,脑栓塞引起头痛、昏迷等。

(4)观察有无溶血症状:如皮肤、黏膜、巩膜有无黄染等。

(5)实验室检测:如血小板计数、凝血酶原时间、血浆纤维蛋白原含量、3P 试验等。

(6)观察原发性疾病的病情:如产科意外、严重创伤、癌肿广泛转移、严重感染等。

2. 出血的护理

(1)评估患者是否有出血征象:如牙龈出血、便血、尿血、鼻出血、神志改变等。

(2)监测皮肤表面出血征象:如出血点、紫癜、血肿等。

(3)监测患者神志状况:以防颅内出血的发生。如患者出现头痛、恶心、呕吐及烦躁不安等颅内出血先兆症状,必须紧急处理。

(4)监测 DIC 检查指标:如 3P 试验、血小板计数、血红蛋白(hemoglobin, Hb)、血小板、凝血酶原时间等。

(5)用药护理:按医嘱给予抗凝剂、补充凝血因子、成分输血或抗纤溶、中医药治疗。确实按时给药,严格控制剂量(如肝素),密切观察治疗综合疗效,监测凝血时间等实验室各项指标,随时按医嘱调整剂量,预防不良反应。

(6)出血的预防:①尽量减少创伤性检查和治疗,留取血标本时,尽量避免反复静脉穿刺取血,可在动脉插管处或在三通接头处抽取;②静脉注射时,止血带不宜扎得过紧,操作后用干棉球压迫穿刺部位 5 min;③保持鼻腔湿润,防止鼻出血,保持皮肤清洁,避免搔抓、碰撞;⑤吸痰时,动作要轻柔,避免损伤呼吸道黏膜;⑥进食营养丰富、易消化、富含维生素 C 的食物,避免粗硬食物刺激胃黏膜。

(7)对症护理

1)口腔牙龈出血的护理:注意口腔清洁,每日三餐前后以生理盐水擦洗口腔,牙龈渗血者局部用肾上腺素棉球贴敷止血,宜用软毛牙刷刷牙。

2)皮肤出血的护理:保持皮肤清洁,各项护理操作尽量集中进行,减少皮肤穿刺,避免搔抓皮肤,注射后应用无菌棉球充分压迫局部直至止血。

3）鼻出血的护理：少量出血者，可用肾上腺素棉球填塞鼻腔止血并给予局部冷敷；出血不止者，可用碘仿纱条填塞治疗。

4）颅内出血的护理：头部置冰袋或冰帽，及时清理呼吸道分泌物，保持呼吸道通畅。

5）呕血、便血的护理：按消化道出血常规护理。

3. 微循环障碍的护理

（1）严密观察血压、脉搏、呼吸、尿量、尿色。

（2）严密观察皮肤色泽、温度。

（3）监测血小板、凝血酶原时间，若有异常，及时报告医生。

（4）置患者于休克卧位，分别抬高头 20°、腿 30°，以利回心血量及呼吸的改善。

（5）保持呼吸道通畅，吸入氧气，6～8 L/min，并予以湿化，改善缺氧症状。

（6）尽快建立静脉通道，并保持输液途径通畅。按医嘱给药，纠正酸中毒，维持水、电解质平衡，维持血压。遵医嘱使用止血药物如氨甲苯酸等。

（7）意识障碍者要做好安全保护。做好各项基础护理，预防护理并发症。

（8）随时备好抢救仪器，如抢救车。

（9）严密观察病情变化，若有主要内脏器官功能衰竭，应做相关护理。

4. 皮肤护理　①注意观察皮肤有无红、肿、破溃。②保持患者皮肤清洁、干燥。护理操作动作轻柔、敏捷。协助患者翻身，每 2 h 一次，避免拖拉动作增加皮肤与床的摩擦。

（王淑芳　徐艳丽　李　兰）

第二节　呼吸系统的监护

呼吸系统的监护是重症监护过程中极其重要的一环。呼吸是细胞与其周围环境进行气体交换的重要过程，患者的通气功能、换气功能、呼吸运动情况是呼吸功能监测的基本内容。因解剖和生理的不可分割性，应同时监测循环情况一并分析判断，才能予以正确的治疗。

一、人工气道的监护

（一）目的

人工气道是经口、鼻或直接经气管置入导管而形成的呼吸通道，以辅助患者保持呼吸道通畅，维持有效通气和充分的气体交换及进行肺部疾病的治疗。

（二）方法

人工气道建立的方法：①口咽管置管；②喉罩；③气管插管，分为经鼻、经口气管插管；④气管切开。

（三）监护要点

严格的人工气道的建立与管理可以明显减少人工气道创口感染和堵塞、肺部感染等并发症,保障呼吸机治疗效果,提高抢救成功率。

1. 导管的固定 确保导管位置正确,妥善固定,并详细记录插管外露刻度,护士(师)每班检查,如有变化要及时调整。对于神志清醒者应做好沟通和解释工作,告知注意事项和配合要点。对于意识不清者,应加强护理,必要时适当约束肢体,如有需要可配合使用镇静剂。

2. 气(套)囊的管理 气囊充气后,压迫在气管上,达到密闭固定的目的,保证潮气量的供给,预防口腔和胃内容物的误吸。气(套)囊压力维持在 2.67~3.33 kPa(20~25 mmHg)可以同时避免以上情况发生,因此,临床上必须严密监测气(套)囊压力,目前推荐采用最小漏气技术法或最小闭合容积法。

3. 气道湿化 建立人工气道后,气体直接进入气道内,并且机械通气时容易使呼吸道失水,痰液变黏稠,损伤纤毛系统的功能,使得清除气道分泌物的能力大大降低,痰液不易排出。因此,首先要保证足够的液体摄入量,防止全身性失水。其次湿化罐内要有足够的蒸馏水,湿化器温度至少为 37 ℃(在此温度下,气体的最大含水量为 44 mg/L)。

4. 气管内吸痰的方法和监护措施 吸痰前可加大吸氧浓度;根据痰液潴留的部位调整患者体位,使痰液潴留的肺区域在上;医护人员手掌卷曲成碗状,自下而上、自边缘到中央顺序进行叩背;密切观察患者呼吸和痰液堵塞情况,发现喉头有痰鸣音、呼吸频率加快或呼吸困难、排痰不畅时,应及时吸痰。

(1)吸痰过程中严密观察患者呼吸、血氧饱和度(saturation of blood oxygen,SpO_2)、心率、血压、口唇颜色、痰液量和颜色及性状,评估患者有无出现缺氧和气道损伤。

(2)限制吸痰持续时间在 10~15 s 内,避免低氧血症、气道损伤和心律失常发生,颅脑损伤患者吸痰时间间隔 10 min 以上可避免气道抽吸引起平均颅内压力、平均动脉压力和脑灌注压力累积性升高。

5. 心理护理 建立人工气道的患者病情危重,心理负担较大,护理人员应主动关心患者的心理、生理需求,指导患者学会用非语言方式如手势、书写等来表达其需求。

二、人工呼吸机的应用和监护

（一）概述

机械通气是借助呼吸机建立气道口与肺泡间的压力差,给予呼吸功能不全的患者以呼吸支持,即利用机械装置来代替、控制或改变自主呼吸运动的一种通气方式。

（二）适应证

1. 治疗呼吸衰竭和呼吸暂停 ①严重的急、慢性呼吸衰竭,如慢性阻塞性肺病(chronic obstructive pulmonary disease,COPD)、重症哮喘、中枢神经系统或呼吸肌疾病所致的严重通气不足;严重肺部感染,急性呼吸窘迫综合征(acute respiratory distress syndrome,ARDS)所致的严重换气功能障碍等。②心肺复苏。

2. 预防呼吸衰竭的发生或加重　如心、胸外科手术后,使用呼吸机帮助减轻因手术创伤而加重的呼吸负担,以减轻心肺功能和体力上的负担,缓解呼吸困难症状。

(三)使用呼吸机的指征

1. 临床指征　极度呼吸困难,浅、慢、不规则呼吸伴意识障碍或呼吸频率 35 次/min 以上。

2. 血气分析结果

(1)动脉血二氧化碳分压(arterial partial pressure of carbon dioxide,$PaCO_2$):一般急性呼吸衰竭时,$PaCO_2>7.33$ kPa(55 mmHg);慢性呼吸衰竭时,$PaCO_2$ 为 9.33～10.67 kPa(70～80 mmHg),pH 值为 7.20～7.25。

(2)动脉血氧分压(PaO_2):在吸入氧浓度(fraction of inspiratory oxygen,FiO_2)>50%,30 min 后 PaO_2 仍<6.67 kPa(50 mmHg),也是使用呼吸机的指征。

(四)禁忌证

一旦患者出现呼吸衰竭,均应行机械通气,严格地说,机械通气治疗无绝对的禁忌证。正压通气的相对禁忌证为:未经引流的张力性气胸或纵隔气肿、大咯血、急性心肌梗死、低血容量性休克未补足血容量前、重症肺大疱(bullae)等。

(五)呼吸机的类型

1. 正压呼吸机　在吸气时增加气道口的压力,使其超过肺内压,将气体压入肺泡内,引起吸气;停止送气后移去外加的压力,气道口恢复大气压。目前临床上广泛使用此类呼吸机。

2. 负压呼吸机　其工作原理是利用机械装置产生负压,引起胸腔扩大,胸腔内负压增加,外界空气顺压力差进入肺内,产生吸气;当装置压力由负变为正时,胸廓受压,胸廓和肺回缩,肺泡气排出体外产生呼气。临床已少用。

3. 高频呼吸机　是呼吸频率远高于正常的呼吸频率(600～3 000 次/min),而潮气量接近或低于生理无效腔气量的一种机械通气技术。高频呼吸机的特点是在非密闭气道条件下,低潮气量、低气道压力,减少肺损伤;低胸腔内压,对循环系统影响小,反射性抑制自主呼吸。高频呼吸机适用于心功能差、低血压、休克、支气管胸膜瘘难以用正压呼吸机进行通气的患者。高频呼吸机主要用于改善缺氧。

4. 其他类型　①吸气向呼气转换,分定压型、定容型、定时型、流速控制型、混合多功能型;②呼气向吸气转换,分控制型、辅助或同步型、辅助/控制型;③按通气频率,分常频呼吸机、高频呼吸机;④按应用对象,分成人呼吸机、小儿呼吸机、成人/小儿呼吸机。

(六)并发症

1. 气胸　张力性气胸是机械通气患者最严重的并发症之一,如不紧急处理,可能危及患者生命。常见原因主要包括:①气压伤;②肺大疱破裂;③创伤或创伤性胸部操作。

2. 肺不张　机械通气患者发生肺不张的常见原因如下:①通气量严重不足;②气管插管过深,插入右主支气管,导致左肺无通气而发生萎陷;③气道分泌物潴留,而咳嗽反射又减弱或消失,患者极易发生肺不张;④肺部感染导致肺不张;⑤吸入纯氧时间过长,导致吸收性肺不张;⑥发生气胸,导致患侧肺压缩性不张。

3.人-机对抗　即患者呼吸与呼吸机不同步。常表现为明显气促,可有氧饱和度下降等缺氧情况。如处理不当可引起呼吸功耗增加,通气量下降,心脏负荷增加甚至窒息等后果。

4.通气不足　管道漏气或阻塞均可造成潮气量下降;肺部顺应性下降的患者,如使用潮气量偏小,可造成通气不足;自主呼吸与呼吸机拮抗时,通气量也下降。

5.通气过度　潮气量过大、呼吸频率太快可造成通气过度,短期内排出大量二氧化碳,导致二氧化碳分压剧降和呼吸性碱中毒。

6.氧中毒　氧中毒即长时间吸入高浓度氧导致的肺损伤。FiO_2越高,肺损伤越重。

7.低血压与休克　机械通气使胸腔内压升高,导致静脉回流减少,心脏前负荷降低,其综合效应是心排血量降低,血压降低。血管容量相对不足或对前负荷较依赖的患者尤为突出。

8.心律失常　机械通气期间,可发生多种类型心律失常,其中以室性和房性期前收缩多见。发生原因与低血压休克、缺氧、酸中毒、碱中毒、电解质紊乱及烦躁等因素有关。

9.肾功能不全　机械通气引起患者胸腔内压力升高,静脉回流减少,导致抗利尿激素释放增加,使机体水钠潴留;同时,机械通气导致静脉回流减少,使心脏前负荷降低,导致心排血量降低,使肾血流灌注减少,可能导致肾功能不全。

10.呼吸机相关性肺损伤　①气压伤;②肺水肿;③系统性气体栓塞。

11.呼吸机相关性肺炎　呼吸机相关性肺炎(ventilator associated pneumonia,VAP)是指机械通气48 h后发生的院内获得性肺炎。气管内插管或气管切开导致声门的关闭功能丧失,机械通气患者胃肠内容物反流误吸是发生院内获得性肺炎的主要原因。

12.肺部感染　应用呼吸机可使原有的肺部感染加重或继发感染,这与气管插管或切开后,上呼吸道失去应有的防卫机制有关。

13.皮下、纵隔气肿　气管切开24 h内护士应严密观察有无皮下气肿、纵隔气肿的发生,定期检查皮下有无捻发音。如果有,要及时通知医生,及时给予处置,并记录皮下气肿发生的部位、范围,注意气肿范围有无扩大。

14.胃肠道并发症　如气囊充气不足,吸入气体可从气囊旁经口鼻逸出,引起吞咽反射亢进,导致胃肠充气。机械通气患者常出现腹胀,卧床和应用镇静剂、肌松剂等原因可引起肠道蠕动降低和便秘,咽喉部刺激和腹胀可引起呕吐,肠道缺血和应激等因素可导致消化道溃疡和出血。另外,PEEP的应用可导致肝血液回流障碍和胆汁排泄障碍,可出现高胆红素血症和氨基转移酶轻度升高。

15.与导管有关的并发症　①气道损伤;②导管误入一侧支气管;③导管脱出;④气管黏膜溃疡;⑤导管堵塞。

(七)监护要点

1.机械通气治疗前的准备　向患者进行必要的解释,使患者了解呼吸机治疗的目的;准备好清洁、功能完好的呼吸机及供氧设备。

2. 使用期间的护理

（1）密切监测病情变化：监测目的是了解机械通气的效果，预防并及时发现、处理可能的并发症。监护的内容如下。

1）呼吸：有无自主呼吸，与呼吸机是否同步，呼吸的频率、节律、深度、类型及两侧呼吸运动的对称性，两侧呼吸音性质，有无啰音。

2）心率、血压：若出现血压明显或持续下降伴心率增快，提示有通气不足或通气过度，应及时报告。

3）意识状态：行呼吸机治疗后患者意识障碍程度减轻，表明通气状况改善；若有烦躁不安，自主呼吸与呼吸机不同步，多为通气不足。

4）体温：发热常提示感染。而体温升高会使氧耗量和 CO_2 产生增加，故应酌情调节通气参数；高热时还应适当降低湿化器的温度，以改善呼吸道的散热作用。

5）皮肤、黏膜及周围循环状况：皮肤潮红、多汗和浅表静脉充盈，提示 CO_2 潴留尚未改善。若缺氧改善，则发绀减轻。颈静脉充盈、怒张，常与气胸、气管切开有关。了解皮肤、黏膜的完整性可及时发现并处理压疮、口腔溃疡及继发性真菌感染等情况。

6）出入量：准确记录出入量。出入量，尤其是尿量的变化，是反映体液平衡及心肾功能的重要指标。

7）痰液观察：痰液的色、量，为肺部感染的治疗提供重要依据。

8）检查腹部胀气及肠鸣音情况：如面罩机械通气者，人机配合欠佳，患者吞入过多的气体，气管插管或气管切开时导管、气囊漏气，均可引起腹胀；肠鸣音减弱，应警惕低钾血症。

（2）气道的护理：参见本节人工气道监护。

（3）预防感染与防止意外：①妥善固定面罩，防止面罩与连接管道的滑脱，防止人工气道的移位、脱开和阻塞。②面罩机械通气者，防止头面部皮肤的压迫与受损。③保持面部清洁，面罩每周定期消毒 3 次。保持气管切开伤口的干燥清洁。④定期翻身和进行胸部叩击是促进痰液引流、保持呼吸道通畅、预防肺部并发症的重要措施。⑤做好口腔护理和导管的护理，及时发现、处理真菌等感染。

（4）其他：维持水、电解质平衡，改善营养状态，准确记录出入量，按时完成补液计划，注意尿比重和电解质的变化。

（5）心理-社会支持：所有机械通气患者，无论其意识清醒与否，均应受到尊重。向患者做好细致的解释，进行鼓励和精神安慰，可起到增强患者的自信心和通气效果的作用。

3. 停机前后的护理　此阶段从准备停机开始，一直到完全停机，拔除气管插管后的一段时间。做好本阶段的护理可帮助患者安全、顺利脱离呼吸机。

（1）帮助患者树立信心：长期接受呼吸机治疗的患者，由于治疗前病情重，经治疗后病情缓解，患者由此对呼吸机产生依赖，为此，撤机前要向患者解释撤机的重要性和必要性。

（2）按步骤有序撤机：当人工气道患者具备完全脱离呼吸机的能力后，须按 4 个步骤进行，即撤离呼吸机→气囊放气→拔管→拔管后继续吸氧。

4.呼吸机常见报警原因的处理

(1)电源报警:常因停电或电源插头脱落或电源插头出现故障。将呼吸机与患者断开并行人工通气支持,同时修复电源。

(2)气源报警:中心供氧压力低、压缩氧气或空气压力低。将呼吸机与患者断开,给患者行简易呼吸器辅助通气,同时调整或更换气源,或校对 FiO_2 值。

(3)人机对抗:患者自主呼吸增快,高热、抽搐、疼痛、烦躁,人工气道不通畅或受牵拉刺激患者,呼吸机同步性能差或触发灵敏度调节不当,或其他参数设置不当。处理:安慰患者,取得患者理解,指导正确呼吸方法,保持呼吸道通畅,调整呼吸模式和参数,必要时进行止痛、镇静。

(4)气道压力低:呼吸回路脱落或漏气、导管脱出、套囊充气不良或破损、峰流速低、设置潮气量低、气道阻力降低、肺顺应性增加。处理:检查呼吸回路,检查导管位置,检查套囊压力,重新设置峰流速和潮气量。

(5)气道高压:呛咳、烦躁、肺顺应性降低、分泌物过多、气道阻力增加、呼吸回路阻力增加(如管路积水、打折等)、吸入气量太多或高压报警线设置不当。处理:听呼吸音,吸痰清除分泌物,解除支气管痉挛,检查呼吸回路并保持通畅,解释并安慰患者,必要时使用药物镇静,调整呼吸参数。

(6)呼出潮气量降低:呼吸回路漏气、患者呼吸减弱、套囊充气不足、肺顺应性降低、呼出流量传感器监测错误。处理:检查患者呼吸,检查呼吸回路,检查套囊压力,吸痰,校正呼出流量传感器。

(7)呼吸增快:代谢需要增加、缺氧、高碳酸血症、酸中毒、疼痛、焦虑、害怕。处理:监测动脉血气,纠正缺氧和酸中毒,镇痛,解释并安慰患者。

5.机械通气的停用

(1)患者神志清楚,唤醒容易。咳嗽和吞咽反射满意。

(2)血气指标:$FiO_2 < 50\%$,$PEEP < 0.67$ kPa(5 mmHg),$PaO_2 > 10.00$ kPa(75 mmHg),$PaCO_2 < 5.33$ kPa(40 mmHg),自主呼吸潮气量 > 10 ml/kg,用力吸气峰压 > 3.33 kPa(25 mmHg)。

(3)血流动力学稳定:指未应用血管活性药物,具有稳定的心率和合格的血流动力学指标。

(4)肌力正常:表现为胸部活动度正常,患者必须能够将头部抬离枕头。

(5)良好的酸碱平衡:拔管前如有严重酸碱失衡则必须纠正。

(6)对停用呼吸机无呼吸困难者只需要观察 1 h 左右,但长期通气治疗的患者,停用呼吸机后至少需要观察 24 h。

(7)拔管前,需要对患者做适当解释,先用简易呼吸器给予人工呼吸,使患者肺部充分扩张,同时吸氧。然后吸引气道、口腔内的分泌物,尤其要吸净套囊周围的分泌物。抽尽套囊内的气体,即可迅速拔管。拔管后立即让患者咳嗽,使呼吸道保持通畅,拔管的时间,一般应选在上午,人力和物力都比较充足。

(8)拔管后,鼻导管吸氧,30 min 后查血气。

三、氧疗的监护

(一)概述

氧疗是用于纠正缺氧的针对性措施,临床上用以增加吸氧浓度,提高肺泡氧分压,提高动脉血氧分压和氧饱和度的水平,保证细胞组织的氧供应,改善组织缺氧,促进代谢,以维持机体生命活动,是辅助治疗多种疾病的重要方法之一。

(二)缺氧病因

1.低张性缺氧　由于动脉血氧分压降低,动脉血氧含量减少,导致组织供氧不足引起的缺氧。如:①吸入气中氧分压过低,如高原、高空等。②喉头水肿等呼吸道狭窄或阻塞疾病、胸膜炎等胸腔疾病、肺炎等肺部疾病、呼吸中枢抑制或麻痹性疾病。

2.血液性缺氧　由于血红蛋白数量和红细胞数减少,动脉血氧含量降低或氧合血红蛋白释放氧不足,引起的供氧障碍性缺氧。如:①贫血,常见于失血性贫血、营养不良性贫血、溶血性贫血和再生障碍性贫血。②血红蛋白变性,常见于亚硝酸盐、过氧酸盐氧化剂、磺胺类药物、硝基苯化合物等中毒或一氧化碳中毒。

3.循环性缺氧　由于组织器官血流量减少或流速减慢而引起的细胞供氧不足,称为循环性缺氧。包括缺血性缺氧和淤血性缺氧。如:①全身性血液循环障碍,见于心力衰竭、休克等;②局部性血液循环障碍,见于栓塞、血栓形成、动脉狭窄、局部淤血等血管病变。

4.组织性缺氧　指组织细胞生物氧化过程障碍,利用氧能力降低引起的缺氧。见于组织中毒、细胞损伤、维生素缺乏等。

(三)氧疗指征

1.心搏、呼吸骤停　任何原因引起的心脏停搏或呼吸骤停者,在进行复苏时应立即氧疗。

2.低氧血症　无论其基础疾病是哪一种,均为氧疗的指征。

3.组织缺氧　心排血量下降、急性心肌梗死、贫血时,可能并无明显的低氧血症,但组织可有缺氧。氧疗有效时组织缺氧改善。

(四)氧疗方法

1.鼻塞和鼻导管吸氧法　这种吸氧方法设备简单,使用方便。

(1)单塞法:选用适宜的型号塞于一侧鼻前庭内,并与鼻腔紧密接触(另一侧鼻孔开放),吸气时只进氧气,故吸氧浓度较稳定。

(2)双塞法:为2个较细小的鼻塞同时置于双侧鼻孔,鼻塞周围尚留有空隙,能同时呼吸空气,患者较舒适,但吸氧浓度不够稳定。

(3)鼻导管法:是将一导管(常用导尿管)经鼻孔插入鼻腔顶端软腭后部,吸氧浓度恒定,但时间长了会有不适感且易被分泌物堵塞。鼻塞、鼻导管吸氧法一般只适宜低流量供氧,若流量比较大就会因流速和冲击力很大让人无法耐受,同时容易导致气道黏膜干燥。

2. 面罩吸氧法　可分为开放式和密闭面罩法。①开放式是将面罩置于距患者口鼻1～3 cm处,适用于小儿,可无任何不适感。②密闭面罩法是将面罩紧密罩于口鼻部并用松紧带固定,适用于较严重缺氧者,吸氧浓度可达40%～50%,感觉较舒适,无黏膜刺激及干吹感觉。但氧耗量较大,存在进食和排痰不便的缺点。

3. 机械通气给氧法　即用各种人工呼吸机进行机械通气时,利用呼吸机上的供氧装置进行氧疗。可根据病情需要调节供氧浓度(21%～100%)。

4. 高压氧治疗　进入高压氧舱,在高于大气压的氧气压力下吸氧。有时可以在舱外进行高浓度(60%)的吸氧。

(五)给氧浓度

1. 氧疗的给氧浓度

(1)高浓度给氧(吸氧浓度≥50%):在急性呼吸衰竭如呼吸、心搏骤停、急性呼吸窘迫综合征、急性中毒(如一氧化碳中毒,即煤气中毒)、呼吸抑制等,必须分秒必争地使用高浓度或纯氧进行抢救,但不宜长期使用,以防止氧中毒或其他并发症。

(2)低浓度吸氧(吸氧浓度<50%):一般用于慢性支气管炎、肺气肿、肺源性心脏病等,也称慢性阻塞性肺病。在慢性呼吸衰竭失去代偿时,吸氧必须考虑血氧分压的增加,血氧分压太高可以削弱颈动脉窦对呼吸中枢的反射性刺激,从而减少通气量,有加重二氧化碳潴留的可能。所以要谨慎用氧,一般使用低浓度持续吸氧,必要时加用机械呼吸治疗。

2. 氧气流出量和吸氧浓度　浮标式医用氧气吸入器的浮标所指示的刻度一般为0～10 L/min。无论是治疗还是保健流量都不会超过5 L/min,所以表4-2列出了流量和吸氧浓度的关系。

表4-2　氧气流出量和吸氧浓度对照表

流量(L/min)	0	1	2	3	4	5
吸氧浓度(%)	21	24～25	28～29	32～33	36～37	40～41

(六)氧疗监护

1. 监护要点

(1)严格遵守操作规程,注意用氧安全。使用氧气瓶时,切实做好"四防",即防火、防震、防油、防热。

(2)患者吸氧过程中,需要调整氧流量时,应当先将患者鼻导管取下,调节好氧流量后再与患者连接。停止吸氧时,先取下鼻导管,再关流量表。

(3)吸氧时,密切观察患者脉搏、血压及肢体末梢血液循环、精神状态等情况有无改善,及时调整用氧浓度。

(4)密切观察氧疗效果,观察缺氧是否得到改善。如效果不佳应查找原因。如呼吸困难等症状减轻或缓解,心跳正常或接近正常,则表明氧疗有效。

(5)防止交叉感染,给氧的导管、面罩等定时清洁、消毒、更换。

（6）高浓度供氧不宜时间过长，一般认为吸氧浓度>60%，持续24 h以上，则可能发生氧中毒。

（7）对慢性阻塞性肺病急性加重患者给予高浓度吸氧，可能导致呼吸抑制使病情恶化，一般以给予控制性（即低浓度持续）吸氧为妥。

（8）氧疗时，注意加温和湿化，呼吸道内保持37 ℃温度和湿度95%~100%，以防止吸入干冷的氧气刺激损伤气道黏膜，致痰干结和影响纤毛的功能。

（9）呼吸机管道系统等应经常定时更换和清洗消毒，以防止交叉感染。吸氧导管、鼻塞应随时注意检查有无分泌物堵塞，并及时更换，以保证氧疗有效和安全。

2. 并发症的预防

（1）氧中毒：氧疗时应控制吸氧的浓度和时间，避免长时间、高浓度氧疗。经常做血气分析，动态观察氧疗的治疗效果，严防氧中毒的发生。

（2）肺不张：鼓励患者做深呼吸，多咳嗽和经常改变卧位、姿势，防止分泌物阻塞。

（3）呼吸道分泌物干燥：应加强湿化和雾化吸入。氧气吸入前一定要先湿化再吸入，以此减轻刺激作用。

（4）晶状体后纤维组织增生：仅见于新生儿，以早产儿多见。应控制氧浓度和吸氧时间。

（5）呼吸抑制：对Ⅱ型呼吸衰竭患者应低浓度、低流量（1~2 L/min）给氧，维持PaO_2在8.00 kPa（60 mmHg）即可。

四、呼吸衰竭患者的重症监护

（一）概述

呼吸衰竭（简称呼衰）是各种原因引起的肺通气和（或）换气功能严重障碍，以致在静息状态下亦不能维持足够的气体交换，导致缺氧伴或不伴二氧化碳潴留，从而引起一系列生理功能和代谢紊乱。动脉血气分析可作为诊断依据，即在海平面大气压下、静息状态、呼吸空气条件下，无心内解剖分流和原发于心排血量降低等情况，动脉血氧分压（PaO_2）<8.00 kPa（60 mmHg），或伴有动脉血二氧化碳分压（$PaCO_2$）>6.67 kPa（50 mmHg），即为呼吸衰竭。

（二）病因与分类

1. 病因　呼吸衰竭以支气管-肺疾病所引起者多见，如慢性阻塞性肺疾病、重症肺结核、肺间质纤维化等。胸廓和神经肌肉病变亦可导致呼吸衰竭，如胸部手术、胸部外伤、胸廓畸形、广泛胸膜增厚、重症肌无力等。

2. 分类

（1）按动脉血气分析分类。

1）Ⅰ型呼吸衰竭：即缺氧性呼吸衰竭，血气分析的特点是仅有缺氧[PaO_2<8.00 kPa（60 mmHg）]，无CO_2潴留，$PaCO_2$降低或正常，见于换气功能障碍（通气-血流比例失调、弥散功能损害和肺动静脉分流）疾病，如严重肺部感染性疾病、间质性肺病、急性肺栓塞等。

2）Ⅱ型呼吸衰竭:即高碳酸血症性呼吸衰竭,血气分析的特点是既有缺氧,又有 CO_2 潴留[$PaO_2 < 8.00$ kPa(60 mmHg), $PaCO_2 > 6.67$ kPa(50 mmHg)],系肺泡通气不足所致.单纯通气不足时,低氧血症和高碳酸血症的程度是平行的。若伴有换气功能障碍,则低氧血症更为明显,如慢性阻塞性肺病(COPD)。

（2）按病程分类。

1）急性呼吸衰竭:是指原肺呼吸功能正常,由于多种突发因素的发生或迅速发展,引起通气或换气功能严重损害,在短时间内导致呼吸衰竭。因机体不能很快代偿,如不及时抢救,将危及患者生命。

2）慢性呼吸衰竭:是指一些慢性疾病,包括呼吸和神经肌肉系统疾病等,导致呼吸功能损害逐渐加重,经过长时间才发展成呼吸衰竭。

（3）按病理生理分类。

1）泵衰竭:驱动或制约呼吸运动的中枢神经系统、外周神经系统、神经肌肉组织(包括神经肌肉接头和呼吸肌)以及胸廓统称为呼吸泵,这些部位的功能障碍引起的呼吸衰竭为泵衰竭。泵衰竭主要引起通气功能障碍,导致Ⅱ型呼吸衰竭。

2）肺衰竭:肺组织、气道阻塞和肺血管病变造成的呼吸衰竭为肺衰竭。肺组织和肺血管病变常引起换气功能障碍,表现为Ⅰ型呼吸衰竭。严重的气道阻塞性疾病(如COPD)影响通气功能造成Ⅱ型呼吸衰竭。

（三）临床表现

除引起呼吸衰竭的原发疾病症状、体征外,主要是缺氧和 CO_2 潴留所致的呼吸困难和多器官功能障碍的临床综合征。

1. 呼吸困难　是呼吸衰竭的主要症状,主要表现为呼吸频率、节律和幅度的异常。呼吸困难可分为吸气性呼吸困难、呼气性呼吸困难及混合性呼吸困难。上呼吸道梗阻呈吸气性呼吸困难,伴呼吸困难三凹征(即胸骨上窝、锁骨上窝及肋间隙在吸气时明显下陷),同时伴有干咳及高调吸气相哮鸣音。COPD、哮喘为呼气性呼吸困难,常有点头、提肩等辅助呼吸肌参与呼吸运动等体征。肺实质炎症、胸廓运动受限时,表现为混合性呼吸困难,即吸气和呼气同样费力,呼吸浅速。呼吸中枢受损时,呼吸频率变慢且伴节律的变化,如潮式呼吸、间停呼吸等。

2. 发绀　发绀是缺氧的典型表现,因血中还原血红蛋白增加所致。当 SaO_2 低于85%时可在血流丰富的口唇、指甲等出现发绀。

3. 精神、神经症状　急性呼吸衰竭可迅速出现精神错乱、烦躁、昏迷、抽搐等症状,慢性缺氧多表现为智力或定向功能障碍。 CO_2 潴留早期常表现为兴奋症状,如头痛、多汗、烦躁不安、夜间失眠而白天嗜睡,甚至谵妄现象。随着 CO_2 潴留的加重,出现呼吸中枢抑制,发生肺性脑病,表现为表情淡漠、肌肉震颤、间歇抽搐、嗜睡甚至昏迷等。严重的 CO_2 潴留可出现腱反射减弱或消失、锥体束征阳性等。

4. 血液循环系统　早期心率增快、血压升高,因脑血管扩张,产生搏动性头痛。 CO_2 潴留使皮肤潮红、温暖多汗,球结膜充血、水肿,心排血量增多而致脉搏洪大。晚期由于严重缺氧、 CO_2 潴留、酸中毒引起心肌损害,出现周围循环衰竭、血压下降、心律失常、心搏骤停。严重缺氧和 CO_2 潴留引起肺动脉高压,可发生右心衰竭,伴有体循环淤血体征。

5.其他　严重呼吸衰竭对肝、肾功能和消化系统都有影响。部分患者可出现丙氨酸氨基转移酶(alanine aminotransferase,ALT)和血尿素氮(blood urea nitrogen,BUN)升高,尿中有蛋白、红细胞和管型。常因消化道黏膜充血水肿、糜烂渗血,或应激性溃疡引起上消化道出血。以上异常均可随缺氧和 CO_2 潴留的纠正而消失。

6.并发症　有慢性肺源性心脏病、右心衰竭,急性加重时可能合并消化道出血、休克和多器官功能衰竭等并发症。

(四)监护要点

1.病情观察

(1)观察患者的呼吸频率、节律和深度,呼吸困难的程度;观察缺氧及 CO_2 潴留的症状,如有无发绀、呼吸改变、球结膜充血水肿、皮肤温暖多汗、血压升高等。注意观察痰的色、质、量、味及痰液的实验室检查结果,并及时做好记录。

(2)监测生命体征和意识状况:观察有无肺性脑病的表现,如神志淡漠、肌肉震颤、间歇抽搐、昏睡甚至昏迷。昏迷者应评估瞳孔、肌张力、腱反射及病理反射。

(3)及时发现并处理并发症:如消化道出血、右心功能不全、肺源性心脏病、休克等表现。

(4)监测动脉血气分析值,及时了解尿常规、血电解质检查结果。

2.用药护理

(1)呼吸兴奋剂:呼吸兴奋剂通过刺激呼吸中枢或外周化学感受器,增加呼吸频率和潮气量,改善通气,但同时增加呼吸做功,增加氧耗量和 CO_2 的产生。所以使用呼吸兴奋剂时要保持呼吸道通畅,适当提高吸入氧浓度,静脉滴注时速度不宜过快,注意观察神志、呼吸频率及节律的改变;结合动脉血气分析调节滴入浓度,如出现恶心、呕吐、烦躁、心悸、血压升高、颜面潮红、皮肤瘙痒、震颤、肌肉强直等现象,需要减慢滴速或停药,并及时通知医生。

(2)茶碱类、β_2受体兴奋剂等药物:茶碱类、β_2受体兴奋剂等药物,能松弛支气管平滑肌,减少气道阻力,改善气道功能,缓解呼吸困难。指导患者正确使用支气管解痉气雾剂,缓解支气管痉挛。

(3)碱性药物:注意滴速不宜过快,防止药液外渗,警惕低血压、低血糖、呼吸抑制等不良反应。

(4)Ⅱ型呼吸衰竭患者禁止使用抑制呼吸的药物:Ⅱ型呼吸衰竭患者常因呼吸困难、咳嗽、咳痰,或缺氧、CO_2潴留引起烦躁不安、失眠,护士(师)在执行医嘱时应结合临床表现认真判别,禁用对呼吸有抑制的药物(如吗啡等),慎用其他镇静剂(如地西泮),以防止发生呼吸抑制。

3.对症护理

(1)氧疗的护理:氧疗能提高肺泡内氧分压,提高 PaO_2 和 SaO_2;减轻组织损伤,恢复内脏器官功能,提高机体的耐受力;减轻呼吸做功,减少氧耗量;降低缺氧性肺动脉高压,减轻右心负荷。因此,应按医嘱实施正确的氧疗。抢救急性呼吸衰竭时要及时进行高浓度吸氧,迅速纠正缺氧,保护重要器官。

(2)保持呼吸道通畅:清除呼吸分泌物,指导患者有效咳嗽、咳痰,通过多饮水、静脉输液、雾化吸入、气管内滴入生理盐水以达到湿化气道、稀释痰液的目的。痰液黏稠难以咳出时,给予翻身、拍背、体位引流和吸引等,促进排痰。

4.生活护理　根据病情,指导患者安排适当的活动量。指导患者在活动时尽量节省体力,如坐位与患者交谈,帮助患者制订减轻呼吸困难,同时增强自理能力的计划。给予高蛋白、高热量、富含维生素、易消化、无刺激的流质或半流质饮食,少食多餐,以维持机体能量。对昏迷或吞咽障碍的患者可给予鼻饲或胃肠外营养。

5.心理护理　呼吸衰竭的患者常对病情和预后有顾虑,心情忧郁,对治疗丧失信心,应多了解和关心患者的心理状况,特别是对建立人工气道和使用机械通气的患者,应该常巡视,教会患者自我放松等各种缓解焦虑的办法,以缓解呼吸困难,改善通气。

（王淑芳　徐艳丽）

第三节　中枢神经系统的监护

神经系统分中枢神经系统(包括脑和脊髓)和周围神经系统(包括脊神经和脑神经),它的作用是协调、控制整个机体的生命活动。中枢神经系统的监护内容主要包括脑电图、颅内压(intracranial pressure,ICP)、意识、瞳孔、反射、肢体活动等变化。

一、颅内压增高患者的重症监护

(一)概述

颅内压(简称颅压)是颅腔内的脑组织、脑脊液(CSF)和血液对颅腔产生的压力,正常值成人为$0.67 \sim 2.00$ kPa($5 \sim 15$ mmHg),儿童为$0.4 \sim 1.0$ kPa($3.0 \sim 7.5$ mmHg)。凡由多种致病因素引起的颅内容积增加,侧卧位腰椎穿刺所测得的脑脊液压力超过2.00 kPa(15 mmHg),即为颅内压增高。其中$2.00 \sim 2.67$ kPa($15 \sim 20$ mmHg)为轻度升高,$2.68 \sim 5.33$ kPa($20.1 \sim 40.0$ mmHg)为中度升高,>5.33 kPa(40 mmHg)为重度升高。若出现头痛、呕吐、视神经盘(简称视盘)水肿等一系列临床表现,则称为颅内压增高综合征。

(二)病因

1.颅腔狭小　多见于颅骨先天性病变和畸形、颅骨异常增生症及外伤性颅骨广泛凹陷性骨折等。这些因素都可引起颅腔变小,使脑组织受压,引起颅内压增高。

2.脑血流量增加　各种原因引起的二氧化碳蓄积和碳酸血症,颅内各种血管性疾病(如脑动静脉畸形、血管瘤、脑毛细血管扩张症,丘脑下部、鞍区或脑干等处血管运动中枢附近受到刺激后所导致的急性脑血管扩张),以及各种类型的严重高血压病等,均可致脑血容量的增加而引起颅内压增高。

3.颅内占位性病变　占位性病变占据不能扩张的有限颅内空间,压迫脑组织,使脑组织移位或破坏脑组织,导致脑水肿而引起颅内压增高。

4.脑脊液量增多　脑脊液在脑室系统和蛛网膜下隙循环通路发生阻塞时,脑脊液不能发生置换以缓冲颅内病变而造成颅内压增高。

5.脑缺氧　各种原因造成的脑缺氧如窒息、麻醉意外、CO中毒,以及某些全身性疾病如肺性脑病、癫痫持续状态、重度贫血等,均可造成脑缺氧,进一步引起血管源性及细胞毒性脑水肿。

(三)临床表现

头痛、呕吐、视神经盘水肿是颅内压增高的"三主征"。

1.头痛　头痛是颅内高压的常见症状,初时较轻,以后加重,并呈持续性、阵发性加剧,清晨时加重是其特点。

2.呕吐　呕吐不如头痛常见,但可能成为慢性颅内压增高患者的唯一主诉。其典型表现为喷射性呕吐,与饮食关系不大而与头痛剧烈程度有关。

3.视神经盘水肿　是颅内压增高最客观的重要体征。虽然有典型的眼底所见,但患者多无明显自觉症状,一般只有一过性视力模糊,色觉异常,或有短暂的视力丧失。

4.脑疝　脑疝是指颅内压增高后,颅内各腔室间出现压力差,推压部分脑组织向靠近的解剖间隙移位,引起危及患者生命的综合征。常见的有小脑幕切迹疝和枕骨大孔疝。

5.其他症状　可有头昏、耳鸣、烦躁不安、嗜睡、癫痫发作、外展神经麻痹、复视等症状。颅内高压严重时有生命体征变化,如血压升高、脉搏及呼吸变慢,是危险征兆,要警惕脑疝的发生。

(四)监护要点

颅内压增高时,应避免一切可能引起颅内压增高的活动和过度治疗,以防止神经系统的进一步损害。

1.一般护理

(1)维持恰当体位:应使患者平卧,头偏向一侧或侧卧,病情允许时抬高床头15°~30°,禁止采用90°,头和颈应保持在自然位置,避免弯曲、伸直过度,以利于颅内静脉回流,减轻脑水肿,降低颅内压。

(2)休息:保持病室安静,避免一切不良刺激,以免造成患者情绪激动,使血压升高,加重颅内压增高。患者躁动不安时,要查明原因,对症处理,也不可强加约束,避免因过分挣扎而使颅内压增高,应加床档保护并让其戴手套,以防坠床和抓伤。

(3)吸氧和过度换气:保持动脉血氧分压和二氧化碳分压达正常水平,可改善脑缺血,使脑血管收缩,降低脑血流量,减轻脑水肿,同时防止发生高碳酸血症或低氧血症。

(4)严密观察病情变化:颅脑损伤患者除观察体温、脉搏、呼吸、血压、神志、瞳孔、意识外,还要准确记录24 h出入量,观察脱水效果和尿量,并注意患者有无抽搐性癫痫发作。癫痫发作可加重脑缺氧和脑水肿,使颅内压增高,导致脑疝的发生。

(5)保持大小便通畅:避免用力排便,根据情况给予缓泻剂或低压小量灌肠通便,禁忌高压大量灌肠,必要时用手指抠出粪块,并及时解除尿潴留,防止腹压增高,以免引起颅内压增高。

2. 呼吸道的护理

(1)保持呼吸道通畅:颅脑损伤患者通过充分给氧后,患者的呼吸困难、缺氧症状得不到改善或患者排痰困难,应配合医生及早行气管切开术,及时清除呼吸道分泌物,解除呼吸道梗阻,使胸腔内压和颅内压下降。如患者呼吸减弱、潮气量不足,应使用呼吸机辅助呼吸。

(2)预防呼吸道感染:口腔护理每日 2 次,雾化吸入每日 2~3 次,翻身、拍背每 2~3 h 一次,翻身动作要轻稳。气管切开患者,保持敷料干燥、清洁,吸痰时严格遵守无菌操作,勿使患者咳嗽过剧而增加颅内压。

3. 脑疝的护理和预防

(1)防止脑代谢增加:应采用有效的降温措施,如亚低温疗法(体温每下降 1 ℃,颅内压降低约 6%),调整室内温度在 10~20 ℃,头部用冰枕或戴冰帽,体表降温,颈、腋下、腹股沟等大动脉处冷敷,使患者的肛温维持在 32~35 ℃。

(2)控制血压,维持体液平衡:血压的控制取决于颅内压和脑组织灌注压,其目的是使脑组织灌注压维持在 8 kPa(60 mmHg),如发生低血压,可输入无糖液体以保持血容量,并根据中心静脉压、肺毛细血管楔压等调节体液平衡。

(3)减少环境刺激:保持安静的环境,控制噪声、温度以及其他有害刺激,尽量将护理操作集中进行,如吸痰、洗澡和翻身等。

(4)脑脊液引流:脑室内置管引流少量脑脊液以降低颅内压,应遵医嘱确定引流脑脊液的量,并加强监测。

(5)药物治疗和护理:使用镇静、镇痛药可以防止因疼痛引起的颅内压增高,渗透性利尿剂使脑组织中细胞外液进入血管而减轻脑水肿,甘露醇是最常用的药物。

4. 颅内压监测 颅内压监测是神经科危重症主要监测方法之一,可在颅内高压造成中枢神经系统继发性损害之前即发现颅内高压,从而能够早期进行治疗干预,因此,对有颅内高压潜在威胁的患者实施颅内压监测有很重要的意义。

(1)目的:①量化动态监测颅内压,有助于及时发现颅内高压;②指导降低颅内压措施的选择,如合理使用脱水药、抗血管痉挛药等,实施医疗、护理中其他降颅压的措施;③有助于判断预后;④植入脑室的导管还可引流脑脊液以降低颅内压。

(2)适应证:①急性闭合性颅脑损伤;②脑血管意外;③颅内肿瘤;④其他脑功能受损的疾病;⑤脑积水。

(3)禁忌证:除穿刺部位感染不能行颅内压监护术外,无绝对禁忌证。

(4)方法:颅内压监测方法如下。

1)有创颅内压监测:通过颅骨钻孔或开颅手术后将压力传感器植入脑膜外腔,使压力信号转换为电信号,再经信号处理装置将信号放大后,在监护仪显示颅内压压力数据和波形,并可在记录纸上连续记录,从而及时、动态地观察颅内压的变化。通过传感器将颅内压力转换为与颅内压力大小成正比的电信号经放大后记录下来。

2)无创颅内压监测:主要包括经颅多普勒、视网膜静脉压、闪光视觉诱发电位监测、鼓膜移位法、前囟测压法、生物电阻抗法等。

(5)颅内压力的临床意义:正常颅内压成人为 0.67~2.00 kPa(5~15 mmHg),儿童为 0.4~1.0 kPa(3.0~7.5 mmHg)。

1)轻度升高:压力为 2.00~2.67 kPa(15~20 mmHg)。

2)中度升高:压力为 2.80~5.33 kPa(21~40 mmHg)。

3)重度升高:压力>5.33 kPa(40 mmHg)。

一般多将压力=2.67 kPa(20 mmHg)作为需要采取降颅内压措施的界点。>5.33 kPa (40 mmHg)则会严重影响脑血流量的自身调节,使中枢神经系统缺血缺氧,严重者导致脑移位。

(6)颅内压监测的护理措施如下。

1)严格无菌操作,预防颅内感染。置入传感器或导管、换药、留取脑脊液标本均应遵守无菌原则。

2)密切观察颅内压的变化并及时记录。测压时避免患者躁动、用力咳嗽、憋气等,以免影响数值的准确性。

3)注意随时调整及保持调零的位置。脑室内导管的外部传感器体表标志应对应室间孔位置,传感器应置于耳尖和外眦的假想连线的中点为零参照点的位置(调零限于外部充液换能系统,光导纤维及颅内压力换能系统不需要)。

4)保持监测管路通畅,妥善固定,防止打折、扭曲。

5)注意安全防范,对躁动的患者应约束或给予镇静剂,防止光导纤维扭曲打折或传感器拔出。

6)观察有无并发症的出现:感染、颅内出血、脑脊液漏、脑组织损伤、管道阻塞与移位等并发症。

5.神经系统功能的监测

(1)意识状态监测:意识状态的改变出现烦躁和意识混乱,以及焦虑或反应下降,这些症状都提示神经精神状态的改变,早期察觉微小的变化,及时治疗可防止神经功能的进一步损害。意识障碍程度分嗜睡、昏睡、浅昏迷、深昏迷(表4-3)。

表4-3　意识障碍的临床分类

意识程度	特征
清醒	对听觉、触觉、视觉等刺激能做出适当的反应,对人物、时间、地点有定向力
嗜睡	精神萎靡,动作减少,经常处于睡眠状态,容易被唤醒,对刺激可做出适当反应
昏睡	可被较重的痛觉和较响的言语刺激唤醒,能作简短、模糊且不完全的答话,自发性言语少。当外界刺激停止后立即进入熟睡状态
浅昏迷	意识丧失,对强烈刺激,如压迫眶上缘可有痛苦表情及躲避反应,无语言应对,不能执行简单的命令,可有较少无意识的自发动作。角膜反射、瞳孔反射、咳嗽反射、吞咽反射、腱反射及生命体征可无明显改变
深昏迷	自发性动作完全消失,对外界任何刺激均无反应,角膜反射、瞳孔反射、咳嗽反射、吞咽反射、腱反射等均消失,巴宾斯基征持续阳性,生命体征常有改变

(2)瞳孔反应和肢体活动监测:瞳孔是神经系统功能损害最敏感的指标,肌张力的损害或一侧肢体的反应提示颅内压增高。

（3）生命体征监测：呼吸频率、形态的改变，收缩压升高、心律失常，其中呼吸形态的改变是神经功能下降的有效指标。

二、颅脑损伤患者的重症监护

（一）概述

颅脑损伤（又称脑外伤）指暴力作用于头颅引起的损伤，包括头部软组织损伤、颅骨骨折和脑损伤。它不仅包括受伤瞬间造成的原发损伤，而且还包括在此后几小时到几天中仍有发展演变的继发损伤。颅脑损伤的救治，一方面是促进原发损伤的恢复，另一方面是预防并减少继发损伤，两者相比，后者更为重要。

（二）病因

病因常见于意外交通事故、工伤或火器操作。最常见的损伤原因为车祸，约 50% 外伤性颅脑损伤是由于车祸引起。

（三）临床表现

1. 颅脑损伤分类

（1）临床应用分类：颅脑损伤依据硬脑膜是否完整，分为开放性颅脑损伤和闭合性颅脑损伤。前者的诊断主要依据硬脑膜破裂，脑脊液外流，颅腔与外界交通。颅底骨折合并脑脊液漏者又称之为内开放性颅脑损伤。闭合性颅脑损伤又可以分为原发性和继发性两类。

1）头皮伤：挫伤、裂伤、头皮血肿（皮下血肿、帽状腱膜下血肿、骨膜下血肿）、头皮撕脱伤等。

2）颅骨骨折：颅盖骨折（线形骨折、凹陷骨折、粉碎性骨折）、颅底骨折（颅前窝骨折、颅中窝骨折、颅后窝骨折）等。

3）颅脑损伤：分为原发性颅脑损伤、继发性颅脑损伤。原发性颅脑损伤形成于暴力作用的瞬间，由此产生的症状和体征在伤后立即出现；继发性颅脑损伤系暴力引起的病理改变在颅内继续发展，对脑组织形成第二次打击，由此产生的症状和体征通常表现在渐进的临床过程。前者包括脑震荡、脑挫裂伤、脑干损伤、丘脑下部损伤等，后者包括脑水肿和颅内血肿。

4）颅内血肿：硬脑膜外血肿、硬脑膜下血肿、脑内血肿、多发血肿等。

（2）病情轻重分类：按昏迷时间、阳性体征和生命体征将病情分为以下类型。

1）轻型：①伤后昏迷时间 0 ~ 30 min；②有轻微头痛、头晕等自觉症状；③神经系统和脑脊液检查无明显改变。主要包括单纯性脑震荡，可伴有或无颅骨骨折。

2）中型：①伤后昏迷时间 12 h 以内；②有轻微的神经系统阳性体征；③体温、呼吸、血压、脉搏有轻微改变。主要包括轻度脑挫裂伤，伴有或无颅骨骨折及蛛网膜下隙出血，无脑受压者。

3）重型：①伤后昏迷 12 h 以上，意识障碍逐渐加重或再次出现昏迷；②有明显神经系统阳性体征；③体温、呼吸、血压、脉搏有明显改变。主要包括广泛颅骨骨折、广泛脑挫裂伤及脑干损伤或颅内血肿。

4)特重型:①颅脑原发损伤重,伤后昏迷深,有去大脑强直或伴有其他部位的内脏器官损伤、休克等;②已有晚期脑疝,包括双侧瞳孔散大,生命体征严重紊乱或呼吸已近停止。

2.颅脑损伤分级

(1)一级:称为颅脑损伤Ⅰ级,即轻度颅脑损伤(过去称为脑震荡)。指受伤当时有昏迷,昏迷时间在 30 min 以内,且颅脑螺旋 X 射线计算机断层成像(X-ray computerized tomography,CT/X-CT)多次扫描均无异常发现者。临床上根据其表现分 3 级。①轻型脑震荡;②中型脑震荡;③重型脑震荡。一般轻型无后遗症表现,中型及重型脑震荡者依据个体差异可有程度不同的后遗症表现(即颅脑损伤后综合征范畴),如头痛、头晕、恶心、呕吐、记忆力下降甚至智力下降等。以上表现可为连续性或间断性发作,且长期不能完全缓解。一般颅脑损伤Ⅰ级即应系统治疗,以防后遗症发生。

一级内也包括脑震荡伴颅底骨折者。颅底骨折表现最多见颅中窝骨折,临床称为"熊猫眼"征。须抗感染治疗,防止颅内感染死亡。

(2)二级:中度颅脑损伤。指当时有昏迷,昏迷时间大于 30 min,而小于 1 h,颅脑螺旋 CT 检查提示有出血或水肿区者。这一级损伤一定要住院正规治疗,因出血可能随时会有变化,导致转为重度颅脑损伤,甚至死亡。视情况而决定是否手术治疗,一般常规药物治疗,严密观察病情变化。

(3)三级:重度颅脑损伤。指昏迷时间大于 1 h 以上甚或持续昏迷,伴生命体征紊乱,颅脑螺旋 CT 检查提示:有出血或水肿或脑干区低密度影像(脑干损伤)。这一类患者死亡率较高,如若脑干损伤,死亡率可达 50%或以上。治疗同中度。

1)意识障碍:是颅脑损伤患者伤后最为常见的症状。伤后立即出现的意识障碍通常称为原发性意识障碍。如患者伤后存在一段时间的清醒期,或原发性意识障碍后意识一度好转,病情再度恶化,意识障碍又加重,称为继发性意识障碍。

2)头痛和呕吐:可以由头皮或颅骨损伤所致,也可由蛛网膜下隙出血、颅内出血和颅内压的高低、血管的异常舒缩所引起。头痛可为局限性的,通常多见于外力作用部位;也可为弥漫性的,常由于脑组织损伤或颅内压增高所致。如患者全头剧烈胀痛,且逐渐加重,并伴有反复的呕吐,应高度警惕颅内血肿的发生。伤后反复的喷射性呕吐是颅内高压的特征性表现。

3)眼底改变:颅脑损伤后早期眼底改变不常见,如存在明显脑挫裂伤、蛛网膜下隙出血时,眼底检查可见到玻璃体下火焰状出血。当出现脑水肿、颅内血肿或脑缺血时,颅内压显著增高,可以见到双侧视盘水肿。

4)瞳孔改变:伤后立即出现一侧瞳孔散大,光反应消失,而患者神志清楚,可能是动眼神经原发性损伤。若伤后双侧瞳孔不等大,一侧瞳孔缩小,光反应灵敏,同时伴有同侧面部潮红无汗,眼裂变小(Horner 综合征),可能是颈交感神经节受损。如双侧瞳孔缩小,光反应消失,伴有双侧锥体束征和中枢性高热等生命体征紊乱症状,表示脑干受损范围较广。如伤后头痛、呕吐加重,意识障碍逐渐加深,伴有一侧瞳孔逐渐散大,光反应迟钝或消失,应考虑颅内血肿和小脑幕切迹疝的存在。若双侧瞳孔散大,光反应消失,则已属于脑疝晚期。若患者神志清醒,双侧瞳孔扩大或缩小,而光反应正常,无临床意义。

5）锥体束征：位于中央前回的脑挫裂伤可以导致对侧肢体程度不等的瘫痪，如病变局限，可以只表现为单瘫，可伴有病理征(+)。位于脑干部位的损伤，如部位局限，会引起对侧肢体完全瘫痪，病理征(+)；如脑干广泛受损伤，则患者出现昏迷，伴有双侧肢体瘫痪，去大脑强直，双侧病理征(+)。颞叶钩回疝发生早期，会出现典型的患侧瞳孔散大，光反应消失，伴有对侧锥体束征阳性；若双侧瞳孔散大、病理征(+)，伴有发作性去大脑强直时，病变已属晚期。

6）生命体征的改变：颅脑损伤发生后，患者可暂时出现面色苍白、心悸、出汗和四肢无力等症状，同时伴呼吸浅快、节律紊乱、脉搏微弱、血压下降，经数分钟及十多分钟逐渐恢复正常。伤后早期生命体征紊乱，已经恢复正常，但随即出现血压升高、脉压加大、脉搏和呼吸变缓，说明有颅内压进行性增高，应高度怀疑继发颅内血肿。若在伤后早期出现休克，应怀疑伴有其他内脏器官损伤如气胸、内脏器官大出血等情况。脑干损伤后，呼吸、血压和脉搏等生命体征紊乱程度较重，持续时间较长。

7）脑疝：参见本节颅内压增高患者的重症监护。

8）全身性改变：重型颅脑损伤患者不仅表现为头痛、呕吐、意识障碍及局灶性神经功能缺损等中枢神经系统损伤的症状和体征，还会出现全身各器官系统的功能紊乱，以致威胁生命。①水、电解质代谢紊乱，最常见的水盐代谢异常包括低钠血症和高钠血症；②脑性肺水肿；③应激性溃疡；④高渗高血糖非酮性昏迷。

（四）监护要点

重度颅脑损伤的患者昏迷时间长，病情变化快，并发症多，治疗困难，护理复杂，死亡率高，除应及时诊断和抢救治疗外，还应精心合理的加强临床护理。

1.病情监护

（1）严密观察病情：观察生命体征体温、脉搏、呼吸、血压的变化，是反应病情变化的重要指标之一，如出现血压下降、呼吸深慢、脉搏缓慢，多提示脑疝的早期表现。观察患者有无头痛、呕吐、失语、躁动等，患者若出现剧烈头痛、频繁呕吐且持续时间长应考虑颅内压急剧增高，警惕脑疝的出现。

（2）意识状态：意识的改变与脑损伤的轻重密切相关，是观察颅脑损伤的主要表现之一，在护理上通过采用格拉斯哥昏迷评分（Glasgow coma scale，GCS）来判断意识障碍的程度，为早期诊断治疗提供依据（表4-4）。

（3）瞳孔变化：瞳孔的改变是反映颅内病情变化的又一重要指标。正常瞳孔直径为3～4 mm，两侧等大等圆，对光反应灵敏。观察时应注意两侧瞳孔的大小、形状、对光反应灵敏度以及两侧是否对称，应连续观察其动态变化，并注意直接光反应与间接光反应，这对鉴别脑内病变与视神经或动眼神经损伤所引起的瞳孔改变有参考意义。①病灶侧瞳孔先缩小后扩大是脑疝早期的表现；②双瞳孔缩小，光反应迟钝是脑桥或脑室、蛛网膜下隙出血的表现；③双瞳时大时小不定，性状多变提示脑干损伤；④一侧瞳孔扩大可能中脑受压；⑤双瞳散大，对光反应消失提示脑干缺氧和脑病晚期等；⑥如瞳孔进行性散大，光反射消失，并伴有严重意识障碍和生命体征变化，常是颅内血肿或脑水肿引起脑疝的表现。

（4）脑内血流灌注压力和颅内压监测：脑内血流灌注压力相当于平均动脉压减去颅内压，脑内可自行调整在10.67～13.33 kPa（80～100 mmHg），颅内压监测为0～2 kPa

(0~15 mmHg),大于 2 kPa(15 mmHg)为升高,对怀疑或明确颅内高压,禁止行腰椎穿刺检查。参见本节颅内压增高患者的重症监护。

表 4-4 GCS 标准

计分项目	反应	分值
睁眼反应	自动睁眼	4
	呼之睁眼	3
	疼痛引起睁眼	2
	不睁眼	1
语言反应	言语正常	5
	言语不当	4
	言语错乱	3
	言语难辨	2
	不能言语	1
运动反应	能按吩咐动作	6
	对刺痛能定位	5
	对刺痛能躲避	4
	疼痛肢体过屈	3
	疼痛肢体过伸	2
	不能运动	1

*评估方法:格拉斯哥昏迷指数的评估有睁眼反应、语言反应和肢体运动 3 个方面,3 个方面的分数相加总分即为 GCS。昏迷程度以睁眼反应、语言反应、运动反应三者分数总和来评估,得分值越高,提示意识状态越好,14 分以上属于正常状态,7 分以下为昏迷,昏迷程度越重者评分越低,3 分多提示脑死亡或预后极差。轻度昏迷:13~14 分;中度昏迷:9~12 分;重度昏迷:3~8 分

(5)神经系统评估:包括意识、瞳孔大小、眼球活动、感觉功能、活动功能等,注意生命体征的变化。观察患者四肢有无自主活动、自主活动的能力及其变化,有无异常活动如抽搐、震颤、癫痫发作等。肢体瘫痪程度的进行性加重同时伴有意识障碍、瞳孔改变应高度怀疑小脑幕切迹疝的发生。

肢体肌力的观察以肌力分级法判断。

0 级:完全瘫痪。

1 级:肌肉可收缩,但不能产生动作。

2 级:肢体能在床面上移动,但不能抗地心引力,不能抬起。

3 级:肢体能抗地心引力而抬离床面,但不能抗阻力。

4 级:能做抗阻力的动作,但肌力弱未达到正常。

5 级:正常肌力。

其他神经功能的监测是指对感觉、反射以及脑神经的密切观察。定时间检查各种生

理反射、感觉是否存在,有无异常的增强或减弱;是否存在病理反射等。

(6)内环境稳定状态的监测:危重患者由于中枢病变及治疗的特殊,患者机体内环境易发生改变,如出现水、电解质、酸碱平衡紊乱以及血浆渗透压、血糖等内分泌代谢的变化。因此,应常规记录 24 h 内液体的出入量,每日监测血糖、血浆渗透压、电解质和肝、肾功能,定时测量尿量、尿糖和尿比重。必要时再行 CT、磁共振成像(magnetic resonance imaging,MRI)、经颅多普勒等检查。

(7)神经电生理监测:如脑电图(electroencephalogram,EEG)监测,重症颅脑损伤急性期 EEG 呈广泛性高波幅 δ 波,基本节律消失,并发脑疝时 δ 波更为明显,并发脑干损伤时可见双侧同步阵发性 δ 波。随着意识障碍的好转,慢波频率逐渐增快,波幅降低,α 波逐渐增多。损伤严重的脑局部出现棘波、棘慢波灶时,提示有可能成为癫痫发作的痫灶所在之处。

(8)脑代谢监测:①颈内静脉血氧饱和度(jugular venous oxygen saturation,SjvO$_2$)监测,SjvO$_2$ 正常值波动在 54% ~ 75%,SjvO$_2$<50% 提示脑供氧或脑血流量减少,SjvO$_2$<40% 提示全脑缺血缺氧,SjvO$_2$>75% 提示脑供氧或脑血流量增多。重型颅脑外伤后若 SjvO$_2$ 持续<50% 或>75% 都表示预后不良。②脑组织氧分压(brain tissue oxygen partial pressure,PbtiO$_2$)监测,正常值为 2.00 ~ 5.33 kPa(15 ~ 40 mmHg);1.33 ~ 2.00 kPa(10 ~ 15 mmHg)为轻度缺氧;低于 1.33 kPa(10 mmHg)为中度缺氧。

(9)血流动力学监测:①心电图和血压,重型颅脑损伤致颅内压增高时,可引起血压升高、心律失常,当合并有心脏疾患或其他损害时,可出现心肌缺血的改变。心率变化的中枢性因素为脑干损伤累及心血管调节中枢使心率加快,或因为颅内压增高致心率减慢;周围性因素多为血容量不足、缺氧和低血钾,而出现心率增快。②中心静脉压监测,能判断患者心功能和血容量状态,指导神经科患者特别是脑水肿、颅内高压患者的治疗,判定、选择、调整静脉输液量和速度。避免因补液过多、过快而加重脑水肿,也避免因限制补液而致血容量不足。

2. 呼吸道的护理

(1)体位:对颅脑损伤或手术的患者,给予床头抬高 15° ~ 30°,其头、颈、胸在同一斜面时,有利于静脉回流,减轻脑水肿,改善脑循环代谢,降低颅内压,增加肺部通气量,并可减少胃内容物反流呼吸道,是脑外伤者的最佳体位。

1)低颅压患者,应取平卧位,若采取头高位,会加重患者头痛。

2)颅内压增高者,应取头高位,有利于静脉回流,减轻颅内淤血,缓解颅内高压。

3)脑脊液漏患者,应采取平卧位或头高位,以头偏向患侧为宜,便于引流,防止脑脊液逆流造成颅内感染。

4)重伤、昏迷患者,取平卧或侧卧,以利于呼吸道内分泌物的外流,保持呼吸道通畅。

(2)呼吸道管理:及时清除口腔及呼吸道分泌物、呕吐物、血凝块,以防止窒息和坠积性肺炎。除应及时清除痰液外,还应在病情稳定允许的情况下,协助患者翻身叩背,以利于痰液排出,保持呼吸道通畅,减少和预防并发症的发生。颅前窝骨折患者避免从鼻腔吸痰,以免感染侵入颅内,对严重颅内压增高者,吸痰时应注意勿使呛咳过剧而增加颅内压力。

3. 尿路的护理 对于昏迷时间长、留置导尿的患者,要经常清洗会阴部,防止逆行感染。

4. 预防压疮的护理　要定时为患者翻身。对于尿失禁或出汗多的患者,要经常更换床单、衣服,保持平整、干燥。

5. 消化道的护理　昏迷患者早期应用肠内营养。应给予高蛋白、高热量、高维生素、低脂肪、易消化的流质,肠内营养由鼻胃管注入,注入食物的温度与体温接近(37～39℃),不可过高或过低,过高可引起食管和胃黏膜烫伤,过低则引起消化不良性腹泻。危重症患者常伴有应激性溃疡、消化道出血,长期不能经胃肠道摄入营养,则须实施胃肠外营养。

6. 口腔及眼的护理　对长期昏迷、鼻饲患者要保持口腔清洁、湿润,预防口腔感染等并发症。眼睑不能闭合的患者,应涂红霉素眼油膏或盖凡士林纱布以保护角膜。

7. 高热护理　脑外伤累及体温调节中枢可发生中枢性高热,主要靠冬眠药物加物理降温,同时给予肾上腺皮质激素治疗。感染所致的发热,主要靠抗生素治疗,辅以物理降温

8. 亚低温治疗的护理　亚低温治疗是重症颅脑损伤患者常用的治疗方法。将患者安置在单人病房,室温在10～20℃,专人护理。遵医嘱给予足量的冬眠药物(肌松剂和镇静剂),最好采用输液泵或微量泵控制速度。待患者御寒反应消失,进入昏睡状态后,方可加用物理降温措施。物理降温方法可采用降温冰毯、头戴冰帽或颈动脉、腋动脉、肱动脉、股动脉等处放置冰袋以协助降温,降温速度以每小时1℃为宜,体温以降至肛温32～35℃为宜。体温过低易诱发心律失常、低血压、凝血障碍等并发症。体温高于35℃则疗效不佳。

9. 输液护理高渗脱水剂要快速滴入,如20%甘露醇250 ml,要求在0.5 h内输入,注意记录24 h液体出入量。

10. 脑室引流的管理　脑室引流的目的是避免或减缓脑疝的发生,降低颅内压。

(1)密切观察引流是否通畅:脑室引流调节瓶内玻璃管中的液面可随患者的心跳与呼吸上下波动,注意观察波动情况保持引流通畅。

(2)详细观察引流液的量、颜色及引流速度:正常脑脊液的分泌量为400～500 ml/d,无色、清亮、透明,在颅脑外伤手术后,分泌量增加,呈血性,若引流液的血性程度突然增加且引流速度明显加快,可能为脑室内再出血。

(3)适时控制脑脊液流速:脑室调节引流瓶的高度应为引流瓶内中心玻璃管顶点高于脑室穿刺点15～20 cm,这样,即可保持颅内压在2.00～2.67 kPa(15～20 mmHg),更换引流瓶调节高度时,应避免引流瓶大幅升降,以防引起颅内压的较大波动。

(4)防止引流管阻塞:若引流管腔被血凝块或沉淀物阻塞,应用双手顺行捏挤引流管直至通畅,不可逆行捏挤,亦不可用生理盐水等液体逆行冲洗,以免发生逆行性颅内感染。

(5)无菌操作:保持引流部位清洁干燥,引流管周围敷料应保持干燥,如敷料被浸湿,应查明原因及时更换,保持引流系统的无菌和密闭,不可任意拆卸引流管或在引流管上进行穿刺,更换引流瓶时应夹闭引流管,严防脑脊液倒流。

11. 降低颅内压的护理

(1)体位:除休克和脊髓损伤外都采取头高位,床头抬高15°～30°,有利于颅内静脉血液回流,减轻脑水肿,降低颅内压。保持头与脊柱在同一直线上,避免头部过屈或过伸

影响呼吸道通畅及颈静脉回流而导致颅内压增高。昏迷患者取侧卧位,以防因呕吐导致误吸。

（2）给氧:改善脑缺氧状态。

（3）适当限制补液量,注意补液速度:成人每日补液量不超过 2 000 ml,使用静脉输液泵匀速泵入,避免短时间内输入大量液体造成脑水肿。

12. 预防颅内压骤然增高的护理　避免并及时解除造成颅内压骤然增高的因素,如激动、呼吸道梗阻、高热、剧烈咳嗽、便秘、癫痫、躁动等。

（1）保持患者安静:避免情绪激动,以免血压骤然升高而增加颅内压。

（2）保持呼吸道通畅,预防肺部感染:呼吸道梗阻时,患者呼吸用力,胸腔内压力增高,使颅内压增高。因此,应及时清除呼吸道分泌物和呕吐物;舌后坠者可放置口咽通气道;呼吸道分泌物较多难于自行咳出者应及早行气管切开术。加强翻身、叩背,必要时行振动排痰治疗。

（3）维持正常体温:高热可使机体代谢率增高,加重脑缺氧与脑水肿,故应及时给高热者行有效的降温治疗。

（4）避免剧烈咳嗽和便秘:两者均可导致胸腹腔压力骤然升高而引起颅内压骤然增高。应避免并及时治疗咳嗽和便秘。

（5）控制癫痫发作:癫痫发作可加重脑缺氧及脑水肿,遵医嘱按时给予抗癫痫药,一旦发生应协助医生给予抗癫痫药物及降颅压处理。

（6）躁动的护理:寻找躁动的原因,排除颅外因素的影响,如呼吸不畅、尿潴留、体位不适、留置管路的刺激等。及时通知医生,给予安全保护防止外伤及意外,不盲目使用镇静剂或强制性约束。患者由躁动转为安静或由安静转为躁动,通常提示病情的变化。

（7）急性脑疝的救护:见本节中颅压升高中脑疝的预防和护理内容。

（王淑芳　李书砚）

第四节　消化系统的监护

消化系统是人体获得能源以维持生命的一个重要系统,由消化管和消化腺两大部分组成,消化系统疾病主要是食管、胃、肠、肝、胆、胰等器官的器质性或功能性疾病。

正常生理状态下,胃肠节律性收缩、舒张,通过蠕动一方面将营养物质消化吸收,另外还将废物排出体外。严重创伤、感染、休克等,对机体是严重的应激,对胃肠动力系统的影响以抑制为主。严重创伤、感染、出血后消化系统的改变主要有两个方面:一是胃肠黏膜的缺血缺氧性损害,由此而导致的消化道出血、应激性溃疡等;另一方面则是胃肠运动障碍,表现为腹胀、呕吐、腹泻,严重者可表现为中毒性肠麻痹等。

一、急性胃肠功能障碍患者的重症监护

(一)概述

急性胃肠功能障碍(acute gastrointestinal dysfunction,AGD)是继发于创伤、烧伤、休克和其他全身性病变的一种胃肠道急性病理改变,以肠实质(胃肠道黏膜损害)与(或)功能的丧失导致消化、吸收、运动与(或)屏障功能发生严重障碍为主要特点。本病不是一组独立的疾病,而是多器官功能障碍综合征(MODS)的一部分,包括急性胃黏膜病变(应激性溃疡)、急性无结石性胆囊炎、肠吸收不良、肠道菌群与毒素移位和免疫功能障碍、危重病相关腹泻、神经麻痹引起的肠蠕动缓慢或消失等。

(二)病因

1.感染性疾病　如全身严重感染、重度感染性休克等,特别是大肠杆菌和铜绿色假单胞菌引起的腹腔感染。

2.非感染性疾病　包括严重烧伤、战创伤大出血、各种非感染性休克、DIC、重症胰腺炎、重要内脏器官的功能衰竭等。

3.医源性因素　如大手术、麻醉并发症、持续全胃肠外营养、心肺复苏后等。

(三)临床表现

1.临床类型

(1)吸收不良:在危重患者最常见表现为腹泻和渐进性营养不良。

(2)蠕动障碍:40%重症患者发生腹泻,更多患者肠蠕动减弱。

(3)屏障功能不良:小肠不能排除毒物,特别是细菌及其产物,会发生菌群移位的现象,即微生物及其产物(如内毒素)越过上皮屏障进入肠系膜淋巴结、门静脉循环和全身。

(4)免疫功能障碍:重症患者小肠功能免疫功能下降可以导致全身免疫抑制,增加全身感染的危险性。

(5)胃肠道出血:重症患者在应激状态下,胃肠黏膜缺血缺氧而萎缩、变薄、黏膜屏障破坏。消化液侵蚀血管,血管破裂而出血。

2.症状体征

(1)腹胀、腹痛:由于肠蠕动减弱或消失,致肠胀气、肠内容物积聚,肠麻痹使消化吸收功能障碍。持续腹胀使肠壁张力增加,加重肠道的微循环障碍;腹压增加影响呼吸,加重缺氧。

(2)消化道出血:胃肠黏膜炎症、坏死引起消化道出血,如病变侵入黏膜下,可出现溃疡出血。出血灶常呈弥漫性,可呕血或解柏油样大便,大量出血可导致失血性休克、贫血。

(3)腹膜炎:胃肠缺血缺氧及持续腹胀,致肠腔内细菌穿过肠壁进入腹腔;如溃疡发展侵入胃肠道浆肌层,可发生溃疡穿孔,导致弥漫性腹膜炎,出现全腹肌紧张、压痛和反跳痛。

(4)肠源性感染:因胃肠屏障功能减弱,细菌及毒素可移位于肠壁和肠外血液和淋巴中,甚至可成为全身感染的感染源,引起或加重全身感染。

（5）急性非结石性胆囊炎：是胃肠道功能障碍的常见表现之一，如发生，往往提示危重病患者预后凶险。

（四）监护要点

1. 病情监护

（1）密切监测其他器官的功能状态：注意全身状态和内环境监测，全面估计病情。了解原发疾病，患者多有严重感染、缺血缺氧、休克或创伤、手术等急性危重病基础。及时排除胃肠本身疾病和外科急腹症，如坏死性小肠结肠炎、机械性肠梗阻、肠穿孔、出血、腹水等。

（2）重视患者的心理表现和情绪反应：安慰患者，做好健康教育，减轻焦虑、恐惧，避免加重出血。

（3）监测生命体征：严密观察生命体征，尤其是血压的变化。血压正常时，将床头摇高45°，预防误吸。记录每小时尿量，监测出入量平衡。

（4）建立静脉通道：快速扩容。

（5）建立动脉通路：监测血流动力学变化，预防休克的发生。

（6）保持胃管通畅：因胃肠道黏膜屏障功能损害导致黏膜充血、水肿、糜烂、渗血、应激性溃疡，引起上消化道出血，创伤后48～72 h是发生应激性溃疡的高峰，因此，在此期最好常规留置胃管，以便于观察胃液及出血情况，观察胃液量、色、pH值的变化，避免使用刺激性药物或食物。及时回抽胃内容物及血液，减少对胃黏膜的刺激，防止血液凝块被消化。监测评估出血程度（表4-5）。

表4-5　消化道出血程度评估

项目	轻度	中度	重度
失血量	占总血量10%～15%，成人<500 ml	占总血量20%左右，成人800～1 000 ml	占总血量30%以上，成人>1 500 ml
血压	基本正常	收缩压下降	收缩压<12 kPa（90 mmHg）
脉搏	正常	100 次/min 左右	>120 次/min，细弱或摸不清
血红蛋白	无变化	70～100 g/L	<70 g/L
临床表现	一般不引起全身症状	一过性眩晕、口渴、心悸、烦躁、尿少、肤色苍白	神志恍惚、四肢厥冷、少尿或无尿

（7）维持呼吸道通畅：密切观察呼吸情况，听诊肺部呼吸音的变化，及时清除口咽部分泌物。

（8）做好口腔护理：以生理盐水清洁口腔，以免因血腥味引起恶心、呕吐，必要时使用稀释的过氧化氢去除口腔内的积血。

（9）呕吐物、分泌物的观察：包括量、颜色、性质的观察。

（10）相关症状观察：胃肠功能变化，包括反流、腹胀、腹泻、便秘、上消化道出血。肝硬化患者应注意是否有黄疸、腹水以及患者的意识状况，发现异常，要及时报告医生。

2.腹腔压力的监测

（1）方法：①直接测定，即经腹壁腹腔内插管连接压力计或传感器进行测量；②间接测定，即通过测定直肠、下腔静脉、胃、膀胱等压力间接反映腹内压。临床最常用的是经膀胱途径间接测定。

（2）临床意义：①腹腔压力为 1.33～2.00 kPa（10～15 mmHg）时，心肌收缩性没有明显变化，心排血量有所增加；尿量不变或轻度减少；肺顺应性轻度降低，出现轻度的呼吸困难；轻度胃肠、胰腺、肝、脾缺血。②腹腔压力为 2.00～3.33 kPa（15～25 mmHg）时，心肌收缩性减弱，心排血量减少；出现少尿和（或）氮质血症；吸气压峰值升高，呼吸加快，出现低氧血症和碳酸血症；胃肠、胰腺、肝、脾缺血加重，出现功能障碍。③腹腔压力>4 kPa（30 mmHg）时，心肌收缩性明显减弱，心排血量严重减少；出现无尿，肾功能衰竭甚至死亡；代谢性酸中毒、电解质紊乱及呼吸衰竭；胃肠、胰腺、肝、脾严重缺血，功能衰竭。

二、急性重症胰腺炎患者的监护

（一）概述

重症急性胰腺炎（severe acute pancreatitis，SAP）属于急性胰腺炎的特殊类型，多伴有多器官功能障碍，或出现坏死、脓肿等并发症，是一种病情险恶、并发症多、病死率较高的急腹症。

（二）病因

70%～80% 的急性重症胰腺炎是由于胆道疾病、酗酒和暴饮暴食所引起的。

1.胆道结石　以往所谓的特发性急性胰腺炎（idiopathic acute pancreatitis，IAP）中有70%是由胆道微小结石引起的，这种微小结石的成分主要是胆红素颗粒，其形成与肝硬化、胆汁淤积、溶血、酗酒、老龄等因素有关。

2.功能障碍　肝胰壶腹括约肌功能障碍可使壶腹部的压力升高，影响胆汁与胰液的排泄，甚至导致胆汁逆流入胰管，从而引发急性胰腺炎。

3.酗酒或暴饮暴食　因酗酒和暴饮暴食引起重症急性胰腺炎的患者以男性青壮年为主，暴饮暴食和酗酒后，可因大量食糜进入十二指肠、乙醇刺激促胰液素和胆囊收缩素释放而使胰液分泌增加，进而引起乳头水肿和肝胰壶腹括约肌痉挛，最终导致重症急性胰腺炎发病。

（三）临床表现

1.症状

（1）腹痛：腹痛是重症急性胰腺炎的主要临床表现之一，持续时间较长，如有渗出液扩散入腹腔内可致全腹痛。腹痛大多突然发作，疼痛多为持续性，有阵发性加重，呈钝痛、刀割样痛或绞痛，常位于上腹部或左上腹，可向腰背部放射，仰卧位时加剧，坐位或前屈位时减轻。

（2）黄疸：如黄疸呈进行性加重，又不能以急性胆管炎等胆道疾病来解释时，应考虑有重症急性胰腺炎的可能。

（3）恶心、呕吐、腹胀：呕吐物为食物，剧烈者可吐出胆汁或咖啡渣样液，伴麻痹性肠梗阻者腹胀显著。

2. 体征

（1）休克：重症急性胰腺炎常有程度不同的低血压或休克，休克既可逐渐出现，也可突然发生，甚至在夜间发生胰源性猝死，或突然发生休克而死亡。

（2）高热：在急性胰腺炎感染期，由于胰腺组织坏死，加之并发感染或形成胰腺脓肿，患者多有寒战、高热，进而演变为败血症或真菌感染。

（3）呼吸异常：重症急性胰腺炎的早期可有呼吸加快，但无明显痛苦，胸部体征不多，易被忽视。如治疗不及时，可发展为急性呼吸窘迫综合征。

（4）神志改变：重症急性胰腺炎可并发胰性脑病，表现为反应迟钝、谵妄，甚至昏迷。

（5）消化道出血：重症急性胰腺炎可并发呕血或便血。上消化道出血多由于急性胃黏膜病变或胃黏膜下多发性脓肿所致；下消化道出血多为胰腺坏死穿透横结肠所致。

（6）腹水：合并腹水者几乎全为重症急性胰腺炎，腹水呈血性或脓性，腹水中的淀粉酶常升高。

（7）皮肤及黏膜出血：重症急性胰腺炎患者的血液可呈高凝状态，皮肤、黏膜有出血倾向，并常有血栓形成和局部循环障碍，严重者可出现弥散性血管内凝血（DIC）。

（8）脐周及腰部皮肤表现：部分患者的脐周或腰部皮肤可出现蓝紫色斑，提示腹腔内有出血坏死及血性腹水。脐周出现蓝紫色斑称为 Cullen 征，腰部皮肤出现蓝紫色斑则称为 Grey-Tumer 征。

（四）监护要点

1. 病情观察与护理

（1）严密观察血压、脉搏：脉搏≥100 次/min，收缩压≤10.67 kPa（80 mmHg），脉压≤2.67 kPa（20 mmHg）提示血容量不足和休克，此时，需要进行积极抗休克治疗。

（2）观察体温曲线变化：体温超过 39 ℃或持续低热说明有术后并发症的发生，应予以重视，以便制订有效的治疗方案。

（3）观察呼吸情况：注意呼吸频率和深度，呼吸困难者，给予吸氧。呼吸频率≥30 次/min，应警惕肺部感染，急性呼吸窘迫综合征（ARDS）发生。

（4）观察尿量及 24 h 出入量：护理上需要准确记录 24 h 出入量，并根据病情调节补液速度和量，低血容量时开放至少 2 条静脉通路，保证尿量在 30 ml/h 以上。由于血容量下降和腹压升高影响肾的灌流量，可导致急性肾功能下降，应严密监测肾功能各项指标。

（5）观察心血管情况：心肌收缩力下降，心排血量减少，从而影响全身各器官的灌流量，患者会有低血容量休克的表现，应严密监测循环系统指标，密切观察血流动力学状态，并根据年龄及心肺功能调节输液速度。

（6）观察水、电解质平衡情况：注意维持水、电解质平衡除补充晶体液外，还应补充胶体成分，注意出入量平衡。纠正电解质紊乱和酸碱失衡，以防低血钙、低血钾和酸中毒。

（7）观察并发症情况：包括低钙血症和高脂血症，代谢性酸中毒，定时监测血糖的变化,观察相关临床表现。肺部并发症的监测包括动脉血氧分压下降、肺不张、胸膜渗液、肺炎、急性呼吸衰竭和急性呼吸窘迫综合征等,监测血气分析,及早进行有效的肺部护理,有效叩背、排痰,必要时气管插管后进行机械通气。加强监测,及时发现胰外病变和全身病变。

(8)观察评估营养状况:包括口腔、黏膜、舌、头发、皮肤弹性以及外周静脉充盈情况。

2. 引流管的观察及护理

(1)胰床引流管及腹腔引流管的护理:密切观察引流液的颜色,防止双管折叠、扭曲、受压及被坏死组织堵塞等情况的发生,尤其在变换体位时更应注意引流管脱出。

(2)胃管及胆道引流管的护理:要保证两管的引流通畅,准确记录出入量,使引流保持在最佳状态,细致观察引流的颜色与量,防止脱管。

3. 加强基础护理　①体位:术后麻醉清醒、血压平稳后,采取半坐卧位,有利于腹腔引流,使感染局限;②保持呼吸道通畅:鼓励患者咳嗽,定时协助患者坐起,嘱其深吸气,必要时经超声雾化药液吸入;③做好晨晚间护理:保持床单位及患者皮肤干净,做好口腔护理,防止并发症;④其他:禁食,避免胰酶过度分泌;确保胃管引流通畅,避免刺激胰酶;评估胃液 pH 值,使 pH 值>5。

4. 营养支持护理　重症胰腺炎时,禁食时间长,机体处于高分解代谢状态,同时由于大量消化液的丢失,如无合理的营养支持疗法,必将使患者病情更加恶化,降低机体抵抗力,延缓康复,因此营养支持疗法,对护理人员提出了更高的要求。①肠外营养的护理:给予肠外营养支持疗法,以高渗葡萄糖、脂肪乳、白蛋白等为主要能量,从中心静脉供给,及时监测血糖、尿糖情况,严密观察病情变化;②肠内营养的护理:重症急性胰腺炎患者应该优先选择肠内营养,在初步复苏后,血流动力学稳定即建立空肠营养通道,并且进一步改善肠黏膜屏障功能,调节全身炎性反应。

(张　焱　师玉晶)

第五节　泌尿系统的监护

一、概　述

肾与输尿管、膀胱、尿道一起构成泌尿系统。肾的主要功能是生成尿液以排出人体代谢产物、废物及毒物,调节体内水、渗透压、电解质及酸碱平衡,以维持机体内环境。肾对酸碱平衡的调节作用主要通过 3 种机制:碳酸氢根的重吸收、氢的分泌以及硫酸盐、磷酸盐等酸性阴离子的排出。激素对尿液形成的调节主要通过抗利尿激素和醛固酮实现,抗利尿激素是由下丘脑的视上核和室旁核神经元分泌,主要作用是提高远曲小管和集合管上皮细胞对水的通透性,从而增加水的重吸收量,使尿液浓缩,尿量减少,达到"抗利尿"的效果;醛固酮是由肾上腺皮质球状带分泌,主要作用是促进远曲小管和集合管对钠的主动重吸收,同时促进钾的排出,在醛固酮的作用下,远曲小管和集合管对钠重吸收增加的同时,对氢离子和水的重吸收也增加。正确理解水、电解质稳定的调节及影响这种调节的机制,是高质量的护理所必需的。

肾是人体最易受损的内脏器官之一,最常见的原因有休克、低血容量、低氧血症或心功能不全所致的绝对或相对有效循环血量不足,在此情况下,血液重新分配优先供心、脑等重要器官,结果导致肾缺血性损伤;其次是各种有毒物质对肾的直接损害,例如,大量肌肉组织坏死的挤压综合征;多种人工合成药物造成的肾中毒近年来呈上升趋势。

二、急性肾功能衰竭患者的重症监护

急性肾功能衰竭(acute renal failure,ARF)是由于各种病因引起的短期内(数小时或数日)肾功能急剧、进行性减退而出现的临床综合征。当肾功能衰竭发生时,原来应由尿液排出的废物,因为尿少或无尿而积存于体内,导致血肌酐(serum creatinine,SCr)、血尿素氮(blood urea nitrogen,BUN)升高,水、电解质紊乱和酸碱平衡失调,以及全身各系统并发症引发临床表现。

(一)病因

1. 肾前性　主要病因包括有效循环血容量降低和肾内血流动力学改变(包括肾前小动脉收缩或肾后小动脉扩张)等。

2. 肾后性　肾后性肾功能衰竭的病因是急性尿路梗阻,梗阻可发生于从肾盂到尿道的任一水平,如结石、肿瘤、前列腺肥大等。

3. 肾性　肾性肾功能衰竭有肾实质损伤,包括急性肾小管坏死、急性肾间质病变及肾小球和肾血管病变。其中急性肾小管坏死是最常见的急性肾功能衰竭类型,可由肾缺血或肾毒性物质损伤肾小管上皮细胞引起。

(二)临床表现

临床典型症状与体征可分为3期。

1. 起始期　此期急性肾功能衰竭是可以预防的,患者常有诸如低血压、缺血、脓毒病和中毒等病因,此阶段尚未发生明显的肾实质损伤。但随着肾小管上皮损伤的进一步加重,肾小球滤过率(glomerular filtration rate,GFR)下降,临床表现开始明显,进入维持期。

2. 维持期　又称少尿期。典型持续7~14 d,也可短至几日,长达4~6周。患者可出现少尿,也可没有少尿,称为非少尿型急性肾功能衰竭,其病情较轻,预后较好。但无论尿量是否减少,随着肾功能减退,可出现一系列尿毒症表现。

(1)消化系统:食欲减退、恶心、呕吐、腹胀、腹泻等,严重者有消化道出血。

(2)呼吸系统:可出现呼吸困难、咳嗽、憋气、胸闷等症状。

(3)循环系统:可出现高血压及心力衰竭、肺水肿以及各种心律失常和心肌病变。严重患者可有出血倾向,如DIC等。

(4)神经系统:如意识不清、昏迷等尿毒症脑病症状。

(5)感染:常伴有肺部、尿路感染。

(6)水、电解质紊乱和酸碱平衡失调:其中高钾血症、代谢性酸中毒最为常见。

3. 恢复期　又称多尿期。肾小管细胞再生、修复,肾小管完整性恢复,肾小球滤过率逐渐恢复正常或接近正常范围。少尿型患者出现利尿,可有多尿表现,每日尿量可达3 000~5 000 ml,或更多。通常持续1~3周,继而再恢复正常。与肾小球滤过率相比,肾小管上皮细胞功能(溶质和水的重吸收)的恢复相对延迟,常需要数月后才能恢复。少数患者可遗留不同程度的肾结构和功能缺陷。

(三)监护要点

1. 病情观察　应对急性肾功能衰竭的患者进行床旁监护。监测患者的神志、生命体征、尿量、体重,注意尿常规、肾功能、电解质及血气分析的变化。观察有无高血钾、低血钠或代谢性酸中毒的发生;有无严重头痛、恶心、呕吐及不同意识障碍等高血压脑病的表现;有无气促、端坐呼吸、肺部湿性啰音等急性左心衰竭的征象;有无出现水中毒或稀释性低钠血症的症状,如头痛、嗜睡、意识障碍、共济失调、昏迷、抽搐等。根据病情连接所需的监测系统,包括心电监护、血氧饱和度监测、中心静脉监测、有创压监测及血流动力学监测等。

2. 生活护理

(1)休息与活动:少尿期要绝对卧床休息,以减轻肾的负担,保持安静;对意识不清者,应加床护栏。当尿量增加、病情有好转时,可逐渐增加活动量,但应注意利尿后的过分代谢,患者会出现肌无力现象,应避免独自下床。

(2)保证营养及热量:急性肾功能衰竭患者处于高分解状态,水和蛋白质摄入受限,代谢及内环境紊乱,应给予高热量、高维生素、低蛋白质易消化食物。少尿期应给予足够的糖类并以优质蛋白为主;如尿素氮太高,则应无蛋白饮食,尽可能减少钠、钾、磷和氯的摄入量。多尿期时不必过度限制。接受透析的患者应给予高蛋白饮食,血液透析的患者蛋白质摄入量为1.0~1.2 g/(kg·d),腹膜透析为1.2~1.3 g/(kg·d)。

(3)维持水、电解质平衡:急性肾功能衰竭少尿期,对于水分的出入量应严格控制,按照"量出为入"的原则补充入液量。补液量的计算一般以500 ml为基础补液量,加前一日的出液量。及时、准确测量24 h出入液体量,入量包括摄入的所有食物含水量、补液量;出量包括每小时尿量、呕吐量、腹泻、引流液、失血量、透析超滤量等。

3. 用药护理　针对不同药物对肾的影响,应采取不同措施尽量避免治疗过程中对肾功能进一步的损害。用甘露醇、呋塞米利尿治疗时应观察有无溶血、耳聋等不良反应;使用血管扩张剂时注意监测血压的变化,防止低血压的发生;纠正高血钾及酸中毒时,要随时监测电解质;使用肝素或双嘧达莫(潘生丁)要注意有无皮下或内脏出血;输血要禁用库存血;抗感染治疗时避免选用有肾毒性的抗生素,并合理使用氨基糖苷类抗生素和利尿剂。

4. 对症护理　尽量将患者安置在清洁舒适的单人房间,并做好病室的消毒。感染是急性肾功能衰竭少尿期的严重并发症,主要死亡原因,故应采取切实可行的措施,在护理的各个环节预防感染的发生,避免其他意外损伤。

(1)呼吸系统护理:观察患者有无咳嗽、咳痰和痰的颜色、性质、量,及时清除呼吸道分泌物,保持呼吸道通畅,听诊双肺有无湿性啰音。意识清醒者,鼓励患者每小时进行深呼吸及有效排痰;意识不清者,定时抽吸气管内分泌物,以预防肺部感染的发生。

(2)泌尿系统护理:观察尿液的颜色,注意尿液有无浑浊、沉淀,每日清洁尿道口,操作时要洗手、戴口罩。

（3）口腔、皮肤的护理：应协助做好口腔护理，保持口腔清洁、舒适。卧床及虚弱的患者,特别是进行长时间连续性肾替代治疗时,患者需要制动,易发生皮肤损害,应定期翻身,协助做好全身皮肤的清洁,以防止压疮的发生。

（4）伤口的护理：注意伤口有无红肿、分泌物,及时清除病灶、坏死组织并扩创、引流,防止伤口感染。

（5）血管通路护理：急性肾功能衰竭患者需要进行腹膜或血液透析治疗,建立血管通路,多数患者需要深静脉置管,应严格执行无菌技术操作,观察置管处有无脓性分泌物、渗血和红肿,每 1～2 d 更换敷料,记录更换时间。

5. 心理护理　了解患者的心理变化及家庭经济状况,通过讲述各种检查和治疗进展信息,解除患者的恐惧,树立患者战胜疾病的信心。

（王淑芳　徐艳丽）

第六节　内分泌系统的监护

内分泌系统是由内分泌腺以及存在于机体某些器官中的内分泌组织和细胞所组成的体液调节系统,包括垂体、甲状腺、甲状旁腺、性腺、肾上腺、胰岛等固有的内分泌腺外,还有分布在心、脑、肾、胃肠道的内分泌组织和细胞。在内分泌疾病中,如糖尿病、甲状腺功能亢进症、肾上腺皮质功能低下、黏液性水肿等,在某些诱因如严重感染、创伤、手术、精神紧张、用药不当等因素的作用下,表现出急性病症,临床上除原发病的症状、体征加重外,还可出现抽搐、惊厥、谵妄、意识障碍,严重时甚至昏迷。

一、糖尿病酮症酸中毒患者的重症监护

（一）概述

糖尿病酮症酸中毒是指糖尿病患者在各种诱因的作用下胰岛素不明显增加,升糖激素不适当升高,造成糖、蛋白质、脂肪以至于水及电解质、酸碱平衡失调,而导致高血糖、高血酮、酮尿、脱水、电解质紊乱、代谢性酸中毒等一个症候群。

（二）病因

本病起于糖尿病。糖尿病分为 1 型或胰岛素依赖型糖尿病（insulin-dependent diabetes mellitus, IDDM）及 2 型或非胰岛素依赖型糖尿病（non-insulin-dependent diabetes mellitus, NIDDM）。1 型糖尿病常有糖尿病酮症酸中毒倾向,2 型糖尿病在一定诱因下也可发生,在有的糖尿病患者可以糖尿病酮症酸中毒为首发表现。常见的诱因有:①感染是本病最常见的诱因,常见有急性上呼吸道感染、肺炎、化脓性皮肤感染、胃肠道感染（如急性胃肠炎、急性胰腺炎、胆囊炎胆管炎、腹膜炎等）;②注射胰岛素的糖尿病患者,突然减

量或中止治疗；③外伤、手术、麻醉、急性心肌梗死、心力衰竭、精神紧张或严重刺激引起应激状态等；④糖尿病未控制或病情加重等。

(三)临床表现

酮症酸中毒按其程度可分为轻度、中度及重度 3 种情况。轻度实际上是指单纯酮症并无酸中毒,有轻中度酸中毒者可列为中度;重度则是指酮症酸中毒伴有昏迷,或虽无昏迷但二氧化碳结合率低于 10 mmol/L 后者很易进入昏迷状态。较重的酮症酸中毒临床表现如下。

1. 糖尿病症状加重　多饮多尿、体力及体重下降的症状加重。

2. 胃肠道症状　包括食欲减退、恶心、呕吐。有的患者,尤其是 1 型糖尿病患者可出现腹痛症状,有时甚至被误诊为急腹症。

3. 呼吸改变　酸中毒所致,当血 pH 值<7.2 时呼吸深快,以利排酸;当 pH 值<7.0 时则发生呼吸中枢受抑制,部分患者呼吸中可有类似烂苹果气味的酮臭味。呼吸深而快呈 Kussmaul 呼吸。

4. 脱水与休克症状　中、重度酮症酸中毒患者常有脱水症状,脱水达 5% 者可有脱水表现,如尿量减少、皮肤干燥、眼球下陷等。脱水超过体重 15% 时则可有循环衰竭,症状包括心率加快、脉搏细弱、血压及体温下降等,严重者可危及生命。

5. 神志改变　神志改变的临床表现个体差异较大,早期有头痛、头晕、萎靡继而烦躁、嗜睡、昏迷。

6. 诱发疾病表现　各种诱发疾病均有特殊表现应予以注意,以免与酮症酸中毒互相掩盖而贻误病情。

7. 尿液检查　尿糖、尿酮体呈强阳性。

8. 血液检查　血糖升高达 16.7~33.3 mmol/L,若超过 33.3 mmol/L,则提示有肾功能障碍,血酮升高达 4.8 mmol/L,pH 值<7.35。

(四)监护要点

1. 病情监护

(1)严密观察生命体征:监测脉搏、心率、呼吸、血压、体温、神志的改变。低血钾时应进行心电监护,及时发现病情变化。

(2)监测血糖水平:应每 1~2 h 监测血糖;血糖下降速度不宜过快,以每小时降低 3.9~6.0 mmol/L 为宜。

(3)监测尿糖和尿酮体:每 1~2 h 监测 1 次。

(4)监测补液情况:快速建立静脉通道,维持静脉液体治疗,纠正水、电解质及酸碱平衡失调,纠正酮症症状。根据病情决定输液的量和速度。记录 24 h 出入量。

(5)监测血气分析及电解质。

(6)监测高血糖的症状和体征:注意多尿、烦渴、多食、虚弱、乏力、不适、视物不清或头痛等症状和体征的改善情况。

2. 对症护理

（1）休息和体位：绝对卧床休息，应立即配合抢救治疗。血糖水平超过 28 mmol/L 的危重患者，应卧床休息，严格限制运动。

（2）协助处理诱发病和并发症：对昏迷患者给予吸氧，并应注意吸痰，以保持呼吸道通畅。注意保暖，勤翻身拍背，防止压疮和坠积性肺炎的发生。严密观察生命体征、神志、瞳孔，协助做好血糖的测定和记录。

（3）遵医嘱应用胰岛素：小剂量胰岛素应用时抽吸剂量要正确，以防止低血糖、低血钾、脑水肿的发生。

（4）饮食护理：禁食，待昏迷缓解后改糖尿病半流质或糖尿病患者饮食。

（5）预防感染：必须做好口腔及皮肤护理，保持皮肤清洁，预防压疮和继发感染，女性患者应保持外阴部的清洁。

（6）血管病变的护理：根据不同部位或器官的血管病变进行护理。

（7）神经病变的护理：局部按摩及理疗，对皮肤感觉消失者应注意防止损伤。

3. 日常护理　观察预防糖尿病并发症的发生也极为重要。做好保健指导，使患者或家属掌握有关糖尿病治疗的知识，树立战胜疾病的信心。指导患者识别诱发血糖升高的因素，阻止血糖升高的方法，并管理血糖升高；鼓励患者自我监控血糖，包括学习血糖检测的方法，血糖值变化的意义；指导患者掌握尿糖和酮体的检测方法和临床意义；指导患者学习在疾病、手术、创伤等应激状态下对糖尿病的管理，包括胰岛素和口服降糖药物的调整，饮食和运动的调节。

二、甲状腺危象患者的重症监护

（一）概述

甲状腺危象是甲状腺功能亢进症（简称甲亢）患者在某些应激因素作用下，病情突然恶化，出现高热、烦躁不安、大汗淋漓、恶心、呕吐、心房颤动等，以致虚脱、休克、谵妄、昏迷等全身代谢功能严重紊乱，并危及患者生命安全的综合征。临床上要注意识别甲状腺危象征兆和危象期表现。去除诱因、积极治疗甲状腺功能亢进症是预防危象发生的关键，尤其要注意积极防治感染和做好充分的术前准备。

（二）病因

1. 内科方面　诱因可以是单一的，也可由几种原因合并引起。

（1）感染：内科方面的甲状腺危象多由感染引起，主要是上呼吸道感染、咽炎、支气管肺炎，其次是胃肠和泌尿道感染，脓毒血症。

（2）应激：精神极度紧张、过度劳累、高温、饥饿、药物反应（如过敏、洋地黄中毒等）、心绞痛、心力衰竭、糖尿病酸中毒、低血糖、高钙血症、肺栓塞、脑血管意外，分娩及妊娠毒血症等，均可导致甲状腺突然释放大量甲状腺素进入血中，引起甲状腺危象。

（3）不适当停用碘剂药物：突然停用碘剂，可使原有的甲状腺功能亢进症表现迅速加重。不规则的使用或停用硫脲类抗甲状腺药也会引起甲状腺危象。

（4）其他原因：放射性碘治疗甲状腺功能亢进症引起的放射性甲状腺炎、甲状腺活体组织检查,以及过多或过重或反复触摸甲状腺,使甲状腺引起损伤,均可引起病情突然增重。

2.外科方面　甲状腺功能亢进症患者在手术后4~16 h内发生危象者,要考虑危象与手术有关。而危象在16 h以后出现者,尚需要寻找感染病灶或其他原因,甲状腺本身的外伤、手术或身体其他部位的急症手术均能诱发甲状腺危象。

(三)临床表现

典型甲状腺危象临床表现为高热、大汗淋漓、心动过速、频繁的呕吐及腹泻、谵妄,甚至昏迷,最后多因休克、呼吸及循环衰竭及电解质紊乱而死亡。

1.体温升高　体温急骤升高,高热常在39 ℃以上,大汗淋漓,皮肤潮红,继而可汗闭,皮肤苍白和脱水。

2.中枢神经系统　精神变态、焦虑、震颤、极度烦躁不安、谵妄、嗜睡,最后发生昏迷。

3.循环系统　窦性或异源性心动过速,常达160 次/min以上,与体温升高程度不成比例,可出现心律失常,也可以发生肺水肿或充血性心力衰竭。最终发生休克。

4.消化系统　食欲极差,恶心、呕吐频繁,腹痛、腹泻明显。肝大,肝功能异常,常出现黄疸。

5.电解质紊乱　由于进食差,吐、泻及大量出汗,最终出现电解质紊乱,主要是低钾血症及低钠血症。

6.淡漠型甲状腺危象　临床症状和体征很不典型,突出的特点是表情淡漠、木僵、嗜睡、反射降低、低热、明显乏力、心率慢、脉压小,甲状腺仅轻度肿大,最后发生昏迷,甚而死亡。

(四)监护要点

1.严密观察病情

(1)体温监测　应每15 min监测体温1次,直至体温达到正常水平并保持稳定。

(2)循环系统监测　包括心率、心律、血压、周围末梢循环的改变等,监测是否出现外周脉搏减弱、心律失常、胸痛、心悸等表现。血流动力学监测包括中心静脉压、肺动脉压、心排血量等。

(3)神经系统监测　神志改变,观察是否出现烦躁不安、焦虑等。

(4)脱水情况监测　记录24 h出入量,包括对出汗的估计、口腔黏膜湿润的监测,以及每日监测体重。应定时监测血清钠、钾、氯,以及酸碱平衡情况。

(5)血糖监测　在应激状态下可导致血糖升高,因此,应监测血糖的变化。

2.对症护理　注意口腔护理和皮肤护理,防止昏迷患者出现压疮和坠积性肺炎。体温过高者给予物理降温,可在腹股沟、腘窝和颈动脉等大血管走行处放置冰袋,以增加散热;躁动不安者要注意安全护理,可以使用床档。

3.饮食护理　制订合理的饮食计划。不能进食者,建立静脉通道,以保证足够液体、电解质、B族维生素和葡萄糖供给。

(王淑芳　师玉晶)

第七节　水及电解质、酸碱平衡失调的监护

　　水及电解质、酸碱平衡是细胞正常代谢、维持内脏器官功能乃至人体生命所必需的条件,临床上某些疾病的发生和发展,常常是由于内环境失控,使体液的渗透压、电解质和酸碱平衡发生紊乱,而内环境的紊乱又可促使病情进一步恶化,甚至威胁生命。因此,了解水及电解质、渗透压与酸碱平衡的基本概念、相互关系以及平衡失常等的诊治与监护,对于危重症护理有着重要意义。

一、血气分析的采血方法及注意事项

(一)概述

　　在生理条件下,血液气体主要包括氧气、氮气和二氧化碳,另外还含有微量氩、一氧化碳及稀有气体,但参加肺内气体交换,完成呼吸生理功能的只有氧和二氧化碳。血液气体通过内呼吸和外呼吸来维持毛细血管与组织的气体交换,维持机体的酸碱平衡。这一生理过程的临床检查是通过动脉取血进行气体的分析而实现的。诸多因素可致平衡失调,使疾病变得更严重、复杂,甚至危及生命。

　　血液气体分析的主要指标包括:①气体交换指标,氧分压、二氧化碳分压、氧含量等;②酸碱平衡指标,酸碱度(pH 值)、碱剩余、碳酸氢根($[HCO_3^-]$)及作为呼吸性因子的二氧化碳分压等。体液 pH 值相对稳定性称为酸碱平衡,其平衡的维持是靠多种缓冲系统,以及肾和肺的调节活动而实现的。

(二)采血方法

　　动脉血可直接从周围动脉或股动脉处采取,静脉血是从插入人体的 Swan-Ganz 气囊漂浮导管获得的肺动脉内的混合静脉血。由于临床不易得到混合静脉血标本,故不做常规检查用。

　　1.动脉选择　一次性动脉采血可选用表浅、易于穿刺的动脉;间断多次采血可保留一动脉导管。动脉采血选择部位为:桡动脉、足背动脉、肱动脉、股动脉等。

　　2.穿刺术

　　(1)物品准备:一次性动脉血气针、消毒物品,必要时备局部麻醉药物。

　　(2)操作:触摸动脉搏动最明显处定位,术者左手示指、中指消毒后触摸到动脉搏动处,右手持针,针头斜面向上,逆血流方向以血管呈 40°~60°刺入,血液可自行进入针管内,待血量够 1.5~2 ml 时拔针,将拔出针头刺入橡胶塞,与空气隔绝,然后用双手搓动针管 10 次,使肝素与血液混匀以防止凝血。动脉穿刺部位按压 5~10 min。

(二)注意事项

　　1.采血　为防止交叉感染可应用一次性使用的塑料注射器,现多采用真空采血管。

2. 标本的保存及处理　①采血后的标本要立即用橡胶塞封闭,防止针尖处进入气体,且抽血过程中也要尽量避免气泡进入注射器。如注射器内存有气泡应尽早排出。不能及时检测时应将其血标本储存在冰块或冰箱中,一般不超过 2 h 为宜。②血标本采取后,应记录采血时间、患者体温、吸氧条件、潮气量等,作为参照指标,以便于正确的临床分析。

二、水及电解质代谢紊乱及监护

水、电解质代谢紊乱(disturbances of water and electrolyte balance)在临床上十分常见。如果得不到及时的纠正,水、电解质代谢紊乱本身又可使全身各器官系统特别是心血管系统、神经系统的生理功能和机体的物质代谢发生相应的障碍,严重时常可导致死亡。

(一)等渗性缺水

1. 概述　等渗性缺水又称为急性缺水或混合性缺水。主要病因有:①消化液的急性丧失,如肠外瘘、大量呕吐等;②体液丧失在感染区或软组织内,如腹腔内或腹膜后感染、肠梗阻、烧伤等。其丧失的体液成分与细胞外液基本相同。

2. 临床表现　患者有恶心、厌食、乏力、少尿、舌干、眼球下陷、皮肤干燥、松弛等表现,但不口渴。若在短期内体液丧失量达到体重的 5%,即丧失细胞外液的 25%,患者则会出现脉搏细速、肢端湿冷、血压不稳定或下降等血容量不足之症状。当体液继续丧失达体重的 6%~7% 时(相当于丧失细胞外液的 30%~35%),则有更严重的休克表现。

患者可有血液浓缩、血细胞比容增高、白细胞增加等。血尿素氮及肌酐可升高。血钠浓度根据失水、失钠的程度不同可以正常、降低或过高。尿钠浓度根据基本病因而异。

(二)低渗性缺水

1. 概述　低渗性缺水又称为慢性缺水或继发性缺水。此时水和钠同时缺失,但失钠多于缺水,故血清钠低于正常范围,细胞外液呈低渗状态。常见病因:①胃肠道消化液持续性丢失,例如反复呕吐、长期胃肠减压引流或慢性肠梗阻,以致大量钠随消化液而排出;②大创面的慢性渗液,如烧伤、手术后广泛渗液丧失;③肾排出水和钠过多,长期使用利尿剂,抑制肾小管再吸收钠;④等渗性缺水治疗时补充水分过多。

2. 临床表现　低渗性缺水的临床表现随缺钠程度而不同。一般均无口渴感,常见症状有恶心、呕吐、头晕、视觉模糊、软弱无力、起立时容易晕倒等。当循环血量明显下降时,肾的滤过量相应减少,以致体内代谢产物潴留,可出现神志淡漠、肌痉挛性疼痛、腱反射减弱和昏迷等。患者尿比重常在 1.010 以下,尿 Na^+ 和 Cl^- 常明显减少,血钠浓度低于 135 mmol/L,红细胞计数、血红蛋白量、血细胞比容及血尿素氮值均有增高。

低渗性缺水可分为 3 度:①轻度缺钠者血钠浓度在 135 mmol/L 以下,患者感疲乏、头晕、手足麻木,尿中 Na^+ 减少;②中度缺钠者血钠浓度在 130 mmol/L 以下,患者除有上述症状外,尚有恶心、呕吐、脉搏细速,血压不稳定或下降,脉压变小,浅静脉萎陷、视力模糊、站立性晕倒、尿量少、尿中几乎不含钠和氯;③重度缺钠者血钠浓度在 120 mmol/L 以下,患者神志不清、肌痉挛性抽痛、腱反射减弱或消失;出现木僵,甚至昏迷,常发生休克。

(三)高渗性缺水

1. 概述　高渗性缺水又称为原发性缺水。虽有水和钠的同时丢失,但因缺水更多,故血清钠高于正常范围,细胞外液的渗透压升高。常见病因:①摄入水分不够,如食管癌致吞咽困难,重危患者的给水不足,经鼻胃管或空肠造口管给予高浓度肠内营养溶液等;②水分丧失过多,如高热大量出汗(汗中含氯化钠0.25%)、大面积烧伤暴露疗法、糖尿病未控制致大量尿液排出等。

2.临床表现　缺水程度不同,症状亦不同。可分为3度:①轻度缺水者除口渴外,无其他症状,缺水量为体重的2%~4%;②中度缺水者有极度口渴、乏力、尿少和尿比重高,唇舌干燥,皮肤失去弹性,眼窝下陷,常有烦躁不安,缺水量为体重的>4%~6%;③重度缺水者除上述症状外,出现躁狂、幻觉、谵妄、甚至昏迷等脑功能障碍的症状,缺水量超过体重的6%。

患者尿比重高,红细胞计数、血红蛋白量、血细胞比容轻度升高,血钠浓度升高,>145 mmol/L。

(四) 水中毒

1.概述　水中毒又称为稀释性低血钠。系指机体的摄入水总量超过了排出水量,以致水分在体内潴留,引起血浆渗透压下降和循环血量增多。常见病因:①各种原因所致的抗利尿激素分泌过多;②肾功能不全,排尿能力下降;③水钠代谢紊乱;④低渗性脱水。

2.临床表现

(1)急性水中毒:发病急骤。水过多所致的脑细胞肿胀可造成颅内压增高,引起一系列神经、精神症状,如头痛、嗜睡、躁动、精神紊乱、定向能力失常、谵妄,甚至昏迷,进一步发展,有发生脑疝的可能,以致呼吸、心搏骤停。

(2)慢性水中毒:症状往往被原发疾病的症状所掩盖。可有软弱无力、恶心、呕吐、嗜睡等。体重明显增加,皮肤苍白而湿润。

患者红细胞计数、血红蛋白量、血细胞比容和血浆蛋白量均降低;血浆渗透压降低,以及红细胞平均容积增加和红细胞平均血红蛋白浓度降低。

(五) 低钾血症

1.概述　体内钾总含量的98%存在于细胞内,是细胞内最主要的电解质。细胞外液的含钾量仅是总量的2%。正常血钾浓度为3.5~5.5 mmol/L。钾的生理功能是参与、维持细胞的正常代谢,维持细胞内液的渗透压和酸碱平衡,维持神经肌肉组织的兴奋性,以及维持心肌正常功能,参与糖代谢、氧化磷酸化和蛋白质合成等。血钾浓度低于3.5 mmol/L为低钾血症。

常见病因:①长期进食不足;②应用呋塞米、依他尼酸等利尿剂,肾小管性酸中毒,急性肾功能衰竭的多尿期,以及肾上腺盐皮质激素(醛固酮)过多等,使钾从肾排出过多;③补液患者长期接受不含钾盐的液体,或静脉营养液中钾盐补充不足;④呕吐、持续胃肠减压、肠瘘等,钾从肾外途径丧失;⑤钾向组织内转移,见于大量输注葡萄糖和胰岛素,或代谢性、呼吸性碱中毒时。

2.临床表现　一般而言,血清钾浓度低于3.0 mmol/L时才出现严重的临床症状。

(1)对中枢神经系统的影响:轻度低钾血症常表现为精神萎靡、神情淡漠、倦怠。重者有反应迟钝、定向力减弱、嗜睡甚至昏迷。

（2）对骨骼肌的影响：四肢软弱无力，严重时可出现软瘫。一般从下肢开始，以后逐渐累及到上肢，严重者可影响呼吸肌。

3）对胃肠道平滑肌的影响：食欲减退、消化不良、腹胀、恶心、呕吐、便秘等，严重时可出现麻痹性肠梗阻。

4）对心脏的影响：主要为心律失常。轻度低钾血症多表现为窦性心动过速、房性期前收缩及室性期前收缩。重度低钾血症可致室上性或室性心动过速及心室颤动。

5）对肾的影响：长期慢性缺钾时，肾对尿液的浓缩能力下降，患者常有多尿和低比重尿，并因反复发作的慢性间质性肾炎而致慢性肾功能衰竭。

（六）高钾血症

1.概述　血钾浓度超过 5.5 mmol/L，即为高钾血症。常见病因：①进入体内（或血液内）的钾量太多，如口服或静脉输入氯化钾，使用含钾药物，以及大量输入保存期较久的库存血等；②肾排钾功能减退，如急性及慢性肾功能衰竭；应用保钾利尿剂如螺内酯（安体舒通）、氨苯蝶啶等；以及肾上腺盐皮质激素不足等；③细胞内钾的移出，如溶血、组织损伤（如挤压综合征）、细胞或组织坏死、创伤、肿瘤溶解综合征或冻伤，以及酸中毒等。

2.临床表现

（1）对神经肌肉的影响：血清钾浓度为 5.5～7.0 mmol/L 时，肌肉的兴奋性增强，出现肌肉轻度震颤，手足感觉异常。血清钾浓度为 7～9 mmol/L 时，出现肌肉软弱无力，腱反射减弱或消失，甚至出现迟缓性麻痹等症状。肌肉症状常出现于四肢，然后向躯干发展，也可波及呼吸肌。中枢神经系统可表现为烦躁不安或神志不清。

（2）对心脏的影响：重症高钾血症能引起心室颤动和心搏骤停。高钾血症对心律的影响极为复杂，可见到各种心律失常，包括各种缓慢性心律失常。心电图一般先呈 T 波高尖，Q-T 间期缩短，随后 T 波改变更加明显，QRS 波渐增宽伴幅度下降，P 波形态渐渐消失。

（七）低钙血症

1.概述　成人体内总钙量为 1 000～1 300 g，99% 以骨盐形式存在于骨和牙中，其余存在于各种软组织中。参与细胞增殖、分化、肌肉运动、激素分泌等多种生理功能。成人血钙水平为 2.2～2.6 mmol/L，血钙低于 2.2 mmol/L 称为低钙血症。常见原因为甲状旁腺功能减退、维生素 D 代谢障碍、肾功能衰竭、某些药物所致等。

2.临床表现

（1）神经肌肉系统：可出现肌痉挛，周围神经系统早期为指（趾）麻木。严重的低钙血症能导致喉、腕、足及支气管等痉挛，癫痫发作，甚至呼吸暂停。还可出现精神症状，如烦躁不安、抑郁及认知能力减退等。

（2）心血管系统：主要为传导阻滞等心律失常，严重时可出现心室颤动等，心力衰竭时对洋地黄反应不良。心电图典型表现为 Q-T 间期和 ST 段明显延长。

（3）骨骼与皮肤、软组织：慢性低钙血症可表现为骨痛、病理性骨折、骨骼畸形等；皮肤表现有干燥、无弹性、色泽灰暗和瘙痒；还易出现毛发稀疏、指甲易脆、牙齿松脆等现象；低钙血症引起白内障较为常见。

（八）低镁血症

1. 概述 血清镁浓度低于 0.75 mmol/L 称为低镁血症。常见病因：甲状旁腺功能亢进伴严重骨病者甲状旁腺切除术后、重症胰腺炎、高热能肠外营养、糖尿病酮症酸中毒致大量细胞外镁转移到细胞内；镁丢失过多。

2. 临床表现

（1）对电解质的影响：常伴低钾血症，部分镁缺乏患者在纠正低镁血症前低钾血症亦难纠正；约半数低镁血症患者伴低钙血症。

（2）对神经肌肉的影响：表现为神经肌肉兴奋性增高。Chvostek 征和 Trousseu 征阳性，或自发性的腕足痉挛，严重者可表现为癫痫大发作。眩晕、共济失调、手足徐动症、肌震颤、肌自发收缩、肌无力和肌萎缩亦可见。

（3）对心血管系统的影响：心律失常为重要表现，心电图表现包括 P-R 间期和 Q-T 间期延长。

（九）水及电解质代谢紊乱患者监护要点

水及电解质代谢紊乱是外科患者常见且复杂的临床综合征，其预后与原发疾病、代谢紊乱的持续时间、发展速度及人体的代偿能力密切相关，作为护理人员应正确评估、认识患者有无水及电解质平衡紊乱的发生，并及时做出正确的相应护理措施。

1. 建立观察记录表 监测口渴程度、生命体征、意识状态、尿量、尿比重，观察口腔黏膜及皮肤弹性、血管再充盈时间，记录出入量。

记录出入量应注意额外损失量：①胃肠道额外丢失，胃肠减压、肠瘘、腹腔引流等；②发热、出汗者，体温升高 1 ℃，失水 3～5 ml/kg，汗湿一套内衣裤，失水 1 000 ml；③气管切开或通气紊乱失水约 1 000 ml。

2. 建立补液途径 遵医嘱建立有效、通畅的补液途径，急、重症患者要监测中心静脉压。

3. 监测项目

（1）体温：每日测 2 次，发热时每日测 4 次，高热时每 4 h 测量 1 次。体温过低，可能为体液总量不足、钠浓度低；体温过高，可能为严重缺水。

（2）脉搏：严密监测心率和心律、脉率、脉律、脉力。测试以 60 s 为宜，时间短则发现脉律不齐的机会少。脉搏有力是指检查手指增加压力时，脉搏不消失；稍压即消失的脉搏常预示着病情较重。测试次数同体温。必要时心电监护。

（3）血压：维持血压的 3 个因素是心肌收缩力、血容量和血管阻力。其中任何一个因素的变化，都可能导致血压的变化。当体液丢失过多，可引起血压下降，甚至导致休克。

（4）浅表静脉：利用手背静脉和颈静脉充盈或排空时间，判断血管内液过多或过少，以及是否有回流受阻。

1）颈静脉：完全解开衣领和上衣，使静脉血回流无阻。颈伸直，头居中位，仰卧无枕时，颈静脉应充盈。不充盈表示血容量和细胞外液量太少；半卧位时，即由仰卧位改为 30°～45°位时静脉充盈不应超过锁骨 2 cm，超过时表示血管内液体大于血管的容量，提示右心房内压升高，体液太多或心力衰竭。

2)手背静脉:要求从腕到腋部无压迫,静脉血回流无阻。手置身前,侧方有充足光线。手抬高到肩,静脉应在 3~5 s 内排空,超过 3~5 s 未排空表示血管内体液量太多;手移到腰的高度,静脉应在 3~5 s 内充盈,超过 3~5 s 才充盈表示血管内体液不足。

(5)皮肤和黏膜:体液不足时皮肤干燥和失去弹性。皮肤弹性消失的测定方法是放松捏起的皮肤后,皮肤皱褶应在 30 s 内消失。皮肤干燥时,腋下、腹股沟和下垂的乳房后面部位干燥表示细胞外液太少,已较重。黏膜干燥在口腔表现最明显,同时伴口渴。查皮肤毛细血管充盈的方法,手指压骨突部皮肤,皮肤内毛细血管排空,移除压力后,皮肤红润应在 4 s 内恢复。

(6)骨骼肌:很多种水、电解质、酸碱失衡均有肌力减弱或肌无力。肌力减弱或无力大多由钾、钠、磷等缺少所致。应注意钾太高可有肌无力;钙和镁低可有肌张力增高。

(7)感觉改变:手指、足趾麻木或针刺样感觉是细胞外液低钙的典型表现,也可以出现在碱中毒。

(8)意识障碍:严重体液失衡导致脑细胞缺水或水肿,均可引起精神兴奋、烦躁、谵妄、嗜睡、昏迷等进行性意识障碍。

(9)饮水欲:是体液改变的一项重要指标,口渴一般是细胞内液减少的表现,细胞外液渗透压高时,细胞内液水外移,细胞内液的渗透压亦升高。

(10)尿液的性质及量。

1)尿液的性质:尿浓度、比重、渗透压、酸度、电解质含量,均由肾调节,并准确地反映体液的改变。尿液固体成分重要是氮代谢产生的尿素,每天排出约 50 g(600 mmol),尿液最大溶解度 1 200 mmol/L,排出这些固体成分至少需要 500 ml 的尿液,并要求肾的浓缩功能良好。尿少时,比重高表示水太少;比重低表示肾功能不足;尿比重不能达到 1.015 以上表示肾功能衰竭。

2)尿量:尿量受很多因素影响。尿量变化正常幅度很大。一般是 60~100 ml/h,有时可以是 30~300 ml/h。少于 30 ml 或多于 300 ml 应引起严重关注。

4.根据病情和医嘱调整静脉输液速度和种类

(1)遵守补液原则:"先盐后糖,先晶体后胶体,先快后慢,见尿补钾。"补液一般顺序为:电解质液→葡萄糖液→碱性液→钾→胶体。

(2)估计当天补液量:包括以下 3 个方面。①生理需要量,成人每日 2 000~2 500 ml(5%~10% 葡萄糖 1 500~2 000 ml、平衡液 500~1 000 ml);②已损失量,是指在补液开始前患者已经丢失的体液量,轻度缺水需要补充的液体量为体重的 2%~4%,中度缺水为 4%~6%,重度缺水为 6% 以上;③额外损失量,主要是消化液额外丧失,指在开始补液后患者又发生的体液丢失,如呕吐、腹泻、发热、出汗,以及组织间隙或腹腔的渗出等,按记录,丢多少补多少,随时观察补液效果和调整补液速度。

(3)观察血钠:①当血钠>147 mmol/L,尿比重达 1.030 时,应迅速输入 5% 葡萄糖与等渗性盐水各 1/2;②当血钠<135 mmol/L,在大量补充钠盐时,要防止输入 Cl^- 过多,可将盐水总量的 1/3 改为碳酸氢钠或乳酸钠溶液。嘱患者安静卧床休息,给予安慰解除恐惧心理,如血压、意识状态及生化指标变化较大,或有水中毒症状,应及时报告医生处理。

(4)观察血钾:观察血钾及处理方法如下。

1)低钾血症时,应及时补钾,严格把握补钾原则:①见尿补钾,补钾前应注意肾功能,每小时尿量 30 ml 以上或尿量 500 ml/d 以上,方可补钾;②浓度不宜过高,输入钾浓度不可超过 0.3%(40 mmol/L),即 1 000 ml 液体中氯化钾含量不超过 3 g;③滴速不宜过快,因为细胞外液的钾总量仅 60 mmol,如果含钾溶液输入过快,血清钾浓度可能短期内迅速增高,将有致命危险,一般不超过 40 mmol/h,成人静脉滴注速度不超过 60 滴/min;④总量限制,补钾总量每天不宜超过 8 g,特殊情况下每天可达 12 g,应在心电监护下补钾。

2)血钾浓度增高时,应及时采取降低血钾浓度措施,严防心搏骤停。①静脉注射 5% 碳酸氢钠溶液 60~100 ml,再继续静脉滴注碳酸氢钠溶液 100~200 ml;②25% 葡萄糖溶液 100~200 ml,每 5 g 糖加入胰岛素 1 U,静脉滴注,必要时,可以每 3~4 h 重复用药;③对于肾功能不全,不能输液过多者,可用 10% 葡萄糖酸钙 100 ml+11.2% 乳酸钠溶液 50 ml+25% 葡萄糖溶液 400 ml+胰岛素 20 U,按每分 6 滴,24 h 缓慢持续静脉滴入。④阳离子交换树脂,口服,每日 4 次,每次 15 g;⑤透析疗法,急性肾功能衰竭患者血钾增高,往往需要透析疗法降低血钾。一般用于经上述治疗后仍无法降低血清钾浓度时。

三、酸碱平衡紊乱及监护

机体内环境必须具有适宜的酸碱度才能维持正常的代谢和生理功能。体液酸碱度的相对恒定是维持内环境稳定的重要组成部分之一。正常情况下,尽管机体经常摄入一些酸性或碱性食物,在代谢过程中也不断生成酸性或碱性物质(能在溶液中释放[H^+]的物质称为酸,接受[H^+]的物质称为碱),但体液的酸碱度依靠体内的缓冲和调节功能仍相对恒定,表现为动脉血 pH 值保持在 7.35~7.45。这一变动范围狭窄的弱碱性环境内,平均值是 7.40(组织细胞生存极限 pH 值为 6.8~7.8)。这种机体自动维持体内酸碱相对稳定的过程,称为酸碱平衡。

酸碱平衡的调节主要依靠以下 3 种途径实现。①体液中的缓冲系统:血浆缓冲系统主要由弱酸和相应的碱基对组成,最重要的缓冲对为[HCO_3^-]/[H_2CO_3]。[HCO_3^-]的正常值为 24 mmol/L,[H_2CO_3]的正常值为 1.2 mmol/L,两者比值为 20:1,只要此比值保持在 20:1,不论[HCO_3^-]和[H_2CO_3]的绝对值有何变化,血浆 pH 值仍能维持 7.40。其缓冲能力强,缓冲量有限,中和酸后形成的 CO_2 经肺呼出。②肺的调节作用:肺通过对 CO_2 排出量的增加或减少,调节血液中碳酸浓度。正常人肺每日可呼出 1 kg CO_2。③肾的调节作用:肾在酸碱平衡的调节中起重要作用。通过排出固定酸和过多的碱性物质维持正常血浆[HCO_3^-]浓度,保持 pH 值稳定。

病理情况下可因酸碱超负荷、严重不足或调节机制障碍,导致体内酸碱稳态破坏,形成不同形式的酸碱失调,称为酸碱平衡紊乱或酸碱失衡。原发性的酸碱平衡失调可分为代谢性酸中毒、代谢性碱中毒、呼吸性酸中毒和呼吸性碱中毒 4 种。有时可同时存在两种以上的原发性酸碱失调,此即为混合型酸碱平衡失调。判断酸碱平衡紊乱的基本原则包括:①以 pH 值判断酸中毒或碱中毒;②以原发因素判断是呼吸性还是代谢性失衡;③根据代偿情况判断是单纯性还是混合性酸碱失衡(表 4-6)。

表 4-6　酸碱失衡的实验室数据

分类	动脉血气分析						
	pH 值	$[HCO_3^-]$	PaO_2	$PaCO_2$	K^+	Ca^{2+}	Cl^-
代谢性酸中毒	↓	↓	正常	正常	↑	正常	↓
呼吸性酸中毒	↓	↑	↓	↑	↑	正常	↑
代谢性碱中毒	↑	↑	正常	↑	↓	↓	↓
呼吸性碱中毒	↑	↓	正常	↓	↓	↓	↑

(一)代谢性酸中毒

1. 概述　代谢性酸中毒(metabolic acidosis)是指体内酸性物质积聚或产生过多,或 $[HCO_3^-]$ 丢失过多导致的酸碱平衡失调。外科临床最常见。常见病因:①碱性物质丢失过多,见于腹泻、肠瘘、胆瘘和胰瘘等;②酸性物质过多,失血性及感染性休克致急性循环衰竭、组织缺血缺氧发生乳酸性酸中毒,这在外科很常见,糖尿病或长期不能进食,体内脂肪分解过多,可形成大量酮体,引起酮体酸中毒,抽搐、心搏骤停等也能同样引起体内有机酸的过多形成;③肾功能不全。

2. 临床表现

(1)症状体征:轻度代谢性酸中毒可无明显症状。重症患者可有疲乏、眩晕、嗜睡,可有感觉迟钝或烦躁。最明显的表现是呼吸变得又深又快,呼吸肌收缩明显。呼吸频率有时可高达 40 ～ 50 次/min,呼出气带有酮味。患者面颊潮红,心率加快,血压常偏低。可出现腱反射减弱或消失、神志不清或昏迷。患者常可伴有缺水的症状。代谢性酸中毒可降低心肌收缩力和周围血管对儿茶酚胺的敏感性,患者容易发生心律不齐、急性肾功能不全和休克。

(2)辅助检查:血 pH 值和 $[HCO_3^-]$ 明显下降。代偿期的血 pH 值可在正常范围,但 $[HCO_3^-]$、碱剩余(base excess, BE)和 $PaCO_2$ 均有一定程度的降低。

(二)代谢性碱中毒

1. 概述　代谢性碱中毒(metabolic alkalosis)是由于体内 $[H^+]$ 丢失或 $[HCO_3^-]$ 增多引起。常见病因:①胃液丧失过多,这是外科患者发生代谢性碱中毒的最常见的原因,如严重呕吐、长期胃肠减压等;②碱性物质摄入过多,见于长期服用碱性药物、大量输注库存血;③缺钾、低钾血症;④利尿剂的作用。

2. 临床表现

(1)症状体征:轻度易被原发疾病症状掩盖,一般无明显症状。有时可有呼吸变浅变慢,或精神神经方面的异常,如焦虑、激动、抽搐、精神错乱、嗜睡或谵妄等。可伴有低钾血症、低钠血症、低钙血症和缺水的表现。严重时可因脑和其他器官的代谢障碍而发生昏迷。

(2)辅助检查:失代偿时,血 pH 值(>7.45)和 $[HCO_3^-]$ 明显增高,$PaCO_2$ 正常。代偿期血液 pH 值可基本正常,但 $[HCO_3^-]$ 和碱剩余均有一定程度的增高。可伴有低氯血症和低钾血症。

(三)呼吸性酸中毒

1. 概述 呼吸性酸中毒(respiratory acidosis)系指肺泡通气及换气功能减弱,不能充分排出体内生成的 CO_2,以致血液 $PaCO_2$ 增高,引起高碳酸血症。呼吸性酸中毒往往同时存在缺氧,两者相互交叉,互为因果。常见病因:①全身麻醉过深、镇静剂过量、中枢神经系统损伤、气胸、急性肺水肿和呼吸机使用不当等,上述原因均可明显影响呼吸,通气不足,引起急性高碳酸血症;②另外,肺组织广泛纤维化、重度肺气肿等慢性阻塞性肺部疾患,各种原因所致的急性呼吸窘迫综合征(ARDS)、胸廓畸形等,有换气功能障碍或肺泡通气-灌流比例失调,都可引起 CO_2 在体内潴留,导致高碳酸血症。外科患者如果合并这些肺部慢性疾病,在手术后更容易产生呼吸性酸中毒。

2. 临床表现

(1)症状体征:主要表现为呼吸困难和换气不足,患者可有胸闷、呼吸困难、躁动不安等,因换气不足致缺氧,可有头痛、发绀。随酸中毒加重,可有血压下降、谵妄、昏迷等。脑缺氧可致脑水肿、脑疝甚至呼吸骤停。

(2)辅助检查:血 pH 值明显下降,$PaCO_2$ 增高,血 $[HCO_3^-]$ 可正常。慢性呼吸性酸中毒时,血液 pH 值下降(<7.35)不明显,$PaCO_2$ 增高[>6 kPa(45 mmHg)],血 $[HCO_3^-]$ 随 $PaCO_2$ 升高而升高。

(四)呼吸性碱中毒

1. 概述 呼吸性碱中毒(respiratory alkalosis)是由于肺泡通气过度,体内生成的 CO_2 排出过多,以致体内 $[HCO_3^-]$ 减少,血 $PaCO_2$ 降低,血 pH 值上升,最终引起的低碳酸血症。凡是引起过度通气,使体内二氧化碳丢失过多的因素均可导致呼吸性碱中毒。常见原因有癔症、高热、中枢神经系统疾病、疼痛、创伤、低氧血症、呼吸机辅助通气过度等。

2. 临床表现

(1)症状体征:多数患者有呼吸急促表现。引起呼吸性碱中毒之后,患者可有眩晕、手、足和口周麻木和针刺感,肌震颤及手足抽搐,常有心率加快。危重患者发生急性呼吸性碱中毒常提示预后不良,或将发生急性呼吸窘迫综合征。

2)辅助检查:血 pH 值>7.45,$PaCO_2$<4.67 kPa(35 mmHg),血 $[HCO_3^-]$ 下降。

(五)混合型酸碱平衡紊乱

1. 概述 同一患者有两种或 3 种不同类型的单纯型酸碱平衡紊乱(ABD)同时发生,称为混合型酸碱平衡紊乱。在这种情况下,机体的病理改变很复杂,临床表现也不典型,以致在诊断时比较困难。混合型酸碱平衡紊乱包括二重酸碱平衡紊乱和三重酸碱平衡紊乱。二重酸碱平衡紊乱可以有不同的组合形式,通常将两种酸中毒或两种碱中毒合并存在,使 pH 值向同一方向移动的情况称为酸碱一致型或酸碱相加型酸碱平衡紊乱,而将一种酸中毒与一种碱中毒合并存在,使 pH 值向相反方向移动时,称为酸碱混合型或酸碱相消型酸碱平衡紊乱。由于同一患者不可能同时存在呼吸性酸中毒和呼吸性碱中毒,因此,三重酸碱平衡紊乱只存在两种类型。判断酸碱平衡紊乱的基本原则包括:①以 pH 值判断酸中毒或碱中毒;②以原发因素判断是呼吸性还是代谢性失衡;③根据代偿情况判断是单纯性还是混合性酸碱失衡。

2.临床表现

(1)临床分型:①双重性酸碱失衡(呼吸性代谢性混合型、代谢混合型);②三重性酸碱失衡(呼吸性酸中毒+代谢性酸中毒+代谢性碱中毒、呼吸性碱中毒+代谢性酸中毒+代谢性碱中毒)。

(2)血气变化特点:①相加性混合型酸碱失衡,两因素变化方向相反,pH值明显不正常;②相消性混合型酸碱失衡,两因素变化方向一致(代谢性酸中毒+代谢性碱中毒除外),pH值变化可不变,可正常,偏高或偏低;③混合型酸碱失衡,代偿因素的变化程度均已超过正常代偿范围。

(3)临床常见的类型:①代谢性酸中毒合并呼吸性碱中毒,可见于革兰氏阴性菌脓毒血症患者。由于严重感染影响组织灌流,造成组织缺氧,产生乳酸积聚,导致代谢性酸中毒;又由于感染等因素使通气过度,以致发生呼吸性碱中毒。②代谢性酸中毒合并代谢性碱中毒,肾功能不全或糖尿病酸中毒的患者伴有严重呕吐或治疗时应用[HCO_3^-]太多,则可发生代谢性酸中毒合并代谢性碱中毒的现象;③呼吸性酸中毒合并代谢性碱中毒,常见于严重肺部疾病或慢性肺源性心脏病的患者。有不同程度的CO_2潴留(存在呼吸性酸中毒),如果患者发生反复呕吐,或多次使用碱化利尿剂,使体内[HCO_3^-]增多,则发生代谢性碱中毒。④混合性酸碱中毒,呼吸性酸中毒和代谢性酸中毒合并发生可见于心搏骤停的患者或有严重肺水肿的患者。由于通气障碍使CO_2在体内积聚而导致高碳酸血症,组织灌流不足又引起乳酸性酸中毒。

(六)酸碱平衡紊乱患者监护要点

1.严密监测患者病情变化　监测生命体征、意识和瞳孔的变化;观察呼吸频率、节律、深浅、气味的变化,注意皮肤有无潮红或发绀。收集水、电解质及酸碱平衡紊乱的临床表现和实验室检查资料;严密监测尿量、记录24 h出入量;监测神经-内分泌、心、肺、肾、肝、脑等器官功能。严格监测治疗中动脉血气分析指标的动态变化,防止纠正酸中毒或纠正碱中毒过度,导致病情恶化。一般严重患者可每1 h复查1次,病情平稳者每日2～3次。

2.加强对症处理　积极协助医生处理原发疾病。建立静脉通路,遵医嘱给以扩容、纠酸、血管活性药和退热镇静等处理,安排好补液的顺序。同时积极抗感染治疗,做好降温和保暖的护理。

3.补液纠正酸中毒　根据出入量平衡原则及时补充足够液体量,一般以等张液体补充为宜。代谢性酸中毒严重者配合医生应用碱性溶液治疗。

4.补充电解质　切忌补液速度和血钠浓度升高速度过快,以免水分转移太快导致脑细胞损伤。根据病情和医嘱,随时调整补液的量和速度,输入速度适当控制,以免引起高钠血症,一般首次给计算量的1/3～1/2,以后根据情况补充。非严重性代谢性酸中毒不要求立即快速纠正。

5.指导患者维持有效的呼吸　代谢性酸中毒患者,要有意识地控制呼吸;代谢性碱中毒患者,应鼓励患者呼吸;呼吸性酸中毒的患者,要定时深呼吸、咳嗽;呼吸性碱中毒患者,呼吸频率应减慢并加深加强,避免做增加氧需求量的活动,以减少呼吸频率。必要时进行给氧或辅助呼吸。

6.预防并发症　严密观察各个内脏器官的功能情况,积极对各内脏器官提供支持治疗,避免多器官功能衰竭等并发症的发生。

7.加强饮食护理　根据出入量和电解质的情况调整患者的饮食安排。

8.做好心理护理　做好患者及家属的心理调节,观察患者在应激状态下的心理需求,不断给予其鼓励和安慰。

（王幼琳　师玉晶　贾汝福）

第八节　多器官功能障碍综合征患者的监护

一、概　述

多器官功能障碍综合征(multiple organ dysfunction syndrome,MODS),主要是指机体在遭受严重创伤、感染、中毒、大面积烧伤、急诊大手术等损害24 h后,同时或序贯出现的2个或2个以上内脏器官功能失常以致衰竭的临床综合征。此综合征在概念上强调:①原发致病因素是急性的;②表现为多发的、进行的、动态的器官功能不全;③器官功能障碍是可逆的,可在其发展的任何阶段进行干预治疗,功能可望恢复;④一些病因学上互不关联的疾病,同时发生内脏器官功能衰竭,虽也涉及多个内脏器官,但不属于 MODS 的范畴。

随着医学进步及危重病患者治愈率的提高,MODS 的威胁也日渐突出,已成为 ICU 内导致患者死亡最主要的原因之一,是创伤及感染后最严重的并发症,直接影响着严重创伤伤员的预后。目前,它是近代急救医学中出现的新的重大课题,其病因复杂、防治困难、死亡率极高,是当今国际医学界共同瞩目的研究热点,更是良性疾病患者死亡的最直接、最重要的原因之一。

二、病　因

引起多器官功能障碍的病因很多,往往是综合性的,多因素的。

1.严重创伤、烧伤和大手术后　MODS 最早发现于大手术后,严重创伤、烧伤及大手术后患者,在有无感染的情况下均可发生 MODS,常引起肺、心、肾、肝、消化道和造血系统等器官功能的衰竭。

2.低血容量休克　各脏器常因血流不足而呈低灌流状态,组织缺血、缺氧,导致各器官的功能损害,尤其是创伤大出血和严重感染引起的休克更易发生 MODS。

3.败血症及严重感染　败血症时菌群紊乱、细菌移位及局部感染病灶是产生 MODS的主要原因之一,临床上以腹腔脓肿、急性坏死性胰腺炎、化脓性梗阻性胆管炎、绞窄性肠梗阻等更易导致肺、肝、肾及胃肠道等内脏器官功能的衰竭。

4.大量输液、输血及药物使用不当　大量输液容易引起急性左心功能衰竭、肺间质水肿;大量输血后微小凝集块可导致肺功能障碍,凝血因子的缺乏能造成出血倾向;去甲肾上腺素等血管收缩药物的大剂量使用,加重了微循环障碍;长期大量使用抗生素亦能引起肝、肾功能损害及菌群紊乱;大剂量激素的应用易造成免疫抑制、应激性溃疡出血、继发感染等不良反应。

6.毒物中毒   急性化学性中毒通常通过呼吸道侵入人体内,急性期时可出现全身炎症反应综合征(systemic inflammatory response syndrome,SIRS)和急性呼吸窘迫综合征(ARDS),主要表现在肺衰竭,最终出现其他器官的损伤而导致 MODS。

7.诱发因素   诱发 MODS 的危险因素不仅与原发伤、原发病及手术有关,而且还与年龄、营养等因素有关(表 4-7)。

表 4-7   诱发 MODS 的主要高危因素

高危因素 1	高危因素 2	高危因素 3
复苏不充分或延迟复苏	营养不良	创伤严重度评分(ISS)≥25
持续存在感染病灶	肠道缺血性损伤	使用抑制胃酸药物
持续存在炎性病灶	外科手术意外事故	大量反复输血
基础内脏器官功能失常	糖尿病	恶性肿瘤
年龄≥55 岁	应用肾上腺皮质激素	嗜酒、高乳酸血症

ISS:injury severity score

三、临床表现与治疗

(一)临床表现

1.循环不稳定   由于多种炎性介质对心血管系统均有作用,故循环是最易受累的系统。几乎所有病例至少在病程的早、中期会出现"高排低阻"的高动力型的循环状态。心排血量可达 10 L/min 以上,外周阻力低,并可因此造成休克而需要用升压药来维持血压。但这类患者实际上普遍存在心功能损害。

2.高代谢   全身感染和 MODS 通常伴有严重营养不良,其代谢模式有 3 个突出特点:①持续性的高代谢,代谢率可达到正常的 1.5 倍以上。②耗能途径异常,在饥饿状态下,机体主要通过分解脂肪获得能量,但在全身性感染,机体则通过分解蛋白质获得能量;糖的利用受到限制;脂肪利用可能早期增加,后期下降。③对外源性营养物质反应差,补充外源营养并不能有效地阻止自身消耗,提示高代谢对自身具有"强制性",又称"自噬代谢"。高代谢可以造成严重后果。首先,高代谢所造成的蛋白质营养不良将严重损害器官的酶系统的结构和功能;其次,支链氨基酸与芳香族氨基酸失衡可使后者形成伪神经介质进一步导致神经调节功能紊乱。

3.组织细胞缺氧   高代谢和循环功能紊乱往往造成氧供和氧需不匹配,因此,使机体组织细胞处于缺氧状态,临床主要表现是"氧供依赖"和"乳酸性酸中毒"。

4.MODS 的临床分期和临床表现   见表 4-8。

表 4-8　MODS 的临床分期和临床表现

临床表现	1 期	2 期	3 期	4 期
一般情况	正常或轻度烦躁	急性病态,烦躁	一般情况差	濒死感
循环系统	需补充容量	容量依赖性高动力学	休克,心排血量↓,水肿	依赖血管活性药物维持血压,水肿,混合静脉血氧饱和度↑
呼吸系统	轻度呼吸性碱中毒	呼吸急促,呼吸性碱中毒,低氧血症	急性呼吸窘迫综合征,严重低氧血症	呼酸,气压伤,高碳酸血症
肾	少尿,利尿剂有效	肌酐清除率↓,轻度氮质血症	氮质血症,有血液透析指征	少尿,透析时循环不稳定
胃肠道	胃肠道胀气	不能耐受食物	应激性溃疡,肠梗阻	腹泻、缺血性肠炎
肝	正常或轻度胆汁淤积	高胆红素血症,凝血酶原时间延长	临床黄疸	氨基转移酶↑,重度黄疸
代谢	高血糖,胰岛素需求↑	高分解代谢	代谢性酸中毒,血糖升高	骨骼肌萎缩,乳酸酸中毒
中枢神经系统	意识模糊	嗜睡	昏迷	昏迷
血液系统	正常或轻度异常	血小板↓,白细胞↑或↓	凝血功能异常	不能纠正的凝血功能障碍

5. 诊断标准　①呼吸衰竭,呼吸>28 次/min;PaO_2<8 kPa(60 mmHg);PCO_2>6.67 kPa(50 mmHg);PaO_2/FiO_2≤26.67 kPa(200 mmHg);$P(A-a)DO_2(FiO_2 1.0)$>226.67 kPa(200 mmHg);胸片显示肺泡实变≥1/2 肺野(具备其中 3 项或 3 项以上)。②肾功能衰竭,出现少尿或无尿,血清肌酐、尿素氮水平增高,超出正常值 1 倍以上。③心力衰竭,收缩压<10.67 kPa(80 mmHg),持续 1 h 以上;心排血指数(cardiac index,CI)<2.6 L/(min·m²);室性心动过速;心室颤动;高度房室传导阻滞;心搏骤停复苏后(具备其中 3 项或 3 项以上)。④肝功能衰竭,总胆红素>34 μmol/L;肝氨基转移酶较正常升高 2 倍以上;凝血酶原时间>20 s;有或无肝性脑病。⑤DIC,血小板<100×10⁹/L;凝血酶原时间和部分凝血酶原时间延长 1.5 倍,且纤维蛋白原降解产物增加;全身出血表现。⑥脑衰竭,Glasgow 评分低于 8 分为昏迷,低于 3 分为脑死亡。

(二)治疗

1. 治疗原则　①尽快进行有效的抢救、清创,防止感染,防止缺血再灌注损伤,采用各种支持治疗;②减轻应激反应,减轻和缩短高代谢和肾上腺皮质激素受体的幅度和持续时间;③重视患者的呼吸和循环,及早纠正低血容量和缺氧;④防止感染是预防 MODS 的重要措施;⑤尽可能改善患者的全身营养状况;⑥及早治疗任何一个首发的器官功能衰竭。

2. 主要治疗措施

(1)早期液体复苏,防止缺血-再灌注损伤:①纠正显性失代偿休克,及时补充血容量,心源性休克要限制液体,并使用强心和扩张血管药治疗;②防止隐性代偿性休克发生,早期对患者实施胃黏膜 pH 值监测；③抗氧化剂和氧自由基清除剂的使用，用药原则是早期和足量使用。

（2）防治病因，控制感染：①合理应用抗生素；②尽量减少侵入性诊疗操作；③加强病房管理；④提高患者的免疫功能；⑤选择性消化道脱污染。

（3）外科处理：早期清创是预防感染最关键的措施。对已有的感染，只要有适应证，外科处理是最直接、最根本的治疗方法，如伤口的清创，脓腔的引流，坏死组织的清除，空腔脏器破裂的修补、切除或转流（如肠造口）。对 MODS 患者应当机立断，在加强内脏器官功能支持的同时尽快手术，以至丧失最后的机会。对危重患者，选择简单、快捷的手术方式，以迅速帮助患者摆脱困境。

（4）循环支持：①维持有效血容量；②支持有效心脏功能。

（5）呼吸支持：①保持气道通畅；②氧气治疗；③机械通气：尽早使用机械通气，呼吸末正压是较理想的方法，但要注意血流动力学方面的变化。

（6）肾功能支持：总原则是扩张血管，维持血压，但要避免使用缩血管药物，以保证肾的血流灌注。

（7）肝功能支持：①补充足够的热量及能量合剂（辅酶 A／ATP），维持正常血容量，纠正低蛋白血症；②控制全身性感染，及时发现和去除感染灶，在抗生素的选择上应避免选择对肝毒性大的抗生素；③肝支持疗法，有条件的医院可开展人工肝透析、肝移植等技术。

（8）营养和代谢支持：①增加能量总供给，通常需要达到普遍患者的 1.5 倍左右，用能量测量计测量；②提高氮与非氮能量的摄入比，由通常的 1∶150 提高到 1∶120；③尽可能地通过胃肠道摄入营养。

（9）其他：①纠正酸碱失衡，在失代偿期则考虑应用碱性药物；②防治应激性溃疡；③防治 DIC。

四、监护要点

（一）MODS 的监测

MODS 发病急、病程进展快、死亡率高，但通过临床监测，可及早发现可能出现的器官功能异常，早期干预，采取有效措施，则可减缓或阻断病程的发展，提高抢救成功率。加强系统、器官功能监测的目的就在于尽早发现 MODS 患者器官功能紊乱，及时纠正，使功能损害控制到最低程度。

1. 呼吸功能监测　①观察呼吸的频率、节律和幅度；②呼吸机械力学监测，包括潮气量、每分通气量、肺泡通气量、气道压力、肺顺应性、呼吸功、肺泡通气血流之比（VA／Q）等；③血气分析，包括动脉血氧分压（PaO_2）、动脉血二氧化碳分压（$PaCO_2$）、[HCO_3^-]、pH 值、BE 等；④氧耗量（oxygen consumption，VO_2）、氧输送量（oxygen delivery，DO_2）；⑤呼吸末正压通气时监测肺毛细血管嵌压。

2. 循环功能监测　①心肌供血：心电监护、监测血氧饱和度（SpO_2）、定时行 12 导联心电图检查；②前负荷：中心静脉压、肺毛细血管楔压；③后负荷：肺循环的总阻力指数、体循环的总阻力指数；④心肌收缩力：心排血指数、左心室每搏功能指数等。

3. 肾功能监测 ①尿液监测:包括尿量、尿比重、尿钠、尿渗透压、尿蛋白等;②生化检查:尿素氮、肌酐、渗透清除量、自由水清除率等。

4. 内环境监测 ①酸碱度,包括血 pH 值、血乳酸等;②电解质,包括钾、钠、钙、镁、磷等;③血浆晶体渗透压、血浆胶体渗透压、血糖、血红蛋白、血细胞比容等;④胃黏膜 pH 值。

5. 肝功能监测 测定血清胆红素、丙氨酸氨基转移酶、门冬酸氨基转移酶等。

6. 凝血功能监测 血小板计数、凝血时间、纤维蛋白原Ⅶ、凝血因子Ⅴ、凝血酶原等,有利于早期发现和处理 DIC。

(二) MODS 的监护

1. 病情观察

(1)体温:MODS 多伴各种感染,体温常常升高,当严重感染时,体温可高达 40 ℃ 以上,而体温低于 35 ℃ 以下,提示病情十分严重,常是危急或临终表现。

(2)脉搏:观察脉搏快慢、强弱、规则情况,注意有无交替脉、短绌脉、奇脉等表现,尤其要重视细速和缓慢脉搏现象,常常提示心功能衰竭。

(3)呼吸:注意观察呼吸的快慢、深浅、规则等,观察有无深大 Kussmaul 呼吸、深浅快慢变化的 Cheyne-Stokes 呼吸、周期性呼吸暂停的 Biot 呼吸、胸或腹壁出现矛盾活动的反常呼吸以及点头呼吸等,这些常是危急或临终的呼吸表现。

(4)血压:血压能反应器官的灌注情况,尤其血压低时注意重要器官的保护。

(5)心电监测:观察心率、心律和心律失常心电图表现并及时处理。

(6)意识:注意观察意识状况及昏迷程度,昏迷患者每班给予格拉斯哥评分。

(7)尿:注意尿量、色、比重、酸碱度和血尿素氮、肌酐的变化,警惕非少尿性肾功能衰竭。

2. 心理护理 了解患者心理状况和需求后给予相应的护理措施,建立良好的护患关系,能获得患者的信任,使患者树立战胜疾病的信心,积极配合治疗和护理。

3. 特殊监测的护理 如动脉血压、中心静脉压监测,在护理此类管道时严格无菌操作原则;保证压力传感器在零点;定时肝素化冲洗管路,保证其通畅;随时观察参数变化及时与医生取得联系。

4. 安全护理 要注意保护好管道,防止管道脱落和患者意外受伤显得非常重要,尤其在 ICU 病房,根据病情给以患者适当的约束,注意各种管道的刻度和接头情况。

5. 人工气道和机械通气的护理 保持呼吸道通畅,及时吸取气道分泌物,掌握吸痰时机和技巧;注意呼吸道湿化,常用的方法有呼吸机雾化、气道内直接滴注、湿化器湿化等;机械通气时注意血气分析结果给以调整呼吸机参数,长期使用时,每周更换管道并消毒。

6. 各种导管的护理 如鼻胃管、尿管和引流管等,护士(师)要注意保持导管的通畅,同时注意导管护理,严格无菌操作,防止导管相关感染。

7. 预防感染 MODS 时机体免疫功能低下,抵抗力差,易发生感染,尤其是肺部感染,应给予高度重视。压疮是发生感染的另一途径。为此,MODS 患者最好住单间房间,严格无菌操作,防止交叉感染。注意呼吸道护理,定时翻身,有利于呼吸道分泌物咳出和

ARDS 的治疗;空气要经常流通,定时消毒,医护人员注意洗手,杜绝各种可能的污染机会。

(魏　力　李书砚)

第九节　手术患者疼痛的监护

一、概　述

(一)疼痛的概念

疼痛是各种形式的伤害性刺激作用于机体所引起的一系列痛苦的不舒适的反应,常伴有不愉快的情绪活动和个体防御反应。疼痛包含两重意思,一是伤害性刺激作用于机体所产生的痛感;另一是个体对伤害性刺激的痛反应,带有强烈的感情色彩。不仅表现出一系列的躯体运动反应和自主神经内脏反应,还伴随复杂的心理活动。疼痛不仅是一种客观的体征,也是一种主观感受或经历。

在围术期和危重症患者中,疼痛更是非常普遍。避免疼痛、消除疼痛或缓解疼痛是人类的基本需要,也是护理人员的重要职责之一。因此,护理工作中应重视患者的自我感受,将疼痛患者视为独特的个体对待。

(二)疼痛的分类

1.根据疼痛的程度分类　①轻度疼痛:疼痛轻微而局限,常伴有其他不良感觉,如酸麻、沉重感等。②中度疼痛:疼痛比较剧烈,有较明显的痛反应。③重度疼痛:疼痛难以忍受,有强烈的痛反应。

2.根据持续的时间分类　①急性疼痛:发病急,持续时间较短,有明确的起始时间。②慢性疼痛:持续 3 个月以上的疼痛,并由于心理因素干扰使病情复杂化,临床上较难控制。

3.根据疼痛的性质分类　①钝痛:酸痛、胀痛、闷痛。②锐痛:刺痛、切割痛、灼痛、绞痛、撕裂样痛、爆裂样痛、钻顶样痛。③其他:跳痛、压榨样痛、牵拉样痛。

(三)疼痛对机体的影响

1.循环系统　轻度疼痛使交感神经兴奋,血中儿茶酚胺升高,心率加快,心肌氧耗量增加,肾上腺皮质分泌醛固酮,并激活肾素-血管紧张素系统,使得血管收缩,外周阻力,增加血压升高。剧烈疼痛可造成心跳减慢,甚至发生虚脱、休克。疼痛常限制患者活动,使血流缓慢,血液黏滞度增加,对于深静脉血栓的患者,可能进一步加重原发疾病。

2.呼吸系统　剧烈疼痛可导致呼吸浅促,甚至呼吸困难直至呼吸暂停。涉及胸壁病变的疼痛,即使是轻中度疼痛,也因患者害怕疼痛加重不敢自主呼吸而致肺活量降低,肺换气减少,使得肺部并发症增加。

3.消化系统　疼痛引起交感神经兴奋,反射性抑制胃肠道功能,患者出现食欲减退、恶心、呕吐等。

4.泌尿系统　疼痛时交感神经兴奋,醛固酮和抗利尿激素分泌增加,尿量减少,患者也可因疼痛出现排尿困难、尿潴留等。

5.神经内分泌系统　疼痛刺激交感神经兴奋,儿茶酚胺释放增多,从而进一步增强内分泌功能,如胰高血糖素、肾上腺皮质激素、抗利尿激素、甲状腺素等分泌增加,导致分解代谢增加、高血糖、负氮平衡。

6.心理障碍　疼痛者会表现出退缩、抑郁、愤怒、依赖、挫折感等不良情绪,注意力不能集中,休息和睡眠受到影响,其工作和社交等活动也受到影响。

7.其他　如疼痛可使淋巴细胞减少,机体抵抗力下降,免疫机制改变。疼痛也可使血小板黏滞性增加,功能降低,导致机体处于高凝状态,易导致血栓形成。

(四)影响疼痛的因素

1.社会文化因素　不同的社会文化背景使人对疼痛的感受、耐受力和表达有所不同。在推崇勇敢和忍耐精神的文化氛围中,人们更善于耐受疼痛。

2.既往经历　过去曾反复经受疼痛折磨的人会对疼痛产生恐惧心理,当再次面临疼痛时,对疼痛的敏感性会增强。他人的疼痛经历也对其他人有一定作用。例如,同一病室的患者在术后疼痛十分严重,还未进行手术的患者会预感自己术后也会如此,从而使其对术后疼痛的反应增强。

3.情绪因素　恐惧、焦虑、悲伤、失望或不耐烦往往能加剧疼痛的程度,疼痛感加重的结果又使情绪恶化,从而形成恶性循环。反之,愉快、兴奋、有信心时会减轻疼痛。

4.注意力的影响　在某些方面的注意力高度集中时,疼痛会减轻甚至消失。

5.个人心理因素　性格外向和稳定者的疼痛阈较高、耐受性较强,而性格内向和较神经质的人则对疼痛较不耐受。

6.医源性影响　医护人员不适当的语言和表情可增加患者的焦虑、抑郁或恐惧等情绪,从而使痛感增加。如果在进行有创伤性的诊疗或护理活动之前,告诉患者可能出现的疼痛以及医护人员将采取的止痛措施,会对减轻疼痛起重要作用。

7.年龄因素　由于儿童对疼痛发生的原因不能够正确理解,因而疼痛经历会激起其恐惧和愤怒情绪。较小的儿童常不能很好地表达疼痛的感受,医护人员应对他们的疼痛给予足够的重视。老年人对疼痛的敏感性有时会增加。

二、疼痛的临床评估

(一)一般资料

主要包括年龄、职业、医疗诊断、生活习惯、嗜好、文化程度、社会背景、性格等。

(二)疼痛的部位和范围

多数情况下,疼痛的部位就是病变或损伤的部位,因此,评估疼痛时一定要了解其部位和范围,同时还应了解疼痛部位是否在不同情况下有所变化,是否几处同时疼痛,相互关系如何。有时患者在描述时可能遇到困难,尤其对有语言表达困难的危重症患者,护士(师)可利用绘图的方法,让患者在人体图上画出,这样既节省询问的时间,也可以提高准确性。

(三)疼痛的程度

疼痛程度的评估主要根据患者自身的主观描述。护士(师)可以根据患者的实际情况选择适宜的评估工具测评患者的疼痛程度。

1.11 点数字评分法　　采用 0~10 级评分,代表从没有疼痛到极度疼痛(图 4-1)。

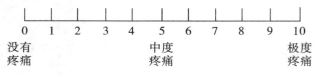

图 4-1   11 点数字评分法

2. 视觉模拟评分法　　画一条长 10 cm 的直线,两端标明"0"和"10",0 代表无痛,10 代表最严重的疼痛,让患者在直线上标明自己的疼痛位置,然后用直尺测量起点至标注点的距离,此长度即为患者的疼痛评分制。此法与数字法相比更为敏感可靠,因此应用更普遍。

3. 描述式疼痛评估工具　　此工具分 0~5 级。0 级为没有疼痛;1 级为轻度疼痛,可以忍受,能正常生活睡眠;2 级为中度疼痛,睡眠受到一些干扰,需要用止痛药;3 级为重度疼痛,睡眠受到干扰,需要用麻醉止痛剂;4 级为非常严重的疼痛,睡眠受到较重干扰,伴有其他症状;5 级为无法忍受的疼痛,睡眠受到严重干扰,伴有其他症状或被动体位(图 4-2)。

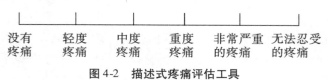

图 4-2   描述式疼痛评估工具

4. 面部表情疼痛测量图　　用不同面部表情代表不同程度的疼痛。面容 0 代表没有疼痛,面容 1 为极轻微疼痛,面容 2 为疼痛稍明显,面容 3 为疼痛显著,面容 4 为重度疼痛,面容 5 为最剧烈疼痛。此法适用于儿童(图 4-3)。

图 4-3   面部表情疼痛测量图

5. Prince-Henry 评分法　　主要用于胸腹部大手术后和气管切开或插管患者不能说话

者。术前训练患者用手势表示疼痛的程度。从 0 到 4 分,0 分为咳嗽时无疼痛;1 分为咳嗽时才有疼痛;2 分为深呼吸时有疼痛,安静时无疼痛;3 分为静息状态下即有疼痛,但较轻,可以忍受;4 分为静息状态下即有剧烈疼痛,难以忍受。

(四)疼痛的性质

了解疼痛的性质有助于判断疼痛产生的原因。但是,由于疼痛是一种主观感受,受多种因素影响,有时患者可能难以表达清楚。

(五)其他

疼痛开始发作的时间、持续时间、停止时间、疼痛变化规律、伴随症状、加重或缓解疼痛的因素、疼痛对患者的影响,以及以往使用过处理疼痛的方法和效果等。

三、疼痛的治疗

治疗疼痛应采取积极的、个体化治疗方案。最好在疼痛发生或加重前就给药。例如,对术后患者,应按常规定时给药,而不是采用必要时的用药方法。

(一)非药物止痛

1.解除焦虑　尽量陪伴患者,采取同情和愿意倾听的态度。鼓励患者倾诉,让患者明确忍受疼痛是不必要的。学习一些预防及减轻疼痛的技巧,让其具有自我控制能力。在执行可能引起疼痛的任何操作前都应告诉患者。

2.转移注意力　例如采用交谈、阅读、听收音机或看电视等方法转移患者的注意力,对于缓解较轻度的疼痛有效。

3.物理治疗　常用方法有电疗、光疗、磁疗、石蜡疗法等。

4.其他方法　如针灸、按摩、冷热敷等也可缓解疼痛。适当体位和调整引流管位置等对缓解疼痛也有一定作用。

(二)药物止痛

1.药物种类

(1)解热镇痛消炎药:如阿司匹林、吲哚美辛等,主要通过减少前列腺素合成达到止痛作用。适用于轻至中度疼痛的控制,如头痛、牙痛、肌肉关节痛等,对创伤性疼痛和内脏痛无效。

(2)麻醉性止痛药:如吗啡、哌替啶、芬太尼、布桂嗪(强痛定)、可待因等,属中枢性麻醉镇静药,可能通过药物与不同脑区的阿片受体相结合,形成突触前抑制而发挥镇痛作用,镇痛作用直接作用于中枢,效果强,但易成瘾、耐受。最严重的不良反应是呼吸抑制,其他的不良反应还有恶心、皮肤瘙痒、便秘等。一般用于缓解中度至重度疼痛。

(3)其他辅助药物:如抗抑郁药、抗焦虑药、抗惊厥药和肾上腺皮质激素等药物。

2.给药方法

(1)给药途径:常用的给药途径有口服、肌内注射及静脉注射 3 种。此外,还可以椎管内给药。

（2）给药者：传统止痛方法是护士（师）根据医嘱按时间表或按需给患者药物，优点是护士（师）评估疼痛程度，减少药物滥用；协助监测，避免不良反应；缺点是常常无法有效治疗疼痛。患者自控式止痛法是一种患者能自行操作的止痛技术，患者利用一电子仪控制的注药泵，自己调整注药的剂量和频率。

该方法优点包括：①镇痛药物的使用更及时、迅速；②消除患者对镇痛药物需求的个体差异，提高疼痛缓解程度和患者满意度；③减少剂量相关性不良反应的发生；④减少医护人员的工作量。

（3）使用药物止痛时的注意事项：①在给止痛剂之前，护士（师）应了解药物的基本作用、使用剂量、给药途径、不良反应和注意事项；②在患者诊断未明确前，不能随意使用止痛药，以免延误病情；③在疼痛前给药，开始时剂量较大，以后改为维持量，可多种止痛剂联合应用；④如果非麻醉性止痛药能够解除疼痛，就不要使用麻醉性药物；⑤不同的患者可能需要不同剂量的止痛药，而且每个人对药物作用的反应也会不同；⑥应用止痛药物的过程中，应随时观察不良反应对患者的影响；⑦给药后 20～30 min 应评价和记录止痛剂的效果。

（三）止痛效果判断

1. 完全缓解　即疼痛完全消失。
2. 部分缓解　即疼痛明显减轻，睡眠基本正常，能正常生活。
3. 轻度缓解　即疼痛有所减轻，但仍感到明显疼痛，睡眠生活仍受到影响。
4. 无效　即疼痛无减轻。

四、术后疼痛的监护

术后疼痛是困扰外科手术患者的一个突出问题。据统计，75% 手术患者有比较明显的术后疼痛。既往，对术后疼痛的处理未能引起护理工作者的足够重视，患者也往往将术后切口疼痛视为术后一种不可避免的经历。随着现代护理观念的更新，术后急性疼痛引起了护理人员的高度重视，术后急性疼痛的处理已经成为护理学的重要组成部分。

（一）术后疼痛的原因

术后疼痛是机体在手术后对有害刺激的一种主观感受，术后疼痛主要分为伤口痛、躯体痛、内脏痛 3 类。引起术后疼痛的常见致痛因素有化学因素和物理因素，每一种疼痛可由多种致痛因素引起。化学因素包括内源性致痛化学物质和降低痛阈的化学物质。物理因素包括肿胀、梗阻、牵拉、痉挛、张力、撕裂、感染、炎症、压力等。

（二）术后疼痛的程度

术后疼痛的程度与手术损伤范围、切口大小、手术及麻醉时间等呈正相关，与手术部位亦有关。胸腹部手术术后疼痛最为剧烈，肛门直肠手术其次，这些部位的疼痛与肌肉痉挛有关，而头、颈、四肢和体表手术后疼痛往往相对较轻。上腹部腹腔内手术的切口一般较大，手术操作涉及范围广，部位较深，加之深呼吸和咳嗽动作均牵涉腹肌活动，手术后疼痛剧烈。胸腔内手术，因切口较长，又撑开肋间隙或切断肋骨，胸壁创伤大，手术部位邻近膈肌,正常呼吸运动胸廓与膈肌参与,术后伤口稍有疼痛感觉患者就很易察觉。

(三)术后镇痛的意义

术后镇痛不仅旨在减轻患者手术后的痛苦,而且在于提高患者自身防止围术期并发症的能力。已经证实,硬膜外镇痛能够提高大手术(如胸腹腔手术、全髋置换术等)患者围术期的安全性和出院率。术后镇痛治疗可减少术后患者体内的儿茶酚胺和其他应激性激素的释放。此外,还可通过降低患者的心率、防止术后高血压,从而减少心肌做功和氧耗量。镇痛治疗还可以减少患者自主呼吸的做功,减少术后患者对抗机械通气和胸部理疗的需求,从而减少了患者呼吸系统的并发症。在血管手术的患者,术后镇痛可避免体内高凝状态的出现,减少术后深静脉血栓的发生率。

术后疼痛引起的病理生理改变是机体对手术刺激的一系列动态反应过程,其结果对患者术后恢复产生了众多的不良影响,也是术后并发症增多和死亡率增高的重要因素,许多术后呼吸和循环系统的并发症都可能与术后伤口疼痛和应激反应有关。术后镇痛减轻或防止了机体一系列应激反应,无疑有利于患者术后恢复过程。因此,为了提高术后患者的安全性,有必要在临床常规开展术后镇痛。

(四)术后疼痛监护的特殊性

1. 治疗的非主动性　患者常认为护士(师)对他们的术后疼痛存在预见性,会在需要的时候给予必要的治疗,因而大多数患者不会主动要求进行疼痛治疗。而由于疼痛的主观属性,护士(师)认为患者一旦疼痛就会报告,只有当患者有疼痛主诉时才需要主动处理。因此,虽然术后许多患者得到了镇痛治疗,但护士(师)和患者对这些治疗的给予和接受都存在着非主动性。

2. 评估的偏差　护理人员对疼痛的认识存在偏见,经常低估患者的疼痛。护士(师)通常认为主诉多的患者比主诉少的患者经受更为剧烈的疼痛,经常要求止痛的患者遭受的疼痛程度也重。护士(师)对疼痛的评估与患者对疼痛的主诉之间往往存在较大的偏差。

3. 反应的差异性　患者对疼痛的反应常存在很大差异,而这常被医务人员忽视。护士(师)应了解疼痛反应的复杂表现和疼痛未缓解时所具有的临床表现。

4. 影响因素的多样性　患者的个体特征如性别、年龄和个人经历影响着护士(师)对患者疼痛程度和治疗需要的判断。女性常比男性接受较少的止痛药物治疗,年长者比年轻人接受止痛治疗少。

5. 疼痛知识的局限性　患者对疼痛及其治疗的观念左右着疼痛处理的有效性。患者常以为好患者应勇敢面对并承受手术所引起的疼痛,担心止痛药物产生的药物成瘾、便秘、恶心等不良反应。在这些顾虑下,约2/3的患者在主动寻求治疗时已达到严重疼痛程度。

(五)疼痛护理措施

1. 准确评估疼痛性质和程度　疼痛评估的关键之处在于疼痛的位置、程度、性质、持续时间以及间隔时间,其次包括使疼痛加剧和缓解的因素,以及疼痛发作时的周围环境。

患者的主诉是评估患者是否存在疼痛及疼痛程度的唯一可靠方法,护士(师)应避免以自己的主观设想代替患者主诉作为评估患者疼痛程度的依据。此外,由于疼痛知识的局限性,患者常忍受疼痛,护士(师)应加强对患者疼痛感受的主动询问。对于留置气管插管无法用语言表达疼痛的患者,护士(师)应注意观察患者的面部表情、眼神、头部及四肢活动等体态言语方式,了解患者的疼痛情况。

2. 选择有效镇痛措施,切实缓解疼痛　镇痛措施的选择对于保证疼痛治疗效果至关重要。当出现以下情况,护士(师)应提出建议:①医嘱所下的止痛药物剂量不足;②术后单纯用非类固醇类消炎药,以期同时发挥镇痛和消炎作用,但实际未能达到良好的镇痛效果;③术后用镇静剂进行止痛治疗,镇静剂不具有且不能增强止痛剂的止痛作用,反而增强止痛剂对患者的镇静不良反应。

3. 避免激发或加剧术后疼痛的因素　①创造安静的休养环境,避免强烈的光线、噪声、异味,保持病房适宜的温度和湿度;②加强心理护理,减轻患者的精神压力;③保持良好的体位姿势,定时更换卧位;腰椎穿刺后应去枕平卧以避免头痛;④转移患者对疼痛的注意力。

4. 早期观察并及时处理镇痛治疗的并发症　镇痛治疗后尤其是经椎管内镇痛时,可能出现的并发症有呼吸抑制、尿潴留、恶心、呕吐、便秘、皮肤瘙痒等。

(1)呼吸抑制:临床表现为患者的意识状态改变、嗜睡、呼吸深度减弱。因此,接受疼痛治疗的患者应尽量行氧饱和度的监测,对使用患者自控镇痛(patient controlled analgesia,PCA)或硬膜外镇痛的患者应定期监测生命体征,以确保患者的安全。当患者出现上述临床表现或呼吸频率下降少于每分8次时应及时向医生汇报,同时面罩给氧6 L/min,唤醒并鼓励患者呼吸,病情严重者则需要进行辅助或控制呼吸,同时使用纳洛酮。

(2)尿潴留:多见于男性,多发生于镇痛治疗后的24～48 h内。临床表现为患者尿排出困难、下腹部胀满。尿潴留的处理包括留置导尿、0.1%纳洛酮分次静脉注射等。

(3)恶心、呕吐:常出现于给药后4～6 h,可用甲氧氯普胺(胃复安)、东莨菪碱等治疗,恶心有时与体位有关,保持静止不动可减轻恶心。

(4)便秘:镇痛药物会减慢胃肠蠕动,造成患者便秘,对于使用止痛药物的患者应常规使用通便剂。

(5)皮肤瘙痒:使用镇痛药物尤其是使用阿片类镇痛药的患者,皮肤瘙痒发病率较高,其症状随时间推移而逐渐减轻。若患者出现皮肤瘙痒时,应首先排除患者对镇痛药过敏的可能性,程度轻者可不处理,重者可试用抗过敏药,效果不佳的只有夹闭镇痛泵。

5. 避免护理操作增加患者疼痛程度　术后患者主诉切口疼痛,往往与咳嗽、深呼吸、上下床和体位改变等活动关系密切,其中咳嗽和身体移动时影响最大。患者一旦由于咳嗽或深呼吸感到急剧的压榨样或撕裂性伤口疼痛,就会自然而然地产生因担心害怕疼痛或切口裂开而拒绝咳嗽。因此,护士(师)必须指导患者进行有效咳嗽,并示范操作方法,并在患者咳嗽时按压伤口,在一定程度上缓解咳嗽引起的疼痛。对于身体移动引起的疼痛,可通过减少对切口部位的压力或牵拉作用缓解疼痛。

6. 心理护理　疼痛的主观性和多因素性决定了在疼痛监护中必须有患者亲身的参与,因此,应加强疼痛心理护理,使患者了解疼痛相关知识,弥补医务人员与患者对疼痛理解的不一致,使患者主动参与并配合治疗和护理。对疼痛的健康宣传教育应贯穿于整个围术期。①向患者讲述疼痛对机体可能产生的不利影响;②术前评估患者及家属对疼痛相关知识的了解程度,了既往疼痛史和预期疼痛处理应达到的目标;③强调大部分术后疼痛可以缓解,并且有多种方法可供选择,患者有权享受术后无痛经历;④向患者说明何时表达疼痛反应及如何表达,疼痛反应包括疼痛强度、性质、持续时间和部位,并说明这些主诉将成为疼痛治疗的依据,护士(师)将根据主诉所反应的疼痛特点采取必要的护理措施;⑤向患者介绍自我解痛方法,在止痛剂治疗的同时使用其他方法缓解疼痛,如使用放松、想象、冷敷和热疗等方法;⑥向接受自我控制止痛治疗的患者讲述给药的方式和时机,患者应在感觉疼痛开始时自行给药,注入适宜剂量药,已达到良好的止痛效果;⑦劝告患者及时向护理人员叙述心中的疑虑与担忧,避免因过分担心疾病的康复导致高度焦虑从而降低耐受性,加重疼痛。

(王幼琳　徐艳丽　李　兰)

参 考 文 献

[1]蒋冬梅.患者标准护理计划:外科分册[M].长沙:湖南科学技术出版社,2002.

[2]李曼琼.外科护理学[M].郑州:郑州大学出版社,2003.

[3]吴在德.吴肇汉.外科学[M].6 版.北京:人民卫生出版社,2004.

[4]魏革,刘苏军.手术室护理学[M].北京:人民军医出版社,2004.

[5]宋峰,王建荣.手术室护理管理学[M].北京:人民军医出版社,2004.

[6]钱蓓健,周嫣.实用手术室护理[M].上海:上海科学技术出版社,2005.

[7]吴阶平,裘法祖.黄家驷外科学[M].6 版.北京:人民卫生出版社,2005.

[8]曹伟新,李乐之.外科护理学[M].4 版.北京:人民卫生出版社,2006.

[9]熊云新.外科护理学[M].2 版.北京:人民卫生出版社,2006.

[10]党世民.外科护理学[M].北京:人民卫生出版社,2006.

[11]周力,孙建荷.手术室专业护理知识[M].北京:北京科学技术出版社,2007.

[12]曾俊,任辉.实用手术室护理学[M].北京:北京科学技术出版社,2007.

[13]王建敏.手术室护理人员工作全书[M].北京:军事医学科学出版社,2008.

[14]王辰,席修明.危重症医学[M].北京:人民卫生出版社,2012.

第五章

普通外科手术患者围术期护理

第一节 普外科手术特点与护理要点

【概述】

普外科即普通外科(department of general surgery),是以手术为主要方法治疗肝、胆道、胰腺、胃肠、肛肠、血管疾病、甲状腺和乳房的肿瘤及外伤等其他疾病的临床学科,是外科系统最大的专科。某些医院设置的肛肠科、烧伤整形科、血管外科、小儿外科、移植外科、营养科等都是由普通外科分出发展起来的。普外科与外科基础知识的联系非常紧密,如创伤修复、烧伤、冷伤、电损伤、动物咬伤、外科感染、肿瘤、休克、无菌原则、输血、体液平衡、肠内肠外营养、重要器官功能衰竭、ICU、移植、显微、整复、体表肿瘤等。普外科包括以下疾病。

1. 颈部疾病　如颈部外伤、甲状腺疾病等。

2. 乳房疾病　如乳腺良性肿瘤、乳腺癌等。

3. 周围血管疾病　包括动脉系统疾病和静脉系统疾病,如血栓闭塞性脉管炎、动脉硬化性闭塞症、下肢静脉曲张、下肢深静脉血栓形成等。

4. 腹壁疾病　各种腹外疝如腹股沟疝、切口疝、白线疝等。

5. 腹部急症　如外伤、急性腹膜炎、急性消化道出血等。

6. 胃肠疾病　如胃穿孔、阑尾炎、肠梗阻、胃癌、结肠癌等。

7. 肛管直肠疾病　如痔、肛瘘、直肠癌等。

8.肝胆胰脾疾病　如肝癌、胆囊炎、胆道结石、胰腺炎、门脉高压、脾大等。

9.其他　如小儿腹部先天性疾病、腹膜后肿瘤等。

【物品准备】

1.器械、敷料

（1）深剖器械包：腹大包，腹大单，无菌盆，手术衣。常用于胃癌根治术、腹会阴联合直肠癌根治术、经腹直肠癌根治术、肝部分切除术、胆囊切除及胆总管探查术、胰及十二指肠切除术等手术。

（2）剖腹探查包：腹大包，腹大单，手术衣。常用于阑尾切除术、腹部手术切口疝修补术等手术。

（3）小器械包：小器械敷料包，手术衣。常用于乳房良性肿块切除术、腹股沟疝无张力修补术、肛瘘切除术、直肠黏膜环切术等手术。

（4）甲状腺包：甲状腺敷料包，手术衣。常用于甲状腺大部切除术等手术。

（5）乳房包：乳房敷料，手术衣。常用于乳腺癌根治切除术等手术。

2.常用耗材　11号、22号刀片，普外套针，1号、4号、7号、10号丝线，引流管，引流袋，纱垫，敷贴等。

3.其他　吻合器、闭合器、无菌灯柄等。

【手术体位】

1.仰卧位　适用甲状腺手术、胃癌根治术、肝部分切除术、胆囊切除胆总管探查术等腹部手术。如患者肥胖或胸腹腔较深者，胸腹部垫一软枕。乳房手术患者，头略偏向对侧、患侧上肢外展90°置于托架上，肩胛下垫以包布使患侧略抬高。

2.截石位　适用于腹会阴联合直肠癌根治术、经腹直肠癌根治术、直肠黏膜环切术等。臀部用软枕垫高，将手术床床尾取下，左上肢托出建立静脉通路，右上肢平放体侧，用中单固定，避免接触金属体位架。

3.折刀位　适用于肛瘘切除术等手术。

【麻醉方式】

根据手术方式和患者情况可选择全身麻醉或硬膜外麻醉。

【围术期护理要点】

1.术前一般护理要点

（1）术前评估：包括基础评估和专科评估。基础评估包括病情、年龄、生命体征、营养状况、睡眠、大小便情况、月经情况、自理能力、皮肤情况、既往病史、药物过敏史、异常化验指标及检查结果、患者心理状况及对疾病和手术的认知程度。专科评估包括与疾病相关的、需要动态观察护理的相关指标，具体内容根据疾病特点、观察要点在各论中详述。

（2）术前宣教：良好的术前指导可减轻患者的紧张心理，使患者了解手术的相关知识，取得患者的配合，可促进患者康复，减少并发症的发生。宣教内容包括手术目的、方法、麻醉方式、围术期可能出现的情况及配合方法、留置各种引流管的目的意义。与手术室护士配合做好术前访视，介绍手术室的环境及流程。

（3）术前常规准备：包括个人卫生、手术区域的皮肤准备、手术部位的标记、皮试、呼吸道准备、胃肠道准备、体位训练及身份识别标志，根据手术需要留置胃管、尿管等。

（4）术前护理指导：特殊手术体位适应性练习、有效咳痰方法、训练床上排尿排便、床上翻身、指导饮食、戒烟。

（5）心理护理：根据患者的年龄、文化程度、心理状况等给予心理护理，以提高患者适应环境能力，消除紧张焦虑情绪。

（6）效果评价：对患者的教育效果进行评价，做好交接班，保证护理的连续性。

2. 术中一般护理要点

（1）术晨准备：术晨准备工作包括以下几点。

1）环境及物品准备：检查手术间环境，温度（22～24 ℃）与湿度（40%～60%）适宜；手术所用仪器设备、物品处于正常备用状态且达到灭菌效果；依据术者的操作习惯和特殊器械要求，对手术间进行合理布局，保证手术的顺利完成。

2）做好术前访视：对患者的基本情况、既往史、手术史、现病史及患者目前状态、存在的风险（如压疮的风险等）进行正确评估，并据此做好患者入室前的各项准备工作。

（2）入室后麻醉前的护理

1）一般护理：做好核对（患者一般信息、手术部位和手术方式），将患者接入手术间，注意保温和保护患者的隐私，适当约束，防止坠床。

2）心理护理：主动安慰和抚触患者以减轻等待麻醉期间焦虑紧张的心理，缓解患者的陌生感和无助感。

（3）手术配合：手术配合包括以下几点。

1）安放手术体位：由手术医生、麻醉医生、巡回护士共同协作完成。充分暴露术野，根据术前评估、手术方式、时间等对患者的皮肤进行再评估，对压疮的好发部位进行减压保护，同时合理放置各种管路，保证患者安全及手术的顺利进行。

2）执行手术安全核查制度：由手术医生、麻醉医生和巡回护士共同完成。核查内容包括患者信息、手术部位、手术方式、手术物品、器械等。核查时间分别在实施麻醉前、手术开始前、患者离室前及关闭体腔、间隙、切口前，缝合切口后对手术器械、敷料等进行全面清点核对，及时准确记录。

3）术中护理配合原则：术中护理配合原则包括以下几点。

A. 一般原则：关注手术进程，注意力要集中，熟悉手术步骤，主动、准确供应术中所需物品。妥善保管切下的标本，术后及时交给医生。配合重大手术时提前做好应急准备。

B. 无菌原则：严格执行无菌操作，做好无菌监督，保护无菌区域不被污染，严格控制手术间人数。

C. 患者监测与保护：密切观察患者生命体征、受压部位，健侧肢体保护，同时注意保暖。对清醒的患者做好心理安抚，保持手术间的安静，避免讲与手术无关的话语。

D. 离开手术室前护理：患者离开手术室前再次做好核查与评估，特别是患者皮肤完整性，管路连接是否正确、通畅、固定有效。

E. 手术护理记录：做好手术护理记录，确保准确规范。与病房护士做好交接。

3. 术后一般护理要点

（1）术后一般评估：包括基础评估和专科评估。基础评估包括麻醉方式、手术方式、术中情况；观察意识状态、生命体征及病情变化、舒适卧位、肢体温度、呼吸道管理，切口有无渗出、渗血，引流管的类型、是否通畅、固定是否有效，引流液的颜色、性质、量，皮肤情况、疼痛等。专科评估内容见各论,并做好记录。

（2）并发症的护理:术后可能会出现休克、出血、感染、吻合口瘘等并发症,护士应及时发现并通知主管医生或值班医生。

（3）术后健康指导:根据评估结果采取相应的护理措施,指导患者做好术后功能锻炼、自我照护等,以期提高患者的生活质量。如术后咳嗽技巧、术后切口保护技巧、舒适体位以及疼痛护理、压疮高危患者皮肤保护措施、乳腺癌术后上肢的功能锻炼、肠造口患者造口袋的更换等。

（4）饮食指导:根据手术患者的具体病情给予饮食指导,如有营养需求给予专业的指导。

（5）心理护理:根据患者术后心理评估给予针对性的心理护理。

（6）出院指导:一般在出院前 1~2 d 内完成,包括出院后用药指导、康复指导、定期复查、如有异常情况出现及时就医等。

（臧小英　杨海红）

第二节　颈部手术患者围术期护理

一、甲状腺切除术

【概述】

甲状腺切除术是指一侧甲状腺叶全部切除,并非将两侧甲状腺叶全部切除,是甲状腺切除术的一种(另一种是部分切除)。往往保留对侧全部或部分甲状腺组织,维持所需的生理功能。甲状腺切除术分全切除和大部切除术。

1. 适应证

（1）全甲状腺切除术:适用于甲状腺癌及甲状腺癌伴颈部淋巴结转移。

（2）甲状腺大部切除术:①压迫气管、食管的单纯性甲状腺肿;②结节性甲状腺肿伴有甲状腺功能亢进症(简称甲亢)或疑有恶性变者;③较严重的甲状腺功能亢进症,经药物治疗一年左右无效者;④限于一侧叶的多发性甲状腺腺瘤;⑤占据一侧叶的巨大腺瘤或囊肿,使正常甲状腺组织结构不复存在;⑥较小孤立性结节,经病理证实为原位癌。

2. 禁忌证　①年龄小于 20 岁的青少年,病情轻,甲状腺肿大不明显的甲状腺结节或甲状腺功能亢进症,患弥漫性甲状腺肿一般不宜手术;②手术后复发的病例;③有其他严重疾病者,老年人合并严重心、肺、肝、肾、内分泌等器官功能损害不能耐受手术者;④甲状腺未分化癌,有淋巴结转移者;⑤甲状腺癌与气管、颈部大血管粘连者;⑥合并晚期妊娠。

【围术期护理要点】

1. 术前护理

（1）一般护理:执行普通外科术前一般护理要点。

（2）做好专科评估:了解声音有无嘶哑,气管有无受压、移位,吞咽是否正常,若为甲亢患者,则需评估患者突眼程度、手颤程度、基础代谢率、心律不齐、心房颤动、心力衰竭等及用药史。

(3)密切观察病情:如有气管受压应取半卧位,卧床休息并给予吸氧;气管切开包备床旁;如患者突然局部肿胀明显,出现极度呼吸困难多为肿物出血压迫气管所致,应立即通知医生进行抢救。

(4)完善术前专科检查:如纤维喉镜、甲状腺功能、B超等;甲状腺功能亢进症患者需检查有无心脏相关疾病等;老年患者还应进一步完善心肺功能、肝肾功能、血糖等检查。

(5)降低基础代谢率:降低基础代谢率是甲状腺功能亢进患者术前准备的重要环节,基础代谢率在+20%以下才可进行手术。一般通过口服碘剂的方法,即复方碘化钾溶液口服。服药方法为每日3次,3滴/次,逐日递增1滴,至16滴止,然后维持此剂量。待基础代谢率、脉搏均正常后,再行手术。也可视患者情况使用硫脲类药物或普萘洛尔等做术前准备。

(6)指导患者做好体位训练:术前3 d开始训练,肩下垫枕,头向后仰,充分暴露颈部,时间由短至长,直到能坚持1~2 h(图5-1)。训练时注意患者有无高血压、头晕等主诉。

(7)饮食护理:一般甲状腺手术患者术前给予清淡、易消化的饮食,宜少量多餐,均衡饮食。甲状腺功能亢进症患者给予高热量、高蛋白和富含维生素的食物,加强营养支持,纠正负氮平衡,保证术前营养;禁用对中枢神经有兴奋作用的浓茶、咖啡等刺激性饮料,戒烟、

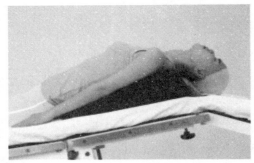

图5-1　体位训练

酒,勿进食富含粗纤维的食物以免增加肠蠕动而导致腹泻。

(8)心理护理:多与患者交谈,消除顾虑和恐惧心理,避免情绪激动。精神过度紧张或失眠者,适当应用镇静剂或安眠药物。

2.术中护理与配合

(1)一般护理:执行普通外科术中一般护理要点。

(2)物品准备:甲状腺包,引流管1根,负压引流球,长纱布等。

(3)麻醉选择:根据患者病情及医嘱可选择颈丛麻醉、全身麻醉或局部麻醉加颈丛阻滞麻醉。

(4)手术体位:协助医生摆好手术体位,采取肩颈部垫高,头轻度后仰体位,保持患者头、颈、肩在同一水平面上,颈下垫棉布卷以避免颈部悬空致颈椎损伤。对甲状腺功能亢进症伴有突眼症的患者做好眼部保护,防止因眼睑闭合不全引发暴露性角膜炎。

(5)术中配合:术中配合及注意事项包括以下几点。

1)特殊器械准备:较复杂的甲状腺手术除准备常规器械、敷料外,还应根据手术特点提前备好精细器械,如组织拉钩、精细剪、精细镊等,备好棉条用于狭小组织间隙的拭血;如为胸骨后甲状腺提前备好开胸器械及相应物品。

2)喉返神经监护:对于采用颈丛麻醉或局部麻醉加颈丛阻滞麻醉的患者,当术者操作接近喉返神经时,要协助医生呼唤患者,评估患者声音是否清晰,以判断有无喉返神经

的损伤；若给予全身麻醉应使用喉返神经监测仪，避免喉返神经损伤。

3）术中快速病理要求：术中需送快速冰冻病理时应提前备好标本袋，认真核对标本袋外的患者信息与病历信息是否相符；送检的标本袋内切忌添加生理盐水和标本固定液，以免影响冰冻标本的送检；接到回报结果后及时报告术者。

4）甲状旁腺监护：切除甲状腺后，应立即检查有无甲状旁腺（呈黄褐色，长 5～6 mm，宽 3～4 mm，厚约 2 mm）。如误切，应立即埋藏于胸锁乳突肌内。

5）术中用药：对甲状腺功能亢进症患者，术中应及时遵医嘱给予静脉滴注复方碘液，以防甲状腺危象发生。

（6）特殊器械使用及维护要点如下。

1）超声刀：超声刀头的维护是重点。刀头用后妥善放置手术托盘上，刀头勿碰触金属器械和金属器皿，避免空激发，以免造成刀头损坏。

2）喉返神经监测仪：可对神经的位置及走向进行准确定位，确切显露出喉返神经。电外科的器械对喉返神经监测探头有影响，要妥善放置电外科器械，在传递电刀手柄时不可碰触监测探头，以免造成监测失效。

3. 术后护理

（1）一般护理：执行普通外科术后一般护理要点。

（2）做好专科评估：了解患者有无声音嘶哑、颈部是否饱满，敷料有无渗血、固定是否适宜，进食流质饮食后有无呛咳或误咽，有无面部、唇部的麻木感或强直感，有无手足抽搐等。准确记录生命体征，特别是血压、脉搏和血氧饱和度。如发现呼吸困难，应立即判断原因，及时采取有效措施，保持呼吸道通畅；如有高热、脉速、烦躁不安，应警惕甲状腺危象的发生。

（3）卧位：麻醉未清醒前给予去枕平卧位，头偏向一侧。清醒后适当抬高床头，取头高 30°斜坡位，以利于呼吸及引流液排出。限制头颈部过度活动。

（4）饮食护理：术后清醒 6 h 后即可给予少量冷流质。若无呛咳、误咽等不适，可逐步给予便于吞咽的温凉流质饮食，避免过热以免引起手术部位血管扩张，加重创口渗血，以后逐步过渡到半流质和软食。

（5）保持颈部切口引流通畅：保持负压引流球负压有效、引流通畅，注意观察引流液的颜色和量，准确记录，若引流液量突然增多或颜色鲜红时，应及时通知医生做相应处理。

（6）做好急救准备：气管切开包备床旁，以备发生窒息时抢救使用。

（7）特殊药物的应用：一般甲状腺切除患者遵医嘱给予口服左甲状腺素钠片，每日 1 次。甲状腺功能亢进症患者术后继续服用复方碘化钾溶液，每日 3 次，每次 16 滴开始，逐日每次减少 1 滴，直至病情平稳。

（8）术后并发症的观察和护理如下。

1）呼吸困难和窒息：是术后最危急的并发症，多发生在术后 24～48 h 内。术后密切观察患者是否出现进行性呼吸困难、烦躁、发绀，甚至窒息等。如因切口内出血引起者，患者可出现颈部肿胀，引流口渗出鲜血等。发生上述情况时，应行床旁抢救、及时拆除缝线，敞开切口，去除血肿；如情况仍无改善，应立即做气管切开，待患者情况好转后，再送手术室做进一步检查处理。

2）喉返神经损伤：术后患者清醒，嘱其发声，观察是否有声音嘶哑或失音。如有异常,应向患者做好解释安慰工作,遵医嘱应用促进神经恢复的药物并配合理疗。

3)喉上神经损伤:术后观察患者开始进食,特别是饮水时,是否出现误咽而呛咳。如有异常,可协助患者坐起进食或进半流质饮食。也可经针灸、理疗等治疗促进其恢复。

4)手足搐搦:患者术后出现手足搐搦,可能原因为手术时甲状旁腺被误切、挫伤或血液供应受累等。如有异常,轻者口服钙剂,较重者加服维生素 D_3;抽搐发作时,静脉注射葡萄糖酸钙。同时应注意限制高磷食物。

5)甲状腺危象:临床表现多为术后 12~36 h 内发生高热,脉快而弱(120 次/min 以上),患者烦躁、谵妄甚至昏迷,并常有呕吐和腹泻。如不积极治疗,患者往往迅速死亡。故危象一旦发生,应及时予以抢救治疗。遵医嘱给予复方碘溶液、β 受体阻滞剂、氢化可的松、镇静剂等药物,同时对症采用降温、吸氧、利尿等措施。

(9)术后健康指导:术后健康指导包括以下几点。

1)一般指导:执行普通外科术后常规健康指导要点。

2)用药指导:甲状腺手术后患者需要口服左甲状腺素钠片,指导患者于早餐前0.5 h,空腹服用,将 1 日剂量一次性用水送服,效价最高。同时注意复查甲状腺功能,调节优甲乐的剂量。指导甲状腺功能亢进症术后患者正确服用碘剂的方法,如将碘剂滴在饼干、面包等食物上,一并服下,以保证剂量准确,减轻胃肠道不良反应。

3)康复指导:指导患者加强颈部锻炼,可做点头、仰头、伸展和左右旋转颈部,防止术后切口瘢痕挛缩,造成颈肩胛综合征。如有声音嘶哑、音调变低,出院后应继续行理疗、针灸,以促进恢复。

(臧小英　杨海红)

二、甲状腺腺瘤摘除术

【概述】

由于甲状腺腺瘤有诱发甲状腺功能亢进和恶变的可能,原则上应早期手术切除。一般可行患侧甲状腺大部分切除,若腺瘤小可行单纯腺瘤切除。

1.适应证　孤立性甲状腺结节,有完整的包膜,与甲状腺正常组织有明显分界。包括甲状腺腺瘤和甲状腺囊肿。甲状腺单发结节须与甲状腺癌相鉴别,在施行甲状腺手术前应先做细针穿刺细胞学检查,为计划手术方案提供依据。

2.禁忌证　青年人患弥漫性甲状腺肿一般不宜手术;有其他严重疾病者;甲状腺未分化癌,有淋巴结转移者;甲状腺癌与气管、颈部大血管粘连者。

【围术期护理要点】

1.术前护理

(1)一般护理:执行普通外科术前一般护理要点。

(2)做好专科评估:了解声音有无嘶哑、气管有无受压、移位、心律不齐、心房颤动、心力衰竭等。如有气管受压应取半卧位,卧床休息并给予吸氧,气管切开包等备床旁。

(3)做好术前专科检查:纤维喉镜、甲状腺功能、B 超等。

(4)体位训练:同"甲状腺切除术"。

（5）饮食护理：给予清淡、易消化的饮食，宜少量多餐，均衡饮食。

（6）心理护理：甲状腺腺瘤有恶变的可能，应根据具体情况做好患者的心理护理。

2. 术中护理与配合

（1）一般护理：执行普通外科术中一般护理要点。

（2）物品准备：甲状腺包、血管镊、双极镊、引流管、5-0 可吸收缝合线等。

（3）麻醉选择：根据患者病情及医嘱可选择 颈丛麻醉、全身麻醉或局部麻醉加颈丛阻滞麻醉。

（4）手术体位：同"甲状腺切除术"。

（5）术中配合：术中配合及注意事项包括以下几点。

1）治疗巾包头遮盖所有头发，妥善固定头部充分暴露术野。

2）甲状腺腺瘤切除手术术式简单，时间短，多采用颈丛麻醉，应主动关心患者，对仪器设备发出的声音予以解释，缓解紧张情绪。

3）喉返神经监护：同"甲状腺切除术"。

4）颈丛麻醉患者吸氧为开放式，应采用面罩吸氧，防止术野周围形成富氧区，不然使用电刀时易引燃手术巾单。

（6）特殊器械使用及维护要点如下。

1）双极电凝镊：线缆固定于术野旁，术中及时用湿纱布擦拭清除血痂，以免影响使用。不用时妥善放置，避免电凝镊空激发，尖端相互碰触造成短路使电凝失效。

2）喉返神经监护仪：同"甲状腺切除术"。

3. 术后护理

（1）一般护理：执行普通外科术后一般护理要点。

（2）专科护理：术后专科护理要点同"甲状腺切除术"。

（臧小英　曹媛媛　杨海红）

第三节　乳房手术患者围术期护理

一、乳腺癌根治切除术

【概述】

乳腺癌根治切除术是指切除整个乳房、胸大肌、胸小肌、腋窝及锁骨下淋巴结。手术要尽可能减轻对患者外形及功能方面的影响，目前国际上有以改良根治术取代根治术之势。

1. 适应证　适用于临床Ⅱ期及Ⅲ期乳腺癌、肿瘤与胸大肌或其筋膜有粘连、临床腋下淋巴结有明显肿大或胸肌间淋巴结受累（改良根治术适用于临床Ⅰ、Ⅱ及ⅢA 期浸润性乳腺癌，对临床Ⅰ期及部分ⅡA 期病例，可以考虑做保乳手术或改良根治术）。

2. 禁忌证　①恶病质（又称恶液质，cachexia），乳房皮肤有广泛"橘皮样"改变和多处卫星结节,癌肿与皮肤粘连,伴有癌性溃疡者;②乳腺癌与胸壁粘连固定,胸骨旁和锁骨上淋巴结有转移者;③癌细胞腋部转移,淋巴结粘连集合成块,侵犯腋静脉导致回流障碍,患侧上肢水肿等。

【围术期护理要点】

1. 术前护理

(1)一般护理:执行普通外科术前一般护理要点。

(2)做好专科评估:观察两侧乳房的形状、大小是否对称,有无局限性隆起或凹陷,乳房皮肤有无发红、水肿及"橘皮样"改变,乳房浅表静脉是否扩张。观察两侧乳头是否对称,有无乳头内陷、糜烂、溢液等。乳腺癌肿块边界不清、质地硬、表面不光滑、活动度小。肿块较大者,还应检查肿块与深部组织的关系。注意触诊腋窝淋巴结。

(3)做好术前专科检查:钼靶 X 射线、B 超、活组织病理检查等。

(4)停止妊娠或哺乳:妊娠期及哺乳期发生乳腺癌的患者,应立即停止妊娠或哺乳,以减轻激素的作用。

(5)饮食护理:给予高蛋白、高热量、高维生素、低脂饮食。

(6)心理护理:乳腺癌患者不仅要经受恶性肿瘤的打击,还会由于患侧胸部形态的改变而产生恐惧、沮丧、焦虑等不良心理发应。应多与患者进行沟通,对患者表示关心,鼓励患者说出自己的感受。向患者及家属解释手术方法,告知术前、术后的注意事项,耐心回答患者的问题,解除其思想顾虑。告知患者乳房重建的可能性,介绍义乳的佩戴方法。安排手术成功的患者与之进行交流,增强患者的信心。

2. 术中护理与配合

(1)一般护理:执行普通外科术中一般护理要点。

(2)物品准备:乳腺包、乳腺器械、引流管、负压引流球、无菌绷带、加压包扎专用棉垫、肩部软枕垫。

(3)麻醉选择:全身麻醉。

(4)手术体位:患者取仰卧位,患侧上肢外展 90°,健侧上肢收拢于体侧,中单包裹妥善固定,手术床向健侧倾斜 10°~15°,患侧腋下垫软枕垫,使腋窝部略抬高,充分暴露手术区。

(5)术中配合:术中配合及注意事项包括以下几点。

1)乳腺分左右侧,手术前再次确认手术侧别,确保手术部位正确。

2)体位摆放时患侧上肢外展 90°,注意勿过分牵拉、外展,以防损伤臂丛神经和血管。

3)静脉输液、给药时应选择健侧上肢,以防术后患侧上肢水肿。

4)腋窝解剖过程较为细致,位置较深,巡回护士要密切关注手术进展并不断调整灯光位置。

5)缝合皮肤切口前,协助手术医生将患侧外展的上肢紧贴于患侧胸壁处,减少张力,防止术后切口积液的产生。

6)切除病变组织要实施无瘤技术,及时撤换器械辅料,手术人员更换手套,标本妥善放置。

7)术中使用多块纱布填塞止血,取出时,应特别注意纱布的数量和完整性。

8)术毕无菌敷料覆盖切口后,用乳腺专用棉垫填充于腋窝和皮瓣上加压包扎,并用胸带固定,引流管接负压吸引球,皮下保持负压状态,防止积液,降低切口感染概率。

3.术后护理

(1)一般护理:执行普通外科术后一般护理要点。

(2)做好专科评估:了解患者切口、皮瓣愈合、患侧肢体水肿、指端末梢血运情况等。

(3)卧位:麻醉未清醒前给予去枕平卧位,头偏向一侧。清醒后适当抬高床头,取半卧位,以利于呼吸及引流液排出。限制术侧肢体过度活动。

(4)绷带或胸带加压包扎:术后手术部位用胸带或绷带加压包扎,使皮瓣能够紧贴创面,促进皮瓣愈合。术后应定时检查绷带或胸带的松紧度,注意观察患侧肢体远端的血运状况,若出现皮肤青紫且脉搏不能扪及,提示包扎过紧、腋部血管受压,及时调整绷带或胸带的松紧度。注意皮瓣或植皮区皮肤血供情况。

(5)预防患侧上肢水肿:勿在患侧上肢测血压、静脉取血、静脉输液或皮下注射等;指导患者保护患侧上肢;按摩患侧上肢或进行握拳、屈、伸肘运动。

(6)饮食护理:麻醉术后肠蠕动恢复,根据患者具体耐受情况逐渐过渡到普食。注意避免刺激性饮食,鼓励患者进食高蛋白、高纤维素、高维生素的饮食,以利于手术切口愈合。

(7)术后健康指导:术后健康指导包括以下几点。

1)一般指导:执行普通外科术后常规健康指导要点。

2)患肢功能锻炼:为避免患侧上肢功能障碍,鼓励和协助患者早期开始患侧上肢的功能锻炼。术后 24 h 就可以开始腕部活动,3～5 d 后开始肘部活动,7 d 上举,10 d 外展。待腋下引流管拔除之后,术后 10～12 d 可指导患者逐渐做上臂的全范围关节活动,直至患侧手指能高举过头,自行梳理头发。常见的全范围关节活动包括手臂摇摆运动、手指爬墙运动(图 5-2)、划圈运动、滑轮运动等。

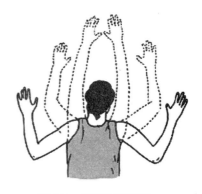

图 5-2　手指爬墙运动

3)乳房自检:指导患者每月定期进行乳房自检,每年行钼钯 X 射线摄片检查,以便早期发现乳腺癌或乳腺癌复发征象。乳腺癌患者的姐妹和女儿属于乳腺癌发生的高危人群,更要高度警惕。术后 5 年内应避免妊娠,以免促使乳腺癌复发。

4)提供患者改善自我形象的方法:①介绍假体的作用和应用;②出院时暂佩戴无重量的义乳,以保持体态匀称,乳房硕大者,待切口一期愈合后即可佩戴有重量的义乳;③根治后 3 个月可行乳房再造术,但有肿瘤转移或乳腺炎者,严禁假体植入。

二、乳房良性肿块切除术

【概述】

若肿块周围乳房组织局限性增生比较明显,形成孤立肿块,或钼钯 X 射线摄片、B 超发现局部有沙粒样钙化灶者,应尽早切除肿块并做活组织病理检查。

1.适应证　①乳房良性肿瘤,如乳房纤维腺瘤;②局限性乳房囊性增生症;③局限的慢性乳房疾病,如乳汁郁积症、经久不愈的炎性瘘管、乳瘘及反复发作的乳房结核等。

2.禁忌证　①慢性炎症急性发作期;②月经期。

【围术期护理要点】

1.术前护理

(1)一般护理:执行普通外科术前一般护理要点。

(2)做好专科评估:观察两侧乳房的形状、大小是否对称,有无局限性隆起或凹陷,乳房皮肤有无发红、水肿及"橘皮样"改变,乳房浅表静脉是否扩张。观察两侧乳头是否对称,有无乳头内陷、糜烂、溢液等。发现乳房肿块后,应注意判断肿块良恶性。注意触诊腋窝淋巴结。

(3)做好术前专科检查:钼靶X射线、B超、活组织病理检查等。

(4)饮食护理:给予清淡、易消化的饮食。

(5)心理护理:乳房良性肿块有发生恶变的可能,应根据患者情况给予相应的心理护理。

2.术中护理与配合

(1)一般护理:执行普通外科术中一般护理要点。

(2)物品准备:乳腺包、乳腺器械、无菌绷带、加压包扎专用棉垫、肩部软枕垫。

(3)麻醉选择:根据患者病情及医嘱可选择局部麻醉或全身麻醉。

(4)手术体位:同乳腺癌根治术。

(5)术中配合:术中配合及注意事项如下。

1)乳腺分左右侧,开皮前再次确认手术侧别,确保手术部位正确。

2)体位摆放时患侧上肢外展90°,注意勿过分牵拉、外展,以防损伤臂丛神经和血运。

3)实施局部麻醉的患者用药前,应仔细询问患者过敏史,每次注射局部麻醉药时要回抽注射器,以免注入血管内。

4)局部麻醉患者意识清楚,由于敷料单遮盖而又看不到,极易焦虑不安,对周围环境发出的声音非常敏感,因此要做好安慰解释工作。同时密切观察患者生命体征,保证手术顺利进行。

5)术中需送冰冻病理,要严格核对,做好交接;等待冰冻结果期间需有专人陪护患者。

6)切除乳腺组织用多块纱布填塞止血,提前准备充足的纱布;取出时,应特别注意纱布的数量和完整性。

7)缝合皮肤切口前,协助手术医生将患侧外展的上肢紧贴于患侧胸壁处,减少张力,防止术后切口积液的产生。

8)协助医生包扎切口过程中注意引流管根部无打折,妥善固定引流管。

3.术后护理

(1)一般护理:执行普通外科术后一般护理要点。

(2)做好专科评估:同乳腺癌根治术后。

(3)卧位:麻醉未清醒前给予去枕平卧位,头偏向一侧。清醒后适当抬高床头,取半卧位,以利于呼吸及引流液排出。限制术侧肢体过度活动。

(4)饮食护理:乳房良性肿块切除术一般对患者饮食影响不大,在肠蠕动恢复后,根据患者具体耐受情况逐渐过渡到普食。注意避免刺激性饮食。

（5）术后健康指导:术后健康指导包括以下几点。

1）一般指导:执行普通外科术后常规健康指导要点。

2）患肢的活动和功能锻炼:根据患者切口情况,合理指导患者患肢活动和功能锻炼,防止术后肩关节畸形发生。

3）乳房自检:指导患者进行乳房自检,以早期发现乳房疾病的复发。

（臧小英　毛林琳　杨海红）

第四节　胃肠手术患者围术期护理

一、胃癌(胃窦部癌)根治术

【概述】

胃癌根治术是指按癌肿部位整块切除胃的全部或大部,以及大、小网膜和局部淋巴结,并重建消化道。切除端应距离癌肿边缘 5 cm 以上。若癌肿范围较大或已穿透浆膜并侵及周围内脏器官时,可采用胃癌扩大根治术或联合内脏器官(包括胰体、尾及脾在内)切除。

1. 适应证　①经胃镜和钡餐检查后确诊为胃窦部癌或胃体癌者;②临床检查锁骨上无肿大之淋巴结,无腹水征,直肠指诊直肠膀胱(子宫)陷窝未触及肿物者;③无严重心、肺、肝、肾功能不全,血清白蛋白在 3.5 g/L 以上者;④术前 B 超及 CT 检查无肝或肺部等远处转移者;⑤剖腹手术探查未发现肝转移,无腹膜弥漫性种植转移,肿瘤未侵犯胰腺、肠系膜上动脉,无腹主动脉旁淋巴结转移者。

2. 禁忌证　①临床已证实有远处转移,如锁骨上淋巴结转移,直肠指诊触及直肠膀胱(子宫)窝有肿物,B 超、CT 或胸片证实有肝或肺转移者;②剖腹探查发现腹壁已有弥漫性种植转移,肝有转移灶,肿瘤已侵犯胰腺实质或已累及肠系膜上动脉,盆腔已有肿物种植,腹主动脉旁已有淋巴结转移者。

【围术期护理要点】

1. 术前护理

（1）一般护理:执行普通外科术前一般护理要点。

（2）做好专科评估:了解患者是否有腹痛、嗳气、反酸、食欲减退等消化道症状,是否有呕血或黑便;是否有淋巴结肿大、黄疸、腹水、腹部肿块、直肠前凹肿块等;是否有恶病质表现。

（3）做好术前专科检查:内镜、X 射线钡餐检查、B 超等。

（4）营养支持:术前纠正患者贫血、营养不良等恶病质表现,遵循普通外科术前饮食护理原则。

（5）消化道准备：术前 3 d 口服肠道不吸收的抗菌药，必要时清洁肠道。对幽门梗阻的患者，在禁食的基础上，术前 3 d 起每晚用温生理盐水洗胃，以减轻胃黏膜的水肿。

（6）心理护理：告知患者有关疾病和手术的知识，解除患者的各种疑虑。

2. 术中护理与配合

（1）一般护理：执行普通外科术中一般护理要点。

（2）物品准备：普外包、外科器械、腹腔多功能拉钩、荷包钳、吻合器、缝合线、引流管等。

（3）麻醉选择：根据患者病情及医嘱可选择全身麻醉。

（4）手术体位：协助医生摆好手术体位，采取仰卧位，膝下垫一软枕，做好患者眼部保护，对骶尾部等压疮的好发部位进行减压保护。

（5）术中配合：术中配合及注意事项包括以下几点。

1）侵犯血管的胃癌手术除准备常规器械、敷料外，还应根据手术特点提前备好血管器械，如侧壁钳、动脉钳、血管剪刀、血管镊等。

2）病情观察，因麻醉、手术时间较长，根治性手术淋巴区域清除创面大，渗血较多，要注意观察出血量，及时报告医生，预防失血性休克的发生。

3）手术部位较深，备好不同规格、角度的分离止血钳，长电切头，带钳线结扎止血，以方便术者操作。

4）术中需清扫淋巴结，应提前备好标本袋，在标本袋外注明分组编号，认真核对标本袋外的患者信息与病历信息是否相符，将淋巴结放入对应编号的标本袋中。

5）胃癌根治手术是污染性手术，切开胃肠道时要遵循隔离技术，纱布、纱垫保护组织周围，胃肠断端以碘伏棉球消毒，沾染污染物的手术器械及敷料要及时撤换，重建消化道后，及时更换拭血纱布、血垫、吸引器头、手术器械，术者更换无菌手套；切除病变组织执行无瘤技术，冲洗腹腔用灭菌蒸馏水，防止肿瘤细胞种植，促进癌细胞灭活。

6）术毕妥善固定引流管，连接引流袋，观察引流情况；保持胃肠减压引流通畅，固定牢固。

（6）特殊器械使用及维护要点如下。

1）超声刀：同"甲状腺切除术"。

2）吻合器：吻合器种类和型号较多。吻合器打开前要与术者认真核对，吻合器套装中小的配件较多，洗手护士和巡回护士要认真清点，洗手护士要及时将吻合器上锁，防止误操作，将吻合钉提前打出。

3. 术后护理

（1）一般护理：执行普通外科术后一般护理要点。

（2）做好专科评估：了解患者切口疼痛、出血情况等。

（3）卧位：麻醉未清醒前给予去枕平卧位，头偏向一侧。清醒后适当抬高床头，取半卧位，以利于呼吸及引流液排出。

（4）禁食、胃肠减压：做好胃肠减压的护理，可减轻胃肠道张力，促进切口愈合。注意事项如下。

1）妥善固定：防止胃管移位或脱出。若胃管脱出，再次置管时可能损伤吻合口，故应及时报告医生处理。

2）保持胃管通畅：注意维持有效负压，负压吸引力不宜过大。根据患者病情，遵医嘱每隔 2～4 h 用生理盐水 10～20 ml 冲洗胃管 1 次，以保持管腔通畅。

3）观察并记录引流物的颜色、性质和量：判断胃内有无出血情况，一般胃手术后 24 h 内可有少量暗红色或咖啡色液体从胃管引出，一般不超过 100～300 ml，以后胃液逐渐转清。若术后短期内从胃管引流出大量鲜红色血液，持续不止，应警惕有术后出血，需及时报告医生处理。

4）拔胃管：通常术后 3～4 d，胃肠引流量减少，腹胀消失，肠蠕动恢复，肛门排气，可拔除胃管。

（5）饮食护理：拔除胃管后当日可少量饮水或米汤，第 2 天进半量流食，第 3 天进全量流食，若进食无腹痛、腹胀等不适，第 4 天可进半流食，第 10～14 天可进软食。少食牛奶、豆类等产气食物，忌生、冷、硬和刺激性食物。注意少食多餐，开始时每日 5～6 餐，之后逐渐减少进餐次数并增加每次进餐量，逐步恢复正常饮食。

（6）术后并发症的观察和护理如下。

1）术后出血：严密观察患者生命体征、胃肠减压引流液和腹腔引流液色、质、量，如果引流出大量鲜红色血液，持续不断，提示有术后出血，应及时通知医生，采取急救措施。

2）吻合口瘘或残端破裂：少见，可引起严重的腹膜炎。注意术后维持有效的胃肠减压，遵医嘱给予营养支持治疗，合理使用抗生素，促使吻合口自愈。注意患者是否出现腹膜炎的体征及临床表现，及时与医生联系，并协助处理。

3）消化道梗阻：观察术后患者是否再次出现恶心、腹胀、大量呕吐、不能进食，甚至腹痛和停止排便、排气。一旦出现异常，应立即通知医生，遵医嘱给予对症处理，若经非手术处理梗阻症状仍不能缓解，应做好手术处理的各项准备。

4）倾倒综合征：①早期倾倒综合征，一般在进食后 15～30 min 内，患者出现上腹部饱胀不适，恶心、呕吐，肠鸣频繁，可有绞痛，继而腹泻、心悸、出汗、头晕、乏力等症状，持续60～90 min 后自行缓解。多数患者经调整饮食后，症状可减轻或消失。应少食多餐，避免过甜、过咸、过浓流质，以进食低糖类、高蛋白饮食为主。进餐后平卧 10～20 min，多数患者在术后半年至 1 年内逐渐自愈。极少数症状严重而持久的者，应考虑手术治疗。②晚期倾倒综合征，一般在餐后 2 h，患者出现乏力、头晕、心慌、出汗、意识混乱、心动过速及焦虑等。立刻进食糖水后，症状可以缓解。指导患者少食多餐，限制甜食的摄入。

（7）术后健康指导：术后健康指导包括以下几点。

1）一般指导：执行普通外科术后常规健康指导要点。

2）饮食指导：少量多餐，进食富含营养素、易消化饮食，忌食生、冷、硬、油煎、酸、辣、浓茶等刺激性及易胀气食物。

3）疾病预防指导：积极治疗幽门螺杆菌感染和胃癌的癌前病变，高危人群定期检查。

（臧小英　张露梅　杨海红）

二、腹会阴联合直肠癌根治术

【概述】

腹会阴联合直肠癌根治术（Miles 手术，图 5-3），主要适用于腹膜返折以下的直肠癌。切除乙状结肠远端及其系膜、直肠全部及其系膜、肠系膜下动脉及其区域淋巴结、肛提肌、坐骨直肠窝组织、肛管与肛周 5 cm 直径的皮肤、皮下组织及全部肛门括约肌等。将乙状结肠近端拉出，于左下腹行永久性人工肛门。亦有以股薄肌或臀大肌代替肛门括约肌行原位肛门成形术，但疗效尚不肯定。

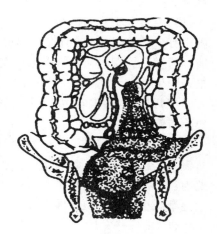

图 5-3　Miles 手术切除范围

1. 适应证　①全身一般状态较好，重要内脏器官功能可耐受手术者；②肛管癌；③进展期直肠癌，浸润型弥漫性生长、黏液腺癌或年轻患者，无远隔内脏器官转移者；④进展期直肠癌，虽为局限型、分化型癌，但淋巴结已有明显转移，或癌周有明显浸润者；⑤进展期直肠癌，局限型，但位于直肠下段（肛缘 6 cm 以内），施行根治手术，切除癌肿远侧肠管和周围组织（必须包括肛提肌）。

2. 禁忌证　①高龄、体弱、全身情况差或因伴发其他严重疾病无法耐受麻醉和手术者；②直肠癌局部广泛浸润呈冰冻骨盆无法切除者。

【围术期护理要点】

1. 术前护理

（1）一般护理：执行普通外科术前一般护理要点。

（2）做好专科评估：了解患者是否有排便习惯改变，是否出现腹泻、便秘、腹痛、腹胀、肛门停止排气、排便等肠梗阻症状，有无大便表面带血、黏液和脓液的情况；评估患者全身营养状况，有无肝大、腹水、黄疸、消瘦、贫血等。

（3）做好术前专科检查：直肠指诊、大便隐血试验、B 超、CT、内镜检查等。

（4）营养支持：给予高蛋白、高热量、高维生素、易消化的少渣饮食，必要时，输血及血制品，以纠正贫血和低蛋白血症，增强手术耐受力。

（5）消化道准备：根据患者情况，术前 3 d 按传统饮食准备或进行肠内营养，于术前 24 h 进行肠道清洁，目前临床多主张采用全肠道灌洗法，若患者年老体弱无法耐受或存在心、肾功能不全或灌洗不充分时，可考虑配合灌肠法。术前 3 d 嘱患者口服肠道不吸收的抗菌药，适当补充维生素 K。

（6）造口定位：术前由造口治疗师根据患者具体情况选择合适的造口位置，做好标记。

（7）阴道冲洗：女患者若肿瘤已侵犯阴道后壁，从术前 3 d 每晚行阴道冲洗。

（8）心理护理：因患者术后腹部有结肠造口，应根据患者实际心理承受能力，与家属共同做好安慰、解释工作，真实而技巧性地回答患者的问题，解释治疗过程，寻求合适时机帮助患者尽快面对疾病，积极配合治疗及护理。

2.术中护理与配合

（1）一般护理：执行普通外科术中一般护理要点。

（2）物品准备：腹会阴包、外科器械、深部手术器械、肛肠器械、盆腔拉钩、荷包钳、吻合器、缝合线、引流管、膀胱截石位架、会阴部手术托盘等。

（3）麻醉选择：根据患者病情及医嘱选择全身麻醉。

（4）手术体位：协助医生摆好手术体位，采取膀胱截石位，臀齐床缘，腿架高度与患者仰卧位时大腿屈髋的高度保持一致。两腿外展夹角小于90°，调整腿托位置，使下肢处于功能位，腘窝处垫软垫，保护腓总神经。骶尾部给予减压保护，预防压疮。

（5）术中配合：术中配合及注意事项包括以下几点。

1）全身麻醉后将手术床头端调低约15°，呈头低脚高位使盆腔抬高，以充分显示术野。

2）手术分腹部、会阴部进行，切除范围大，对患者全身干扰较大需做好充分的评估和足够的物品准备。术野消毒先腹部再会阴部，女性患者需消毒阴道。

3）直肠癌患者一般体质较弱，需做好各项评估和相应的准备工作，协助麻醉医生输注液体保证患者良好的循环，必要时提前交叉配血以备急用。

4）盆腔手术操作部位深，盆底血管丰富，术中易出血，应准备长柄游离钳等深部器械，止血材料打到台上备用；密切观察患者生命体征变化，观察吸引器瓶内出血量，及时与医生沟通。

5）游离腹膜后组织，提前备好两根标识带，将输尿管提起，避免损伤输尿管。

6）行乙状结肠腹壁造口前需重新消毒皮肤，关闭腹部切口后再行腹壁造口术，避免肠内容物污染腹部切口，术毕接造口袋。

7）行会阴部手术需重新准备一份器械，不能与腹部手术器械混用，所用物品单独放置，防止交叉污染，利于物品清点。

8）游离会阴部组织时，由于静脉丛丰富，极易出血，应提前准备热盐水以热纱布压迫止血。

9）隔离技术：此手术是污染性手术，切开肠道时要遵循消毒隔离技术，避免污染，污染步骤结束后撤换污染的手术器械、敷料。

10）无瘤技术：手术中严格遵循无瘤技术的原则，接触肿瘤组织的器械、敷料及时撤换，切下的标本分开放置，用灭菌蒸馏水冲洗腹腔，预防肿瘤细胞的种植。

（6）特殊器械使用及维护要点：同"胃癌根治术"。

3.术后护理

（1）一般护理：执行普通外科术后一般护理要点。

（2）做好专科评估：了解患者切口疼痛、造口愈合情况等。

（3）体位与活动：病情平稳者改半卧位，以利于呼吸及引流液排出。鼓励患者多翻身并早期坐起及下床活动，以促进肠蠕动恢复。

（4）饮食：留置胃管期间禁食，经静脉补充水、电解质及营养物质。术后2~3 d当肠蠕动恢复、肛门排气或开放造口后，可停止胃肠减压，进免奶类流质，逐步过渡到半流质、软食，2周左右可进普食，注意选择易消化、少渣食物。目前大量研究表明，术后早期开始应用肠内全营养制剂可促进肠功能的恢复，减少术后并发症。

(5)引流管的护理:患者术后留置尿管和腹腔引流管或骶前引流管,应保持管道通畅,勿打折,受压及扭曲,观察并记录引流液的颜色、性状和量。

(6)加强对造口的护理和观察:造口开放前,造口周围用凡士林纱条保护;造口开放后,及时清洁造口分泌物、渗液和保护造口周围皮肤,更换造口袋,避免感染。观察造口肠黏膜的血液循环,注意有无肠段回缩、出血或坏死等。预防造口及其周围并发症的发生。

(7)并发症的预防和护理如下。

1)切口感染:密切观察生命体征和切口敷料情况,观察切口愈合情况,有无红、肿、热、痛等感染征象。患者术后 2~3 d 内取造口侧卧位,腹壁切口与造瘘口间用塑料薄膜隔开,及时更换渗湿的敷料,保持切口周围清洁干燥。对会阴部切口,可于术后 4~7 d 每次便后或换药前用 1:5 000 高锰酸钾热水坐浴。遵医嘱预防性应用抗菌药。若发生切口感染,则开放切口,彻底引流清创。

2)吻合口瘘:观察引流管情况、排便的性状、次数及量和腹部有无不适症状。吻合口瘘常在术后 1 周左右发生,局部血供不良、肠道准备不充分、低蛋白血症等都可引起吻合口瘘,对便秘、腹泻者遵医嘱服用缓泻剂、止泻剂,术后 7~10 d 内不可灌肠,以免影响切口愈合。若发生吻合口瘘,应予以充分引流,以控制感染。必要时做好急诊手术的准备。

(8)术后健康指导:术后健康指导包括以下几点。

1)一般指导:执行普通外科术后常规健康指导要点。

2)饮食指导:饮食应少量多餐、富含营养素、易消化,忌食生、冷、硬、油煎、酸、辣、浓茶等刺激性及易胀气食物,戒烟、酒。

3)疾病预防指导:积极预防和治疗直肠的各种慢性炎症及癌前病变;建议定期进行粪便潜血试验、纤维结肠镜等检查。

(臧小英　杨海红)

三、经腹直肠癌根治术

【概述】

经腹直肠癌根治术(Dixon 手术或称直肠低位前切除术,图 5-4)适用于癌肿下缘距齿状线 5 cm 以上的直肠癌。切除乙状结肠和大部分直肠,直肠和乙状结肠行端端吻合。其优点是保留了正常肛门及肛门括约肌。但在术后近期内患者可能出现便次增多,控制排便功能减弱,以后可逐渐改善。

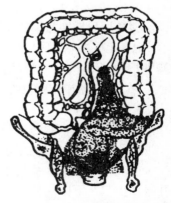

图 5-4　Dixon 手术切除范围

【围术期护理要点】

1.术前护理　除造口护理相关内容,其他同"腹会阴联合直肠癌根治术"的术前护理。

2.术中护理与配合

(1)一般护理:执行普通外科术中一般护理要点。

(2)物品准备:开腹包、外科器械、盆腔拉钩、荷包钳、吻合器、缝合线、引流管等。

(3)麻醉选择:根据患者病情及医嘱可选择全身麻醉。

(4)手术体位:协助医生摆好手术体位,采取仰卧位,臀齐床缘,下肢放于分开的腿板上,夹角小于60°,分别用约束带妥善固定,对骶尾部等压疮的好发部位进行减压保护。

(5)术中配合:术中配合及注意事项包括以下几点。

1)术中若使用吻合器,需通过肛门进入腹腔。摆放体位时将手术床腿板向两侧分开使患者体位呈"人"形,术野消毒范围要扩大至会阴、肛门及肛门内。要先消毒腹部,再消毒会阴、肛门及肛门内。

2)同"Miles 手术"3)。

3)同"Miles 手术"4)。

4)乙状结肠直肠吻合时要再次消毒肛门及肛门内,扩肛至肛门松弛,从肛门插入圆形吻合器,从直肠闭合处中心戳孔与抵钉座衔接对合击发切割吻合,退出吻合器,检查吻合器切割下的肠管是否完整,吻合口是否光滑、通畅,检查吻合口有无渗漏,如有用 3-0 可吸收缝合线间断缝合。

5)隔离技术、无瘤技术同"Miles 手术"9)、10)。

(6)特殊器械使用及维护要点:同"胃癌根治术"。

3. 术后护理 除造口护理外,其他同"Miles 手术"的术后护理。

(臧小英　张露梅　杨海红)

四、直肠黏膜环切术

【概述】

直肠黏膜环切术是通过管状吻合器环行切除距离齿状线 2 cm 以上的直肠黏膜 2 ~ 4 cm,使下移的肛垫上移固定。

1. 适应证 主要适用于Ⅲ、Ⅳ度内痔;非手术疗法治疗失败的Ⅱ度内痔和环状痔;直肠黏膜脱垂也可采用。

2. 禁忌证 ①妊娠妇女、儿童及顽固性便秘、盆腔肿瘤、门静脉高压症、布-卡综合征或不能耐受手术者;②由于纤维化致使直肠黏膜不能顺利被吊拉和切除的内痔患者。

【围术期护理要点】

1. 术前护理

(1)一般护理:执行普通外科术前一般护理要点。

(2)做好专科评估:了解患者便血及痔块脱出情况。

(3)做好术前专科检查:直肠指诊、肛门镜检查等。

(4)饮食护理:贫血患者给予营养补充,及时纠正;指导患者进少渣食物,术前排空大便,必要时灌肠。

(5)温水坐浴:便后及时清洗,保持局部清洁舒适,必要时用 1∶5 000 高锰酸钾溶液 3 000 ml 坐浴,控制温度在 43 ~ 46 ℃,每日 2 ~ 3 次,每次 20 ~ 30 min。

(6)心理护理:缓解患者紧张情绪,使其积极配合治疗及护理。

2. 术中护理与配合

（1）一般护理：执行普通外科术中一般护理要点。

（2）物品准备：截石位手术包、肛肠器械、肛门窥镜、吻合器、注射器、凡士林纱条、截石位体位架和专用手术托盘等。

（3）麻醉选择：根据患者病情及医嘱可选择腰麻或低位骶管麻醉。

（4）手术体位：协助医生摆好手术体位，采取膀胱截石位，患者臀部齐床缘，腿架的高度与患者仰卧位时大腿屈髋的高度保持一致，两腿外展夹角小于90°，将腿放于腿架时注意保护腘窝，调整腿托位置，使膝关节弯曲小腿自然下垂，同时注意腓总神经保护。

（5）术中配合：术中配合及注意事项包括以下几点。

1）术野消毒前注意遮盖患者，做好患者隐私保护和保暖。

2）保证良好的手术体位，患者臀下垫高，易于术者操作，要确保腿架固定牢固，避免术中倾斜而影响手术顺利进行。

3）手术时间短，约30 min，术前物品准备要齐全，配合要跟上术者的节奏，避免延误手术时间，影响下一台手术的开台。

4）吻合器开封前与术者核对确认规格型号，激发保险处于关闭状态，避免误激发。

5）在切割吻合时患者可能有下腹牵拉不适感，应主动关心，耐心解释，嘱其深呼吸，缓解不适感。

6）术毕填塞凡士林纱条，与术者共同清点，准确记录。

3. 术后护理

（1）一般护理：执行普通外科术后一般护理要点。

（2）做好专科评估：了解患者创面疼痛、出血情况等。

（3）饮食与活动：术后1~2 d以无渣或少渣流质、半流质饮食为主，包括藕粉、稀饭、面汤等，以减少肠蠕动、减少粪便形成和排便，有利于切口愈合。随后，逐渐过渡到普通饮食。术后24 h内可在床上适当活动四肢、翻身等，24 h后可适当下床活动，逐渐延长活动时间，并指导患者进行轻体力劳动。

（4）排便护理：嘱患者排便时勿过度用力，防止切口裂开。出现便秘时，使用液状石蜡、开塞露或其他缓泻剂，切忌灌肠。

（5）并发症的观察及护理如下。

1）切口出血：手术当天，卧床休息，患者可以在床上活动四肢、翻身等；术后24 h即可下床活动，逐渐增加活动量。待切口愈合后，可以恢复工作和学习，但仍要避免久坐和久站。

2）尿潴留：因麻醉、疼痛、不习惯床上排尿等原因可导致尿潴留的发生。术后卧床期间每4~6 h排尿1次，有尿意时勿憋尿。若发生尿潴留，可听流水声、按摩下腹部等诱导排尿，无效时及时导尿。

3）切口感染：保持肛门周围的皮肤清洁，每次排便后，可用1∶5 000高锰酸钾溶液坐浴。

4）肛门狭窄：术后瘢痕挛缩可致肛门狭窄。术后注意观察或询问患者有无排便困难和大便变细。若发生肛门狭窄，及早扩肛。

（6）术后健康指导：术后健康指导包括以下几点。

1) 一般指导:执行普通外科术后常规健康指导要点。

2) 饮食指导:注意调节饮食,平时应多饮水,多吃水果,多进食含纤维素高的膳食,忌吃辛辣刺激性的食物。

3) 排便指导:养成定时排便的习惯。有便秘者,可口服液体石蜡、蓖麻油等缓泻剂。出院时若切口未愈合,便后仍要温水坐浴。

（臧小英　杨海红）

五、肛瘘切除术

【概述】

肛瘘切除术适用于低位单纯性肛瘘,术中全部切除瘘管壁直至健康组织,创面敞开,使其逐渐愈合。

1. 适应证　管道较纤维化的低位单纯性及复杂性肛瘘,管道走行方向均在肛管直肠环以下;配合挂线疗法治疗高位肛瘘。

2. 禁忌证　高位肛瘘不宜行切除术。

【围术期护理要点】

1. 术前护理

(1) 一般护理:执行普通外科术前一般护理要点。

(2) 做好专科评估:了解患者瘘口与瘘管的情况,肛门周围有无潮湿、瘙痒或湿疹等。

(3) 做好术前专科检查:内镜检查、影像学检查等。

(4) 饮食护理:主要是要改变饮食结构,平时应多饮水,多吃水果,多进食含纤维高的膳食,如韭菜、芹菜等,忌吃辛辣刺激性食物。养成定时排便的习惯,有便秘者,可服用液状石蜡、蓖麻油等缓泻剂。

(5) 温水坐浴:同"直肠黏膜环切术"术前护理。

(6) 做好会阴部清洁:及时清除漏出脓液、粪便等,以减少对皮肤的刺激。

2. 术中护理与配合

(1) 一般护理:执行普通外科术中一般护理要点。

(2) 物品准备:截石位手术包、肛肠器械、注射器、亚甲蓝、凡士林纱条、截石位体位架和专用手术托盘。

(3) 麻醉选择:根据患者病情及医嘱可选择腰麻或低位骶管麻醉。

(4) 手术体位:协助医生摆好手术体位,采取膀胱截石位,患者臀部齐床缘,腿架的高度与患者仰卧位时大腿屈髋的高度保持一致,两腿外展夹角小于90°,将腿放于腿架时注意保护腘窝,调整腿托位置,使膝关节弯曲,小腿自然下垂,同时注意腓总神经保护。

(5) 术中配合:术中配合及注意事项包括以下几点。

1) 术野消毒前注意遮盖患者,做好患者隐私保护和保暖。

2) 保证良好的手术体位非常重要,患者的双下肢完全依靠腿架支撑,要确保腿架固定牢靠,避免术中倾斜而影响操作。

3）手术操作空间小、部位深，可使用地灯进行深部照明。

4）探查内口时提前准备好亚甲蓝，通过注入亚甲蓝确定内口位置。

5）探针探查时动作要轻柔，避免造成假道，造成瘘管遗留，术后发生感染，形成新瘘管。

6）复杂肛瘘有多个瘘管并存，手术时间长，密切观察患者出血情况，备好止血用品。

7）与术者共同清点切口内放置的凡士林纱条，并准确记录。

3. 术后护理　同"直肠黏膜环切术"术后护理内容。

（臧小英　张露梅　杨海红）

第五节　肝胆手术患者围术期护理

一、肝部分切除术

【概述】

自首例实施肝左外叶切除术至今虽有百余年历史，但由于肝结构复杂，血运丰富，术时极易发生大出血等并发症，病死率高的特点，在过去很长一段时间内，肝外科发展非常缓慢。在我国至 20 世纪 70 年代肝切除技术才日趋完善。目前，实施肝部分切除术主要对象是肝恶性肿瘤，其次为肝良性肿瘤；其他适应证还包括肝内胆管结石、肝外伤、肝脓肿、肝囊肿、肝包虫病等。

肝部分切除术（regional hepatectomy）遵循彻底性和安全性两个基本原则。病变局限于 1 个肝叶内，可做肝叶切除；累及邻近肝叶者，可做半肝切除；若已累及半肝，但无肝硬化者，可考虑做三叶切除；位于肝边缘的病变，亦可做肝段或次肝段切除或局部切除。肝切除手术一般至少保留 30% 的正常肝组织，对有肝硬化者，肝切除量不应超过 50%。

1. 适应证

（1）严重的肝挫裂伤或肝内较大血管受损，且用一般手术方法不能止血者。

（2）肝肿瘤，如肝癌（图 5-5）。

（3）肝内胆管结石（图 5-6）。

（4）肝寄生虫病。

（5）肝血管瘤（图 5-7）。

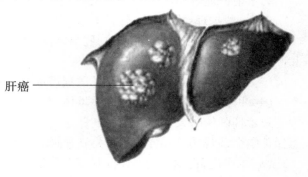

图 5-5　肝癌

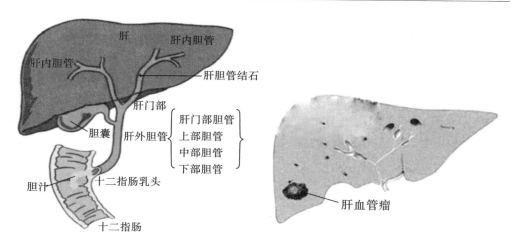

图 5-6 肝胆管结石   图 5-7 肝血管瘤

2.禁忌证

(1)重症急性肝内胆管炎,合并菌血症,感染性休克时。

(2)长期梗阻性黄疸、慢性脱水、电解质紊乱、伴明显的凝血功能障碍的肝胆管结石。

(3)肝肿瘤伴肝外多处转移。

(4)肝肿瘤侵及肝门或下腔静脉。

(5)肝肿瘤伴严重肝硬化,有黄疸、腹水。

(6)肝肿瘤门静脉主干或主支有癌栓。

【围术期护理要点】

1.术前护理

(1)一般护理:执行普通外科术前一般护理要点。

(2)做好专科评估:评估皮肤、巩膜有无黄染,皮肤有无瘙痒、破溃;肝区疼痛、有无腹胀、恶心、呕吐,全身有无水肿、出血征象;评估大便性状、颜色;评估既往史,有无消化道出血、门脉高压、胃底静脉曲张、肝炎、肝硬化史及酗酒、嗜睡病史。

(3)病情危重者,需采立即采取积极有效的护理措施:如有活动性出血应迅速建立有效的静脉通路,卧床休息并给予吸氧。如有肝性脑病征兆,注意患者安全保护,防意外伤及管路脱出;门脉高压胃底静脉曲张患者,严禁拍背;保肝治疗,避免使用有损肝的药物。

(4)完善术前专科检查:CT、B超等检查。肝病患者需注意监测肝功能、凝血功能;术前禁用肥皂水灌肠,减少血氨来源。

(5)疼痛护理:①评估疼痛发生的时间、部位、性质、诱因和程度,与体位的关系。②采取分散注意力或遵医嘱给予止痛药控制患者疼痛。

(6)改善营养、维持体液平衡:①改善营养是肝病患者术前准备的重要环节,肝病患者易发生低蛋白营养不良,遵医嘱给予补充蛋白、血浆以及肠内外营养,以降低术后并发症的发生率。②对肝功能障碍伴腹水者,严格控制水和钠盐的摄入量;遵医嘱合理补液与利尿,注意纠正低钾血症等水、电解质紊乱;准确记录 24 h 出入量;每日测量、记录体重及腹围变化。

（7）护肝治疗：嘱患者保证充分睡眠和休息，禁酒。遵医嘱给予支链氨基酸治疗，避免使用红霉素、巴比妥类、盐酸氯丙嗪等有损肝的药物。

（8）皮肤保护：由于肝功能障碍导致胆红素升高引起皮肤瘙痒，注意皮肤保护，避免搔抓，避免使用刺激性肥皂洗浴，瘙痒严重者遵医嘱使用止痒药物。对于病情严重、腹水、低蛋白患者，可使用现代新型敷料对皮肤加以保护。

（9）饮食护理：患者术前给予清淡、易消化的饮食，宜少量多餐，均衡饮食。给予高热量、高蛋白和富含维生素的食物，加强营养支持，纠正负氮平衡，保证术前营养，提高免疫力。

（10）心理护理：大多数肝癌患者会有长期乙型肝炎和肝硬化病史，其心理负担较重，一旦确诊肝癌，对患者和家庭都是严重的打击。护士应及时了解患者的心理问题，积极与患者沟通，疏导、安慰患者，减轻患者焦虑和恐惧情绪；同时为患者及家属提供各种治疗、护理知识争取社会家庭的支持，积极配合受治疗和护理。

（11）预防出血：①改善凝血功能，大多数肝癌合并肝硬化，术前 3 d 开始给予维生素 K_1 适当补充血浆和凝血因子，以改善凝血功能，预防术中、术后出血；②告诫患者尽量避免剧烈咳嗽、用力排便等致腹部内压骤升的动作和外伤，以防癌瘤破裂或食管胃底静脉曲张破裂出血；③应用 H_2 受体阻断剂，预防应激性溃疡出血；④加强腹部观察，如患者突发腹痛，伴腹膜刺激征，应高度怀疑肿瘤破裂出血，及时通知医生积极配合抢救，做好急症手术的各项准备。

（12）术前准备：需要手术者，除以上护理措施和常规腹部手术术前准备外，须根据肝切除手术大小备充足的血和血浆，并做好术中物品准备，如化学药物治疗药物、皮下埋藏式灌注装置、预防性抗生素、特殊治疗设备等。

2. 术中护理与配合

（1）一般护理：执行普通外科术中一般护理要点。

（2）物品准备：开腹包、血管器械、肝外加器械、腹腔多功能拉钩、腹腔引流管、无损伤缝合线、止血用品等。充分准备术中所用物品，不同型号的阻断钳、血管剪、血管钳应准备充分，血管 Prolene 缝合线应随时供应在手术台上。

（3）手术体位：患者取仰卧位，双上肢收拢于身体两侧布单覆盖妥善固定。手术时间长应采取预防压疮措施，保持膝关节功能位，膝下垫薄软枕。

（4）麻醉方式：气管内插管全身麻醉。

（5）术中配合：肝手术风险大，应对术中可能出的现情况予以评估，开台前再次与术者沟通，检查手术物品准备是否齐全，避免术中频繁离开手术间。

1）与麻醉医生共同核对备血情况，提前备血保证及时输注。

2）阻断肝门是手术的关键操作，阻断时间受限，肝硬化患者阻断时间不超过 15 min。手术的成败取决于手术团队的通力合作与配合，因此需注意：①准确记录阻断时间，并及时提醒术者，再次阻断需放松 5 min。②阻断期间麻醉医生需将中心静脉压降至 0.196 kPa（2 cmH$_2$O）以减少肝静脉出血，因此要协助麻醉医生密切观察患者的生命体征，做好应对紧急情况的准备工作。③紧密配合术者，争分夺秒，血管缝线、止血材料应提前打到台上，传递器械紧凑、准确无误。

3）手术使用器械、纱布、纱垫、缝针等较多，加之切口大，术野深，为避免异物遗留体腔,术中使用各种物品应及时准确记录随时清点核对,一旦有误及时查找;不再使用的器械敷料可提前清点妥善保存,避免因大量物品清点而拖延手术时间。①如为肝部肿瘤切除手术,术中应注意无菌操作技术的实施。准备好温灭菌注射用水,术后冲洗切口,防止肿瘤种植。②关注手术进程,准备好热盐水,热敷肝创面,起到止血作用。③术后各种引流管路标识清晰,妥善安置,避免扭曲受压,保持引流通畅,与病房护士交接清楚。

(6)特殊器械使用及维护要点如下。

1)超声刀:其刀头价格昂贵,使用前、后应仔细检查刀头的完整性,轻拿轻放,避免空击发,操作时避免与金属器械接触,使用刀剪等锐器时避免损伤线缆,使用一段时间后将超声刀刀头置于塑料碗中,启动,充分冲洗刀头残留血液、组织。超声刀术后清理应避免撞击,受压,防止刀头损坏。线缆用湿布擦拭干净,不宜用水直接冲洗,线缆按弧度进行盘绕,避免过度扭曲,打折。

2)氩气电刀:术中使用氩气电刀对肝创面进行喷凝止血,将设备挡位调至喷射功能,输出功率调至 80 W 以上。喷凝止血过程中注意保持管路通畅,随着术者的操作捋顺管路,避免挤压、打折。同时使用中还要注意防火安全,远离易燃物品,如乙醇及含有乙醇的消毒液;远离富氧区。

3. 术后护理

(1)一般护理:执行普通外科术后一般护理要点。

(2)做好专科评估:做好皮肤、引流、切口的评估。观察患者皮肤巩膜黄染消退情况,妥善固定引流管,避免剧烈活动;腹水较多者,应限制放腹水的量及速度,每次量不超过 1 000 ml。

(3)密观察病情:密切观察患者神智,有无肝昏迷征兆,慎用镇静剂。观察并记录生命体征,观察局部有无静脉回流障碍、头痛、呕吐等。

(4)休息与活动:麻醉作用消失、生命体征平稳后取半卧位,一周后可以逐步下床活动。

(5)营养支持:术后早期禁食,禁食期间给予肠外营养支持治疗。术后肠蠕动恢复后可进流食,以后逐步改为半流食及软食;保持大便通畅,防止便秘。

(6)并发症的观察及护理如下。

1)出血:是肝切除术后常见的并发症之一,术后应注意预防和控制出血。

护理措施:①体位与活动,手术后患者血压平稳,可取半卧位。术后卧床休息,不鼓励患者早期活动,避免剧烈咳嗽和打喷嚏等,以防止术后肝断面出血。②引流液的观察,保持引流通畅,严密观察引流液的量、性质和颜色。若血性液体增多,应警惕腹腔内出血。③若明确为凝血机制障碍性出血,可遵医嘱给予凝血酶原复合物、纤维蛋白原等止血药物,必要时输新鲜血、血浆;患者血压、脉搏仍不稳定时,应做好再次手术止血的准备。

2)膈下积液及脓肿:是肝切除术后一种严重并发症,膈下积液及脓肿多发生在术后 1 周左右。若患者术后体温下降后再度升高,或术后发热持续不退,同时右上腹部肿胀、呃逆、脉速、白细胞计数升高,应疑膈下积液或膈下脓肿,B 超等影像学检查可明确诊断。

护理措施:①保持引流通畅,妥善固定引流管,观察引流液颜色、性状及量;②如已形成膈下脓肿,必要时协助医生行 B 超定位引导下穿刺抽脓或置管引流,后者应加强冲洗和引流护理;鼓励患者取半卧位,以利于呼吸和引流;③严密观察体温变化,高热者给予物理降温,必要时药物降温,鼓励患者多饮水;④应用营养支持治疗和抗菌药物。

3)胆汁漏:是因肝断面小胆管渗透或胆管结扎脱落、胆管损伤所致。注意观察术后有无腹痛、发热和腹膜刺激症状,切口有无胆汁渗出和(或)腹腔引流液有无含胆汁。如有上述表现,应高度怀疑胆汁漏,如发生胆汁性腹膜炎,应尽早手术。

4)肝性脑病:患者需定期检测肝功能及血氨浓度,观察患者有无轻微的性格异常、定向力减退、嗜睡与躁动交替,黄疸是否加深,有无发热、厌食、肝臭等肝功能衰竭表现。

(7)术后健康指导:术后健康指导包括以下几点。

1)一般指导:执行普通外科术后常规健康指导要点。

2)疾病指导:注意防治肝炎,不吃霉变食物。有肝炎、肝硬化病史者和肝癌高发地区人群应定期做甲胎蛋白(α-fetoprotein,AFP)监测或 B 超检查,以期早期发现。

3)心理护理:树立战胜疾病的信心,遵医嘱坚持综合治疗。

4)饮食指导:多吃高热量、优质蛋白质、富含维生素和纤维素的食物。食物以清淡、易消化为宜。若有腹水、水肿,应控制水和食盐的摄入量。

5)自我观察和定期复查:若患者出现水肿、体重减轻、出血倾向、黄疸和乏力等症状及时就诊。定期复诊,第 1 年每 1～2 个月复查 AFP、胸片和 B 超 1 次,以便早期发现临床复发或转移迹象。

二、胆囊切除及胆总管探查术

【概述】

胆囊切除术是治疗胆囊结石的最佳选择。胆囊结石发生在肝内、外胆管的结石为胆管结石。其治疗的最佳方法是行胆囊切除、胆总管切开取石、"T"形管引流术。

1.适应证

(1)各种急、慢性胆囊炎,胆囊结石,胆囊肿瘤。

(2)梗阻性黄疸:胆管结石、狭窄、肿瘤、蛔虫等胆管梗死因素,梗阻性化脓性胆管炎。

(3)有梗阻性黄疸病史,术中发现明显肝外胆管扩张(直径>1.5 cm),或扪及胆管内结石。

(4)胆囊穿刺抽出脓性胆汁。

(5)胆囊无功能,如胆囊积水和慢性萎缩性胆囊炎。

(6)胆源性胰腺炎。

(7)在胆囊切除术中,遇有下列情况时应切开胆总管探查:①胆囊内有多发性小结石存在,胆囊管粗而短,估计结石有可能排入胆总管者。②胆总管明显增粗、肥厚、有炎症者。③胆总管触及有结石、蛔虫或血块者。④有反复发作黄疸病史者。⑤胰腺头部肿大或坚硬者。⑥穿刺胆总管发现胆汁内含胆砂、血液或脓液者。⑦术中胆道造影显示肝、胆总管内有结石、蛔虫者。

2.禁忌证

(1)不能用胆囊病变解释的右上腹部慢性疼痛,B 超和胆囊造影未发现胆囊异常。

(2)梗阻性黄疸病因未明确前不应盲目切除胆囊。

(3)严重心、肝、肾、肺功能不全或有其他严重内科疾病的不能耐受胆囊切除术者。

【围术期护理要点】

1. 术前护理

（1）一般护理：执行普通外科术前一般护理要点。

（2）急症手术：所有患者都必须进行 6～24 h 不等的术前准备，以改善全身情况，使能耐受手术治疗。

1）禁食；肠麻痹腹胀重者安置胃肠减压。

2）静脉输液，纠正水、电解质紊乱和酸、碱平衡失调，必要时输血或血浆。

3）适当应用广谱抗生素。

4）黄疸者注射维生素 B_1、维生素 C、维生素 K，有出血倾向者静脉注射六氨基己酸、对羧基苄胺等。

5）有中毒性休克时，应积极抢救休克。

（3）择期手术：当患者有长期黄疸，脱水，肝、肾功能受损，一般情况不良时，术前应积极纠正，改善营养状况，应用高糖类、高维生素等保肝治疗。

（4）做好专科评估：了解胆区疼痛情况，皮肤、巩膜有无黄染，排便是否正常，饮食习惯。

（5）胆源性胰腺炎患者，执行胰腺炎护理常规。

（6）完善术前专科检查：CT、B 超、磁共振成像等检查。

（7）病情观察：有无出现寒战、高热、腹痛、黄疸等情况；若考虑发生急性胆管炎，应积极对症处理。

（8）疼痛护理：对诊断明确且疼痛剧烈者，可给解痉镇痛药物，但禁用吗啡，以免引起 Oddi 括约肌痉挛。

（9）饮食与营养：指导患者进食清淡少油腻食物；禁食或进食不足者，给予肠外营养进行补充。

（10）心理护理：介绍疾病相关知识，耐心解释病因，消除患者焦虑、恐惧心理。

2. 术中护理

（1）一般护理：执行普通外科术中一般护理要点。

（2）物品准备：胆道探子、刮匙、取石钳、"T"形引流管、胆道镜用物。

（3）手术体位：协助医生摆好手术体位：患者取仰卧位，抬高腰桥或右肋背部垫一软枕。

（4）麻醉方式：气管内插管全身麻醉。

（5）术前与手术医生充分沟通，准备好胆道镜、胆道探子等术中所用特殊物品。准备各种型号的"T"形引流管，以便及时提供手术需要。

（6）如需切开胆总管，应将干纱布置于胆总管切口周围保护，并及时用吸引器吸除内容物，减少腹腔污染。胆囊切除手术属污染手术，操作后及时更换污染的器械、敷料等，应严格遵循污染手术操作步骤。

（7）密切观察患者生命体征，尤其是牵拉胆囊时，应注意胆心反射引起的血压降低、心率减慢等。

（8）妥善保管手术标本，取出的结石单独存放标本袋内，术后与手术医生交接清楚。

（9）胆道镜使用及维护要点：胆道镜是一种可直视下观察胆管、肝管和处理病变，具有诊断和治疗功能的内窥镜系统。术中通过胆道镜探查胆总管可了解病变部位,有否结石,能有效降低术后胆道残余结石的发生率。使用时需注意:①术前应及时灭菌镜体及取石网篮、器械等,采用低温方式灭菌,不要临时浸泡消毒。②胆道镜线缆避免过度弯曲、打折,上台后妥善放置,固定牢固避免滑落;取石网篮用后小心取下妥善放置。③取石后需进行胆道冲洗,以冲净胆汁、胆泥及血液。要观察冲洗情况,及时调节冲洗水压不超过 1.96 kPa(20 cmH$_2$O),避免由于冲洗水压过高而引起胆道感染。④使用后目镜不可沾水,用75%乙醇纱布或棉球。

3. 术后护理

(1)一般护理:执行普通外科术后一般护理要点。

(2)做好专科评估:行腹腔镜手术者应注意有无腹痛、肩背部疼痛症状,嘱其勿突然坐起;行胆管探查术、"T"形管置入术患者,注意做好"T"形管护理,观察有无残余结石的排出。

(3)病情观察:观察生命体征、腹部体征及引流情况,评估有无出血及胆汁渗漏。术前有黄疸的患者,观察和记录大便颜色并检测血清胆红素变化。

(4)卧位:麻醉清醒后适当抬高床头,取头高30°斜坡位,以利于呼吸及引流液排出。腹腔镜术后患者清醒且能够耐受时可下床活动。

(5)饮食护理:术后禁食、胃肠减压期间可通过肠外营养途径补充足够的热量、氨基酸、维生素、水、电解质等,维持患者良好的营养状态。胃管拔除后根据患者胃肠功能恢复情况,由无脂流质逐渐过渡至低脂饮食。

(6)引流管护理:保持引流通畅,注意观察引流液的颜色和量,准确记录。

(7)"T"形管引流的护理:"T"形管引流的护理包括以下几点。

1)妥善固定:将"T"形管妥善固定于腹壁防止活动时牵拉造成管道脱出。

2)保持引流通畅:防止引流管扭曲、折叠、受压,要经常挤捏,防止管道堵塞。引流液中有血凝块、絮状物、泥沙样结石时要经常挤捏,防止管道堵塞。必要时用生理盐水低压冲洗或用50 ml注射器负压抽吸,用力要适宜,以防引起胆总管出血。

3)加强观察:观察并记录胆汁的颜色、量和性状。正常胆汁呈黄绿色、清亮、无沉渣、有一定黏性。每日分泌量800～1 200 ml。术后24 h内引流量为300～500 ml,恢复饮食后可增至每日600～700 ml,以后逐渐减少至每日200 ml左右。胆汁过多,提示胆道下端有梗阻的可能;如胆汁混浊,应考虑结石残留或胆管炎症未被控制。

4)预防感染:长期带管者,嘱定期更换引流袋,更换时严格执行无菌操作。

5)拔管:若"T"形管引流胆汁色泽正常,引流量逐渐减少,可在术后10～14 d,试行夹管1～2 d;夹管期间注意观察病情,若无发热、腹痛、黄疸等不适症状,可经"T"形管做胆道造影,造影后需持续引流24 h以上。如胆道通畅无结石或其他病变,再次夹闭"T"形管24～48 h,患者无不适可予拔管。拔管后,残留窦道用凡士林纱布填塞,1～2 d内可自行闭合。若胆道造影发现有结石残留,则需保留"T"形管6周以上,再做取石或其他处理。

(8)术后并发症的观察和护理如下。

1)出血:可能发生在腹腔或胆管内。腹腔内出血,多发生于术后24～48 h内,可能与术中血管结扎线脱落、肝断面渗血及凝血功能障碍有关。

护理措施:①密切观察生命体征及腹部体征,腹腔引流管大量血性液体超过100 ml/h,

持续 3 h 以上并伴有心率增快、血压不稳时,提示腹腔内出血;②胆管内出血表现为"T"形管引流出血性胆汁或鲜血,粪便呈柏油样,可伴有心率增快、血压下降等休克表现;③改善和纠正凝血功能,遵医嘱予以维生素 K$_1$ 10 mg 肌内注射。

2)胆瘘:胆管损伤、胆总管下端梗阻、"T"形管脱出所致。患者若出现发热、腹胀和腹疼等腹膜炎症状,或引流液呈黄绿色胆汁样,常提示发生胆瘘。

护理措施:①胆汁引流,将漏出的胆汁充分引流至体外是治疗胆瘘最重要的原则;②维持水、电解质平衡,长期大量胆瘘者应补液并维持水、电解质平衡;③防止胆汁刺激和损伤皮肤,及时更换引流管周围被胆汁浸湿的敷料,可应用现代敷料做好局部皮肤。

(9)术后健康指导:术后健康指导包括以下几点。

1)一般指导:执行普通外科术后常规健康指导要点。

2)饮食指导:胆囊切除的患者起初不宜吃脂肪太多的食物,逐渐增加脂肪含量,以食易消化食物为宜,保持大便正常,不腹泻为准。此外胆囊切除者,胆总管会慢慢呈代偿性扩张,以取代胆囊的功能。

3)定期复查。

4)带"T"形管出院患者的指导:宜穿宽松柔软的衣服以防引流管打折、扭曲、受压;淋浴时,可用塑料薄膜覆盖引流管处,以防浸湿感染;避免提举重物或过度活动,以防牵拉"T"形管导致管道出血或管道脱出。若出现引流液异常或引流管脱出,应及时就诊。

(魏 力 王维维 曹媛媛 杨海红)

第六节 胰十二指肠切除术患者围术期护理

【概述】

胰十二指肠切除术(Whipple 术,图 5-8)是外科最复杂的手术之一。手术切除范围包括胰头、胆囊、胆总管、远端胃、十二指肠及空肠上段,同时清除周围淋巴结。再做胰、胆和胃肠吻合,重建消化道。

1.适应证

(1)严重胰头或十二指肠损伤。

(2)胰头癌、胆总管下段癌、壶腹部癌、十二指肠癌。

(3)无法局部切除的壶腹周围良性肿瘤。

2.禁忌证

(1)已有远处转移或腹腔内已有广泛转移。

(2)严重营养不良、重度梗阻性黄疸、全身情况差、高龄、重要器官功能衰退等不能承受手术者。

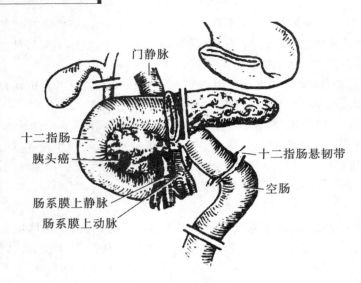

图 5-8　胰十二指肠切除术

【围术期护理要点】

1. 术前护理

(1)一般护理:执行普通外科术前一般护理要点。

(2)做好专科评估:评估患者有无皮肤巩膜黄染、疼痛程度,了解血糖情况。

(3)完善术前专科检查:CT、B 超、磁共振成像(MRI)等检查。

(4)心理护理:根据患者的心理状况进行相应的心理护理,对于相关知识缺乏护士应依据患者对疾病知识的掌握程度,有针对性地进行健康指导,使患者能配合治疗与护理,促进疾病的康复。

(5)疼痛护理:疼痛剧烈者,及时遵医嘱使用镇痛药,并及时评估镇痛效果,保证患者良好睡眠及休息。

(6)改善营养状况、监测相关营养指标:监测血清白蛋白水平、皮肤弹性、体重等指标。指导患者进食高热量、高蛋白、高维生素、低脂饮食,营养不良者,可经肠内和(或)肠外营养途径改善患者营养状况。

(7)改善肝功能:遵医嘱给予保肝药、复合维生素 B 等;静脉输注高渗葡萄糖加胰岛素和钾盐,增加肝糖原储备。有黄疸者,静脉输注维生素 K_1 改善凝血功能。

(8)做好皮肤护理:避免搔抓、使用刺激性肥皂清洗,可用手进行拍打,严重者遵医嘱使用止痒药物。

(9)肠道准备:术前 3 d 开始口服抗生素抑制肠道细菌,预防术后感染;术前 3 d 给予流质饮食;术前日晚可遵医嘱口服肠道清洁药物进行肠道准备。

(10)其他措施:血糖异常者,通过调节饮食和注射胰岛素控制血糖。有胆道梗阻并继发感染者,遵医嘱予抗生素控制感染。

2. 术中护理与配合

(1)一般护理:执行普通外科术中一般护理要点。

（2）物品准备：开腹包、血管器械、腹腔多功能拉钩、尿管、各种型号无损伤缝合线、新型敷料、腹腔引流管、无损伤缝合线、止血用品等。

（3）手术体位：患者取仰卧位，双上肢收拢于身体两侧布单覆盖妥善固定。手术时间长应采取预防压疮措施，保持膝关节功能位，膝下垫薄软枕。

（4）麻醉方式：气管内插管全身麻醉。

（5）术中护理：手术复杂、时间长，安置体位前充分评估患者皮肤情况，需在受压部位采取预防压疮措施，保持手术床干燥平整。手术全程注意患者的保暖，合理调节室温、使用保温毯、腹腔冲洗使用温盐水，防止低体温发生。

（6）术中配合：手术涉及多个器官和大血管，提前备好各种物品。分离显露胰腺过程易损伤大血管，备好血管缝线，将止血材料、拭血物品及时打到台上。

1）术中出血及渗血较多，注意观察记录吸引器瓶中的液量、血量，及时与术者、麻醉医生沟通，补充血容量，防止休克的发生。

2）手术需对消化道进行重建，术中使用胃肠吻合器，与术者确认规格型号无误后再开启。使用前检查吻合钉是否齐全，吻合器不可倒置，避免吻合钉脱落而影响使用。

3）进行胃肠操作过程中执行污染手术的操作步骤，切开胃肠前以纱垫保护，避免污染周围组织，操作后及时撤换器械敷料，降低术后感染概率；切除病变组织执行无瘤技术操作，接触肿瘤组织的器械、敷料不可再用，台上人员更换手套，用灭菌蒸馏水冲洗腹腔等措施，防止肿瘤细胞种植。

4）手术用物繁杂，可进行分类放置，便于管理和手术物品清点。妥善保管标本，术后与医生做好交接。

5）各种引流管路予以标识，方便术后管理。保证转运途中管路通畅，与病房护士签字交接。

3. 术后护理

（1）一般护理：执行普通外科术后一般护理要点。

（2）做好专科评估：遵医嘱监测血糖变化并做好记录；根据输注液体不同及时调节胰岛素泵速，以保持血糖在一稳定水平。严密观察引流液性质、量，及时发现肠瘘、胰瘘、胆瘘、出血等并发症发生。准确评估患者疼痛情况遵医嘱给予症状处理。

（3）病情观察：密切观察生命体征、腹部体征、切口及引流情况，准确记录 24 h 出入液量，必要时监测 CVP 及每小时尿量。

（4）卧位：麻醉未清醒前给予去枕平卧位，头偏向一侧；醒后适当抬高床头，取头高 30°斜坡卧位，以利于呼吸及引流液排出。

（5）引流管的护理：正确连接、妥善固定、保持引流管通畅。该手术后各种引流管较多，可有胃管、尿管、空肠造瘘管、胰引流管、胆肠引流管、胰肠引流管、腹腔引流管或多腔引流管等，护士应正确连接，良好固定，保持引流管通畅，注意观察各引流管内引流液的颜色、性状、量，准确记录。

（6）营养支持：术后早期禁食，禁食期间给予完全肠外营养支持，维持水、电解质平衡；拔除胃管后予以流质、半流质饮食，逐渐过渡至正常饮食；术后因胰外分泌功能减退，易发生消化不良、腹泻等，应根据胰腺功能给予消化酶制剂或止泻药。

（7）活动指导：患者卧床时间较长，可指导患者床上多活动，预防深静脉血栓，当患者病情许可、能够耐受时指导患者及早下床活动。

(8)患者安全:患者术后管路较多,做好管路滑脱评估,采取措施预防意外脱管。高龄配合能力较差的患者,初次下床活动时应做好指导,预防跌倒。

(9)做好空肠造瘘管护理:空肠造瘘管的通畅可为术后提供肠内营养途径,同时造瘘管还可起到内减压的作用,可以降低吻合口张力,防止吻合口瘘发生。在术后肠蠕动渐渐恢复后,可经空肠造瘘管给予生理盐水缓慢滴注(约40 ml/h),并观察患者有无腹痛、腹胀、恶心呕吐等不适反应;随着肠功能的逐渐恢复,无吻合口瘘的情况可以逐渐给予肠内营养剂,借助营养泵、恒温加热器匀速缓慢滴注。护士应做好导管的固定,定期更换胶布,密切观察导管留置体外的长度,保持导管通畅,避免堵塞。

(10)并发症的观察及护理:主要包括感染、胰瘘、胆瘘、出血及血糖异常。

1)出血:多发生在术后36 h内,表现为腹腔出血和消化道出血,多与创面渗血、血管结扎不牢、凝血功能障碍有关。术后密切观察腹腔引流管和胃管中引流液性质、颜色、量;如果引流管内血性引流液>50 ml/h,并伴有血压下降,心率加快,应考虑有活动性出血,尽快通知医生,护士迅速建立静脉通路,遵医嘱进行止血、输血补液治疗;必要时进行再手术的术前准备工作。

2)感染:以腹腔内局部细菌感染最常见,若患者免疫力低下,还可合并全身感染。术后严密观察患者有无高热、腹痛和腹胀等症状,结合白细胞计数判断是否存在腹腔感染。护士应注意严格执行无菌操作规范,以预防为主,保持低坡卧位或半卧位,以利引流;加强全身支持治疗。当形成腹腔脓肿者,可协助医生在B超引导下进行脓肿穿刺置管引流术或腹腔冲洗。

3)胰瘘:是胰十二指肠切除术后最常见、最严重的并发症之一,也是致死的主要原因。多发生在术后5~7 d,患者右上腹突然发生剧烈腹痛或持续腹胀,继而出现发热或黄疸加重,腹腔引流液增多,引流液淀粉酶明显升高,患者可出现全腹肌紧张、压痛等腹膜刺激征,引流液中引出无色清亮液体,警惕发生胰瘘。护理措施:①取半卧位,保持引流通畅;②根据胰瘘程度,采取禁食、禁水、胃肠减压、静脉泵入生长抑素等措施减少胰液分泌,防止胰液积存;③必要时做腹腔灌洗引流,防治胰液积聚侵蚀内脏、继发感染或腐蚀性大出血;④严密观察胰管引流液颜色、量和性质,准确记录;⑤保护腹壁瘘口周围皮肤,可选用现代敷料对皮肤加以保护。

4)胆瘘:多发生在术后2~7 d,多由于吻合技术不好所致。当引流管内引流液呈黄绿色胆汁样或腹穿出胆汁样液,患者出现发热、腹胀和腹痛等腹膜炎表现时,常提示发生胆瘘。一旦发现,及时报告医生并协助处理。

5)营养支持:可分为两个阶段。第一阶段在术后3~7 d,患者胃肠功能逐渐恢复时,以肠内、肠外营养各半的方法进行营养补充;第二阶段是术后7~14 d,患者胃肠功能恢复后,全部由肠内营养提供。使用空肠造瘘管进行肠内营养时,执行空肠造瘘管护理措施。同时保持营养液清洁、新鲜,现用现启,24 h内用完。

6)血糖:动态监测血糖水平,对合并高血糖者,调节饮食并遵医嘱注射胰岛素,控制血糖在适当水平;出现低血糖者,适当补充葡萄糖。

(11)术后健康指导:术后健康指导包括以下几点。

1)一般指导:执行普外科术后常规健康指导要点。

2）合理饮食：戒烟酒、少量多餐，均衡饮食。

3）化学药物治疗：化学药物治疗期间定期复查血常规，白细胞计数低于 $4×10^9/L$ 者，暂停化学药物治疗。

4）定期复查：术后每 3～6 个月复查 1 次，若出现贫血、发热、黄疸等症状，及时就诊。

（魏　力　王维维　曹媛媛　杨海红）

第七节　腹壁手术患者围术期护理

一、腹股沟疝无张力疝修补术

【概述】

随着人们对疝的病因和发病机制的进一步认识，以及新型成型用假体材料的问世，传统的疝成形修补术式受到挑战，学者们开始着眼于利用新型材料进行无张力疝修补成形，以达到最大限度减少甚至杜绝疝复发。无张力疝修补术以其创伤小、恢复快、操作简单、符合解剖生理、并发症少、复发率低等优势而逐渐取代传统疝修补术，无张力疝修补术是从真正意义上修补了腹壁缺损，分散了腹压对缺损区的冲击。

无张力疝修补术（tension-free hernioplasty）是利用人工高分子生物材料作为补片进行缝合修补（图 5-9），其克服了传统手术（即不用补片的缝合修补法）对正常组织解剖结构的干扰，修补后周围组织无张力，具有创伤小、术后疼痛轻、康复快、复发率低的优点。目前常用的有平片式无张力疝修补和疝环充填式无张力疝修补术。适用于各种原因引起的疝，包括腹股沟直疝、斜疝、脐疝、切口疝、股疝。

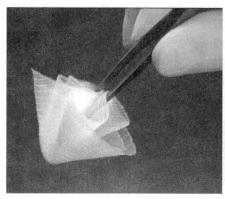
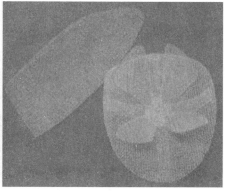

图 5-9　网塞式补片

腹股沟无张力疝修补术（tension free herniorrhaphy for inguinal hernia）在不打乱腹股沟区的正常解剖层次的前提下，只是在腹股沟管的厚壁或腹膜前间隙放置补片，加强了薄弱的腹横筋膜和腹股沟管后壁,纠正了腹股沟区解剖异常并最大限度的恢复腹股沟区正常解剖和生理结构。

1.适应证　适用于成年人各种类型的腹股沟斜疝、直疝和股疝,包括各种初发疝和复发疝;也适用于少部分青少年疝,但只能应用生物补片,禁忌使用合成补片。

2.禁忌证　患有急性疾病、疝部位周围皮肤有病变或有剧烈咳嗽等使腹内压增高者;年老体弱,又无严重症状的老年患者。

【围术期护理要点】

1.术前护理

(1)一般护理:执行普通外科术前一般护理要点。

(2)专科评估:评估疝大小、是否有嵌顿、能否还纳;患者有无咳嗽、便秘、排尿困难等导致腹内压升高的因素。

(3)心理护理:向患者及家属解释腹外疝的病因,诱发因素以及手术的必要性,介绍无张力疝修补术的优点及可靠性,新材料使用情况,了解患者的心理需要,消除顾虑,取得配合。

(4)完善术前准备:除上述护理措施外,非急诊手术术前准备还应注意:①对年老体弱、腹壁肌肉薄弱或复发疝的患者,术前应加强腹壁肌肉锻炼,并练习卧床排便、使用便器等;②服用阿司匹林的患者术前 7 d 停药,需要继续抗凝治疗的患者,术前根据医嘱停药,或选用适合的拮抗药;③术前 2 周戒烟,嘱患者卧床休息,保持大便通畅。

2.术中护理与配合

(1)一般护理:执行普通外科术中一般护理要点。

(2)物品准备:外科包、阑尾器械、乳突牵开器、8 F 单腔尿管、人工合成疝修补片。

(3)手术体位:患者取去枕仰卧位,一侧上肢外展于臂托上,另一侧上肢收拢于体侧,中单包裹妥善固定。

(4)麻醉方式:根据患者病情及医嘱可选择腰麻硬膜外麻醉、局部麻醉或全身麻醉。

(5)术中配合:腹股沟疝手术分左右侧,手术切皮前应再次核对手术侧别,对于清醒的患者可让患者参与核对手术侧别,确保患者手术部位正确。

1)根据患者疝缺损情况选择补片的型号。疝修补片为植入物,打开补片前巡回护士、器械护士、手术医生共同检查补片外包装的完整性、灭菌日期、有效期及补片的规格、型号,确认无误后方可打开,并将补片的条形码贴于病历中存档保存。

2)补片放置时,清醒患者可嘱其咳嗽或屏气增加腹压,检查补片固定情况。补片要展平,多余部分裁剪弃去,不能折叠或卷曲,以免患者术后疼痛。

3)固定补片的缝线应选择不可吸收缝线,如丝线、2-0 无损伤血管缝线等。

(6)植入物的管理:植入物的管理包括以下几点。

1)张力疝修补术需使用植入性补片,植入物对无菌条件要求非常高,要严格无菌操作,高度的慎独精神,配合熟练,缩短手术时间以减少感染因素。

2)补片使用时再打开,减少在空气中暴露的时间,降低手术感染的风险。

3)打开补片前按要求核对,与术者确认。登记后将条形码贴于病历内备案。

3.术后护理

(1)一般护理:执行普通外科术后一般护理要点。

（2）做好专科评估：评估患者有无切口疼痛、渗血、阴囊有无水肿、有无排尿困难。

（3）观察要点：观察要点包括以下几点。

1）生命体征：遵医嘱监测生命体征并记录。

2）疼痛护理：一般无须刻意给予某种止痛措施，患者术后疼痛感明显，仅需按医嘱给予口服或肌内注射止痛药即可。

3）体位与活动：应在术后 6~8 h 后待血压稳定后取半卧位休息，局部麻醉的患者，术后麻醉感消失、血压稳定后就可适当下床活动。采用无张力疝修补术的患者一般术后次日即可下床活动，年老体弱、复发性疝、绞窄性疝、巨大疝等患者可适当推迟下床活动的时间。

4）预防阴囊水肿：术后将阴囊托起，并观察阴囊肿胀情况

5）排尿护理：鼓励患者自行排尿，避免尿潴留，不能自解小便的行导尿术。

6）预防腹内压过高：如有咳嗽应及时用药物治疗，并嘱患者在咳嗽时用手按压切口，减少腹内压增高对切口愈合的不利影响。注意保持大小便通畅。

7）饮食护理：患者术后 6~12 h 如无恶心、呕吐可进流质或者半流饮食，次日改为软食或普食。避免食用过油腻辛辣、容易上火的食物，嘱患者多食用蔬菜水果，忌烟忌酒，定期排便，防止便秘。

8）预防切口感染：切口感染是引起疝复发的主要原因之一，一旦发现切口感染征象，应尽早处理。预防切口感染的措施包括：①病情观察：注意体温和脉搏的变化；观察切口有无红、肿、疼痛，阴囊部有无出血、血肿；②切口护理：术后切口一般不需加压沙袋压迫，有切口水肿时应予适当加压；保持切口敷料清洁干燥、不被粪尿污染；若敷料脱落或被污染，及时更换。

4.术后康复指导

（1）一般指导：执行普通外科术后常规健康指导要点。

（2）康复指导：①活动指导，患者出院后应逐渐增加活动量，3 个月内应避免重体力劳动或提举重物等；②饮食指导，调整饮食习惯，保持排便通畅；③防止复发，减少和消除引起腹外疝复发的因素，并注意避免增加腹内压的动作如剧烈咳嗽、用力排便等。

（3）出院定期随访：若疝复发，应及早诊治。

（王幼琳　毛林琳　杨海红）

二、腹部切口疝修补术

【概述】

腹壁切口疝是指腹腔内脏器官或组织自腹壁切口突出的疝，是腹部手术后常见的并发症，发生率为 2%~11%。引起腹壁切口疝的主要因素是严重的切口感染和切口裂开，以及能导致腹部切口愈合不良的因素，如贫血、营养不良、肥胖、糖尿病、腹水、慢性肺功能不良、恶性肿瘤和术中处理不当、腹内压增高等。

切口疝的治疗以重建腹壁解剖结构，恢复腹壁生理功能，预防并发症为原则。

1.切口疝的分类方法　有 3 种。

（1）第一种按照腹壁缺损大小分类：①小切口疝，疝环最大径<3 cm；②中切口疝，疝

环最大径为 3～5 cm;③大切口疝,疝环最大径>5～10 cm;④巨大切口疝,疝环最大径>10 cm。

(2)第二种按照疝缺损部位分类:①中线切口疝,包括剑突下切口疝、脐上切口疝、脐下切口疝、耻骨上切口疝;②侧腹壁切口疝,包括肋缘下切口疝、腹股沟区切口疝和肋髂间切口疝。

(3)第三种按照疝的复发性分类:分为初发切口疝和复发切口疝。

2.适应证　小切口疝适于使用单纯修补术;大切口疝适于使用成形术。

3.禁忌证

(1)疝环缺损横直径>20 cm,补片难以覆盖缺损者。

(2)身体质量指数(body mass index,BMI)>35。

(3)疝囊感染与急性绞窄性嵌顿者。

(4)不能耐受全身麻醉手术,对补片过敏者。

(5)重要内脏器官如心、肺功能障碍不能耐受手术者。

(6)严重腹腔感染、腹水、放射治疗术后等致腹腔粘连无法建立气腹空间者。

(7)其他不能耐受全身麻醉手术的情况。

【围术期护理要点】

1.术前护理

(1)一般护理:执行普通外科术前一般护理要点。

(2)专科评估:评估切口疝的部位、大小、疝内容物;属于哪一类疝,形成疝的主要原因,是否需要腹带包扎以及切口的张力等。

(3)腹腔扩容及腹肌顺应性训练的护理:切口疝一旦发生,腹腔内脏器官就从疝缺损处脱出至皮下,形成"第二腹腔",相对增加了腹腔容积,会造成腹腔容积的突然缩小,腹腔内脏器官相对拥挤,使腹内压增高,切口张力大,影响膈肌的运动,患者出现呃逆,严重者可出现切口裂开等并发症。在临床护理工作中,将腹带重新制作,使腹带的尺寸减小。利用缩紧的腹带,使患者逐渐适应术后腹腔缩小的状态,有利于手术中的修补和切口减张及愈合。手术前应先处理可导致腹内压升高的因素如咳嗽、便秘、排尿困难等。术前2周戒烟;术前应减少活动,多卧床休息;保持大便通畅;锻炼肺功能,协助患者演练在床上大小便等。

(4)心理护理:切口疝的患者一定是接受过一次手术的,许多患者是复发的,再次手术的时候一般都有心理负担,包括对再手术的恐惧、对手术成功的信心不足和缺乏对补片修补手术的了解。护理人员要进行耐心细致的思想工作,调动患者战胜疾病的信心。

(5)其他准备:对形成切开疝的原因加以积极干预治疗。如糖尿病患者,密切监测血糖值,将血糖控制平稳后行手术;高血压患者密切监测血压,使血压控制稳定后手术;术前可以预防性应用抗生素,降低术后感染率等。

2.术中护理与配合

(1)一般护理:执行普通外科术中一般护理要点。

(2)物品准备:评估切口疝有无嵌顿及不完全肠梗阻,以准备相应的器械、敷料。如开腹包、外科器械、人工疝修补片、不可吸收缝线。

(3)手术体位:患者取去枕仰卧位,一侧上肢外展于臂托上,另一侧上肢收拢于体侧,中单包裹妥善固定。

（4）麻醉方式：根据患者病情及医嘱可选择全身麻醉或连续硬膜外麻醉。

（5）术中配合：腹部切口疝疝囊外组织很薄，切开皮肤时极易损伤疝内容物，需做好应急准备，及时供应台上物品。

1）根据患者疝缺损情况选择补片的型号。疝修补片为植入物，打开补片前与术者检查、核对灭菌日期、有效期及补片的规格、型号，确认无误后方可打开，并将补片的条形码贴于病历中存档保存。

2）固定补片的缝线应选择不可吸收缝线，如丝线、2-0 无损伤血管缝线等。

3）腹部切口疝手术切口张力大，关闭切口时备好张力缝线，术毕除了无菌辅料覆盖切口外还需用腹带加压固定，防止切口裂开。

4）植入物的管理同腹股沟疝无张力疝修补术。

（6）注意事项：注意事项包括以下几点。

1）手术切口尽可能取原切口。

2）粘连的处理：腹腔内肠管与腹壁间的粘连，可伤及腹壁，不可损伤肠管，术中如发现疝内容物与疝囊、疝环粘连，则需要对粘连进行分离。

3）肠管损伤的处理：如果术中损伤肠管，有肠液外漏，术中要做彻底的消毒和冲洗，并缝合肠道损伤部位。

4）补片的放置和固定：一般要求补片超过缺损边缘至少 3 cm；网片的固定，对于小的切口疝可用钉枪固定，对于大的切口疝要做经腹壁全层固定。

5）引流的处理：引流管多放在网片和腹壁之间，如果腹腔内肠管间粘连较重，做较大范围松解，腹腔内也需要置引流管，以减少腹腔内的渗液，预防炎性肠梗阻。

3. 术后护理

（1）一般护理：执行普通外科术后一般护理要点。

（2）体位护理：手术后去枕平卧 6 h，同时在双膝下放置一软枕，使得髋关节稍屈曲，减少腹部切口张力，缓解切口疼痛及降低切口裂开的概率。

（3）饮食护理：患者术后先行禁食，1~2 d 待肛门排气后可少量流质饮食。同时应选择高热量、高蛋白质、高维生素饮食。

（4）切口护理：术后密切观察切口敷料是否干燥、切口是否渗血及感染。若敷料脱落及污染、浸湿应及时更换敷料。同时在切口局部放置 0.5~1 kg 盐袋加压固定，防治术后手术切口渗血。

（5）引流管护理：术后留置引流管患者，术后观察引流管接口是否连接完好、管腔是否通畅、有无受压或折叠，以保证引流管通畅。观察引流液性质，如引流大量血性液体应及时报告医生以及时处理。

（6）活动护理：原则上尽量早下床活动，但应嘱患者控制活动度以防切口裂开、出血等。对于疝块较大、手术创伤较严重者或年老体弱者可适当延迟下床活动。

（7）预防和处理腹内压增高因素：术后除注意切口局部减张因素外，亦应注意预防和处理好腹内压增高因素。

（8）疼痛的护理：手术创面较大，损伤较严重，术后疼痛剧烈。腹式呼吸时切口张力牵拉导致疼痛，对于不耐受的疼痛可给予适量的止痛药。

(9)并发症:并发症包括以下几种情况。

1)切口疝复发:术后疝复发是切口疝手术常见的并发症之一。切口疝复发的因素和疝初发的因素相似:腹内压的增高、腹壁强度的减弱和合并全身疾病。

2)血肿及血清肿:是术后常见的并发症,有时可能误诊为疝复发,需要仔细鉴别。血肿的发生主要是因为剥离疝囊时创面较大,没有充分的止血造成,或是患者长期口服抗凝药物造成的。血清肿则是发生在使用补片修补术后,因为远端疝囊旷置或远端疝囊剥离后,远端疝囊与补片之间组织液渗出后积聚而形成的液性肿块,有时存在波动感,穿刺后可见淡黄色或淡红色渗液。若已经出现血清肿,少量时可自行吸收,若持续无改善,可穿刺或放置引流管,注意预防感染。

3)手术部位感染:切口疝术后手术部位的感染是常见的并发症之一,但这种感染很多会造成灾难性的结果,需要取出补片或二次手术治疗。

4)腹腔间室综合征:是指因各种原因引起腹内高压,导致心血管、肺、肾、腹腔内脏、腹壁和颅脑等功能障碍或衰竭的综合征。以腹内高压、严重腹胀合并少尿、呼吸窘迫为特征。术后仍需密切监测血压、呼吸和腹胀情况。

5)肠管损伤及肠瘘:肠管损伤及肠瘘是在切口疝手术后发生的严重并发症。

4.出院康复指导

(1)一般指导:执行普外科术后常规健康指导要点。

(2)手术后拆完线患者即可出院,此时创口的愈合仍未达到十分结实的程度,需要告诫患者在6个月内继续防止腹内压增高的因素,不能从事重体力劳动,腹带的应用于术后6个月去除,注意提高患者的自护能力。

(王幼琳　毛林琳　杨海红)

第八节　血管外科手术患者围术期护理

一、血管外科手术患者的围术期护理要点

【概述】

血管外科在医学发展史中是发展较晚的专业,作为独立学科发展的历史更短。血管外科涉及外科诸多领域,一般说来,除心脑血管疾病以外的各种周围血管疾病均属于本范畴,如动脉硬化闭塞症、血栓闭塞性脉管炎、急性动脉栓塞、雷诺综合征、大动脉炎、各类动脉瘤、主动脉夹层、下肢静脉曲张、下肢深静脉功能不全、下肢深静脉血栓形成、肺栓塞、血管损伤、血管畸形、动静脉瘘等。

血管外科患者围术期术前主要做好各项评估和心理护理,术中重视患者的安全护理,术后帮助患者尽快恢复生理功能,包括生命体征观察、体位与活动、疼痛护理、药物护理、饮食护理、功能锻炼,以及各种并发症的观察及护理、健康教育等,从而实现患者早日全面康复的目标。

【物品准备】

普鲁卡因、罂粟碱、肝素等药物,以及相关器械和敷料等物品。

【手术体位】

仰卧位、俯卧位及侧卧位。

【麻醉方式】

全身麻醉或腰麻。

【围术期护理要点】

1. 术前一般护理要点

(1)一般护理:执行普通外科术前一般护理要点。

(2)术前评估:血管外科疾病主要表现为狭窄、闭塞、扩张、损伤和畸形。术前应了解疾病的性质、主要表现及发展过程;对患者缺血肢体的缺血程度进行评价;了解患者有无出血性疾病的表现;有无手术史及恢复情况;了解患者营养状况,有无营养不良或肥胖;是否使用抗凝药物、抗血小板药物等,以及用药剂量和时间;术前评估患者心、肺、脑、肝、肾等重要内脏器官功能情况。

(3)术前宣教:宣教内容包括手术目的、麻醉方式、手术方法、围术期可能出现的情况及配合方法、各种引流目的意义;与手术室护士配合做好术前访视,介绍手术室的环境及流程。

(4)术前常规准备:包括个人卫生、手术区域的皮肤准备、不同手术采取不同的备皮范围,肢端慢性溃疡和坏疽患者需长期换药,保持创面周围清洁无感染。还要常规进行呼吸道准备、胃肠道准备、备血等。

(5)术前护理指导:指导患者术前戒烟、呼吸功能锻炼、体位练习;指导患者遵医嘱正确服用降压药、降糖药、激素类及利尿药物,观察用药后反应;特别应注意指导患者术前停用抗凝药物的时间;术前日晚保证充分睡眠。做好饮食指导:告知患者术前禁食时间,非肠道手术患者饮食可不受限制,但忌食煎炸、酸辣等刺激性食物,术前日晚餐应清淡、易消化。

(6)心理护理:护士应使患者产生安全感,指导患者采用听音乐、深呼吸等放松方法,注意保护性医疗,应恰如其分的解释病情,以免增加患者的疑虑。

(7)对患者的教育效果进行评价,做好交接班,保证护理的连续性。

2. 术中护理与配合要点

(1)一般护理:执行普通外科术中一般护理要点。

(2)术中评估:严格核对患者姓名、性别、年龄、科别、床号、病案号、诊断、手术名称、手术部位。并检查患者术前配血,药物过敏试验及皮肤、肠道准备等。

(3)术中宣教:热情迎接患者,介绍手术室环境,给予心理安慰,并根据手术及麻醉要求为患者解释手术体位的目的及重要性,以取得患者配合。

(4)术中护理:术中保持输液通畅,保证术中有效灌注;严密观察患者生命体征,做好输血准备,并保证吸引器处于完好状态,一旦发生大出血,及时输血抢救;严格遵循无菌操作,预防感染;保持床单位的干燥平整,对易受压部位用软枕垫好,防止皮肤损伤;观察肢端皮肤有无苍白或发绀;准确记录尿量。

3. 术后一般护理要点

（1）一般护理：执行普通外科术后一般护理要点。

（2）术后评估：包括基础评估和专科评估。基础评估包括麻醉方式、手术方式、术中情况；观察患者意识状态、生命体征及病情变化、舒适卧位、肢体温度、呼吸道管理、切口有无渗出、渗血、引流管的类型、是否通畅，固定是否有效、引流液的颜色、性质、量皮肤及疼痛情况等，并做好记录，专科评估内容详见各论。

（3）术后护理：根据患者的麻醉方式及手术方式采取合适体位；注意观察生命体征变化；仔细观察肢体的血液循环情况；做好引流管护理；观察手术切口有无出血、渗液；观察尿量变化，警惕肾功能衰竭；观察疼痛部位、性质、程度并给予对症处理；做好术后抗凝药物的护理；一般术后可能出现出血、血栓形成和栓塞、感染、吻合口假性动脉瘤等并发症，当病情发生变化时及时通知医生，同时做好紧急处理。

（4）术后健康指导：根据评估结果采取相应的护理措施，指导患者做好术后肢体、关节功能锻炼、早期活动；术后呼吸功能锻炼等，预防术后肺部并发症；指导患者注意保持引流通畅，妥善固定，引流袋勿高于引流口平面，以防逆行感染；若引流液突然发生变化，量多或颜色变深时，及时通知护士；根据病情指导患者进食时间和进食种类；术后如出现寒战、排尿困难、疼痛、腹胀等不适时及时告知护士，以便得到及时处理。

（5）心理护理：根据患者术后情况给予针对性的心理护理。减轻患者疑虑，使其在治疗过程中保持最佳心理状态。

（6）出院指导：一般在出院前 1~2 d 内完成，包括出院后行为指导、用药指导、饮食指导、定期复查，如出现异常情况及时就医等。

（魏　力　王维维　杨海红）

二、经皮腔内血管成形术合并支架术

【概述】

经皮腔内血管成形术（percutaneous transluminal angioplasty，PTA）合并支架术，是目前常用治疗动脉硬化等各类血管狭窄疾病的微创介入疗法。它是一种联合疗法，包括 PTA 球囊扩张术和支架置入术两种疗法，具有创伤小，出血少，并发症少，恢复快等明显优势。由于该疗法疗效显著，目前在临床上被广泛运用。如下肢动脉硬化闭塞症（arteriosclerosis obliterans，ASO）是由于下肢动脉粥样硬化导致下肢动脉壁增厚、僵硬、迂曲和失去弹性，继发血栓形成，致使动脉血管腔狭窄、闭塞，肢体出现缺血症状。目前 ASO 的首选治疗方法是经皮腔内血管成形术合并支架术。

1. 适应证　原则上影响器官功能的血管狭窄（闭塞）均为适应证。

2. 禁忌证

（1）严重出血倾向。

（2）缺血器官功能已丧失。

（3）大动脉炎症活动期。

（4）导丝和导管未能插过血管狭窄（闭塞）段。

【围术期护理要点】

1. 术前护理

（1）一般护理：执行血管外科一般术前护理。

（2）患肢护理：观察患肢皮肤温度、颜色、末梢动脉搏动情况，必要时测量患肢血压。注意保暖，避免用热水袋直接给患者加温；勿使肢体暴露于寒冷环境中，以免血管收缩；保持足部清洁；如有皮肤溃疡或坏死，应保持局部清洁，加强创面换药。

（3）疼痛护理：疼痛是下肢缺血性疾病的典型临床表现，根据对患者的疼痛评估，遵医嘱使用镇痛剂。

（4）体位：卧床时取头高脚低位，避免双下肢交叉，防止动脉、静脉受压。

（5）饮食：应摄入高蛋白、高维生素及低盐、低脂、低糖饮食，多吃蔬菜和水果。

（6）心理护理：由于肢端疼痛和坏死使患者产生痛苦和抑郁心理，护士应关心体贴患者，言语恰当，讲解有关疾病知识，多倾听，从而诱导、鼓励、安慰患者，使其情绪稳定，主动配合治疗及护理。

（7）戒烟：吸烟会损伤血管内壁导致更多的脂肪累积在血管引起阻塞。吸烟还会导致术中或术后咳嗽，给手术带来危险，并给切口带来疼痛。剧烈的咳嗽还将导致切口出血。

（8）安全护理：对跌倒/坠床高危患者做好安全防护，防止意外发生。

2. 术中护理与配合

（1）一般护理：执行血管外科手术术中一般护理要点。

（2）物品准备：普外探查器械、血管特殊器械、各种型号的支架、鞘组、导丝导管、普通的缝针丝线、5-0 或 7-0 的血管缝线，以及应急的开腹腹主动脉瘤器械、低分子肝素、硝普钠、鱼精蛋白、生理盐水、各种抢救药品等。

（3）麻醉选择：局部麻醉。

（4）手术体位：平卧位。

（5）术中配合注意事项如下。

1）接患者进入手术间时，严格执行三查七对，为患者置静脉留置针，取平卧位，注意保暖。

2）患者全身麻醉满意后，留置尿管并妥善固定；将高频电刀的负极板贴于不影响手术的大腿，小腿或臀部等肌肉丰富的地方，将患者背部、臀部等易发生压疮处的床单整理平整，妥善固定双手及各类动静脉通路。

3）协助麻醉医生监测患者各项生命体征，密切观察双下肢足背动脉的搏动，尿量及颜色，若有异常及时报告，以免发生不必要的损伤。

4）控制手术间内人数和人员的走动次数，提醒参与手术人员穿好铅衣，注意无菌操作，以免发生感染。

5）洗手护士提前 15 min 洗手上台，整理器械，与巡回护士清点各项物品。

（6）特殊器械的使用如下。

1）导管、支架等物品价格昂贵，上手术台前，需要跟手术医生、巡回护士确认无误后再拆开，核对材料的有效期、型号和名称。

2）导丝导管、支架需用肝素水浸泡或冲洗管腔，防止堵塞。

3)术中严格执行无菌操作,及时、准确地传递器械、材料等,确保手术的顺利进行。

(7)手术过程观察及配合:常规消毒、铺巾、暴露双侧股动脉,固定后,依据患者术前计算机断层扫描血管造影(computerized tomography angiography,CTA)了解血管狭窄的程度及长度后选择穿刺入路。

1)用导丝试通过狭窄段,成功后将导管跟进。通过困难时可换用超滑或较细的导丝和导管。腔静脉闭塞者可试用导丝硬头或房间隔穿刺针穿过,此操作应在双向调线透视下进行,以免假道形成或损伤心包。

2)导管通过狭窄段后,先注入造影剂显示狭窄后血管情况,然后注入肝素6 250 U。插入超长导丝撤出造影导管。手术过程中,为防止血栓形成,应全身肝素化,一般按千克/体重计算。

3)球囊导管沿导丝送入狭窄段。困难时可采用超硬导丝协助,或先采用小球囊导管对狭窄段进行预扩张,再送入大球囊导管。

4)确定球囊准确位于狭窄段后即可开始扩张术。用5ml注射器抽取稀释为1/3的造影剂,注入球囊使其轻度膨胀。透视下可见狭窄段对球囊的压迹。如压迹正好位于球囊的有效扩张段可继续加压注射,直至压迹消失。一般每次扩张持续15～30 s,可重复2～3次。

5)撤出球囊导管时应用20 ml注射器将其抽瘪,以利于通过导管鞘。再插入导管行造影观察。证实动脉血流通畅后予以切口缝合或缝合器缝合,然后依据病情决定是否送ICU或普通病房继续治疗。

6)对于中心静脉狭窄者可在术前及术后行血管内测压,以作比较。对于肢体动脉狭窄者测患肢血压,以作比较。

3.术后护理

(1)执行血管外科术后护理常规和相关麻醉护理常规。

(2)体位:穿刺侧肢体制动12 h,穿刺部位加压包扎6～8 h,48 h后下床活动。如行动脉血管重建术则延长卧床时间。

(3)观察生命体征:术后心电监护,密切观察血压变化。

(4)观察术侧肢体:观察穿刺处敷料有无渗血,指导患者术侧肢体制动。外科手术者观察切口有无渗血,以及患者血液循环情况。

(5)患肢的观察:密切观察患肢的皮温、颜色及足背动脉搏动有无改善;观察患者疼痛及肿胀有无改善。观察患肢有无缺血-再灌注损伤,如患肢有无肿胀加重、有无水疱等。

(6)留置溶栓导管的护理如下。

1)注意导管的妥善固定和通畅,防止导管脱落和导管阻塞。

2)正确连接微量泵,并定时观察各个衔接处固定是否良好。

(7)药物护理:使用抗凝药物要观察出血倾向,并做好药物相关知识的健康宣教。

(8)皮肤护理:如患者出现下肢溃疡、坏死等应及时换药,保持肢体创面清洁干燥。协助患者经常翻身,避免发生皮肤损伤,尤其是老年人。

(9)安全护理:对跌倒/坠床高危患者术后再次评估,做好安全防护,防止意外发生。

(10)心理护理:指导患者保持心情舒畅,积极配合治疗,早日康复。

（11）并发症的观察与护理如下。

1）急性动脉血栓形成：治疗后已经完全通畅或好转的下肢动脉搏动再次减弱、皮温降低、肤色苍白或疼痛加重。应注意术后遵医嘱准确使用抗凝药,密切观察患肢变化。

2）静脉血栓形成：在患者卧床期间应指导患者床上适当运动。

3）血肿及假性动脉瘤：术后穿刺点应用弹力绷带加压包扎,咳嗽或排便时用手保护穿刺部位。

4）下肢过度灌注综合征：表现为闭塞动脉开放后血流通畅,局部皮肤呈现紫红色,皮温高,局部肿胀,以小腿和足部明显,患肢较术前更为疼痛。应观察小腿或足部有无坏死征象,肿胀部位给予硫酸镁湿敷,疼痛难忍者遵医嘱给予止痛药。

（12）健康指导如下。

1）戒烟,注意饮食结构,应清淡,多食水果蔬菜、豆类食品及含有丰富维生素的食物,禁食高脂、高糖等不易消化及刺激性的食物。

2）坚持适当的肢体功能锻炼,鼓励患者主动锻炼,不能主动锻炼的可先被动锻炼。保持清洁卫生,修剪指甲,穿棉质袜子和舒适鞋子。

3）注意按时、按量服药,服药期间观察牙龈有无出血、尿液颜色变化等。

4）按时复诊,每1～2周复查凝血功能。3～6个月复查彩超,不适随诊。

（魏　力　王维维　宋秀云　杨海红）

三、下腔静脉造影+球囊扩张成形术

【概述】

布-加综合征是肝静脉或下腔静脉肝后段阻塞导致静脉和下腔静脉高压的临床综合征。膜性下腔静脉阻塞和节段性下腔静脉阻塞为较常见的两种类型。一般采用球囊扩张下腔静脉成形术治疗布-加综合征。

1. 适应证

（1）隔膜性下腔静脉阻塞。

（2）下腔静脉隔膜性阻塞和短节段性阻塞。

2. 禁忌证

（1）已做过肠腔侧侧分流或端侧分流者不宜采取本手术,少数患者有先天性颈内静脉扩张症时因血管条件较差则不宜采取,"H"形分流手术的移植物不得使用人造血管。

（2）动脉闭塞部分比较长的患者。

【围术期护理要点】

1. 术前护理

（1）一般护理：执行血管外科术前一般护理要点。

（2）肝功能差者,术前应加强保肝措施,包括给予高蛋白、高热量、高维生素、低盐饮食。

（3）协助医生做好辅助检查,了解有无气管受压、移位、心律不齐、心房颤动、心力衰竭等。血浆蛋白低时,可少量多次输血、血浆及白蛋白。

(4)术前3 d进行肠道准备,口服新霉素、甲硝唑,减少肠道细菌数量。术前应进营养丰富清淡易消化饮食。术前24 h遵医嘱做过敏试验,常规术前备皮、备血,注意脐孔要彻底清洁污垢。术前日晚应进食流质,常规禁食8~12 h,禁水4~6 h,以免手术中因恶心、呕吐导致窒息及吸入性肺炎,还可防止手术后腹胀。术前日晚给予肥皂水灌肠,术晨再予生理盐水清洁灌肠,灌肠时注意观察病情变化。

(5)心理护理:术前向患者及家属介绍手术的优点、手术过程、时间、麻醉方式和治疗成功的病例,增强患者对手术治疗的信心,以积极配合。

2. 术中护理与配合:术中护理与配合包括以下内容。

(1)一般护理:执行血管外科术中一般护理要点。

(2)特殊物品:造影包、压力延长管、三通接头、导丝、导管鞘、压力绷带等。

(3)麻醉选择:局部麻醉或全身麻醉。

(4)体位:取平卧位。

(5)穿刺部位:股动脉。

(6)手术配合:术中配合包括以下几点。

1)常规消毒,铺巾:碘伏棉球消毒后,铺造影大单覆盖术野及手术床的控制面板。协助医生套C型臂X射线机的管球罩。

2)穿刺,置导管鞘:巡回护士打开导鞘、穿刺针、导丝等,术者穿刺股动脉,置入导鞘。

3)造影:巡回护士抽吸造影剂,协助医生连接注射泵,根据医嘱调节注射泵的注射速度,行下腔静脉造影。造影可明确下腔静脉梗阻的部位、形态、走向;测量阻塞下方之下腔静脉直径,以便选择穿刺针和球囊的大小。

4)用导丝软头试探,寻找孔道,导丝和导管可经孔道进入右心房及上腔静脉,而后换超硬导丝送入球囊导管至隔膜处,囊内注入造影剂扩张隔膜处,巡回护士打开球囊扩张器,术者用不同直径的球囊,连续扩张3次,将隔膜完全撕裂。

5)退出球囊导管后造影复查下腔静脉是否通畅,拔除导鞘,局部压迫止血,压力绷带加压包扎。

(7)注意事项:术中护理与配合注意事项包括以下几点。

1)局部麻醉患者应在术前访视时做好心理护理并教会患者如何屏气,以配合术中造影。

2)熟悉手术所用仪器设备的使用方法及注意事项。

3)术前与医生核对所准备的导管、器械、支架等物品的型号、数量、有效期等。

4)在使用高值耗材时,与医生核对耗材的型号名称以及灭菌有效期,准确无误后方可妥善打开。已经使用的耗材,包装上面的条形码需要保留至病历中,应妥善粘贴保管,避免遗失。

5)术中根据医嘱调节高压注射泵时,应由巡回护士复述医嘱,医生确认后方可调节数值。

6)术中暂不需要透视时,应及时关闭控制面板的放射线按钮,以免误激发。

7)做好职业防护,使用铅衣、铅帽、目镜等防护用具,减少职业暴露。

8)术中密切观察患者的生命体征尤其是血压变化。

3.术后护理

（1）一般护理：执行血管外科术后一般护理要点。

1）卧位：术后去枕平卧 10 h，头偏向一侧。

2）加强术后观察和护理：分流术后应继续采取各种措施，积极保肝治疗。患者术后应监测并记录生命体征，直到平稳。全身麻醉术后应去枕平卧 6 h 并且给予低流量氧气吸入。大多数患者回病房时自主呼吸良好，但定向力不准确，一些患者还有躁动、切口疼痛等现象，要注意多加巡视。

3）密切观察切口：敷料有无渗出，局部有无肿胀。

4）饮食：术后常规禁食、输液、应用抗生素预防感染。手术当日禁食，静脉内补液。术后 1~2 d，可进凉的流质饮食。

（2）术后并发症的观察和护理如下。

1）切口感染：密切观察切口有无渗血渗液，定期更换敷料。如有脓肿形成，应拆除局部缝线、敞开切口、安放引流、定时更换敷料，争取二期愈合。

2）消化道出血：注意大便颜色变化，如果出现黑便或血便，应该考虑到消化道出血或应激性溃疡的可能，及时报告医生。另外加强止血药物的全身应用和局部经胃管灌注止血药物。

3）腹腔出血：尤其在患者肝功能差、凝血机制不良的情况下，应注意观察腹腔引流管引流液的量和性状，还要注意引流管是否通畅。如果引流管不通畅或腹腔出血，血性液体可通过引流管周围或刀口渗出而浸湿敷料，所以应注意定时观察敷料。如果出血量大，及时报告医生，做好再次手术的准备。

4）肺梗死：术前应排除下腔静脉内有血栓的存在。

5）急性充血性心力衰竭：初次球囊扩张成功后，少量、分次、缓慢放出囊内造影剂的措施可有效预防心力衰竭的发生。术后严密监测生命体征等，做到及时发现及时处理。

（3）健康指导：健康指导包括以下内容。

1）一般指导：执行血管外科术后健康指导要点。

2）心理护理：指导患者正确面对疾病和治疗，保持精神愉快和心态平和。

3）注意休息，劳逸结合，适当休息和运动以促进器官功能的恢复。

4）给予高热量、高蛋白、高维生素、清淡、易消化的饮食以利于切口的愈合和维持机体代谢需要。戒烟、戒酒，避免干硬粗糙的食物，防止消化道出血。

5）遵医嘱正确使用药物。

6）嘱患者定期复查，定期检查肝功能。

（王维维　魏　力　宋秀云　杨海红）

四、腹主动脉瘤腔内隔绝术

【概述】

腹主动脉瘤（abdominal aortic aneurysm，AAA）是指由于各种原因引起的腹部主动脉局部或多处向外扩张或膨出，动脉管径的扩张或膨出大于正常动脉管径的 50% 以上为腹主动脉瘤。主动脉一旦开始扩张,其过程是不可逆的,所以手术治疗是其根本治疗方法,可分为主动脉瘤切除及人工血管置换的开放手术和腔内隔绝介入手术两种方法。近年来随着腔内介入治疗的不断发展,因其创伤小、恢复快,越来越多的动脉瘤治疗方法逐渐由开腹、开胸手术转向微创腔内介入手术,即腹主动脉瘤腔内隔绝术(endovascular abdominal aortic aneurysm repair,EVAR)。

1. 适应证

(1)传统腹主动脉瘤切除术患者。

(2)对造影剂无过敏反应。

(3)肌酐水平<221 μmol/L 或肾功能衰竭透析患者。

2. 禁忌证

(1)造影剂过敏。

(2)髂动脉广泛钙化或髂动脉扭曲>90°。

(3)感染性腹主动脉瘤未得到有效抗生素控制。

【围术期护理要点】

1. 术前护理

(1)执行血管外科术前一般护理常规。

(2)预防瘤体破裂:瘤体破裂主要表现为腹痛加剧或突然剧烈腹痛、大汗淋漓、呼吸急促、面色苍白、脉搏细速、血压下降等失血性休克的先兆症状。

1)嘱患者严格卧床休息,避免剧烈活动,如突然坐起、突然弯腰等。

2)避免情绪激动、过度兴奋、紧张,造成交感神经兴奋,心血管活动增强,诱发瘤体破裂。

3)减少引起腹内压突然增高的活动,避免咳嗽,保持大便通畅。

4)保持有效静脉通路,备好抢救物品和药品,外出检查时医护人员必须陪同。

(3)控制血压:监测患者血压,在保证重要内脏器官有效灌注的前提下尽量降低血压,避免发生波动,必要时记录24 h尿量。

(4)饮食:以清淡、易消化、富含维生素食物为宜。鼓励饮水,指导患者多食用水果蔬菜及粗纤维食物,保持排便通畅。

(5)心理护理:耐心讲解相关知识及手术治疗的必要性,以取得患者的合作,减轻患者恐惧心理。

2. 术中护理与配合

(1)一般护理:执行血管外科手术术中一般护理要点。

(2)物品准备:普外探查器械、血管特殊器械、各种型号的支架、鞘组、导丝导管、普通的缝针丝线、5-0 或 7-0 的血管缝线,以及应急的开腹腹主动脉瘤器械、低分子肝素、硝普钠、鱼精蛋白、生理盐水、各种抢救药品等。

(3)麻醉选择:局部麻醉。

(4)手术体位:平卧位。

(5)术中配合注意事项如下。

1)接患者进入手术间时,严格执行三查七对,为患者置静脉留置针,取平卧位,注意保暖。

2）患者麻醉满意后,留置尿管并妥善固定。将高频电刀的负极板贴于不影响手术的大腿,小腿或臀部等肌肉丰富的地方,将患者背部、臀部等易发生压疮处的床单整理平整,妥善固定双手及各类动静脉通路。

3）协助麻醉医生监测患者各项生命体征,密切观察双下肢足背动脉的搏动,尿量及颜色,若有异常及时报告,以免发生不必要的损伤。

4）控制手术间内人数和人员的走动次数,提醒参与手术人员穿好铅衣。注意无菌操作,以免发生感染。

5）洗手护士提前 15 min 洗手上台,整理器械,与巡回护士清点各项物品。

（6）特殊器械的使用。

1）导管、支架等物品价格昂贵,上手术台前,需要跟手术医生、巡回护士确认无误后再拆开,核对材料的有效期、型号和名称。

2）导丝导管、支架需用肝素水浸泡或冲洗管腔,防止堵塞。

3）术中严格执行无菌操作,及时、准确地传递器械、材料等,确保手术的顺利进行。

（7）手术过程观察及配合:常规消毒、铺巾、暴露双侧股动脉,固定后,依据患者术前计算机断层扫描血管造影（computerized tomography angiography,CTA）选择穿刺入路,置入动脉鞘,并在鞘内注入肝素抗凝,送入带刻度的"猪尾巴管"主动脉造影,胸主动脉瘤或夹层在弓部造影,腹主动脉瘤应在平 L_1 椎体水平行腹主动脉造影,以确定双肾动脉与瘤体的位置关系,确定病变部位,测量所需支架与肾动脉距离、确定支架的类型、规格。手术过程中,为防止血栓形成,应全身肝素化,一般按千克/体重计算,为 4 000～6 000 U 肝素,经血管置入超硬导丝,然后送入合适的主动脉带支架主体,到达主动脉瘤预定部位后释放,绝大部分腹主动脉瘤需要经对侧股动脉置入髂动脉支架防止内漏,接对侧髂动脉支架,应用相应尺寸的球囊进行预扩,释放完毕后若出现渗漏,应再次进行球囊扩张,使支架与支架充分贴合。完毕后再次造影,腹主动脉瘤要证实双侧肾动脉及双侧髂动脉血流通畅后予以切口缝合或缝合器缝合,依据病情决定是否送 ICU 或普通病房继续治疗。

3. 术后护理

（1）一般护理:执行血管外科术后一般护理要点。

（2）术后一般评估:包括基础评估和专科评估。基础评估:持续心电监护,低流量吸氧,注意血压波动。观察有无发热、腹痛,以及尿量和下肢血供情况。

（3）体位与活动:切口处用盐袋压迫 8 h,双下肢平伸,制动 12 h,平卧 24 h,术后 48 h 适当下床活动。术后 3 周内避免剧烈活动,防止支架移位。

（4）饮食:以清淡、易消化、富含维生素半流质或普食为宜;鼓励多饮水,以促进造影剂排泄,减少对肾功能的影响。

（5）切口、引流护理:严密观察切口渗血情况,有无血肿或瘀斑。保持引流管通畅,观察有无活动性出血。

（6）药物护理:使用抗凝药物要观察出血倾向,并做好药物相关知识的健康宣教。

（7）并发症的观察与护理

1）内漏:术后患者腹部瘤体搏动感、痛感应减弱或消失,若发现仍有搏动,腹部包块无变化或增大,提示可能修复不全或内漏,应立即通知医生。

2）血栓:应严格遵医嘱进行抗凝溶栓治疗。

3）腔内隔绝术后综合征：表现为一过性 C 反应蛋白升高、发热,红细胞、白细胞、血小板轻度下降。遵医嘱短期内使用肾上腺皮质激素及抗炎镇痛类药物对症处理。

4）肠坏死：少见。注意观察患者有无腹胀、腹痛,听诊有无肠蠕动音及注意大便的性状。

5）术后截瘫：极少见。患者术后清醒后尽早活动下肢,以观察有无截瘫的发生。

(8)术后健康指导如下。

1）术后 3 周内避免剧烈活动,预防外伤。

2）戒烟忌酒,饮食合理,低盐低脂,多食新鲜蔬菜水果,保持排便通畅。

3）按时服药,控制高血压。服用抗凝药物者定期复查,调整药量。

4）按时复查,定期体检。

（魏　力　王维维　宋秀云　杨海红）

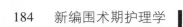 五、腹主动脉瘤切除术+人工血管置入术

【概述】

腹主动脉瘤是一种常见的动脉扩张性疾病,其发病率占所有动脉瘤的第一位。本病以腹主动脉壁局限性、永久性扩张为特点,瘤体一旦破裂常危及生命。临床上发生于肾动脉以上的主动脉瘤称为胸腹主动脉瘤,位于肾动脉以下者称为腹主动脉瘤。

腹主动脉瘤切除术用于腹主动脉瘤的治疗。腹主动脉瘤几乎全由动脉粥样硬化引起,梅毒或真菌感染所致的动脉瘤很少见。内膜增厚、变粗、溃破以及中膜的退行性变,使动脉壁不能耐受血流的不断冲击而逐渐膨胀、凸出,形成动脉瘤。瘤腔内多有血栓形成。一般累及肾动脉平面以下到分叉部的腹主动脉,有时也波及髂总动脉。患者可全无症状,也可有腹部胀满、隐痛、腰背部疼痛等主诉,有的患者可自行发现搏动性包块。病变呈进展性,有自发破裂趋势,一旦破裂,只有少数患者能够获救。患者多为 50 岁以上的中老年人,常伴有高血压及冠状动脉粥样硬化性心脏病(简称冠心病)。X 射线平片和 B 型超声有助于诊断,但更有价值的是 CT 和血管造影。CT 能准确测出动脉瘤的大小,数字减影血管造影则能明确血管瘤与肾动脉的关系、髂动脉与其他内脏血管有无受累以及肠系膜下动脉的供血情况。

1.适应证

(1)有腹痛、腰背痛或伴有泌尿系、消化道症状或破裂性腹主动脉瘤。

(2)动脉瘤附壁血栓脱落引起远侧动脉栓塞并有缺血症状者。

(3)并发腹主动脉瘤肠瘘、腹主动脉瘤下腔静脉瘘或动脉瘤感染者。

2.禁忌证

(1)心、肺、肾、肝、脑功能不全,不能耐受手术,或半年内发生心肌梗死者。

(2)同时患有恶性肿瘤或其他致命性疾病,预计患者生存期不超过 2 年者。

(3)腹壁、腹腔或其他部位有感染病灶者 。

(4)心肌梗死少于 6 个月、难以纠正的心力衰竭和心律失常、严重心肌供血不足、进展期恶性肿瘤者。

【围术期护理要点】

1. 术前护理

（1）一般护理：执行血管外科术前一般护理要点。

（2）积极治疗基础疾病，尤其是心、肺、肾的疾病，纠正凝血机制异常，使患者以好的状态迎接手术。肝功能差者，术前应加强保肝措施，包括给予高蛋白、高热量、高维生素、低盐饮食。

（3）协助医生做好辅助检查，了解有无气管受压、移位、心律不齐、心房颤动、心力衰竭等。血浆蛋白低时，可少量多次输血、血浆及白蛋白。

（4）术前24 h遵医嘱做过敏试验，常规术前备皮、备血，术前6 h禁食、禁水。注意脐孔要彻底清洁污垢。手术前0.5 h静脉给予广谱抗生素预防感染。

（5）心理护理：术前向患者及家属介绍手术的优点、手术过程、时间、麻醉方式和治疗成功的病例，增强患者对手术治疗的信心，以积极配合。

2. 术中护理与配合

（1）一般护理：执行血管外科术中一般护理要点。

（2）特殊物品：血管器械、多功能拉钩、血管吊带、人工血管、肝素盐水、腹主动脉钳、尖钳包、肾蒂静脉拉钩、8号尿管，1-0张力缝线，1-0、3-0可吸收缝线、3-0血管缝线、5-0血管缝线。

（3）麻醉方式：全身麻醉。

（4）体位：患者取仰卧位。

（5）切口：常用腹部正中切口，也可采用横切口（位于脐水平稍上或稍下）或脐与耻骨联合中点沿腹直肌外侧缘向上延伸至第11肋或第12肋间的切口。现以腹部正中切口为例。

（6）手术配合：手术配合包括以下内容。

1）探查：递20号刀片、电刀开腹，从剑突到耻骨联合，进腹后递生理盐水医生洗手，递腹腔拉钩拉开腹壁探查。

2）递盐水血垫保护切口，递多功能拉钩牵开腹腔，递盐水血垫保护肠管，显露术野。

3）显露动脉瘤：全面探查后，递湿血垫将小肠裹好，递尖钳、电刀从屈氏韧带开始向下到骶岬下方打开后腹膜，并将其向两侧游离，显露动脉瘤及两侧髂动脉。

4）解剖动脉瘤近段腹主动脉，显露髂总动静脉：递血管镊、电刀、血管剪游离十二指肠第3、4段并将其与肠系膜上静脉适当分离，紧贴腹主动脉外膜锐性加钝性向上解剖，直到左肾静脉。找到输尿管并保护，递血管镊、尖钳、血管剪分离髂总动脉，递8号尿管牵开血管。递阻断钳先后阻断双侧髂总动脉及腹主动脉。先阻断远侧是为了防止近端钳夹时内膜硬化斑块或血栓脱落造成下肢动脉栓塞。

5）切开动脉瘤壁，进入到瘤腔：递血管镊、尖刀切开动脉瘤壁，剥离瘤体，进入到瘤腔，迅速清除瘤内血栓和增厚硬脆的内膜。腰动脉未闭塞者，递3-0血管缝线缝合止血。递尖刀切断腹主动脉及髂动脉。

6）做近端吻合：铺置单独无菌器械桌修剪血管。递剪刀，术者修剪人造血管，递长血管镊、血管针持、3-0血管缝线，双针线将腹主动脉边缘中点与人造血管后壁正中做1针外翻缝合，打结。然后用这两根针线分别向两侧做连续外翻缝合转向前壁，最后两线互相打结。

7)检查吻合口密封性:递阻断钳夹闭人造血管远端,慢慢松开腹主动脉的阻断钳,检查吻合口有无漏血,确认不漏血后,递阻断钳将靠近吻合口的人造血管阻断,同时开放远端阻断钳,将人造血管腔内血液排空吸净。

8)做远端吻合:递 5-0 血管缝线吻合一侧髂动脉,即将吻合完毕前,先后缓缓地开放该侧的髂动脉及主动脉使血块气体由人工血管对侧冲出,递阻断钳夹闭人工血管对侧分支,再次阻断动脉后完成吻合。松开髂动脉控制钳,检查吻合口是否漏血,松开控制钳,恢复一侧髂动脉血流,同法吻合另一侧。吻合全部完成后,静脉注射鱼精蛋白以利止血。

9)逐层关闭切口:递温水清洗腹腔,放入止血药品,清点物品,递 1-0 可吸收线、1-0 张力缝线、3-0 可吸收缝线,逐层关闭切口。

(7)注意事项:术中护理与配合注意事项如下。

1)显露必须充分,才能应付各种困难情况。但又不要进行多余的解剖游离以减少创伤和失血。

2)做近端吻合时,后壁必须缝得够深,缝住全层,否则容易撕脱内膜造成漏血。吻合时遇到的内膜硬化斑片应予清除,吻合口才能密合。

3)准确记录阻断时间,阻断时间不可大于 1 h,高位阻断时的安全阻断时间为 20 ～ 30 min,注意提醒医时间及术中血压变化。

4)术中注意保暖,因为大量失血会导致体温下降,大量输液时应加温,防止对心功能的影响,术中应用加温毯,协助麻醉医生密切观察生命体征及尿量。

5)肝素盐水的配置方法:肝素钙一支稀释至 10 ml,取 1 ml 加入 100 ml 的盐水中,大约需要配制 600 ml 肝素盐水。

6)如术中出血较多,准备 2 套负压吸引装置。

7)修剪血管及做血管吻合时,递予术者的剪刀及镊子等器械不能带有血迹。

8)术中使用缝针较多且较为细小,器械护士应做好缝针的管理,不再使用的缝针应减去线尾妥善保管,避免丢失。

9)巡回护士应坚守岗位,术中添加物品及时准确记录。器械护士对台上使用物品做到心中有数,放置有序,以便物品清点时准确无误。

3.术后护理

(1)一般护理:执行血管外科术后一般护理要点。

(2)术后并发症的观察和护理如下。

1)心肌梗死:如发生心肌梗死要注意以下几点。①急性期绝对卧床休息,进食、洗漱、大小便均要给予协助,尽量避免患者增加劳力;②避免肢体血栓形成及便秘,提醒患者排便忌用力过度,因排便用力可增加心脏负荷,加重心肌缺氧而危及生命,可给些轻泻剂或开塞露通便,便前可给予口含硝酸甘油片或异山梨酯(消心痛)等;③要吃易消化、产气少,含适量维生素的食物,忌烟、酒。少吃含胆固醇高的食物,如动物内脏、肥肉和巧克力等。同时正确记录出入量;④若有出冷汗、面色苍白和烦躁不安加重的情况,应安慰患者使之镇静,去枕平卧。

2)肺不张和肺部感染:术前做好患者教育、积极改变客观的危险因素,术后合理氧疗、气道湿化、及时吸痰、指导性咳嗽或实施刺激性咳嗽、叩击及体位引流是清除呼吸道分泌物的主要措施,是保持呼吸道通畅、防止发生肺部并发症的关键。严格无菌操作、指导患者早期活动。间歇正压呼吸法可使肺不张区域再扩张。

3)消化道再出血:注意大便颜色变化,如果出现黑便或血便,应该考虑到消化道再出血或应激性溃疡的可能,及时报告医生。另外加强止血药物的全身应用和局部经胃管灌注止血药物。

4)腹腔出血:尤其在患者肝功能差、凝血机制不良的情况下,应注意观察腹腔引流管引流液的量和性状,还要注意引流管是否通畅。如果引流管不通畅腹腔出血,血性液体可通过引流管周围或刀口渗出而浸湿敷料,所以应注意定时观察敷料。如果出血量大,及时报告医生,做好再次手术的准备。

(3)健康指导:健康指导包括以下内容。

1)一般指导:执行血管外科术后健康指导要点。

2)心理护理:指导患者正确面对疾病和治疗,保持精神愉快和心态平和。

3)休息,劳逸结合,适当休息和运动以促进器官功能的恢复。

4)给予高热量、高蛋白、高维生素、清淡、易消化的饮食以利于切口的愈合和维持机体代谢需要。戒烟,戒酒,避免干硬粗糙的食物,防止消化道出血。

5)遵医嘱正确使用药物。

6)嘱患者定期复查,定期检查肝功能。

(王维维　魏　力　宋秀云　杨海红)

六、大隐静脉高位结扎术

【概述】

单纯性下肢静脉曲张指病变范围仅限于下肢浅静脉者,主要表现为浅静脉伸长、迂曲而呈曲张状态。多为大隐静脉及其属支病变,是血管外科常见病。早期症状轻,后期可出现患肢明显肿胀,以及踝部严重的皮肤营养障碍性病变,甚至出现顽固性溃疡,以致危害患者的生活和工作能力。传统手术处理原则为大隐静脉高位结扎术。

大隐静脉高位结扎在腰麻或硬膜外麻醉下进行,可以治疗严重的下肢浅静脉曲张以及大隐静脉及交通支瓣膜功能不全者。但要求患者既往无深静脉血栓形成病史,且深静脉瓣膜功能良好。

1. 适应证

(1)下肢浅静脉曲张明显,伴有小腿胀痛和肿胀、色素沉着、慢性复发性溃疡。

(2)大隐静脉及交通支瓣膜功能不全者。

(3)既往无深静脉血栓形成病史,且深静脉瓣膜功能良好者。

2. 禁忌证

(1)年老体弱,有心、肺、肝、肾等重要器官的疾病,手术耐受力较差者。

(2)深静脉有阻塞者。

(3)合并有急性静脉炎或全身化脓性感染。

【围术期护理要点】

1. 术前护理

(1)一般护理:执行血管外科术前一般护理要点。

(2)术前专科评估:小腿静脉曲张的程度,局部皮肤营养状态,足部皮肤是否有萎缩、脱屑、色素沉着和硬结,患肢有无疼痛、肿胀,局部有无血栓性浅静脉炎、湿疹、溃疡、出血等。辅助检查中静脉瓣膜功能试验及影像学检查有无阳性表现。

(3)术前指导:患肢护理,告知患者避免过度活动或重体力劳动,抬高患肢促进下肢静脉血液回流以减轻症状。保持皮肤清洁卫生,勤剪趾甲,避免使用刺激性强的碱性肥皂沐浴,防止患肢受凉、外伤。对下肢肿胀的患者,平卧时应抬高患肢30°,鼓励患者做小腿伸屈运动。行走时使用弹力绷带或穿弹力袜,促进静脉回流。

(4)术前24 h备皮,备皮范围由脐部至整个患肢并用肥皂水清洗。术前标出曲张静脉的部位和走行,以利手术。下肢有溃疡者,应先处理创面,待炎症控制后再行手术。

(5)心理护理:术前向患者及家属介绍手术的目的、方法、注意事项和治疗成功的病例,增强患者对手术治疗的信心,以积极配合。

2. 术中护理与配合

(1)一般护理:执行血管外科术中一般护理要点。

(2)特殊物品:橡皮驱血带、大隐静脉外加器械、大隐静脉剥脱器、弹力绷带,1-0、3-0可吸收线。

(3)麻醉方式:腰麻、硬膜外麻醉、全身麻醉。

(4)体位:患者取仰卧位,悬起患肢。

(5)切口:腹股沟韧带下方做斜切口。

(6)手术配合:手术配合包括以下内容。

1)消毒、铺巾:充分消毒整条患肢、会阴和下腹部。铺无菌巾,一块大单齐大腿根部向下打开并覆盖健侧下肢,一块治疗巾遮盖会阴部,铺切口巾,一块大单沿腹股沟切口向上打开,左右各铺一块中单,患肢下加铺中单。

2)缠绕驱血带:抬高患肢,递橡皮驱血带自脚踝处向大腿方向缠绕,使下肢静脉全部排空用相同的橡皮驱血带在大腿上方缠绕固定。

3)递20号刀片,在腹股沟韧带下方,以卵圆窝为中点做一与腹股沟韧带平行的斜切口,长约5 cm。

4)分离大隐静脉:递20号刀片、电刀切开皮肤、皮下组织、浅筋膜,递乳突牵开器显露卵圆窝,递中弯钳、血管剪解剖大隐静脉。递血管镊、弯止血钳分离出大隐静脉主干,递8 F尿管悬吊。

5)切断大隐静脉分支:递中弯钳、血管剪解剖出大隐静脉各分支静脉,递4号丝线分别予以结扎切断。

6)游离大隐静脉至与股静脉交界处,递中弯钳、血管剪钳夹、切断大隐静脉。近端7号丝线双重结扎,远端递中弯钳暂时钳夹等待剥离。

7)插入大隐静脉剥脱器:递蚊式钳将大隐静脉远端钳夹牵开管口,递大隐静脉剥脱器并插入,将剥离器向小腿方向慢慢推进。

8)抽出静脉:当剥离器进至内踝上方后,递11号尖刀于该处切一小口,分离切断大隐静脉,远端递蚊式钳充分游离至分叉处递 1 号丝线结扎,近端则抽出剥离器。安放剥离器后向下拉出剥离器,将大隐静脉主干慢慢抽出。

9)在术前标记之严重曲张分支处递 11 号尖刀逐一切开,递蚊式钳分离,将曲张静脉充分剥离,递 1 号丝线结扎切断交通支。

10)缝合:充分止血,缝合各切口,清点器械、敷料无误后,递 1-0、3-0 可吸收线逐个、逐层缝合各处切口。

11)整个下肢用弹力绷带均匀用力包扎,以防剥脱部位出血。

(7)注意事项:手术配合注意事项如下。

1)在大隐静脉和股静脉汇合处的筛筋膜,不能轻易切开,以免误伤股静脉。

2)大隐静脉分支的位置和数目有较大变异,所以手术时应仔细寻找各个分支。

3)弹力绷带包扎要用力均匀,不要包扎过紧而影响血液回流。

4)行双侧大隐静脉高位结扎分段剥脱术时,及时用无菌中单覆盖暂不做手术的患肢,注意保暖。

3. 术后护理

(1)一般护理:执行血管外科术后一般护理要点。

(2)卧位:执行硬膜外麻醉术后护理常规,去枕平卧 4～6 h,将患肢抬高 30°即高于心脏水平。早期鼓励患者床上活动下肢,术后 24～48 h 应鼓励患者下床行走,活动强度以不痛为主,减少深静脉血栓形成。

(3)加强术后观察和护理:密切观察切口情况,观察切口敷料有无渗血渗液,如有出血应及时检查切口给予止血,用弹力绷带加压包扎。弹力绷带应自下而上包扎,不应妨碍关节活动,注意保持合适的松紧度,以能扪及足背动脉搏动、保持足部正常皮肤温度为适宜,手术后一般维持 2 周可拆除弹力绷带。

(4)饮食:术后 6 h 进食,避免辛辣刺激性饮食。

(5)术后并发症的观察和护理如下。

1)下肢深静脉血栓形成:鼓励患者早期活动患肢,尽早进行下肢肌肉收缩活动,术后运动量要逐步增加。大隐静脉高位结扎术术后绷带包扎时间较长,要密切观患者有无下肢肿胀、疼痛及浅静脉怒张等临床表现,预防深静脉血栓形成。

2)出血:尤其在患者肝功能差、凝血机制不良的情况下,应注意观察定期更换敷料。对于较小的瘀斑和皮下血肿的处理是抬高患肢和加压包扎。血肿进行性增大或合并感染时应及时手术探查。

3)皮肤感觉障碍或麻木:皮神经、隐神经或腓肠神经的分支损伤可导致手术切口、大隐静脉分布的区域皮肤感觉障碍或麻木,多为自限性,告知患者此症状常在 1 年之内消失。

4)切口感染:严密观察患者生命体征,如手术后 3～4 d,已经正常的体温重新上升,应首先考虑到切口的感染。若出现红、肿、压痛或有波动感,即可证实已出现感染。如有脓肿形成,应拆除局部缝线、敞开切口、安放引流、定时更换敷料,争取二期愈合。

(6)健康指导:健康指导包括以下内容。

1)一般指导:执行血管外科术后健康指导要点。

2)指导患者进行适当的体育锻炼,增强血管壁弹性。

3)平时保持良好坐姿,避免久站,坐时避免双腿交叉过久,休息时抬高患肢。避免用过紧的腰带和衣物。

 4）给予高热量、高蛋白、高维生素、清淡、易消化的饮食以利于切口的愈合和维持机体代谢需要。

 5）遵医嘱正确使用药物。

 6）术后10~14 d拆线，2周后可考虑停用弹力绷带。

 7）嘱患者定期复查。

（王维维 魏 力 宋秀云 杨海红）

参 考 文 献

[1]陈孝平,汪建平[M].8版,北京:人民卫生出版社,2013.

[2]李乐之,路潜.外科护理学[M].5版,北京:人民卫生出版社,2012.

[3]姜瑛,丁明兴.甲状腺、乳腺疾病诊疗学[M].北京:中国科学技术出版社,2007.

[4]万德森.临床肿瘤学[M].4版,北京:科学出版社,2014.

[5]魏革,刘苏君.手术室护理学[M].2版.北京:人民军医出版社,2005.

[6]石中玉,马凤英.现代手术室护理[M].济南:山东科学技术出版社,2001.

[7]陈凛.普通外科手术技巧[M].北京:科学技术文献出版社,2004.

[8]曾俊,任辉.实用手术室护理学[M].北京:北京科学技术出版社,2007.

[9]李震,翟水亭,付明倜.血管与腔内血管外科护理常规[M].北京:清华大学出版社, 2015.

[10]李海燕,景在平,毛燕君,等.血管外科实用护理手册[M].上海:第二军医大学出版社, 2015.

[11]景在平,李海燕,莫伟.血管疾病临床护理案例分析[M].上海:复旦大学出版社, 2015.

[12]孙虎.腹股沟疝的现代解剖概念及治疗进展[J].医学信息,2011,24(21):519-520.

[13]江志鹏,陈双.超普疝装置(uHS)修补腹股沟疝的操作方法[J].中华疝和腹壁外科杂志(电子版),2008,4(2):216-218.

[14]涂发妹,武彪,刘治华.128例腹壁切口疝围术期护理[J].中华疝和腹壁外科杂志, 2011,5(3):69-70.

[15]王荫龙.切口疝的治疗策略[J].中华疝和腹壁外科杂志(电子版),2013,7(5): 411-412.

[16]石玉龙,郭晓波.腹壁切口疝的诊疗程序[J].临床外科杂志,2013,21(6):475-477.

[17]王俭,闫晶,玛迪娜.腹壁巨大切口疝补片修补术的围术期护理[J].国际护理学杂志,2011,30(3):364-365.

[18]宁艳彦,腹壁切口疝无张力修补术围术期护理[J].护理实践与研究,2014(8): 62-63.

[19]彦新华,樊林,车向明.切口疝术后并发症的预防与处理[J].中华疝和腹壁外科杂

志,2013,7(3):12-13.

[20]王铁平,乐竹琴,秦建辉,等.肠系膜上静脉-下腔静脉架桥分流术治疗门脉高压症(55例临床分析)[J].上海医学,1993,16(12):710-711.

[21]辛健.徐凤霞.高位肠-腔人工血管架桥术治疗门静脉高压症断流术后再出血48例分析[J].中国医学创新,2012,9(25):91-92.

[22]张茹.大隐静脉高位结扎加点式剥脱术治疗原发性下肢静脉曲张的围术期护理[J].中西医结合护理:中英文,2016,2(3):53-55.

[23]刘元春,许斌,冯会云.胸腹主动脉人工血管置换的手术配合[J].中华护理杂志,2011,46(8):781-783.

[24]王振香,赵林,常海玲.腹主动脉瘤患者人工血管置换术的手术配合[J].护理学杂志,2004,19(4):60-61.

[25]包安竹,白晓霞.腹主动脉瘤切除人工血管置换术的手术配合[J].全科护理,2010,8(2):134-135.

[26]王龙,聂建军,曹书栋.布-加综合征根治术临床探讨[J].河南外科学杂志,2004,10(2):49-50.

[27]葛殿蕴,谢家声,王义修,等.布-加综合征的外科治疗[J].实用医药杂志,1998,15(5):34-35.

[28]梅刚,王国兴,耿远兴,等.下腔静脉-右心房搭桥治疗布-加氏综合征[J].河南医药信息,2002(15):47-48.

[29]申晋昌,王锦波,马俊杰,等.经皮下腔静脉球囊扩张及支架置入治疗布-加综合征12例[J],实用医药杂志,2007,24(12):1462-1462.

[30]叶学祥,冯留顺,张水军,等.球囊扩张血管成形治疗布-加综合征[J].中华普通外科杂志,1996,11(6):339-340.

[31]胡元清,靖立新,姜秀杰,等,布-加综合征下腔静脉球囊扩张及支架置入成形术(附21例报告)[J],齐齐哈尔医学院学报,2001,22(6):613-613.

第六章

心脏外科手术患者围术期护理

第一节　心脏外科手术特点与护理要点

【概述】

心脏是人体诸多重要器官中独一无二、终身不停跳动的唯一的生命动力器官。冠状动脉粥样硬化性心脏病(冠心病)、先天性心脏病、风湿性心脏瓣膜病及大血管病是我国心脏外科的常见病和多发病。与其他器官疾病对人体的影响相比,心脏病致残、致死的可能性都较大,有发病急、病情变化快、潜在危险性大等特点。患者年龄从新生儿的先天性心脏病到老年人的冠心病,年龄跨度大。概括起来心脏外科手术有以下特点。

1. 心脏外科手术是典型的现代多专业联合医疗工程　联合的各个专业包括心血管诊断影像学以及小儿心内科、心内科、心脏外科、心血管麻醉、体外循环、手术室护理、术后ICU 与专科病房的医生、护士和技术人员,要求所有参与工作的医护人员有秩序、有效率地密切配合及相互达成默契地工作。

2. 心脏外科手术患者病症复杂、病情危重、病势变化迅速　患者年龄跨度大。年龄越大或越小的,病症的复杂性、病情的严重性和危险性就越突出,需要高质量、高水平的治疗和护理,并要求心脏外科护理工作观察病情要细致、严密,而且从连续的、不间断动态的病情变化中捕捉转危为安的宝贵时机,并得出客观的、全面的、准确的判断或结论,与医生配合对患者采取有针对性和有效的处置,防范或适时地打断处于恶性循环的病情,使患者脱险,顺利康复。

3. 心脏外科心内直视手术要在心脏静止和无血的状态下施行　术中需阻断心脏血流,导致心肌缺血、缺氧,引起心肌的再灌注损伤,体外循环也可引起机体的代谢改变、电解质失衡、血液破坏、凝血系统紊乱、肾及肺功能减退等不良反应,体外循环时间和阻断时间越长,不良反应越严重。因此手术有一定的时限性。要求术前诊断明确,准备充分,手术人员密切配合,尽量缩短体外循环和阻断时间。

【物品准备】

1. 器械、敷料

(1)体外循环基础器械包:按手术患者年龄和体重,分为婴儿体外基础包、儿童体外基础包和成人体外基础包,包括蚊式钳、小弯止血钳、扣克钳、钢丝剪刀、心脏拉钩、主动脉阻断钳、精细剪刀及针持等,常用于各类先天性心脏病、心脏瓣膜病、大血管手术等。

(2)精细器械包:常用于复杂婴幼儿先天性心脏病手术和冠状动脉旁路移植手术等。

(3)器械加包:分为换瓣器械包、搭桥取血管包等,用于各种相应的特殊手术。

(4)敷料包及手术衣:敷料包根据手术种类和患者体重不同,分为小儿心外手术包、成人心外手术包、搭桥手术包和取桡动脉手术包等。手术衣为全遮盖式,分大、中、小号。

2. 常用耗材　10 号、11 号、15 号、23 号刀片,成人和儿童开胸套针,1 号、4 号、7 号、10 号丝线,2-0 ~ 8-0 号滑线、4-0 ~ 0 号可吸收缝线、4×12 ~ 6×14 无损伤涤纶编织线、胸骨钢丝、骨蜡、纤丝止血纱布、含碘手术膜、引流管、负压引流瓶,纱垫,敷贴等。

3. 其他　电刀、胸骨锯、除颤器、临时起搏器、冷光源头灯、无菌冰泥、无菌灯柄等。

【手术体位】

1. 仰卧位　胸骨正中开胸,适用于大部分心脏外科手术。患者平卧,胸下垫一软枕,使胸骨抬高,便于劈开胸骨及暴露心脏。双侧上肢平放于身体两侧,使用中单固定。注意枕后、耳郭、肩胛、骶尾部和足跟等骨突部位的皮肤保护。

2. 侧卧位　左前外侧切口适用于动脉导管未闭、主动脉缩窄等手术,右侧腋下小切口适用于微创治疗部分先天性心脏病,如房间隔缺损、室间隔缺损修补等手术。注意妥善固定患者,防止术中移位。

【麻醉方式】

常规于全身麻醉、常温或低温体外循环下进行。

【围术期护理要点】

1. 术前一般护理要点

(1)术前评估:包括基础评估和专科评估。基础评估包括病情、年龄、生命体征、营养状况、睡眠、大小便情况、月经情况、自理能力、皮肤情况、既往病史、过敏史、各项化验指标及辅助检查结果、患者心理状况及对疾病和手术的认知程度,并做好记录。专科评估包括与疾病相关的评估,将在后面的各论中详述。

(2)成人心脏外科术前护理常规:包括以下内容。

1)视病情决定护理级别安排床位,呼吸困难、心慌气短者应及时给予吸氧并取半卧位。

2)注意观察心率(律)、呼吸、血压是否正常,如有异常,应持续监测。

3)注意口腔、皮肤的清洁卫生,预防感冒,有吸烟史者要劝其戒烟。

4)保证患者安静休息和有充足的睡眠。

5)每周测体重1次。

6)做好心理护理,热情耐心地对待患者,消除患者顾虑,使其能充满信心地接受手术。

(3)婴幼儿心脏外科术前护理常规:包括以下内容。

1)按成人心血管外科术前护理常规。

2)小婴儿或新生儿测肛温,1岁以上患儿测腋温。

3)新生儿每日测体重1次,其他患儿每周测体重1次。

4)患儿的清洁卫生:包括以下内容。

A.洗澡:每周1次,夏季每日洗澡1次,病重或卧床患儿应每日进行床上擦浴。

B.洗脚:每日下午1次。

C.理发、修指甲:每周1次。

D.更衣:患儿衣服应经常保持清洁干燥。洗澡后更换清洁衣裤。

5)发绀型患儿应鼓励其多饮水,防止脱水,并按医嘱定时吸氧。适当控制每餐食量,防止过饱增加心脏负担。

6)预防便秘。每日应诱导患儿坐便盆解大便,必要时可用开塞露或灌肠。

7)穿刺或做特殊治疗时应在治疗室,回避其他患儿,以免引起恐惧心理。

8)保证患儿安全,防止意外事故发生,如烫伤、坠床等。刀剪及玻璃用品应妥善保管。

9)保持病室空气清新。定时通风,各病室轮流开窗通风,注意防止患儿受凉感冒。

(4)心脏外科术前准备:包括以下内容。

1)向患者及家属进行细致的讲解及术前宣教,使其保持良好的心理状态,积极乐观地面对即将接受的手术治疗。

2)细致了解患者病情,如患者体温、心率、血压有无异常变化,了解女患者月经来潮日期、皮肤有无感染灶,发现异常应及时报告医生。

3)呼吸训练:责任护士指导患者利用呼吸器进行呼吸功能训练,并达到目标要求标准。

4)术前应帮助患者练习深呼吸及床上排尿、排便。

5)遵医嘱抽取血标本做血型、交叉配血试验。遵医嘱给予药敏试验。

6)确保术前日夜间良好睡眠,必要时遵医嘱睡前给予镇静药物。

7)消化道准备:术前8 h禁食、禁水,婴幼儿术前4~6 h开始禁食、禁水。>36个月患儿术前8 h禁食固体食物、牛奶。低龄患儿术前6 h禁食固体食物,术前4 h禁食母乳及其他乳制品,术前2 h禁食清流质(糖水饮料)。根据医嘱术晨给患者以甘油灌肠剂灌肠,清洁肠道粪便积气。

8)皮肤准备:清洁皮肤,按医嘱进行术野备皮、更衣、不能自理者,护理人员应协助。

9)留置外周静脉。

10)核对腕带确保无误。核对病历,完成术前护理交接单记录。

2.术中一般护理要点

(1)术晨准备:包括以下内容。

1)环境及物品准备:检查手术间环境,温度(22～24 ℃)与湿度(40%～60%)适宜;手术所用仪器设备正常,处于备用状态,两人检查手术器械、敷料及一次性物品灭菌效果;依据术者的操作习惯和特殊器械要求,对手术间进行合理布局,保证手术的顺利完成。

2)做好术前访视:对患者的基本情况、既往史、手术史、现病史及患者目前状态、存在的风险(如压疮的风险等)进行正确评估,并据此做好患者入室前的各项准备工作。

(2)入室后协助麻醉:包括以下内容。

1)与病区护士做好交接班,认真核对患者身份、手术部位和手术方式,将患者接入预定手术间,注意保温和保护患者的隐私,适当约束,防止坠床。

2)做好心理护理,主动安慰和抚触患者以减轻等待麻醉期间焦虑紧张的心理,缓解患者的陌生感和无助感。

3)患者进入手术间后,与麻醉师再次核对患者信息、手术部位和手术方式,建立外周静脉通路,协助麻醉师建立有创动脉监测,一般选择左侧桡动脉。协助麻醉诱导,建立气管插管。然后进行中心静脉穿刺置管。

4)根据患者年龄及体重,选择合适型号的导尿管进行留置导尿,插肛温探头,妥善固定。

(3)手术配合:包括以下内容。

1)摆放手术体位:充分暴露术野,根据术前评估、手术方式、时间等对患者的皮肤进行再评估,对骶尾部、足跟部等受压部位进行保护,所有三通接头及管路不能直接接触皮肤,婴幼儿还应注意枕后及肩胛部位,可选用各类压疮贴或凝胶体位垫进行保护。检查各种管线不得扭曲和打折。

2)手术仪器、设备安置:根据患者体重,选择合适的电刀负极板,<5 kg的患儿必须使用婴儿专用负极板。连接电刀、吸引器、胸骨锯等各类仪器设备,调节无影灯,安排各类人员就位,整理手术间环境。

3)执行手术安全核查制度:由手术医生、麻醉医生和巡回护士共同完成。核查内容包括患者信息,手术部位、手术方式、手术物品、器械等。核查时间分别在实施麻醉前、手术开始前、患者离室前及关闭体腔、间隙、切口前;缝合切口后对手术器械、敷料等进行全面清点核对,及时准确记录。

4)关注手术进程:注意力要集中,熟悉手术步骤,主动、准确供应术中所需物品。及时根据手术不同时段调节手术间温度与湿度。

5)严格执行无菌操作:做好无菌监督,保护无菌区域不被污染,严格控制手术间人数。

6)密切关注患者:观察患者生命体征、受压部位,同时注意保暖。保持手术间的安静,避免讲与手术无关的话语。

7)手术结束后使用防粘连伤口贴包扎手术切口,连接胸腔负压引流瓶。

8)做好护理记录,确保准确规范:患者离开手术室前再次做好核查与评估,特别是患者皮肤完整性,管路连接是否正确、通畅、固定有效。巡回护士与手术医生、麻醉医生一同送患者至监护室,注意各种引流管、输液管路和监护连线,防止受压、打折及脱出。认真与监护室护士做好交接班。

3. 术后一般护理要点

(1)术后一般评估:包括基础评估和专科评估。基础评估包括麻醉方式、手术方式、术中情况包括转机、循环阻断时间、复跳方式等;观察意识状态、生命体征及病情变化、肢体温度、呼吸道管理、切口有无渗出、渗血、管路的类型、是否通畅、固定是否有效、引流液的颜色、性质、量、皮肤情况、疼痛等。专科评估内容见各论,并做好记录。

(2)常温全身麻醉术后护理常规:包括以下内容。

1)执行心脏外科术后一般护理常规。

2)保证氧气吸入:患者未清醒前使用呼吸机辅助呼吸,清醒且病情平稳、各项临床指标符合拔管指征后可停用呼吸机。术前合并重度肺动脉高压但术后压力下降不满意者,可适当延长呼吸机辅助呼吸时间。

3)体位:患者清醒前去枕平卧,清醒后改为半卧位,以利呼吸及引流通畅。

4)密切观察:观察患者病情变化及生命体征的动态变化,每 15~30 min 记录 1 次,患者清醒且病情稳定后可 30 min~1 h 记录 1 次。术后持续心电监测 24~48 h,以后视病情而定。

5)保护性约束:麻醉清醒前采用保护性约束,防止患者清醒前躁动,将气管插管、深静脉穿刺管或引流管拔出。

(3)低温全身麻醉术后护理常规:包括以下内容。

1)按常温全身麻醉术后护理常规。

2)监测体温:①使用电子体温计持续监测肛温,每 30 min 记录 1 次。②神志恢复快的患者,复温也要快,以免发生寒战、缺氧。体温回升较慢,出现寒战、四肢末梢循环差者可给予鼓风式加温毯或电热毯复温。复温过快,产生高热反应(>38 ℃)时,使用物理降温法,用 30%~50% 的乙醇擦头部、颈部,必要时用吲哚美辛(消炎痛)栓或冰盐水保留灌肠。

3)严密观察病情:观察有无血压下降、脉搏增快、面色苍白、出冷汗、末梢循环差、四肢湿凉、皮肤花斑等低心排或内出血征象。

4)留置胃管:定时抽吸,预防胃肠胀气,防止腹胀影响呼吸,观察肠蠕动恢复时间。

(4)体外循环术后护理常规:包括以下内容。

1)按低温全身麻醉术后护理常规。

2)严密观察病情:包括以下内容。

A. 循环系统的观察:①严密观察生命体征动态变化,每 15~30 min 记录 1 次,病情平稳后逐渐延长间隔时间。②持续心电监测,严密观察心率、心律变化,发现异常及时报告医生。③定时测中心静脉压(CVP)并观察其动态变化。必要时监测其他血流动力学指标。④对周围循环功能的观察,如皮肤颜色、温度、湿度、有无发绀以及动脉搏动情况。

B. 呼吸系统的观察:①观察呼吸频率、胸廓起伏、两侧呼吸音是否对称,呼吸机工作情况。定时监测血气,并根据血气结果随时调整呼吸机参数。②保持呼吸道通畅,气管内吸痰时要注意呼吸、心率(律)的变化。吸痰前、后用皮球加压给氧。吸痰时间要少于 15 s,防止急性缺氧。③妥善固定气管插管,防止打折、移位或脱出。气管插管套囊不要过度充气,避免长时间压迫气管黏膜引起喉头充血、水肿或痉挛。④预防肺部并发症的发生,定时翻身、拍背,拔出气管插管后的患者鼓励其有效咳嗽,患者痰液黏稠不易咳出时给予超声雾化吸入。

C. 切口及引流液的观察：观察切口有无渗血，胸腔引流液的量及性质，是否在单位时间内突然增多。连续 3 h>4 ml/kg 时要及时报告医生，做好二次开胸的准备。

D. 神经系统的观察：观察意识状态，有无嗜睡、意识障碍、表情淡漠、兴奋躁动、多语、错觉等症状，瞳孔大小及是否等大等圆、左右是否对称，对光反射是否灵敏，肌张力是否减退或增强。

E. 消化系统的观察：留置胃管者，观察吸出胃液的量、质，有无消化道出血征象。是否腹胀，肠鸣音的恢复时间及强弱。

F. 泌尿系统的观察：观察记录尿量及性质，成人为 1 ~ 2 ml/（kg·h），新生儿、婴儿为 2 ml/（kg·h），>2 岁的患儿不少于 1 ml/（kg·h），发现异常及时通知医生。

G. 严格控制并准确记录出入量，密切观察水、电解质及酸碱平衡情况。

（5）术后健康指导：包括以下内容。

1）首先要多注意休息，休养环境要安静舒适，室内温、湿度适宜，要注意经常通风换气，保持空气清新。

2）情绪保持平和，不要过于激动或悲伤。

3）饮食上要注意少食多餐，适当增加营养，高蛋白、高热量饮食与水果、蔬菜合理搭配。心功能较差的患者，应限制入量（尤其是液体入量）。

4）保持大便通畅，保证每日至少一次大便，多吃水果蔬菜，可适量饮用蜂蜜水，必要时用开塞露通便。应用利尿剂的患者要注意观察尿量及体重的变化，保持摄入量与尿量基本平衡。

5）注意根据气候及时增减衣服，预防感冒。

6）16 岁以下行正中切口的患者，需用胸带 3 个月。

7）出院后要注意劳逸结合，不要过分劳累，可根据自身耐力进行适当锻炼。

8）应遵照医嘱按时服用药，不得随便更改剂量或突然停药，尤其是强心利尿药，以免因过量、不足量或停用而引起严重后果。

9）出院后 3 ~ 6 个月期间来医院复查 1 次，如有特殊情况应按照医嘱规定的时间复查。

10）如出现活动后心慌气短、呼吸困难、发绀、恶心、呕吐、尿少、眼睑水肿等症状，应随时就诊。

（于恩杰　李　民）

第二节　胸骨正中切口室间隔缺损修补术患者围术期护理

【概述】

室间隔缺损修补术适用于绝大部分室间隔缺损患者。常规于全身麻醉、低温体外循环下，经胸骨正中切口进行。手术要求务必完全闭合缺损，不损伤心脏传导组织及各瓣膜的功能,同时,纠治所合并的其他心血管畸形。

先天性室间隔缺损(ventricular septal defect,VSD)系胚胎期室间隔发育不全而形成的单个或多个缺损,由此产生左、右两心室的异常交通。VSD 可以单独存在或是构成多种复杂心脏畸形,如法洛四联症、大动脉转位、完全型心内膜垫缺损等畸形中的一个组成部分。室间隔缺损是先天性心脏病最常见的类型,占所有先天性心脏病的 20%,如包括合并其他畸形的 VSD 在内,将超过所有先天性心脏病的 50%。

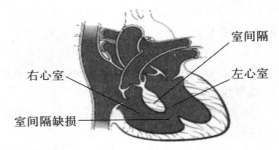

图 6-1　室间隔缺损

1. 适应证

(1)婴幼儿有大室间隔缺损,大量左向右分流的手术治疗,趋向更积极、更早进行,这样可以防止延误手术时机,造成肺小动脉形成不可逆转的阻塞性病变或产生难以控制的心力衰竭。婴幼儿有大量左向右分流及巨大室间隔缺损的,极易发生严重的充血性心力衰竭,这类患儿表现喂养困难、发育迟缓、反复肺部感染,应尽可能在 1 岁或 2 岁内进行手术。早期出现肺高压的小婴儿,反复肺感染及心力衰竭,且难以控制者,应尽早手术。

(2)儿童小室间隔缺损,肺血管阻力不高又无临床症状者,可定期复查,其中部分病例有可能自行闭合。但经过随诊观察至学龄前期,室间隔缺损仍未闭合及心内确实有分流者,仍以手术治疗为宜。无症状的青年及成人的小室间隔缺损,手术适应证不强,这些患者是否应该做手术闭合室间隔缺损,仍有争议。现时公认室间隔缺损闭合术的安全性已很高,出于学习、就业、婚姻等实际问题的考虑,如患者本人坚决要求手术,此类患者也可以考虑手术治疗。

(3)大龄儿童或青年、成人有较大室间隔缺损的患者,多已合并肺动脉高压,如仍存在较大量的左向右分流及中度肺动脉高压的,也应积极争取做手术治疗。然而那些已出现发绀,心电图、超声心动图及胸片均提示以右心负荷加重为主或双向分流以右向左为主者,则不宜手术。如果根据以上资料仍难以确定手术适应证,应做右心导管检查,如肺动脉与周围动脉收缩压之比大于 0.9,肺血管阻力显著升高(>8 Wood 单位/m^2),并对吸氧及药物试验均不敏感者,属手术禁忌。

(4)干下型室间隔缺损的主动脉瓣附着部薄弱、瓣叶趋向脱垂并容易产生反流,特别是长期经受血流冲击,如瓣叶发生增厚及变形,将加重手术修复的困难,因此,本病症一旦确诊,应尽早手术。

(5)合并心内膜炎的 VSD 患者,经内科治疗控制感染,一般 3~6 个月后再手术。这种患者即便是小缺损,也应及时行手术治疗,以免心内膜炎复发,产生更严重的后果。

2. 禁忌证　重度肺动脉高压或称为艾森曼格综合征。肺动脉压/主动脉压>0.90 者禁忌手术。肺动脉压/主动脉压为 0.75~0.90 者术后远期效果不佳。

【围术期护理要点】

1. 术前护理

（1）一般护理：执行心脏外科术前一般护理要点。

（2）做好专科评估：评估患者术前有无反复的呼吸道感染，生长发育情况是否正常，有无贫血和营养不良，有无合并其他畸形等，了解各项实验室检查和辅助检查结果，了解室间隔缺损大小及有无肺动脉高压等。

（3）心理护理：①向患儿家属解释室间隔缺损手术的必要性、手术方式、注意事项；②鼓励大的患儿表达自身感受；③与患儿一同做游戏，与其他患儿一同玩耍；④针对个体情况进行针对性心理护理；⑤鼓励患者家属和朋友给予患儿关心和支持。

（4）预防和控制感染：①冬季注意患儿保暖，预防感冒及呼吸道感染；②注意患儿口腔及皮肤卫生，勤剪指甲，勤换衣物，勤洗手；③如果术前有呼吸道感染或皮肤、口腔感染容易增加术后发生感染性心内膜炎的风险，术前应使用足量有效的抗生素预防感染。特别是小婴幼儿反复肺炎，多次住院持续低热以及内科治疗效果不佳的患儿。

2. 术中护理与配合

（1）一般护理：执行心脏外科术中一般护理要点。

（2）物品准备：体外循环基础器械包，<10 kg 患儿需备弹簧精细针持、涤纶补片，5-0、6-0 滑线等。

（3）麻醉选择：全身麻醉、低温、体外循环。

（4）手术体位：仰卧位。

（5）术中配合注意事项如下。

1）切皮：递皮刀、电刀依次切开真皮，皮下组织，肌肉。递直角钳，撑开胸骨上窝处肌肉组织，电刀游离，递直剪刀剪开剑突。电动胸骨锯自剑突向上锯开胸骨，递骨蜡，电凝止血。选择合适的胸骨牵开器显露手术野。

2）切开并悬吊心包：递镊子或血管钳夹起心包，递组织剪剪开心包，圆针 7 号线悬吊。

3）依次缝主动脉、灌注针、上下腔静脉荷包，线引子带阻断管过线，蚊氏钳固定，套上下腔静脉阻断带。

4）建立体外循环：依次插主动脉插管、上腔静脉插管、下腔静脉插管、停跳液灌注针。与体外循环机管路进行连接，注意妥善固定，不得扭曲打折。

5）监测活化凝血时间（activated clotting time，ACT，又称全血激活凝血时间）≥480 s后，开始并行循环，血液逐渐降温。此时巡回护士应及时降低手术间温度。

6）阻断上，下腔静脉和主动脉，灌注心肌保护液。及时供应无菌冰泥保护心肌。

7）切开右心房，探查有无卵圆孔，如有卵圆孔则直接经卵圆孔插入左心吸引管，若无卵圆孔，递术者尖刀，剪刀，插入左心吸引管。

8）探查室缺位置：递镊子，直角钳或右心吸引。确定室缺位置后开始修补。根据缺损大小选择修补方式。①直接缝合法。室间隔缺损的直径小于 1 cm，且有完整的纤维边缘者，采用直接缝合法。5-0 滑线双头带小涤纶片，再递小涤纶片加固。②补片法。适用于缺损较大，周边组织不全及干下型等特殊部位的室间隔缺损。递术者涤纶补片和剪刀，剪出适合缺损大小的补片，5-0 滑线双头针带小垫片连续缝合，如切开三尖瓣，6-0 滑线双头针缝合切开的三尖瓣瓣叶。

9)缝闭右心房:5-0滑线单头针连续缝合。体外循环开始复温,巡回护士应及时恢复手术间温度至23~25 ℃。

10)心内操作结束后,松开主动脉阻断钳,开放主动脉,摇床至头低脚高位,经灌注针排气。若心脏不能自动复跳,递除颤板电击复跳。

11)撤除体外循环,依次拔除下腔静脉插管、上腔静脉插管和主动脉灌注针。麻醉使用鱼精蛋白中和肝素完毕后,拔出主动脉插管。

12)缝合心包:清点器械、敷料数目。无损伤针线缝合心包。

13)安放心包和纵隔引流管,清点器械纱布缝针无误后,钢丝闭合胸骨,2-0可吸收抗菌薇乔缝线连续缝合肌肉层。4-0可吸收缝线皮内连续缝合。

3.术后护理

(1)一般护理:执行心脏外科术后一般护理要点。

(2)做好专科评估:包括以下内容。

1)呼吸系统评估:术后带气管插管回到监护室,立即接上已调好并运转的呼吸机。①听诊双肺呼吸音。进一步核对呼吸机的参数,检查管道,确认呼吸机工作正常;②呼气末正压(PEEP)的应用,婴幼儿常规应用0.39 kPa(4 cmH$_2$O);③室缺伴有中度或重度肺动脉高压者,肺功能减退,体外循环后肺水含量增加,加上暂时性的缺氧、酸中毒,故需较长时间应用呼吸机6~24 h;④拔管后加强体疗,协助排痰。婴幼儿可经鼻吸痰;⑤可用化痰、利痰药物;⑥对于重患者适量应用肾上腺皮质激素,以缓解支气管痉挛,减轻气道内炎症;⑦适当镇静,恢复体力,减轻呼吸困难。

2)循环系统评估:①观察术后心律的变化。术中低温缺氧酸中毒、心传导系统局部组织水肿、心内膜下出血以及机械性损伤等,术后均可出现心动过缓、Ⅲ°房室传导阻滞。术后应注意密切观察患者的心率、心律的变化。定期或连续描记心电图。②一般小室缺无须用特殊药物,血压正常,心率反应性增快者,可用地西泮或吗啡使患者镇静后,心率多可下降。血容量不足者及时补充。③大型室缺合并中度或重度肺动脉高压者,术后应注意循环的支持。输血量应根据情况补充至血红蛋白100 g/L左右,患者无贫血貌为妥。术后可应用硝普钠或前列腺素E1扩张血管,以减轻前后负荷,减轻心脏负担,降低肺动脉压力。硝普钠一般用微量泵1~4 μg/(kg·min)。强心药可应用多巴胺微量泵2~6 μg/(kg·min),或加用毛花苷C(西地兰)静脉注射,计量依体重而定。利尿药根据水肿情况适量应用。一般呋塞米成人5~10 mg/次,儿童3~5 mg/次。必要时重复使用。④重度肺动脉高压,术终下降不满意,血氧分压低者,吸入NO可降低肺动脉压,改善血氧饱和度,改善循环。

3)泌尿系统评估:①尿量,监测每小时尿量并记录,正常尿量>1 ml/(kg·h),尿量<0.5 ml/(kg·h)为少尿;②尿色,淡黄色透明,发现尿色发红或酱油色应及时报告医生;③尿比重,正常值为1.012~1.025,如尿量少,而尿比重低于1.010,应警惕急性肾功能不全;④监测血清尿素氮和肌酐浓度,每日1次;⑤保留尿管的患者应预防泌尿系感染,注意会阴部的清洁卫生。

(3)抗生素的应用:一般选用头孢类抗生素。氨基糖苷类抗生素可小量辅助应用,因对肾有一定毒性,故当血容量不足,尿少时忌用。

（4）维持电解质平衡：体外循环术后水、电解质的变化，特别是血钾，随着大量尿液排出后常较低，应及时复查，可依据缺钾的轻重用不同浓度的含钾液微量泵静脉泵入；在大量输血后及时补钙，以免发生低钙。

（5）术后并发症的观察和护理如下。

1）肺动脉高压患者，预防发生肺高压危象。

A. 肺动脉压监测：平均在 2.67 ~ 4.00 kPa（20 ~ 30 mmHg）。

B. 呼吸管理：恢复和维持肺功能，防止肺部并发症是肺高压术后恢复的关键。

a. 术后用呼吸机辅助呼吸，充分供氧，呼吸机辅助呼吸时间应比其他疾病时间长，重度肺动脉高压患者返回病室后应给 100% 氧，呼吸机辅助呼吸时间>72 h。

b. PEEP 可增加功能残余量，防止肺泡萎陷。PEEP 一般为 0.39 kPa（4 cmH$_2$O）。

c. 注意气道湿化，防止气道内分泌物沉积，痰痂形成，影响供氧通气。

d. 保持呼吸道通畅：肺高压患者吸痰时间间隔应相对延长。重度肺高压患儿如吸痰反应强烈，吸痰前应给予镇静剂，待安静后再吸，以防患者因躁动加重缺氧，使肺高压进一步升高，引起肺高压危象。吸痰时要密切观察有无缺氧及肺动脉压力的变化。由于吸痰后短时间内肺动脉压力升高，因此吸痰后要吸纯氧，增加通气量以及时缓解缺氧情况。

e. 过度通气：术后适度的过度通气可提高 PaO$_2$，也可以减少 PaCO$_2$。术后每 2 ~ 4 h 查血气并保持 pH 值在 7.5 ~ 7.55，PaCO$_2$ 3.33 ~ 4.67 kPa（25 ~ 35 mmHg），PaO$_2$ > 13.33 kPa（100 mmHg），必要时可根据病情变化随时复查血气，以便及时了解通气及换气情况。

f. 监测肺功能：先天性心脏病患者肺结构和肺发育异常可导致肺顺应性降低及肺循环阻力升高，应持续监测肺顺应性和肺阻力的变化。如果没有明显的肺动脉压力增高，吸入氧浓度应逐渐降到 50%，使 PaO$_2$ 保持在 12.67 kPa（95 mmHg）左右，PaCO$_2$ 可以逐渐上升到正常水平。

g. 拔管后的呼吸道护理：拔出气管插管后，要保证充分吸氧，给氧方式可采用面罩雾化吸氧或鼻塞给氧，密切观察患者呼吸情况，可应用脉搏血氧测定器动态监测血氧饱和度。加强胸部体疗，胸部体疗 1 ~ 2 h 一次，鼓励咳嗽，避免强行气管内吸痰，以免造成严重缺氧。

C. 保持适当的心排血量：左心功能和心排血量对肺血管阻力和肺动脉压力有重要影响，减少心脏后负荷和改善左心做功的药物（米力农、硝普钠、硝酸甘油等），均可直接或间接改善肺部循环。

D. 一氧化氮（NO）气体的吸入：NO 可扩张肺血管，降低肺动脉压力。一般吸入的 NO 气体浓度为 1 000×10^{-6}。治疗起始浓度为 5×10^{-6}，最大 50×10^{-6}。吸入时应严密观察肺动脉压的变化，停止吸入 NO 时应逐渐减至<5×10^{-6}，突然停用可出现反跳，使肺动脉压力突然急剧升高，诱发肺动脉高压危象，此外应注意 NO 与氧结合后的生成物二氧化氮（NO$_2$）为有害气体，因此长时间吸入 NO 气体时，应警惕有无中毒情况。吸入一氧化氮 3 d 后应监测血中铁血红蛋白含量，常规检查呼气末的 NO$_2$ 值以确定是否有中毒发生。

E. 有效镇静：可以降低患者的应激性，避免因外界刺激引起躁动及氧耗量上升，使肺动脉压力升高。因此应遵医嘱给予镇静、镇痛药物。

2）低心排血量综合征及心力衰竭：常见原因为肺动脉高压，右侧切口损伤心肌，手术阻断升主动脉时间过长,心肌保护差,冠状动脉气栓。单纯心缩无力者,应补足血容量,纠正酸中毒,应用多巴胺、多巴酚丁胺、肾上腺素等药物,维持血压及心排血量。严重者可考虑应用主动脉球囊反搏。

3)房室传导阻滞:术中低温、缺氧、酸中毒等影响传导功能,或因心肌水肿、损伤等引起房室传导阻滞。术中应加强心肌保护,避免损伤传导走行区。术后部分患者可自行恢复窦性心律;部分患者需要药物提高心率,可静脉持续输入异丙肾上腺素 0.01 ~ 0.5 μg/(kg·min),同时给予激素、极化液、心肌营养药物等,患者多数可恢复窦性心律,少数患者需安装临时或永久起搏器。

(6)术后健康指导:术后健康指导内容如下。

1)一般指导:执行心脏外科术后常规健康指导要点。

2)用药指导:应遵照医嘱按时服用药,不得随便更改剂量或突然停药,尤其是强心利尿药,以免因过量、不足量或停用而引起严重后果。

3)康复指导:先天性心脏病手术后宜进行适当的活动,可促进心肺功能的恢复。但术后 6 个月内应避免剧烈的运动。

(于恩杰　李　民)

第三节　体外辅助循环下冠状动脉旁路移植术患者围术期护理

【概述】

冠状动脉旁路移植手术(coronary artery bypass graft surgery,CABG)是取一段自身的正常血管(常为大隐静脉及乳内动脉),吻合在升主动脉和冠状动脉狭窄病变远端之间(图 6-2)。主动脉的血液就可以通过移植血管(桥血管)顺利到达冠状动脉狭窄病变远端,恢复缺血心肌的正常供血,达到解除心绞痛、改善生活质量、防止严重并发症的目的。

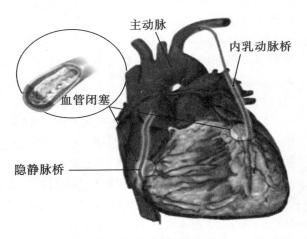

图6-2　冠状动脉旁路移植手术

1.适应证

(1)狭窄>50% 的左主干或类左主干病变。

(2)冠状动脉三支病变,狭窄>75% 。

(3)冠状动脉病变合并有左心室功能受损,通过心肌血运重建能改善症状及心功能者。

（4）心肌梗死并发症如室壁瘤、室间隔穿孔、二尖瓣反流等需要同时手术矫治者。

（5）介入治疗后再狭窄或并发症者。

（6）药物或其他方法不能控制的心绞痛：对于不稳定心绞痛患者，CABG 对缓解心绞痛症状，提高远期生存率都有积极的意义。对于急性心肌梗死后仍有发作性心绞痛的患者，因考虑有心肌梗死区域的再缺血或其他部位的缺血，常规的内科药物治疗效果不佳，也是明确的 CABG 手术指征。

2. CABG 急诊手术指征

（1）不稳定心绞痛，发作频繁，有可能发生心肌梗死者。

（2）严重左主干病变伴心绞痛，存在猝死危险者。

（3）急性心肌梗死，有严重并发症伴血流动力学不稳定如室间隔穿孔等，内科治疗无效，或心肌梗死后心绞痛发作频繁者。

（4）经皮冠状动脉腔内成形术（percutaneous transluminal coronary angioplasty，PTCA）过程中出现的急性心肌缺血、血压下降或顽固性心律失常，经 IABP 支持等内科干预无效者。

（5）CABG 围术期急性心肌缺血以及介入治疗的并发症，包括造影或 PTCA 过程中造成的冠状动脉夹层剥离、冠状动脉破裂出血等。

3. 禁忌证　对于表现为慢性心力衰竭、心绞痛症状不明显的患者，如果其左心室射血分数小于 25%，核素扫描无冬眠心肌存在，行 CABG 手术不仅风险高，且手术效果亦差，为 CABG 手术禁忌。可以考虑 CABG 加左心辅助治疗或心脏移植。

【围术期护理要点】

1. 术前护理

（1）术前护理评估：执行心脏外科术前一般护理要点。

（2）做好专科评估：专科评估包括以下内容。

1）评估患者与本病有关的危险因素，如有无高脂血症、糖尿病或高血压病及吸烟史等。

2）评估患者对本病的认知程度和心理状态。

3）评估患者心绞痛发作的程度和相关因素。

4）评估患者各项实验室检查结果和辅助检查结果。

（3）适量安排患者的活动与休息，患者不能单独完成的活动，可给予适当协助，并保证足够的睡眠时间。

（4）体位：平卧明显不适的患者，可采取半卧位，以减轻胸闷气急症状，并减少回心血量，减轻心脏负荷。

（5）吸氧：患者有胸闷症状时应给予氧气吸入，预防组织缺氧及损伤。

（6）保持精神愉快，避免情绪激动，从而加重心脏负担。

（7）保持大便通畅，用力排便会使腹压升高加重心脏负担，可鼓励多吃蔬菜、新鲜水果和粗纤维食物，防止便秘发生。

（8）术前必须戒烟 3 周，有呼吸道感染者应做相应治疗。

（9）对准备大隐静脉移植术患者，要了解四肢过去有无手术、溃疡、静脉曲张及皮肤病史。保护大隐静脉处皮肤，防止局部炎症发生。

（10）心理护理：心理护理包括以下内容。

1）主动接近患者，与其沟通，建立良好的人际关系，并了解其心理状态。

2）为患者进行宣教，使其消除焦虑紧张情绪，告知术前需做的准备、注意事项以及如何配合医护人员的护理及治疗，以保证手术的顺利进行。

3）术前日晚为患者创造一个安静舒适的环境，保证得到充分的休息。

2. 术中护理与配合

（1）一般护理：执行心脏外科术中一般护理要点。

（2）物品准备：搭桥基础器械包、冠状动脉搭桥精细器械包（图6-3）、取血管包、乳内牵开器、钛夹钳及钛夹（图6-4）、不同角度的冠状动脉剪刀（图6-5）、主动脉打孔器、弹力绷带、无菌手术标记笔、24号套管针、橄榄针头，6-0、7-0、8-0滑线，房腔插管、逆灌管等。

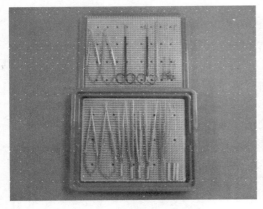

图6-3　冠状动脉搭桥精细器械

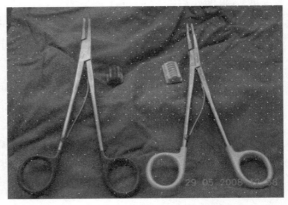

图6-4　钛夹钳及钛夹

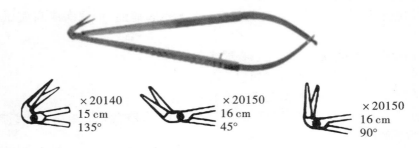

图6-5　不同角度的冠状动脉剪刀

（3）麻醉选择：全身麻醉、低温、体外循环。

（4）手术体位：仰卧位，双下肢外展。对骶尾部、足跟部等受压部位进行保护，可选用各类压疮贴或凝胶体位垫。双下肢悬吊消毒时注意消毒液不能过多，防止消毒液流下后积聚在骶尾部。

（5）术中配合注意事项如下。

1）安置手术器械：一般同时使用两台电刀，需左右侧各贴1张负极板，注意远离下肢大隐静脉消毒范围，可选择臀背部。连接电刀、吸引器、胸骨锯等各类仪器设备，电刀根据使用部位调节功率,电刀笔需严格区分胸部及下肢。调节无影灯,安排各类人员就位,整理手术间环境。

2)获取大隐静脉:自小腿踝部向近心端切皮,乳突牵开器牵开皮肤,游离大隐静脉,递 0 号线或钛夹结扎血管侧支。分别结扎远心端和近心端,递橄榄针头 4 号线将血管与橄榄针头前端结扎固定,并用肝素盐水向血管内注水扩张静脉,使整根血管内充满肝素盐水,将其浸泡在肝素盐水中备用。逐层缝合,弹力绷带加压包扎。

3)同时另一医生开胸,取左侧乳内动脉。递胸骨锯劈开胸骨,更换乳内牵开器,使左侧胸廓抬高的同时,将手术床偏向左侧。换长电刀头,递术者乳内镊,术者侧铺治疗巾;巡回护士在术者身后放凳子;电刀、电凝输出功率均调至 27 W/s。使用电刀将乳内动脉及其伴行组织从肋软骨和肋间肌表面游离下来。乳内动脉充分游离至起始部并成为一个索条。递术者圆针 7 号线反针,蚊氏钳固定。用浸满罂粟碱溶液的纱布包裹乳内动脉以防痉挛。

4)悬吊心包后,缝主动脉、房腔管、灌注针、逆灌管荷包,插管建立体外循环。阻断主动脉,灌注心肌保护液。

5)探查靶血管,用 15 号圆刀在靶血管上做标记,依次吻合搭桥部位,先吻合远心端,递冠状动脉刀划开靶血管,前向冠状动脉剪刀和后向冠状动脉剪刀延长吻合口,将取下的大隐静脉用盐水纱布包裹好递给术者。笔式针持夹 7-0 滑线双头吻合,吻合远心端完毕后术者比量好长度,剪断。其后吻合近心端,打孔器在主动脉上打孔,笔式针持夹 6-0 滑线双头。

6)递术者剪刀断开乳内动脉远端,观察排血量满意后使用"哈巴狗"血管夹(bulldog clamps)夹闭乳内动脉,递术者纱布垫,垫于心底,以便更好地暴露术野。笔式针持夹 8-0 滑线双头吻合,吻合完毕后松开夹在乳内动脉上的"哈巴狗"血管夹。递术者镊子,笔式针持夹 7-0 单头两针,固定乳内动脉蒂。

7)确定吻合口无出血后,开放阻断钳,撤除体外循环。止血,放置心包、纵隔引流管,逐层关胸。

3.术后护理

(1)一般护理:执行心脏外科术后一般护理要点。

(2)做好专科评估:术后严密观察心电图变化。心电监测选择一个 R 波向上的导联,观察有无 ST-T 弓背上抬、T 波改变和心肌缺血情况,有助于及早发现围术期心肌梗死、冠状动脉痉挛以及血运重建不完全等情况。

1)及时发现 CABG 术后可能发生的各种心律失常,常见的有室性心律失常和室上性心律失常。

2)室性心律失常可能与以下因素有关:①电解质紊乱,低血钾、酸中毒、低氧血症。②低灌注压,血容量不足、低心排、镇静剂应用。③再次心肌梗死,搭桥不通、冠状动脉痉挛。④心动过缓,病窦综合征、房室传导阻滞、高血压。

3)室上性心律失常可能与以下因素有关:电解质紊乱、心肌再灌注损伤、停用 β 受体阻滞剂和心脏容量负荷增加。

(3)保持血压平稳:术后血压过高使心肌氧耗量增加,血压过低则会使心肌供血不足。所以,术后要维持适合患者自身的血压(即要参考患者术前的血压),对 CABG 术前合并高血压的患者术后血压控制在不低于术前血压的 $2.67 \sim 4.00$ kPa($20 \sim 30$ mmHg)。术后早期应充分镇静及合理应用血管扩张剂以控制高血压,并注意血压不能忽高忽低。

(4)监测血流动力学和血氧饱和度变化:持续有创动脉血压监测,必要时可以测量肺动脉压、肺毛嵌顿压、心排血量等。详细记录测量参数。

(5)呼吸功能的维护:充分供氧。保证通气,保持呼吸道通畅,加强体疗。如 PO_2 低,可采用鼻塞和面罩同时供氧,重者可采用呼吸机间断加压给氧。

(6)体温及末梢循环:维持正常的体温,使末梢循环尽快恢复,可使心肌氧耗量降低。术后早期积极复温,注意保暖。体温>38.5 ℃时及时采取降温措施,用温水擦浴、冰袋降温或药物降温。

(7)肾功能维护:观察尿量及尿色有无异常,定期监测肾功能,使用肾毒性小的抗生素及其他药物。

(8)观察胸腔或心包腔出血:保持引流管通畅,观察引流液的量及性质并准确记录。

(9)全动脉化冠状动脉搭桥术后,立即开始静滴抗动脉痉挛药物,预防桡动脉术后发生痉挛影响心肌灌注。

(10)冠状动脉搭桥取乳内动脉搭桥患者肋间肌供血减少,胸膜腔切破,术后注意及时发现和处理胸腔积液,肺下叶不张或肋间插管(引流)等使呼气量和能力进一步减低的影响。

(11)血糖的监测:每日监测血糖,若合并糖尿病者,每天查三餐前和睡前血糖。如血糖高,可输入林格液并使用胰岛素治疗,使血糖控制在 11.1 mmol/L 左右。患者开始进食后,给予糖尿病饮食,严格按术前的主食量控制饮食,并尽可能使用术前口服的降糖药及剂量。

(12)切口的护理:切口的护理包括以下内容。

1)观察手术切口有无出血、渗血或感染迹象。

2)术后用弹力绷带包扎取血管肢体,注意观察肢体颜色及温度等情况,抬高肢体 $15° \sim 30°$ 。

3)间断被动或主动活动四肢,防止血栓形成。术后 24 h 松解弹力绷带。

(13)拔除胃管后 4 h 可进水,6 h 可进食,先给流食、半流食,再给普食,应为富含维生素、纤维素且易消化的食物。注意保持大便通畅。

(14)术后患者根据需要应用抗凝、抗血小板凝集类药物,如阿司匹林、双嘧达莫(潘生丁)、低分子肝素等。注意观察患者用药后的反应,如出血、胃肠道不适等。

(15)鼓励患者早期活动,有利于防止深静脉血栓形成和患者自信心的恢复。

(16)心理护理:护士要了解患者的心理需要,尽量解决患者的心理问题,给患者创造安静、舒适、清洁的休养环境。

(17)术后并发症的观察与护理如下。

1)围术期心肌梗死:围术期心肌梗死可能的原因是移植血管的痉挛(特别是动脉移植血管如桡动脉),移植血管血栓形成及栓塞,靶血管选择错误或再血管化不完全。局灶性心肌梗死对患者影响轻微或不被发现。严重时能引起低心排或重度心律失常。所以应注意以下各点。①心绞痛发作,术后无原因的心率增快,血压下降。②心电图,用全部导联监测,有 ST 段及 T 波改变或出现心肌梗死的心电图特征。术后 3 d 内,每天须做 2 次全导联心电图。与术前心电图对比,注意观察 Q 波的大小,ST 段和 T 波的变化,有无新出现的 Q 波。及时发现心肌缺血。③化验检查特征,一旦怀疑心肌缺血,应同时检测心肌酶谱和肌钙蛋白,及早明确是否发生围术期心肌梗死。

2)心律失常:术后发生心房颤动(atrial fibrillation,AF)是一种良性的最常见的心律失常。短暂的 AF 对心功能不产生坏影响。相对少见的室性心律失常,如室性异位心律等则反映心肌受损伤,是恶性心律失常,要特别引起重视。恶性心律失常还包括心率过慢(<60 次/min)及房室传导阻滞等,心动过速(>100 次/min),包括 AF、房室交界心律、室性期前、室性过速和心室颤动(ventricular fibrillation,VF)。冠状动脉手术后心律失常的发生机制,有的还不清楚。临床在观察患者和分析发生原因时,主要是寻找心律失常的诱因,如术后的低体温、高热、刺激性的气管插管、纵隔积血、血肿压迫、心腔导管刺激或神经性的半昏迷躁动、应用的药物、手术创伤等。将找出的可能诱因与化验检查和心脏监测的结果相验证,判明是心血管原因(如缺血、心肌梗死)还是呼吸系统的原因(如通气、换气不足导致的低氧血症、二氧化碳蓄积、酸中毒)。至少先可对症治疗,争取时间,分析找出根本性的原因,才能施行针对性的药物治疗或实施方法。准备好施行必要的心脏起搏、电转复、除颤等根治性的治疗。

3)脑部并发症:冠状动脉旁路移植术相对其他心脏手术更容易发生脑部并发症。术中和(或)术后脑血管灌注不足,造成脑细胞缺血缺氧是脑部并发症发生的病理生理基础,升主动脉严重粥样硬化,甚至钙化,术中此处操作所致斑块脱落,易造成脑动脉栓塞,也是术后发生脑部并发症的一个重要原因。苏醒延迟、昏迷、脑血栓、意识障碍、定位体征及精神症状。一旦发生脑部并发症,就应尽早、有效地进行脱水治疗。同时,应注意保持较高水平的动脉灌注压和血氧饱和度,适当应用改善脑细胞代谢的药物。

4)肾功能不全:动脉粥样硬化、高血压和长期糖尿病均可累及肾动脉,造成肾动脉狭窄和肾小球受损,从而导致肾储备功能减退。这是冠状动脉旁路移植术相对其他心脏手术更容易发生肾功能不全的病理基础,术中和(或)术后动脉灌注压不足所导致肾缺血、缺氧是术后肾功能不全的病理生理基础。因此,冠心病,特别是合并高血压、糖尿病的患者,围术期将动脉灌注压保持较高水平,是预防术后发生肾功能不全的关键措施。肾功能不全治疗的根本措施是维持较高的动脉收缩压,确保肾血流量的灌注。如血钾大于6 mmol/L、明显的氮质血症,就应积极运用肾功能替代治疗措施,从简单、有效且对循环影响较小的腹膜透析开始,如腹透效果不佳时,可选择持续血液滤过,必要时进行血液透析。

(18)术后健康指导:术后健康指导包括以下内容。

1)一般指导:执行心脏外科术后常规健康指导要点。

2)切口的保护和护理:①手术后数周内,切口会有不同程度的疼痛,切口周围麻木,并且局部有时发红,一段时间后,症状会消失。②如腿部有切口,在休息或坐位时,应抬高下肢,有利于减轻腿部的不适或肿胀;或经常走动并使用医院配发的弹力袜,以利于深静脉的血液回流,从而减轻术侧腿部的肿胀。③如果胸部或四肢的切口感觉不适,出现严重的疼痛、红肿以及有分泌物从切口流出,应尽快到医院就诊。④一定注意手术切口部位的干燥和卫生,切口结痂处有时会出现瘙痒,禁忌抠挠患处,待结痂自行脱落后可擦澡或者洗澡。不要用力摩擦切口处皮肤,不要在切口完全愈合之前游泳和做投掷运动,不要在切口局部使用清洁剂、爽身粉等物质。⑤起居活动一定要缓慢,注意保护胸部切口。尤其是咳嗽时,建议双臂夹紧胸部两侧,双手按压于胸部和上腹部,以减轻胸部切口的震动,同时也减轻咳嗽产生的疼痛。胸骨愈合需要 3 个月左右,日常生活要注意正确的体姿。术后 4 ～ 8 周内避免牵拉胸部的动作如抱小孩、推移重物、开车等。

3)日常生活:生活有规律,戒烟戒酒,保证充足的睡眠,休息环境应舒适安静,室内保持温度与湿度适宜和空气新鲜,并根据气候及时增减衣服,保持心情愉快,注意避免引起心绞痛发生的诱因,如活动过量、过度劳累、情绪激动、过饱、受凉等。特别需要保持大便通畅,保证 1 ～ 2 次/d,必要时可服缓泻剂,避免大便用力。

4)饮食:需要增加热量、蛋白质,以及维生素的摄入。注意控制高脂血症,饮食搭配,科学进餐,肥胖患者应减少总热量摄入,少吃含胆固醇高的动物脂肪,如动物的肝、脑、肾、鱼子、奶油等。鸡、鱼、虾等由于脂肪含量低、蛋白含量高、营养丰富,可适当食用,不存在所谓"忌口"。此外可以多吃一些新鲜蔬菜、水果等。糖尿病患者术后仍需要限制糖类与每日摄入量,并积极治疗糖尿病。若合并高血压或心力衰竭应坚持低盐饮食,限制食盐摄入量。尽量避免摄入辛辣等刺激性食品。肥胖患者应适度减肥。

5)术后坚持规范服药:①为了维持桥血管的通畅,冠状动脉搭桥术后根据患者的不同情况常需继续服用一段时间的血管扩张剂,如硝酸酯类、钙离子拮抗剂;β 受体阻滞剂,如美托洛尔;抗凝药物,如阿司匹林、氯吡格雷等。应遵医嘱按时定量服药,不能随便停药,用药时应注意观察药物的副作用。②用药过程中学会自我监测,如使用抗凝药物阿司匹林时,如出现牙龈出血、呕血、黑便和皮肤出血点时应立即停药。③应用利尿药时注意观测尿量。并且定期到医院门诊检查电解质。④在服用强心药物地高辛期间,要注意观察是否出现洋地黄中毒症状,如食欲减退、恶心、头痛、烦躁不安、乏力、黄绿视等,心率<60 次/min,应该暂停服药,β 受体阻滞剂与钙通道阻滞剂合用会出现心率减慢,学会自测脉搏,脉搏<60 次/min 应该停服药物。出现上述任何异常情况随时就诊。⑤外出时要随身携带硝酸甘油类药物,以防心绞痛发作。若合并高脂血症、高血压或糖尿病等其他疾病,需根据医生的指导坚持服用降血脂、降血压药物,以控制相关疾病的发展,保证冠状动脉术后的全面康复。

6)适度的术后运动:术后初期可在室内或室外周围走动,走动时要扶持物品。开始行走的速度、步伐以感觉舒适为标准。以后逐渐加快步伐,以增加心率和呼吸频率。在运动时说话而不伴有明显气喘的强度,即为适宜运动强度。要循序渐进,持之以恒。运动前要做好准备活动,避免运动突然开始突然停止。活动时间以 10 ～ 20 min 为宜。在运动和锻炼的过程中,如果出现气短、哮喘和疲劳应立即停止。一般在术后 1 ～ 3 个月所有患者都能够完全恢复一般性体力活动,此时可以逐渐加强日常的体育锻炼(如:散步、慢跑、太极拳等)活动,调整作息时间,以不感到劳累为宜。

7)定期复查:①出院 1 个月后早晨空腹复查肝功能和血脂,根据化验结果调整用药。②出院后 3 个月门诊复查心脏超声、胸片、心电图等。③出院后 6 个月门诊复查冠状动脉 CT 或心脏核素扫描等。④出院后如有任何不适和问题应尽早到医院就诊。

（于恩杰　李　民）

第四节　主动脉瓣膜置换术患者围术期护理

【概述】

主动脉瓣膜置换术是一种以人工瓣膜替换原有病变或者异常心脏主动脉瓣膜的心脏外科手术,以主动脉瓣狭窄和主动脉瓣反流为适应证。

心脏瓣膜病是我国常见心脏病之一,以风湿性和感染性瓣膜病变为主,本节重点介绍风湿性心脏病为主的主动脉瓣膜置换手术的围术期护理。风湿热是咽部甲组乙型溶血性链球菌感染后引起结缔组织的一种急性炎症性疾病,常累及心脏瓣膜,使瓣环肿胀、炎症侵蚀瓣叶以及在心脏瓣膜上遗留下瘢痕,形成风湿性瓣膜病(简称风湿性心脏病)。风湿性心脏病的发病和病程与医疗、就医、生活水平、居住条件等密切相关。心瓣膜易受风湿性感染的顺序依次为:二尖瓣、主动脉瓣、三尖瓣和肺动脉瓣。其中二尖瓣病变居多。风湿性心脏病表现为单一瓣膜受损或多(2个或2个以上)瓣膜受损。瓣膜病变以狭窄和(或)关闭不全为主。

1.适应证

(1)有症状、跨瓣压差>6.67 kPa(50 mmHg),瓣膜开口面积<1.0 cm²,无论左心功能衰竭与否,均应行换瓣手术。

(2)无症状或症状轻微,跨瓣压差>10 kPa(75 mmHg)者。

(3)跨瓣压差在5.33~8.00 kPa(40~60 mmHg),瓣膜开口面积≤0.8 cm²,心电图有左心室肥厚或劳损,瓣膜严重钙化者。

(4)左心室严重劳损并伴肺静脉高压或左心衰竭者立即手术,以免丧失手术机会。

(5)晕厥或心绞痛频繁发作者有发生猝死危险,应尽早手术。

(6)主动脉瓣关闭不全症状明显,主动脉瓣舒张期杂音明显,左心室扩大明显,脉压增宽超过收缩压1/2,超声心动图显示主动脉血流有大量反流时,需要进行手术治疗。

2.选择合适的人造心脏瓣膜　选择何种类型的(生物瓣、机械瓣或同种瓣)人造主动脉瓣,可结合患者的情况及生物瓣和机械瓣的优缺点来选择(图6-6)。

(1)生物瓣:优点是中心血液,血流动力学优于机械瓣。无须终生抗凝治疗,因而可避免抗凝治疗的出血等并发症。生物瓣的最大缺点是其耐久性。生物瓣的钙化毁损和患者的年龄密切相关,年龄越小,钙化毁损速度越快。患儿植入的生物瓣仅2~3年即可出现钙化,

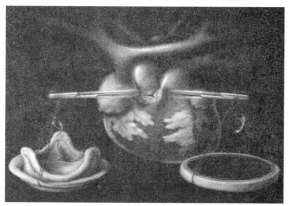

图6-6　人造心脏瓣膜

中年患者 10～15 年,但年龄大于 60 岁者,生物瓣钙化毁损的速度减慢,可以大于 15 年。生物瓣钙化的确切原因目前尚不清楚,或与体内钙化代谢有关。此外,生物瓣的缺点还包括无生长性,抗感染能力差等。

适应证:考虑到新一代的生物瓣耐久性的提高,以及国人平均预期寿命增长,而年龄大于 65 岁的生物瓣在体内钙化速度减慢,同时老年患者抗凝治疗的并发症发生率较高,故建议 65 岁以上的患者考虑选用生物瓣。对于小于 10 岁的小儿,容易在活动中受伤,且其自身瓣环一般较小,需要更好的血流动力学瓣膜,为推迟因生长发育带来的再次换瓣的时间,也可以选用生物瓣。其他的适应证还包括有抗凝禁忌证的患者,其中包括希望生育的育龄妇女,为避免抗凝药物的致胎儿畸形和生产时的大出血,也可以选用生物瓣。

(2)机械瓣:包括双叶瓣和单叶瓣,是我国目前使用量最大的人造心脏瓣膜,它的优点是耐久性好,可以安全地使用几十年。

机械瓣的主要缺点有:①是体内的异物,机械瓣有诱发血栓形成的副作用,术后患者需要终身抗凝治疗,会带来一定的血栓和出血并发症;②抗感染性差,术后有细菌性心内膜炎的易患倾向,尤其是在介入性操作等出现菌血症的情况下;③瓣膜的机械功能障碍,现代的机械瓣由于加工及检测技术的改进,机械功能障碍已很少发生;④瓣膜无生长扩大的能力。

适应证:机械瓣适用于绝大多数需瓣膜置换的病例,但是结合机械瓣的缺点,对以下病例的选用应慎重。①有生育要求的育龄妇女不推荐使用机械瓣,主要是抗凝药物有致胎儿畸形的可能,而且在分娩过程中可以引起胎儿产后颅内出血以及产妇大出血;②在生长发育阶段的儿童及少年,植入的无生长性瓣膜,成年后会出现瓣口狭窄,有时需再次换瓣手术,同时,年龄小的患者还存在对抗凝治疗的认知问题,容易外伤出血或服药未按时按量而带来危险;③抗凝禁忌证者不宜选用;④感染性心内膜炎感染控制不良者;⑤无条件完成抗凝检测者,也不宜选用机械瓣。针对我国国情,对于生活在医疗条件差的地区及抗凝检测不便者,可推荐使用生物瓣。

大量的临床随访观察表明,机械瓣置换术后患者的长期生存率与患者对自身疾病的认知程度、是否能得到医疗帮助密切相关。因此,对于机械瓣植入的患者,医护人员应仔细做好术后相关事宜的宣讲工作,指导患者掌握抗凝治疗的方法和药物的调整,并定期进行随访。

【围术期护理要点】

1.术前护理

(1)一般护理:执行心脏外科术前一般护理常规。

(2)做好专科评估:专科评估内容如下。

1)评估有无风湿症状:如关节疼痛的部位、性质、诱因及局部的红肿热痛情况。

2)评估心功能情况:注意观察有无心绞痛、晕厥症状,特别是主动脉瓣狭窄的患者少活动,避免情绪激动。值班护士夜间注意巡视,防止发生猝死。主动脉瓣关闭不全的患者注意观察有无左心衰竭的症状,如肺部有无湿性啰音,是否咳泡沫痰等。

3)长期服用洋地黄药物的患者评估有无中毒症状。

4)饮食情况:重点评估钠盐的摄入情况。

(3)改善心脏功能:应用强心、利尿、补钾及扩血管药物治疗。

（4）年龄>50岁者,常规做冠状动脉造影检查,排除冠心病。

（5）采取严格治疗措施预防上呼吸道和肺部感染。

（6）对于重症有心力衰竭表现者,可用多巴酚丁胺、氯化钾、少量硫酸镁静脉滴注或用微量泵静脉输入。

（7）心理护理及指导:帮助患者树立战胜疾病的信心,消除恐惧感。术前注意预防感冒,认真讲解要求与护士合作、配合以及术后要注意的问题。护士要教会患者做深呼吸、有效咳痰,嘱患者练习床上排大小便等。建议患者减少会客,避免情绪激动。

2.术中护理与配合

（1）一般护理:执行心脏外科术中一般护理要点。

（2）物品准备:成人体外器械包、瓣环测量器、试瓣器、50 ml注射器、换瓣线、5-0滑线、涤纶垫片、毡型垫片、机械瓣膜或生物瓣膜、分支灌注管、房腔插管、食管超声探头等。

（3）麻醉选择:全身麻醉、低温、体外循环。

（4）手术体位:仰卧位。

（5）术中配合注意事项:术中配合注意事项如下。

1）正中切口,常规开胸。

2）建立体外循环:如果仅需要单纯置换主动脉瓣,则腔静脉引流管可以只插单根心房—腔静脉引流管,而不需要上、下腔静脉分别插管及手术中阻断上、下腔静脉。

3）缝左心引流管荷包:递5×12无损伤双头针带片反针,右上肺静脉根部缝左心引流管荷包,同时递小涤纶片加固缝口,套阻断管,蚊氏钳固定。

4）无主动脉瓣关闭不全者,递熊掌镊,主动脉阻断钳,阻断升主动脉后,经灌注针灌注心肌保护液,使心脏于舒张期完全停跳。同时心包腔内放置冰泥,保护心肌。

5）递11号尖刀,距冠状动脉开口约2 cm处的上方横行切开主动脉,剪刀延长切口,暴露主动脉瓣。

6）对于主动脉瓣关闭不全的病例,灌入的心肌保护液会有一部分经过关闭不全的主动脉瓣反流入左心室,心脏停搏不满意,并能造成左心室过胀而受损伤。所以有必要切开升主动脉,暴露左右冠状动脉开口,直视下插入分支灌注管灌注冷停跳液。

7）递5×12单针牵引线3针,递蚊式钳钳夹固定。

8）切除病变的主动脉瓣,递镊子、尖刀、剪刀、准备小水碗接瓣。

9）切除病变主动脉瓣后,需用人工瓣膜生产厂家提供的主动脉瓣环测量器测量自体主动脉瓣组织瓣环的大小,以便选择大小合适的人造主动脉瓣。打开瓣膜前须与台上医生再次核对瓣膜型号及有效期。

10）人造主动脉瓣的植入:①目前临床上最常用的是间断褥式缝合法,因主动脉瓣环由左冠瓣,右冠瓣与无冠瓣3部分瓣环组成,而且3部分瓣环并非处于同一平面。所以,间断缝合主动脉瓣时每一部分瓣环分别用2-0带垫片换瓣缝线,5~6针为一组,缝合15~18针,缝线在穿过人造瓣膜的瓣裙,所有缝线缝好后将人造主动脉瓣顺着缝线推入主动脉根部,确认人造瓣瓣环卡在组织环中后,各缝合线逐一打结。②人造主动脉瓣植入的连续缝合,适用于升主动脉切口暴露良好,自体主动脉瓣环较大者。用3根2-0双头针滑线,分别从3个瓣联合进针褥式缝合,从升主动脉面到左心室面作褥式缝法,然后再缝入人造瓣瓣裙,打结后,缝线中的一根沿瓣环向另一瓣联合方向连续缝合人造瓣膜环组织至下一瓣联合处,另一根留于原地与缝过来相邻的缝合线会合后相互打结。

11)主动脉瓣置换术后,用试瓣器试瓣,确认人造瓣叶开启良好,自身瓣环与人造瓣瓣裙对合紧密后,盐水冲洗,吸引器吸除。

12)闭合主动脉切口:用两针5-0滑线带毡片,从升主动脉切口的两端连续缝合各一遍。同时请麻醉医生膨肺,驱使肺静脉血回流入左心房及左心室,同时轻轻摇动心脏将左心内的残余气体排出,此时升主动脉根部的停跳液灌注管也开始吸引,协助排尽左心内的气体。开放主动脉阻断钳,心脏复跳。

13)撤除体外循环。止血,放置心包、纵隔引流管,逐层关胸。

4. 术后护理

(1)一般护理:执行心脏外科术后一般护理要点。

(2)做好专科评估:专科评估内容如下。

1)观察引流情况:观察引流液颜色及引流量,如引流量过多,注意是否为鱼精蛋白中和肝素不够;如引流量较多且同时有血凝块,突然减少时应注意观察有无心脏压塞征象。如引流液大量涌出、颜色红、温度高且难以控制,应高度警惕胸腔内出血的可能性。

2)注意监听瓣膜音质:如发现异常的心杂音应及时报告医生。若发生急性卡瓣,应立即采取叩击心前区等急救措施,同时积极配合将患者送往手术室行急诊手术。

(3)呼吸机辅助呼吸:使用呼吸机时要及时复查血气,维持正常的酸碱平衡。如果不考虑停用呼吸机,在患者清醒后用镇静药治疗,尽量减少氧耗,降低心脏负荷。

(4)维持循环平稳:因左心室肥厚扩大,心脏功能较差,CVP应维持在0.98～1.18 kPa(10～12 cmH$_2$O)。液体过少时循环血量不足,过多时易致左心衰竭。多巴胺及多巴酚丁胺均可酌情用微量泵输入,必要时刻持续应用3～5 d。毛花苷C可于术后次日开始应用每次0.2 mg静脉注射,2次/d。利尿药应根据尿量情况小量使用,既要保证排出尿液,又要维持循环平稳。

(5)心律失常的处理:左心室过大者术后易出现心律失常。最常见为室性期前收缩,室性期前收缩也可形成二联律及三联律。首选利多卡因治疗,先用50 mg静脉注射,无效时再用50～100 mg静脉注射。有效但不能维持效果时,用利多卡因与5%葡萄糖盐水配成2∶1溶液微量泵输入,维持药效。利多卡因无效时可用普罗帕酮或普鲁卡因胺治疗。备好体外除颤器,心室颤动时可及时体外除颤。对重症患者要密切观察,及时处理,避免心室颤动发生。

(6)并发症的观察与护理如下。

1)术后心功能不全或低心排综合征:换瓣患者术前心功能多较差,加之术中心脏的创伤和缺血、缺氧,以及麻醉药物的影响,术后常发生心功能不全或低心排,应严密应用心电监测仪监测血压、心率(律)、肺血管压力等指标的变化及血流动力学指标,维持右心房压在1.06～1.60 kPa(8～12 mmHg)。根据血流动力学指标,遵医嘱补足血容量,并给予正性肌力药物和血管扩张药。进行强心利尿治疗。准确记录出入量,术后当天的液体入量控制在1 500～2 000 ml为宜。补液速度避免过快,以免加重心脏负担。严重低心排者可考虑主动脉内球囊反搏(intra-aortic balloon pump,IABP)治疗。

2)术后心律失常:换瓣术后出现心律失常较多见,常见的心律失常有室性期前收缩、室性心动过速、心房颤动、室上性心动过速及窦性心动过缓。应密切观察心率、心律的变化,发现异常及时报告医生。

3)术后出血:换瓣术后3h内患者的渗血较多,应密切观察引流液的量及性质,必要时进行活化凝血时间(ACT)监测。若ACT时间接近生理值,胸瓶引流液量连续3 h>200 ml/h,则考虑二次开胸止血。在观察出血变化和等待二次开胸期间,要及时输血,至少补足出血量。

4)肺动脉高压:充分镇静、镇痛。充分给氧,应用呼吸机时尽可能达到低二氧化碳分压、高氧分压。并给予NO气体吸入。增加胶体,限制晶体摄入,减少肺间质的水肿,遵医嘱利尿,合理利用抗生素,预防控制肺部感染,应用扩血管药物,减轻后负荷。

5)电解质紊乱:换瓣手术患者往往因术前禁食、长期利尿、术后尿多等因素,导致水、电解质紊乱。严重低钾血症者可引起恶性心律失常。因此术后应勤查电解质,以便及时发现电解质紊乱的情况。血清钾一般维持在4.5~5.0 mmol/L。

6)瓣周漏:当所替换的瓣膜又出现新的收缩期或舒张期杂音,血流动力学不稳定,或患者突然发生心力衰竭时,应高度警惕瓣周漏,应行床旁超声心动图检查进一步确诊。瓣周漏需二次手术治疗,患者等待手术期间要遵医嘱积极进行强心利尿的治疗。

7)人工瓣膜失灵:较少见,术后早期一旦发生立即引起血流动力学的严重失调,常来不及抢救而死亡。如不能及时识别,患者则无法救治。其诊断主要靠观察患者的临床表现,如突然晕厥、发绀、呼吸困难和无脉等急性循环障碍的征象,同时听诊心脏瓣膜声缺如。少数病例,经胸外按压、叩击或电除颤后,卡住的瓣叶可被弹开,恢复循环,循环障碍可缓解,但不久又重现,在配合医生确诊和实行心肺复苏的同时,要做好紧急再次手术的准备工作。

8)溶血:术后早期若发生溶血,则应碱化尿液,保护肾功能,并注意利尿。如果溶血未见减轻,则可能是瓣周漏或瓣膜机械破坏导致的严重溶血,需二次手术治疗。

9)栓塞:一般机械瓣比生物瓣多见,主要为抗凝治疗不当所致。应密切观察有无脑栓塞、肢体动脉栓塞等征象。

10)感染:遵医嘱合理利用抗生素防止感染性心内膜炎的发生。注意患者有无高热、白细胞增多等现象。

(7)术后健康指导:术后健康指导内容如下。

1)一般指导:执行心脏外科术后常规健康指导要点。

A.休养环境应舒适安静,室内保持温度与湿度适宜和空气新鲜。

B.保持心情愉快,避免情绪过于激动。

C.注意饮食搭配,科学进餐。饮食不要过量,禁忌烟、酒、咖啡及刺激性食物。心功能较差的患者要限制钠盐的摄入量;应用利尿剂的患者,注意观察尿量及体重的变化,保持摄入量与尿量基本平衡。

D.注意劳逸结合,可根据自身耐受适当锻炼,但不要过累。较重的风湿性瓣膜病术后患者,可能要恢复较长一段时间,应在医生指导下逐渐恢复体力活动,一般不宜像正常人一样从事体力劳动或剧烈的体育锻炼。

E.应根据气候及时增减衣服,避免受凉感冒。

F.生育期的女患者,应做好避孕,以免妊娠增加心脏负担。

2)用药指导:瓣膜置换术后患者出院后可能要继续服用强心、利尿、补钾和抗凝药物。

A. 服用强心利尿药时,应遵医嘱定时、定量连续服用,不得随时中途停药、换药或增减药量。服药时应进行自我观察,如有不适或不明白的问题,应及时就诊。

B. 服用抗凝药物要定期复查凝血酶原时间及活动度。早期 1~2 周复查 1 次,稳定后可每 3 个月复查 1 次。

C. 抗凝适度的标准为:二尖瓣机械瓣置换的患者要求国际标准化比值(international normalized ratio,INR)为 1.8~2.2;单纯主动脉瓣机械瓣替换的要求可在二尖瓣置换底线或略低水平;生物瓣替换或带瓣瓣膜环成形术要求 INR 在 1.5 左右,机械瓣替换的患者需终身抗凝,而生物瓣或带瓣膜瓣环成形的患者需要抗凝 3~6 个月。在服用抗凝药期间,如需服用其他药物,应注意该药对抗凝药是否有影响。增加或减少抗凝药物的量应由有经验的医生指导,最好是在有化验检查做依据的情况下进行。

D. 抗凝注意事项:抗凝注意事项如下。

a. 凝血酶原时间监测指导:抗凝强度的监测是监测凝血酶原时间(prothrombin time,PT)。患者应根据 PT 检查结果,在医务人员指导下调整用药。

b. 症状和体征的自我监测:轻度出血患者出现皮下、牙龈、鼻、巩膜少量出血或月经量增多。严重出血患者出现眼底出血、血尿、肌肉深部血肿、腹腔内出血、脑出血等症状和体征。栓塞患者表现为一侧肢体无力、发凉或疼痛、口齿不清、视物模糊,严重的患者可出现偏瘫、偏盲或突发心绞痛、昏厥等。

c. 抗凝药物治疗影响因素:某些药物和食物可增强或削弱香豆素类抗凝药物作用,如维生素 K 可拮抗药物作用,苯巴比妥和苯妥英钠可降低药物的作用,大量广谱抗生素、阿司匹林、保泰松等可增强药物作用,患者应慎用这些药物,并避免长期单一大量摄入富含维生素 K 的食物,如菠菜、白菜、土豆、猪肝等。抗凝治疗期间外伤、大手术和妊娠可引起大出血,妊娠还可导致胎儿畸形。

d. 饮食的注意事项:富含维生素 K_1 的食物,如蔬菜、韭菜、菠菜等或动物肝,避免长期单独大量摄入。术后不宜吃过于干热性食物,如桂圆和肉皮类食物。

3)康复指导:生活中注意尽量减少外伤,以免引起出血。如需做其他小手术,如拔牙等,切记告诉医生自己是瓣膜置换术后患者。应定期复查血钾,防止低钾血症,以免发生恶性心律失常。

4)复查:为使医生了解置换瓣膜的工作情况,应定期到门诊复查,最好每 3~6 个月复查 1 次。

(于恩杰　李　民)

第五节　二尖瓣瓣膜置换术患者围术期护理

【概述】

二尖瓣置换术(图 6-7)是一种以人工瓣膜替换原有病变或者异常心脏二尖瓣的心脏

外科手术,二尖瓣狭窄或二尖瓣反流为其适应证。二尖瓣是由瓣环、瓣叶、腱索、乳头肌四部件组成,二尖瓣的开启和关闭有赖于上述组成部分的结构及功能完整,并与左心房、左心室功能协调一致。任何原因引起任何一部件结构及功能障碍,均可引起二尖瓣结构和功能异常。风湿热虽然是全身性炎症病变,但长期受影响和能表现出来的只是瓣膜病变。二尖瓣受累最为常见。风湿热是已知的导致获得性二尖瓣狭窄性病理改变的唯一原因。在二尖瓣狭窄的同时经常合并有不同程度的二尖瓣关闭不全。风湿性心脏病、缺血性心脏病、感染性心内膜炎、退行性病变、先天性二尖瓣发育异常、外伤等原因均可引起二尖瓣关闭不全、二尖瓣脱垂等。

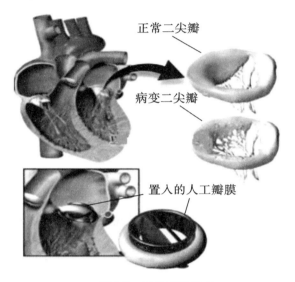

图 6-7　二尖瓣置换术

1.适应证

(1)出现症状早期,心功能Ⅱ~Ⅲ级时手术较为适宜。合并有心房颤动、左心房血栓及其他瓣膜病变、冠心病时,手术指征更为强烈。当有风湿活动和心内感染时,需暂缓手术,属手术禁忌。脑栓塞患者,病情稳定后6个月才考虑手术。

(2)中度以上的二尖瓣关闭不全,心功能Ⅱ~Ⅲ级,均有手术指征,关键是手术时机的选择。下列因素有强烈手术指征:①症状进行性加重,心功能Ⅲ级以上;②左心室舒末容积和压力进行性增大;③二尖瓣关闭不全病因为冠心病、心脏肿瘤、先天性心脏畸形;④有心房颤动、左心房血栓、心内赘生物等存在时;⑤感染控制3~6个月的心内膜炎;⑥同时合并其他瓣膜病变。

2.禁忌证　对于未控制的心内或其他部位的感染,不明原因的红细胞沉降率(又称血沉)过高,恶性肿瘤,水、电解质严重失衡,肝肾肺等重要器官功能严重不良者。

3.选择合适的人造心脏瓣膜　见第四节主动脉瓣膜置换手术相关内容。

【围术期护理要点】

1.术前护理

(1)一般护理:执行心脏外科术前一般护理要点。

（2）做好专科评估：参见第四节主动脉瓣膜置换手术相关部分。

（3）心功能准备：心功能Ⅱ～Ⅲ级者，经术前准备后，术后恢复会更顺利。术前心功能Ⅳ级者，必须在术前加强治疗，待心功能改善至Ⅲ级时再行手术。

（4）补钾治疗：10%氯化钾口服液每次10～20 ml,3 次/d,口服。利尿后尿量增多，应相应增加氯化钾的量。枸橼酸钾液及门冬氨酸钾镁（潘南金）片也可用于补钾。

（5）激素的应用：心功能差或伴有心源性恶病质者，肾上腺皮质功能会减退，因此，应用小剂量地塞米松或泼尼松治疗，有利于提高身体的应激能力，增进食欲，改善全身症状。一般用泼尼松每次5～10 mg,3 次/d,口服，术前不必停药，术中用地塞米松静脉注射。

（6）扩血管药治疗：小量应用卡托普利（开博通）或硝苯地平或硝酸异山梨酯治疗，可减轻心脏前后负荷，降低肺动脉高压，有利于改善心脏功能。

（7）补充维生素：轻症患者不缺乏维生素，病情严重者因进食量少，需补充 B 族维生素及维生素 C 等。长期肝淤血性肿大者，肝功能差，凝血酶原减少，需补充一些维生素 K 以帮助恢复凝血功能。

2. 术中护理与配合

（1）一般护理：执行心脏外科术中一般护理要点。

（2）物品准备：成人体外器械包、瓣环测量器、试瓣器、50 ml 注射器、换瓣线、5-0 滑线、3-0 滑线、涤纶垫片、毡型垫片、机械瓣膜或生物瓣膜、食管超声探头等

（3）麻醉选择：全身麻醉、低温、体外循环。

（4）手术体位：仰卧位。

（5）术中配合注意事项如下。

1）正中切口，常规开胸，建立体外循环。

2）缝左心引流管荷包：递5×12 无损伤双头针带片反针，在右上肺静脉根部缝左心引流管荷包，同时递小涤纶片加固缝口，套阻断管，蚊氏钳固定。

3）递熊掌镊，主动脉阻断钳，阻断升主动脉后，经灌注针灌注心肌保护液，使心脏于舒张期完全停跳。同时心包腔内放置冰泥，保护心肌。

4）切开右心房，递11 号尖刀，镊子，剪刀延长切口。

5）11 号尖刀切开卵圆窝处的房间隔，剪刀延长切口。缝5×12 无损伤牵引线 3 针，递助手蚊氏钳固定牵引线。

6）递宫颈钳，牵拉二尖瓣瓣环，递 11 号尖刀切开，2-0 带垫片换瓣缝线在瓣环 12 点处缝 1 针定点线。

7）递瓣膜剪刀，剪除病变的二尖瓣叶，同时切除相连的瓣膜下腱索。如有二尖瓣环钙化斑块，递髓核钳夹碎后咬出。大量盐水冲洗，吸引器吸除。

8）递瓣环测量器，测量患者二尖瓣瓣环大小，选择合适的人工瓣膜。打开瓣膜前须与台上医生再次核对瓣膜型号及有效期。

9）人造二尖瓣膜的植入：①连续缝合，递 2-0 滑线双头针，连续缝合瓣环组织和人工心脏瓣膜的瓣裙，边缝边由一助拉紧滑线。一般先从换瓣 6 点处开始沿顺时针方向和逆时针方向两边缝合，缝合到 12 点位置时，定点线缝于瓣裙上，打结。滑线继续缝合，在瓣环 2 点处滑线相会合后打结；②间断缝合，递 2-0 带垫片换瓣缝线，依据瓣环大小在瓣环上缝合 12～16 针，然后将人工瓣膜沿缝线滑入二尖瓣环平面，各双头针缝线拉紧后相互打结。

10）递试瓣器轻触人工瓣瓣叶,观察其开启和关闭是否灵活。

11）3-0滑线连续缝合房间隔,请麻醉师膨肺,左心房排气后将房间隔缝线抽紧打结,闭合房间隔。

12）探查三尖瓣,视情况做三尖瓣成形术。

13）递5-0滑线连续缝合右心房切口。开放上下腔静脉,撤去主动脉阻断钳,心脏复跳。

14）撤除体外循环。

15）止血,放置心包、纵隔引流管,逐层关胸。

3. 术后护理

（1）一般护理:执行心脏外科术后一般护理要点。

（2）做好专科评估:专科评估内容如下。

1）监测心律失常:心律失常有关的原因可能有术前病程长,病变重,心功能差,心脏扩大特别是心室扩大显著;术中手术时间长,心肌保护欠佳,人工瓣大小不合适;术后血钾过低或过高,碱中毒或酸中毒,个别引流管的直接刺激等。应严密观察,寻找原因,看其变化方向是趋轻、趋重还是无变化。术中安放心外膜导线者,也可用临时起搏器治疗,心率设在90次/min。对多源性室性期前收缩或频发室性期前收缩者,应积极治疗。

2）注意电解质变化:换瓣术后要密切注意电解质的变化,特别是血钾,当尿多时不仅变化快,而且对心律、心率的影响极大。术后当天要多次化验电解质,术后3 d内每日最少化验1次,以后每2 d查1次电解质。要保持血钾在4.5~5.0 mmol/L。血钙的变化一般不大,成人<2.3 mmol/L时应静脉补充,每次0.5~1.0 g。术后当天的血清钠一般正常,由于尿的大量排出,钠随着尿排出体外,若不注意补钠,则多于术后次日开始出现低钠血症,故应及时补充。

（3）补充血容量:患者回ICU后血容量往往不足,其原因有术中失血,体外循环预充液不含血液使血液稀释,停体外循环后输血不足,术后尿量多,术后渗血量大,用扩血管药物过大等。实际原因可能为某一单项,也可能为某几项综合的结果。在工作中应严密监护,找准病因。术后出血多者要复查活化凝血时间（ACT）,必要时追加鱼精蛋白。也可用止血药治疗。出血量大于每小时4 ml/kg连续3 h以上者,应及时二次开胸止血。补充血容量首先用剩余机血,当CVP<0.78 kPa（8 cmH$_2$O）时,输血速度要快一些,当CVP>1.18 kPa（12 cmH$_2$O）时,输血速度减慢。血容量不足时首先表现的是心率增快,而不是血压下降,快速输血后心率会逐渐减慢。血容量不足很严重时才会引起血压下降。要及时补足血容量,不应等到血压降低时再补充。转机时间过长,渗血多的患者可输一些库血以增加凝血功能。每输200 ml机器余血要加用鱼精蛋白10 mg静脉注射。每输400 ml库血应静脉注射葡萄糖酸钙0.5~1.0 g,以中和保养液中的枸橼酸。患者CVP在0.98 kPa（10 cmH$_2$O）以上,心率100次/min以下,平均动脉压（MAP）100 kPa（75 mmHg）左右,末梢温暖,尿量充足,一般表示血容量已补足。

（4）增强心肌收缩力:必要时术中开始应用多巴胺和（或）多巴酚丁胺,一般用量为3~5 μg/（kg·min）,这种小剂量应用主要是强心作用,无明显缩血管作用。术后当天一般不给洋地黄类药物。术后次日开始应用,毛花苷C每次0.2 mg,每日静脉注射2次（1次/12 h）;病情稳定后改为地高辛片每次0.125~0.25 mg,2次/d,口服。用以上药物效果不好的个别患者,可给予氨力农或米力农治疗。

(5)扩血管药问题:换瓣术后用此类药物时,因扩张了血管床,更加重了血容量不足问题,还有可能使输血量增加。因此,一般不用硝普钠,特殊情况时可小剂量经微量泵应用。年龄较大疑有冠心病者,可适量应用硝酸甘油,通过微量泵静脉输入 $0.5 \sim 3.0\ \mu g/(kg \cdot min)$。

(6)利尿:术后当天由于体外循环预充液的加入,血液被稀释,尿液比较多,一般无须用大剂量利尿药。如果认为尿量较少时,可用小剂量利尿药,如呋塞米 $5 \sim 10\ mg$ 静脉注射。因此,利尿的原则应是小量、稳妥、持续。术后 1 周内常规口服利尿药,必要时加用呋塞米小量静脉注射,使每日尿量保持在 1 000 ml 以上。

(7)呼吸的管理:术后常规应用呼吸机治疗,潮气量设置为 12 ml/kg,呼吸频率设在 12 次/min,吸呼比为 1 : 2。氧浓度为 50%。先用控制通气,$PaO_2 < 10.67\ kPa(80\ mmHg)$ 时,加用呼气末正压(PEEP)治疗,PEEP 一般用 $0.49\ kPa(5\ cmH_2O)$。随动脉血气结果调整呼吸机参数。清醒后呼吸方式改为同步间歇指令通气(SIMV)。待病情平稳、神志清醒、握手有力、无严重心律失常、低血压、心力衰竭、胸液过多、气胸等重要问题时,可逐步减少呼吸机的支持,一般手术后 $4 \sim 6\ h$ 停用呼吸机,符合拔管条件时拔出气管插管。病情不稳有特殊情况时延长呼吸机的应用。

(8)抗凝治疗:术后第 1 天或第 2 天胸管渗血停止时,开始服用华法林片,首次 $3 \sim 4\ mg$,每日晨抽血检测凝血酶原时间及活动度,当天下午根据化验结果服药,根据每例患者的情况找出合适的药量,使凝血酶原时间保持在 $17 \sim 20\ s$,活动度维持在 40% 左右。

(9)术后并发症的观察与护理:参见第四节主动脉瓣膜置换手术相关部分。

(10)术后健康指导:参见第四节主动脉瓣膜置换手术相关部分。

(于恩杰　李　民)

第六节　主动脉带瓣管道移植术患者围术期护理

【概述】

切除动脉瘤、游离左、右冠状动脉,切除主动脉瓣,以人工瓣膜和人工血管制成的带瓣管道行主动脉瓣和升主动脉置换,然后将左、右冠状动脉再植至人工血管上。此即主动脉带瓣管道移植术,又称为主动脉根部置换术(Bentall 术,图 6-8)。本术式适用于升主动脉瘤伴有明显的主动脉窦和主动脉瓣环扩大及冠状动脉开口移位以及严重的主动脉瓣病变,临床最常用于马方综合征或部分 I 型夹层动脉瘤。

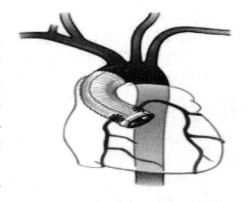

图 6-8　主动脉根部置换术(Bentall 术)

1. 适应证

（1）升主动脉夹层动脉瘤（Ⅱ型）并主动脉关闭不全，需闭合夹层动脉瘤的内膜破裂口，同时做带瓣的人工血管置换。

（2）马方综合征升主动脉瘤直径≥6 cm 时，多发生主动脉瓣关闭不全、夹层动脉瘤以及主动脉瘤破裂等并发症，因此应及早做带瓣人工血管置换手术。即使儿童也应在内科控制治疗下尽量推迟到安放较大人工瓣膜时手术。

（3）逐年观察发现升主动脉瘤及其瓣环逐渐扩大者，为防止左心衰竭，应及早手术。

（4）马方综合征二尖瓣关闭不全时，多合并升主动脉瘤或有主动脉瓣关闭不全，需同时处理。

（5）马方综合征升主动脉瘤，临床上主动脉瓣关闭不全虽不严重，但心电图显示左心室劳损或有充血性心力衰竭时，应及早手术。

2. 禁忌证　严重左心功能不全，尤其是左心室巨大（左室收缩末期直径>55 mm）伴左室射血分数≤20%。严重肝、肾功能不全或有严重的慢性阻塞性肺疾患。

【围术期护理要点】

1. 术前护理

（1）一般护理：执行心脏外科术前一般护理要点。

（2）做好专科评估：专科评估内容如下。

1）观察病情变化：重要器官是否由于夹层累及而导致供血障碍，需要监测肝、肾功能，记录患者的尿量，观察四肢动脉搏动和四肢运动情况，有无腹痛、腹胀。

2）监测心率、四肢血压等生命体征：严格控制血压，预防夹层继续剥离和动脉瘤破裂，给予血管扩张剂和β受体阻滞剂，常用药物有硝普钠和阿替洛尔（氨酰心安）等。

3）疼痛护理：疼痛是主动脉夹层的突出特征。表现为突发前胸、后背、腰、腹的剧烈疼痛，这种疼痛常呈撕裂样、刀割样等难于忍受的剧痛，多呈持续性，疼痛常沿着胸、后背放散，有的可达腹部甚至大腿部。由于剧烈的疼痛患者常表现大汗淋漓，烦躁不安，异常恐惧，有濒死感。当患者伴随疼痛时，给予吗啡等药物缓解疼痛，使患者处于安静状态。

4）当病变累及主动脉瓣时可导致主动脉瓣关闭不全，可有急性左心衰竭，呼吸困难，咳粉红色泡沫样痰。听诊常闻及舒张期杂音。要严密观察有无呼吸困难、烦躁不安，有无咳嗽等。

5）当主动脉弓部三大分支受累时可表现为意识障碍、偏瘫、单瘫。肋间动脉及腰动脉受累时出现截瘫；观察患者的精神、意识、瞳孔大小、对光反射、四肢肌力、指令性运动等。

6）肺部有感染的，持续高热的患者需要做血培养+药敏及（或）痰培养+药敏，根据结果遵医嘱应用抗生素控制感染。

（3）饮食护理：为患者提供清淡易消化的饮食，避免引起便秘，告知患者不能用力排便，防止胸腔或腹腔压力过大造成瘤体破裂。

（4）休息与活动：告知患者绝对卧床休息，限制活动，避免剧烈咳嗽、情绪激动。为患者提供清洁、舒适、安静的休息环境，使环境温度、湿度适宜，保证睡眠质量。

（5）心理护理：由于此病发病急，加之有不同程度的疼痛，患者会表现出焦虑、烦躁、情绪低落等，应理解患者的心理改变，积极给予心理疏导，缓解焦虑状况，为准备手术的患者给予术前宣教。

（6）术前准备：同心脏外科常规手术，建议不用甘油灌肠剂灌肠，可用开塞露清洁肠道。

2. 术中护理与配合

（1）一般护理：执行心脏外科术中一般护理要点。

（2）物品准备：搭桥基础器械包、冠状动脉器械包、血管阻断钳 1 套、股动静脉插管器械包、人工血管、主动脉带瓣人工血管（图 6-9）、人工血管烧灼器、分支灌注管等。

（3）麻醉选择：全身麻醉、低温、体外循环。

（4）体位：仰卧位，双侧腹股沟消毒备用。

（5）术中配合注意事项如下。

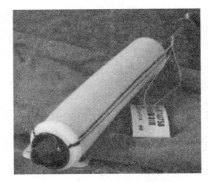

图 6-9　主动脉带瓣人工血管

1）胸骨正中切口，显露心脏，建立体外循环，根据情况备股动脉插管。

2）充分显露瘤体，阻断主动脉瘤。递组织剪、钳、镊，充分游离瘤体远侧部分，递阻断钳阻断主动脉瘤。

3）递 11 号尖刀切开主动脉瘤。递组织剪纵向剪开瘤体，递分支灌注管由左右冠状动脉开口灌注心肌保护液。

4）递组织剪、镊子，游离冠状动脉开口部位，距冠状动脉开口边缘 4～5 mm 处环形切下左、右冠状动脉开口。

5）递镊子、剪刀剪除关闭不全的主动脉瓣膜。

6）采用带瓣人工血管与近心端的主动脉残端进行吻合，递 2-0 带涤纶片换瓣缝线间断缝合。

7）递人工血管配套使用的一次性电灼器，在人工血管对应处烧灼出直径 1.5 cm 圆孔，递 6-0 双头滑线，将左、右冠状动脉与人工血管进行吻合。

8）递 3-0 滑线双头针、镊子，将带瓣人工血管与主动脉远心端进行吻合，用 4-0 滑线双头连续缝合瘤体壁包裹人工血管。

9）撤除体外循环。

10）止血，放置心包、纵隔引流管，逐层关胸。

3. 术后护理

（1）一般护理：执行心脏外科术后一般护理要点。

（2）做好专科评估：专科评估内容如下。

1）心电监测：无创的心电监测项目显示出心率、心律和 ST 段等改变，能及时发现异常。

2）血压：主动脉夹层动脉瘤置换术手术，仅置换一部分病变主动脉，仍遗留部分的病变主动脉，所以术后必须控制血压。同时，也防止术后吻合口漏血。血压的监测以有创动脉压为主。术后需分别监测上、下肢双路血压，有时甚至要监测左上、左下、右上、右下肢等三路、四路血压,这在主动脉夹层动脉瘤特别是 DeBakey I 型夹层动脉瘤术后特别重要,目的是及时发现可能出现的分支血管阻塞及组织灌注不良。

3)中心静脉压:术后保持通畅的中心静脉导管,便于快速输液、肠外营养和测定中心静脉压。中心静脉压能反映右心功能、血容量和三尖瓣功能,有利于指导治疗。

4)肺动脉压和肺毛细血管楔压:放置 Swan-Ganz 导管监测右心室前、后负荷、左心室前负荷等,同时还可测定心排血量。心排血量是判断心功能的一项重要监测。

5)尿量:尿量的监测对了解循环状况、体液的补充、对血管活性药物的反应、肾功能状况、肾灌注情况等极有帮助。尿量在 1 ml/(kg·h) 以上时,表明患者循环情况、肾灌注和肾功能良好。

6)一般情况和中枢神经系统功能的观察:皮肤色泽与温度、外周动脉搏动是反映全身循环灌注的可靠指标。术后瞳孔、四肢与躯干活动、神经状态、定向力等观察是了解中枢神经系统功能的最基本指标。术中用深低温停循环及脑保护技术的患者常苏醒延迟,这时应注意区别是麻醉状态还是昏迷状态。

7)体温监测:体温的监测能反映组织灌注状况,特别是比较肛温与末梢温度差别时更有意义。当温差大于 5 ℃时,为末梢循环不良,间接地反映血容量、心功能状况。同时应注意低体温体外循环后体温反跳升高。并进行必要的降温处理。

8)引流液量:引流液量能反映体腔内创面失血量,同时根据引流液中有无血块,初步了解凝血功能状况。主动脉瘤术后引流量的监测极为重要。

9)电解质、酸碱平衡和血气:体外循环中大量输液、输血、低温和外周灌注不良等原因常导致术后电解质、酸碱平衡紊乱。及时纠正电解质、酸碱平衡紊乱有利于维持血流动力学和微循环稳定、防止发生心律失常和促进肌力和胃肠功能的恢复。近端主动脉瘤术后,特别是术前病情危重、术中创伤大、大量输血的患者常需较长时间的呼吸机辅助。用呼吸机过程中除保持呼吸平顺、自主呼吸与呼吸机协调外,血气分析是反映呼吸机应用是否妥当的最直接指标,同时也是判断有无通气、换气功能障碍的依据之一。

10)床旁 X 射线胸片:拍床旁 X 射线胸片了解肺的膨胀、肺内病变和胸腔内有无积气、积液等,同时也可确定气管插管、胸腔引流管和 Swan-Ganz 漂浮导管的位置。

11)实验室指标:术后定期复查活化凝血时间(ACT)、出凝血时间、纤维蛋白原降解产物等指标有利于判断凝血机制,及早发现和治疗因凝血机制紊乱引起的渗血。术后出现腹部内脏器官缺血并发症时,早期难以从腹部体征获得诊断。但监测血浆氨基转移酶、淀粉酶等生化指标有助于早期诊断内脏缺血。

12)肠胃功能:主动脉人造血管置换术中,不管是否开腹探查,术后常规放置鼻胃管,便于术后早期进行胃肠减压、防止腹部胀气、了解胃液性状,又可以稍后进行胃肠营养。术后因肠系膜上动脉阻塞而致肠坏死并发症的早期临床表现不典型,常因病情延误而失去治疗机会。对此,目前临床上尚缺乏有效的监测方法,反复、定时、认真观察和检查腹部是唯一的监测方法,值得重视。

(3)术后早期处理与护理:主动脉带瓣管道移植手术创伤大、失血多。特别是术前危重的患者,于手术后入住重症监护室期间大多意识尚未恢复、循环和呼吸极不稳定、水、电解质和酸碱平衡失调、凝血机制异常等,如不及时给予有效的支持、调整和治疗,随时有可能恶化或发展为并发症,甚至导致死亡。

1)血流动力学的维持:主动脉带瓣管道移植术后常因术后出血、心肌创伤、电解质和酸碱平衡失调等,使血流动力学不稳定、血压低,因此维持有效循环极为重要。①主动脉夹层动脉瘤患者术前常有高血压病史,低温、紧张、疼痛等均可引起术后血压增高。术后残留有病变的主动脉,因此在承受过高的血管内压力时仍有破裂的可能性。血压增高也易使吻合口渗血,缝线撕脱,因此术后高血压必须予以控制。低温引起的高血压在复温后,外周血管阻力降低而得到缓解。注意适量镇静止痛药物也能有效地防治因紧张、疼痛等引起的高血压。术后顽固的高血压,需要应用利尿药或血管扩张药物加以控制,如呋塞米、硝普钠、硝酸甘油、尼莫地平等。②心律失常,麻醉药物、手术创伤、血容量不足、电解质及酸碱平衡紊乱、缺氧和洋地黄等某些药物均可导致心律失常。出现心律失常后应首先对病因治疗,如纠正电解质紊乱和酸碱平衡失调,特别是要维持正常的血钾浓度;维持充足的血容量和保证充分的冠状动脉灌注避免心肌缺血、缺氧;慎重使用易引起心律失常的药物,如洋地黄等。其次是合理应用抗心律失常药物对控制快速心律失常极有益处。

2)酸碱平衡失调和电解质紊乱的纠正:术中血液稀释,低流量灌注,术后低心排,使用利尿剂和呼吸机辅助呼吸等均可导致酸碱平衡失调和电解质紊乱。较重且持续时间较长的紊乱,对循环、呼吸,甚至整个机体都会产生明显的不良影响,应及时处理。

3)抗感染治疗:主动脉带瓣管道移植术手术创面大,人造血管异物植入和带有引流管、中心静脉导管等都有可能产生细菌污染和感染,因此防治感染十分重要。感染的预防应从术前着手开始,彻底治疗患者的潜在感染灶,术前预防性应用抗生素。在术后监护室内要坚持无菌操作,注意各种插管无菌护理,尤其是认真执行手卫生。

4)促凝、抗凝药物的应用:术后早期可能有不同程度的凝血机制异常,适当应用一些促凝药物有利于减少渗血。常用的药物有氨甲苯酸(止血芳酸)、氨甲环酸(止血环酸)等抗纤维蛋白溶解药物,酚磺乙胺(止血敏)等减轻血管通透性,维生素 K 补充凝血因子合成原料以及用葡萄糖酸钙中和库血中的枸橼酸。带瓣管道植入后,需终身抗凝,抗凝药的应用通常在术后 6~12 h 开始,若引流液多则推迟使用。早期多采用分次静脉注射肝素(常规药量的一半)的方法,患者可进食时,则改为口服抗凝药如华法林、阿司匹林等。

5)对症处理:发热、疼痛和躁动是术后早期常见的征象,宜及时处理。①发热的处理,多种原因均可导致术后早期发热,如深低温后体温中枢功能紊乱、输血或输液反应以及感染等。体温高于38.5 ℃时即应处理。乙醇擦浴、冰枕、冰盐水灌肠等物理降温均是有效的手段。注射阿尼利定(安痛定)、柴胡注射液也是常用的方法。对于顽固性高热可以适当使用激素。对于外周循环差,而血压稳定但发热难以控制时,可应用少量扩血管药物增加末梢散热,达到退热的目的。②镇静和止痛,常用的药物有吗啡、哌替啶、地西泮等,也可使用镇痛泵。需要长时间呼吸机辅助呼吸的患者可应用肌松剂。

(4)术后并发症的观察与护理:常见的并发症有出血、心脏和脑部并发症,应加强观察,发现引流量较多,低心排、心律失常、苏醒延迟、抽搐、偏瘫等及时报告医生。

1)出血:是主动脉带瓣管道移植术后最严重、最主要的并发症之一,可依其原因分为外科性出血和非外科性出血。外科性出血重在预防,一旦发生并确定是外科性出血,需立即二次手术止血,特别是吻合口缝线撕裂,出血凶猛。非外科性出血的原因有体外循环过程中的血液稀释、肝素未完全中和、鱼精蛋白过量、肝素反跳和凝血功能紊乱等。术后输注新鲜血浆、补充凝血因子、血小板和纤维蛋白原等可有效地减少术后非外科性出血。

2）脑部并发症：大组病例多因素分析表明,患者年龄、有无脑血管疾病史、体外循环及深低温停循环时间的长短、主动脉置换范围大小是术后出现脑部并发症的危险因素。由于大脑损伤的程度不同,临床表现为苏醒延缓、记忆力减退、抽搐、偏瘫、昏迷等,还有部分患者表现为精神症状和认知能力降低。术后一旦出现脑部并发症,应维持稳定的血流动力学,满意的血氧分压和水、电解质、酸碱平衡。应用脑部细胞营养药物。减轻脑水肿的治疗包括应用糖皮质激素和脱水剂。冬眠疗法和头部降温也能有效地减少脑组织代谢,提高对缺血的耐受力。待患者可以搬运后,可选择高压氧舱治疗。

3）低心排血量综合征：可有心排血量下降、低血压、组织灌注不足及末梢血管收缩等临床表现。术后多巴胺用量超过 10 μg/（kg·min）,血压仍不能控制在满意水平时即可诊断为低心排血量。但必须排除血容量不足、电解质及酸碱平衡紊乱、心律失常、心脏压塞等因素导致的心排血量降低。

4）手术损伤主动脉邻近器官组织,造成的相关并发症：常见有左侧喉返神经损伤、气胸、肺不张、胸导管损伤所致的乳糜胸等。

（5）术后健康指导：参见第四节主动脉瓣膜置换手术相关部分。

（于恩杰　李　民）

第七节　右侧腋下小切口室间隔缺损修补术患者围术期护理

【概述】

与常规或其他微创心脏手术切口相比,使用右腋下小切口进行心脏手术可在切口内常规建立体外循环,不增加手术程序（如股动、静脉插管）,同时术中不需使用特殊的、昂贵的器械如特殊电锯、胸腔镜、股动静脉插管等,且切口位于腋下,没有损伤胸骨导致的并发症,切口长度较正中切口明显缩短,更为隐蔽,美观效果更好。

1.适应证　单纯先天性室间隔缺损（ventricular septal defect, VSD）,肺动脉压轻至中度增高患者均可采用右腋下小切口,但术前应明确诊断。干下型 VSD 不是手术禁忌,心脏停搏后可经肺动脉切口修补。就年龄而言,2～10 岁经右腋下小切口显露最好,应视为手术最佳年龄。

2.禁忌证　对于术前诊断不明确,有右侧开胸手术史或右侧胸膜炎病史估计粘连严重,重度肺动脉高压及心脏重度增大者均不宜采用该径路手术。年龄小于 3 个月患儿不宜采用该径路手术,其他年龄段可考虑选用,但 14 岁以上小儿相对于婴幼儿显露稍差,尤其矮胖体形、桶状胸患者应慎重选用。

【围术期护理要点】

1.术前护理

（1）一般护理：执行心脏外科术前一般护理要点。

（2）做好专科评估：参见第二节胸骨正中切口室间隔缺损修补手术相关部分。

（3）心理护理：与患儿建立良好的护患关系，消除患儿的陌生感及恐惧感。向患儿及家属详细讲解手术过程，说明右腋下小切口行心脏手术具有创伤小，愈后美观，疼痛减轻等优点，以取得患儿及家属的积极配合。

（4）术前准备：完善术前实验室检查及各项辅助检查。指导患儿学会腹式呼吸、深呼吸咳嗽。保证患儿休息，避免剧烈活动，增加营养，以增强患儿对手术的耐受性。做好备皮、配血、术前禁饮食等工作。向其说明经右腋下小切口开胸行心脏直视手术对右肺的挤压程度重于胸骨正中切口，可引起肺的挫伤，易导致肺部并发症，应指导患儿进行深呼吸，做有效的咳嗽、咳痰动作，以保持呼吸道的畅通，对术后肺功能的恢复至关重要。

2. 术中护理与配合

（1）一般护理：执行心脏外科术中一般护理要点。

（2）物品准备：儿童或成人体外循环基础器械包、小号胸骨牵开器、乳突牵开器、长针持、长镊子、长阻断管、长阻断钳、二氧化碳吹管等。

（3）麻醉选择：全身麻醉、浅低温、体外循环。

（4）手术体位：患者采取左侧卧位，右侧抬高 $60° \sim 80°$，右上肢悬吊于头架上，左腋下垫软枕使右侧胸壁抬高。

（5）术中配合注意事项如下。

1）递皮刀，以第 4 肋为中点做切口，上缘起自腋中线第 3 肋间，下缘止于腋前线第 5 肋间，长度视患者年龄、体重及胸壁厚度而定。一般儿童在 $5 \sim 7$ cm，成人在 $8 \sim 11$ cm，电凝止血。

2）于第 4 肋间进入胸腔，以 1 个小胸骨撑开器加 1 个乳突牵开器横向纵向撑开切口，以尽可能达到满意的术野显露。进入胸腔后用湿纱布将右肺轻压向胸腔后方，显露心包及右膈神经。

3）递镊子和电刀沿膈神经前 $2 \sim 3$ cm 纵行切开心包，注意保护膈神经不受伤害，上至主动脉与心包反折处，下至下腔静脉与心包反折处，圆针 4 号丝线悬吊心包，心包尽量向两侧胸壁悬吊，可使术野变浅。4×10 无损伤缝线 1 针牵引右心耳，显露心脏。

4）缝主动脉荷包正反两针及灌注荷包一针，注意递长阻断管。

5）递 5-0 滑线缝上腔荷包，递 4×10 无损伤双头带涤纶片缝下腔荷包，均不套阻断管。

6）以长扁桃钳夹住主动脉插管前端，帮助完成主动脉插管。上腔静脉直角插管，下腔静脉插管，建立体外循环。术野内吹二氧化碳，并行循环、降温、游离主、肺动脉间隔后递长阻断钳阻断主动脉，经主动脉根部灌注心肌保护液。

7）切开右心房，修补室间隔缺损。

8）心内操作结束后，开放主动脉，心脏复跳。如需除颤注意选用小号除颤电极板，且保证电极板放置到位，避免反复多次除颤，加重心肌损伤。有条件时也可术前预置胸外除颤电极片。

9）撤除体外循环。

10）止血，腋中线第 7 肋间置 16 F 双腔气囊导尿管 1 根作为胸腔引流管。逐层关胸。

3. 术后护理

（1）一般护理：执行心脏外科术后一般护理要点。

（2）做好专科评估：专科评估内容如下。

1）循环监护：微创心脏外科的开展只是减轻了患者手术创伤，对于心脏的损伤并无减少，因此循环监护仍是重点，仍有可能会出现心律失常、左心衰竭、残余分流等手术并发症，因此仍需密切观察心率、心律、血压、中心静脉压及尿量变化，注意机体微循环灌注情况，观察皮肤的颜色、温度、甲床毛细血管和静脉充盈等。若出现心率快、血压低、中心静脉压高、心排血量低、尿量少、末梢循环差，应用升压药不能维持者，及早报告医生及时处理。

2）肺部护理：由于右侧小切口手术将肺推向后侧，右侧肺通气受到限制，术后可能会出现肺不张的情况，术后注意听诊肺部呼吸音，及早拍胸部平片进行观察，使患侧体位抬高，有利于引流，呼吸机采用正压通气，积极进行雾化吸入和肺部体疗，充分吸痰，促使肺不张及早恢复。

3）肾功能的观察：由于微创手术操作较心脏直视手术困难，体外转流时间相对延长。致血细胞破坏加重，故术后易出现血红蛋白尿。术后早期应加强利尿，碱化尿液，保持尿管通畅，准确记录每小时尿量，尽快清除游离血红蛋白，防止血红蛋白沉积肾造成肾功能不全。

4）胸腔引流的观察与护理：术后放置胸腔闭式引流管 1 根，位置较高，切口闭合性较差，术后容易因引流不畅、漏气而发生胸腔积液及气胸。因此，术后须加强胸腔引流管的护理，常规持续使用负压吸引，术后早期保持半卧位，注意引流管有无水柱波动和气体逸出。密切注意每小时引流液的颜色、量。微创心脏外科对组织损伤小，因此术后引流液较常规开胸手术量少，若患者连续 3 h 引流液>5 ml/(h·kg)，伴有血压下降、脉搏增快、躁动、出汗等低血容量表现，应考虑胸腔内活动性出血，并及时通知医生。

（3）术后卧位：患儿采取左侧卧位或半卧位，右侧手术切口处要避免受压。

（4）疼痛的护理：经右胸小切口室间隔缺损修补术虽然切口美观，但局部软组织和肌肉损伤大，疼痛明显，术后除同侧上肢相对制动，在对侧测量体温、血压，还应有效止痛，使用缓释镇痛泵减轻疼痛。儿童必要时采用芬太尼、吗啡等止痛。

（5）注意纠正患者不正确姿势：右侧切口手术后，患者术后往往右臂不敢活动，怕痛，走路爱斜着身体，一边肩低，一边肩高。家人应鼓励患者多活动术侧手臂，走路姿势要端正。

（6）并发症的观察与护理：微创室间隔缺损修补术虽然对患者创伤小，恢复快，但较常规开胸手术方式相比操作复杂，需要术者的反复练习，特别是在开展初期可能会出现诸多并发症。

1）气胸：气胸多是与手术操作有关，部分是因为引流管口封闭不严，严重的气胸发现较早，一般在引流管留置期间就能够发现，并能及时处理，轻症患者可在术后复查拍胸片时发现。

2）内脏器官和神经损伤：微创手术暴露手术视野较胸部正中切口显露差，术中过于粗暴的牵扯可能会损伤膈神经，造成患侧膈肌抬高，轻者无症状，或仅有呼吸费力，重者可能导致应用呼机机辅助呼吸时间延长。因此当术后胸片提示有一侧膈肌抬高时应考虑膈肌损伤的可能并密切观察患者的呼吸状况。

(7)术后健康指导:参见第二节胸骨正中切口室间隔缺损修补手术相关部分。

(于恩杰　李　民)

第八节　法洛四联症手术患者围术期护理

【概述】

法洛四联症(Tetralogy of fallot,TOF)是发绀型心脏病手术中最常见的一种,占发绀型先天性心脏病手术的80%,在所有先天性心脏病中占12%左右。圆锥动脉发育异常是该病变的胚胎学基础,主要包括4种解剖畸形:室间隔缺损、主动脉骑跨、右心室流出道狭窄(肺动脉瓣狭窄)、右心室肥厚。手术治疗是法洛四联症患者治愈的唯一方法,手术方法包括:①分流术,用于左心室发育和两侧肺动脉发育极差的患者,目的是增加肺循环血量,改善缺氧,常用两种方法即锁骨下动脉-肺动脉吻合术和主动脉-肺动脉吻合术;②根治术,确认无双侧肺动脉严重发育不良或明显狭窄者,均可做根治术。在体外循环下,阻断心脏血流,切除右心室流出道肥厚的肌束,同时补片加宽右心室流出道,妥善解除右心室流出道阻塞和完全闭合室间隔缺损,以及同时处理合并畸形。本节主要介绍法洛四联症的根治术围术期护理。

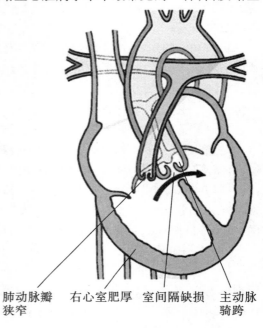

肺动脉瓣　　右心室肥厚　室间隔缺损　　主动脉
狭窄　　　　　　　　　　　　　　　　　骑跨

图6-10　法洛四联症

1.适应证　本病确诊后即应考虑手术治疗。因法洛四联症生后头1年继发性心肌和肺血管改变就逐渐朝不可逆方向发展,因此绝大多数肺动脉及左右分支发育正常的法洛四联症患儿均应争取在1岁内行根治手术。

2.禁忌证　周围肺动脉、左心室发育小者为相对禁忌证,可行姑息性手术。体-肺动脉分流术后出现严重肺动脉高压者为禁忌证。

【围术期护理要点】

1.术前护理

(1)一般护理:执行心脏外科术前一般护理要点。

(2)做好专科评估:四联症患儿术前均有不同程度发绀、杵状指。每当啼哭、喝奶、进食及活动后易出现气喘甚至缺氧发作。评估有无蹲踞、发育迟缓、体重轻、营养不良或合并贫血。

（3）鼓励多饮水：四联症病儿血红蛋白较高，血液黏稠度大，平时需多饮水。小儿术前 3～4 h 饮糖水或淡奶一次，或者术前静脉补液，以防止脱水导致血液黏稠度增加，诱发缺氧发作。

（4）吸氧：常规吸氧 2～3 次/d，每次 15～30 min。护士应守在小儿床旁，监视吸氧的时间及效果。适当限制重症患儿活动。当缺氧发作时，应立即吸氧，采用蹲踞姿势，必要时注射吗啡等制剂以防缺氧晕厥。

（5）加强营养：饮食要适合患儿口味，易消化、富含营养及维生素。

2. 术中护理及配合

（1）一般护理：执行心脏外科术中一般护理要点。

（2）物品准备：婴儿或儿童体外循环基础器械包、右心室流出道探子 1 套，5-0、6-0 滑线，涤纶补片、2% 戊二醛溶液等。

（3）麻醉选择：全身麻醉、低温、体外循环。

（4）手术体位：仰卧位。

（5）术中配合注意事项如下。

1）正中切口，常规开胸。

2）建立体外循环。

3）切开右心房，探查室间隔缺损位置：递术者镊子，直角钳或右心吸引。

4）疏通右心室流出道：递术者镊子，湿纱布，将纱布垫于心底以便充分暴露术野。递术者 4×10 无损伤缝线两针牵引线，11 号尖刀，在两针牵引线中间切开右心室流出道，解剖剪刀延长切口。递术者镊子，15 号圆刀，解剖剪刀将右心室流出道的异常肌束剔除。术者根据患者所需加宽的程度选择合适的探子。

5）剪心包补片：术者测量好肺动脉所需加宽的程度后，剪取心包。器械护士将剪下的心包展开平铺于纱布上，将其浸泡在稀释的 0.6% 戊二醛溶液（2% 戊二醛 6 ml+生理盐水 14 ml）中，浸泡 12～20 min 后取出，用生理盐水冲洗 3 次后，浸泡在生理盐水中备用。

6）修补室间隔缺损：术者根据室缺大小，剪出适宜的补片，5-0 滑线双头针带小涤纶片。打结后递一助橡皮蚊氏夹缝线一端，术者用另一端连续缝合，期间间断向缝线和一助的手上打水，以保持缝线的湿滑。

7）加宽右心室流出道：递术者组织剪刀，心包补片，修剪好后，5-0 滑线双头针连续缝合，期间间断向缝线和一助的手上打水，以保持缝线的湿滑。

8）关闭右心房切口。

9）撤除体外循环。

10）止血，放置心包，纵隔引流管，逐层关胸。

3. 术后护理

（1）一般护理：执行心脏外科术后一般护理要点。

（2）做好专科评估：专科评估内容如下。

1）密切监测心率、心律的变化，带有临时起搏器的患儿应固定好起搏器导线及按起搏器常规护理。

2) 中心静脉压增高伴血压下降,提示右心功能不全。采取加深镇静,呼吸机过度通气,降低肺循环阻力,减轻右心室负荷,控制补液速度和出入量(负平衡),减轻前负荷。

3) 左心房压增高伴血压下降,提示左心功能不全。严密监测左心房压,加大血管活性药物剂量以增强心肌收缩力,避免加重左心室后负荷及其他内脏器官的损伤。

4) 定时监测血浆胶体渗透压,并维持在 $2.27 \sim 2.67$ kPa($17 \sim 20$ mmHg)。术中使用超滤的患儿,术后应适当补充晶体液,以降低血液的黏稠度。

5) 观察患儿的中心体温。如果患儿的中心低温高,四肢末梢凉,心率快,中心静脉压高,说明患儿出现了低心排。此时应给以患儿充分镇静,降温,四肢保暖,控制液体入量,调整药物浓度。

6) 观察有无肺部渗出,警惕急性呼吸窘迫综合征。

(3) 重症四联症跨环补片或心功能差者,常应用多巴胺及多巴酚丁胺,但在维护心功能的同时,还要注意调整血容量,千万不要只注意血容量的补充,而忽略了心功能的维护,边调整输入药物浓度的速度,边补充容量,使患者的动脉压、中心静脉压维持一个最佳状态。还要观察用药效果。

(4) 术后并发症的观察和护理如下。

1) 灌注肺:是四联症根治术后的一种严重并发症。临床主要表现为急性进行性呼吸困难、发绀、血痰和难以纠正的低氧血症。术后血氧饱和度始终在 $50\% \sim 60\%$,氧分压降低,X 射线胸片示两肺有渗出性改变。

护理要点为:①实行辅助通气,用呼气末正压通气(PEEP),从 0.39 kPa(4 cmH$_2$O)开始,每 2 h 增加 0.196 kPa(2 cmH$_2$O),切忌瞬间加大 PEEP 值,以免肺泡破裂发生气胸。脱机锻炼时,减少 PEEP 值,观察有无渗出。②密切监护呼吸机的各项参数(每分通气量、气道压力、吸入氧浓度、肺的顺应性等),特别注意气道压力的变化。③保持呼吸道通畅,及时吸出呼吸道分泌物。吸痰次数不要过频,肺高压的患儿需明确听到痰鸣音方可吸痰,吸痰时充分镇静,防止肺高压危象。④严格控制出入量,经常监测血浆胶体渗透压,在术后急性渗出期,根据血浆胶体渗透压的变化,按医嘱及时补充血浆及白蛋白。

2) 低心排综合征:重症法洛四联症常并发左心发育不好,如术中畸形矫正不满意,室间隔缺损有残余漏,流出道及肺动脉狭窄解除不充分或过大;术中心肌保护不好等均可能造成术后低心排综合征。临床表现为心率加快,中心静脉压升高、水肿、肝大、腹水和尿量减少等右心衰竭症状,或合并左心房压明显高于右心房压,发生咯泡沫样血痰,血压下降等左心衰竭症状。

预防及护理要点:术中妥善地矫治心脏畸形,术后当天需补足血容量,摸索并保持一个适当的中心静脉压,使循环稳定,排尿量满意,≥ 2 ml/(kg · h)。如左心室发育差,要用增加心肌收缩力药物。尿量是低心排患者的最敏感指标。小儿尿量 <0.5 ml/(kg · h),提示心排血量不足。由于循环不稳定,有效肾灌注不足导致尿量减少。待循环稳定后,一般可恢复正常。所以术后早期尿少或无尿,首先应纠正血容量不足,改善心功能,提高肾灌注压。经上述处理如果仍尿少或无尿应尽早实行腹膜透析。开始以低浓度、足量($15 \sim 20$ ml/kg)的透析液缓慢地注入腹膜腔,保留 $60 \sim 90$ min,再用 30 min 缓慢放出。如想增加透出量,可采用高浓度腹膜透析。病情好转后根据患儿尿量调整腹透次数。

3) 急性呼吸窘迫综合征(ARDS):常见于肺血管发育不良,肺循环侧枝多的病例。典型临床表现为低氧血症、血水样痰。X 射线胸片表现为透光度减低,肺纹理呈毛玻璃样改变。严重者可因大量血水样痰、严重低氧血症、呼吸衰竭而死亡。

预防及护理要点:法洛四联症伴严重肺血管发育不良,应先行姑息手术,待肺动脉发育较好后再行根治术。如一期根治术后,则注意在保证循环稳定基础上,控制容量。尽早给血管活性药物(多巴胺、多巴酚丁胺、肾上腺素等)提高血压,保证有效肾灌注,并给白蛋白提高胶体渗透压,加强利尿,可有效预防术后 ARDS 的发生。对已发生 ARDS 的患者,除上述措施外,适当延长呼吸机辅助时间,呼吸机应用相对高频、低潮气量通气方式。在循环能耐受的基础上,允许一定程度的高碳酸血症,可有效预防发生气压伤,或适当提高 PEEP 至 0.80~1.07 kPa(6~8 mmHg),延长呼气时间或反比通气,或采用侧卧或俯卧体位通气也可提高氧合。对小体重或低体重患儿,术后注意防止低蛋白血症所致肺毛细血管渗出,加重 ARDS,应及时给予白蛋白提高胶体渗透压。严重低氧血症患者可配合 NO 吸入。对拔管后出现 ARDS 患者,如用鼻塞或面罩进行持续气道正压呼吸(CPAP)治疗无效者,尽早通知医生进行二次插管进行辅助通气。

4)术后出血:患儿术前低氧血症,侧支循环丰富以及术中抗凝及血液稀释等,均可导致术后出血。术后应每小时记录引流液的量及性质,如发现血性引流量大于 4 ml/(kg·h)应想到可能发生急性出血或心脏压塞。如胸腔引流突然中止,可能血块堵塞引流管,对这种现象应引起高度重视,并向医生报告及做好二次开胸等急症手术的准备。

(5)术后健康指导:参见第二节胸骨正中切口室间隔缺损修补手术相关部分。

(于恩杰　李　民)

第九节　心包剥脱术患者围术期护理

【概述】

心包剥脱手术,主要用于治疗慢性缩窄性心包炎,是指交替运用锐性和钝性分离的方法剥离和切除缩窄的心包,逐步恢复心脏的舒缩功能。慢性缩窄性心包炎是由于心包壁层和脏层的慢性炎症病变,引起心包增厚、粘连,甚至钙化,使心脏的舒张和收缩受限,从而降低心脏功能,造成全身血液循环障碍的疾病。缩窄性心包炎的主要病因是结核分枝杆菌感染,约占 40%,其他病因有急性心包炎迁延不愈、恶性肿物、胸部纵隔放射治疗或化学药物治疗、类风湿或炎性肉芽肿等。胸外伤和心脏直视术后,有的心包积血、积液、粘连也可引起此病。

1. 适应证

(1)缩窄性心包炎诊断明确,即应手术治疗。

(2)患者情况较差,如进食少,腹水严重,肝肾功能差,血浆蛋白低下,心率在 120 次/min 以上,红细胞沉降率快等,应先进行内科治疗。争取病情稳定及情况好转,择期行心包剥脱术。

(3)病情严重,情况很差,而保守治疗无明显改善者,可先行心包开窗术,以改善全身功能状况,然后再行心包切除术。

2.禁忌证

(1)老年患者伴严重心、肺疾病,不能耐受手术者。

(2)缩窄程度轻微,未引起血液循环障碍,症状轻微,病情无进展可暂缓手术。

【围术期护理要点】

1.术前护理

(1)一般护理:执行心脏外科术前一般护理要点。

(2)做好专科评估:了解病因,评估全身营养状况,有无低蛋白血症,有无胸腔积液和腹水以及心功能分级等。

(3)做好术前准备:由于心肌损害严重,全身情况差,妥善的术前准备至关重要。

1)全身支持疗法:加强营养,对血浆蛋白低、腹水明显者可给予高蛋白、低盐、富含各种维生素的饮食,必要时静脉滴注水解蛋白,少量多次输血、血浆或白蛋白等。

2)保护与改善心功能:术前可适量应用洋地黄制剂。重症病变术中与术后易发生急性左心衰竭,引起肺水肿,术前可半量洋地黄化,便于术中或术后快速洋地黄化。

3)抗生素应用:对不能排除结核性者,术前进行抗结核治疗数周。其他内脏器官伴有活动性结核时,宜加强抗结核治疗一段时间,使病情稳定。

4)调整水与电解质平衡:肝大、腹水和周围水肿明显者,给予利尿剂,排出过多的水分。如有低钾、低钠,应由静脉适量补充。胸、腹水多时,应在术前穿刺吸液,腹部加压包扎,有利于呼吸,并可减少因心包剥脱后回心液体多而造成急性心力衰竭的可能性。

5)做好术前宣教:让患者了解疾病知识和术后监护室的相关信息,并列举一些康复病例,增加患者信心。教会患者保护切口的方法和咳痰技巧,让患者进行深呼吸训练,以利于预防术后肺部并发症。

2.术中护理与配合

(1)一般护理:执行心脏外科术中一般护理要点。

(2)物品准备:体外循环基础器械包、咬骨钳、刮匙、涤纶补片等,并应做好紧急体外循环转机准备。

(3)麻醉选择:全身麻醉。

(4)手术体位:根据手术径路选择(图6-11)。

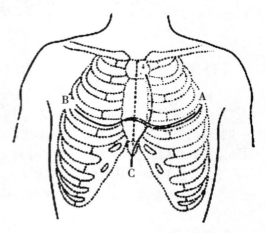

图6-11　心包切除术常用的3种切口

A.左侧前外切口;B.双侧胸前切口;C.胸骨正中切口

1)胸骨正中劈开切口:取仰卧位,此种手术入路能充分显露心脏前面及右侧面,易行剥离腔静脉及右心缘部位的增厚心包,术后对呼吸功能影响小。对合并有肺内病变及呼吸功能较差的病例,多采用此切口。其缺点是左心室膈神经后的心包部分及心尖部分暴露较差。但有部分学者认为膈神经后的心包不必切除。

2）双侧胸前横切口:取仰卧位,胸部抬高30°。此切口优点是手术野暴露良好,可兼顾心脏左右两侧,能彻底切除心包,术中有意外也便于处理。其缺点是切口较长,创伤较大,术后肺功能影响大。

3）左胸前外侧切口:取仰卧位,左侧胸部抬高30°。经第五肋间进胸,右侧需切断结扎胸廓内动脉并横断胸骨,左侧达腋中线。此种切口的优点是单侧开胸,对呼吸功能影响小,患者状态较差者可以采用。左心暴露好,右心室及上、下腔静脉显露较差。

（5）术中配合注意事项:以胸骨正中切口为例介绍如下。

1）胸骨正中切口,用胸骨撑开器撑开胸骨,钝性和锐性相结合分离并推开胸腺和左右胸膜,显露增厚的心包。

2）在心脏正前方偏左,于心尖无血管区切口用11号尖刀小心切开增厚的心包膜深达心外膜,即可见跳动的心脏向外膨出。

3）在心包增厚的纤维板与心外膜之间,有一层疏松结缔组织。此乃剥离心包的分界面,交替运用锐性和钝性分离的方法,沿此分界面剥离心包。心包松解的顺序是心尖-左心室前壁和侧壁-右心室流出道及心底大血管根部-右心室前壁-右心房室沟-上下腔静脉。

4）用剪刀进行锐性分离。用组织钳提起心包,锐性剥离心包,剥离时保护好心肌,锐性剥离应对着心包,以免损伤心肌。心包某一部位粘连紧密无法分离时,可将该部心包旷置,在其表面做"+"字或"#"字切口,以增强心肌的活动度,严重的钙化斑可用咬骨钳咬除。钙化块呈楔状嵌入心肌者,不可勉强移除,以免造成心腔破裂。

5）逐步扩大心包剥离范围,剥离开的心包可暂时不剪去,以备必要时作为补片用于覆盖修补可能发生的心房或心室破口,用于止血。

6）顺序剥离心包膜,左侧游离到左心室心尖部和左膈神经,右侧游离房室沟及由右心房到右膈神经。

7）切开环缩上腔静脉入口的缩窄环。

8）剪开环缩肺动脉和主动脉的缩窄环。

9）切开环缩下腔静脉的缩窄环,狭窄解除是否满意,对于手术效果影响甚大。

10）心包切除后,应仔细电凝止血,彻底清除心包内干酪样物或肉芽组织,用生理盐水冲洗创面,放置胸腔引流管。逐层关胸。

3.术后护理

（1）一般护理:执行心脏外科术后一般护理要点。

（2）做好专科评估:因心脏长期受压,心肌活动受限以致萎缩无力,术后易致心脏扩大,发生低心排血量综合征和心力衰竭,故应该严密监测血压、中心静脉压、末梢循环、心搏出量、心脏排血指数、心率与心律、呼吸、尿量、血气和电解质等,及时掌握变化情况并采取措施。

（3）严格控制液体输入量及速度:防止短时间内过量输入,以免突然增加心脏负担。由于心肌压迫解除后,大量液体自周围组织中回流入血循环,输液量应严格控制,使患者处于水的负平衡状态。

（4）应用强心药物:术后常规经静脉应用快速洋地黄制剂,常用毛花苷C静脉注射,根据病情调整用量以达到洋地黄化,控制心力衰竭,防止急性肺水肿的发生。对心肌功能不佳的患者,用药剂量应慎重,避免洋地黄中毒。倘若心脏收缩力减弱,需用心脏正性收缩药物维持,常用多巴胺及多巴酚丁胺用微量泵输入。

(5)利尿:继续使用利尿剂,排除体内过剩水分。根据血气结果及时补充电解质;由于长期低盐饮食和应用利尿剂,需注意低钾血症和低钠血症。必要时经深静脉补充3‰氯化钾溶液和2%~5%的高渗钠盐。

(6)保护肝功能:如术后1~2 d出现黄疸,多由于心包缩窄解除后血液循环改善之故,常在1周后自行性消失。临床上须与肝病加以鉴别。

(7)全身支持疗法:术后的支持疗法亦十分重要,有贫血或渗血较多时应适量输血,血浆蛋白低者,应予补充血浆或白蛋白。充分利用胃肠道功能,肠鸣音好及消化功能恢复,经胃肠道补充营养。恢复活动应循序渐进,避免过早进行过量活动。

(9)术后并发症的观察与护理:低心排血量综合征是术后最常见的并发症。由于心肌长期受增厚的心包束缚,特别是晚期的病症的心肌萎缩所导致。术后应积极行强心利尿治疗。

(10)术后健康指导:术后健康指导内容如下。

1)一般指导:执行心脏外科术后常规健康指导要点。适当补充营养,给予高蛋白、高热量、高维生素、易消化饮食,少量多餐。经常做深呼吸锻炼与咳嗽排痰体位,预防呼吸道感染。

2)用药指导:对于结核性心包炎或细菌性心包炎患者,术后应遵医嘱继续抗感染治疗3~6个月。

3)康复指导:鼓励患者下床活动,利于恢复,术后4~6周逐渐增加活动量。胸骨需要6~8周方可愈合,要注意前胸防止冲击和过分活动。

4)定期复查:一般3个月或半年左右复查1次即可。

(于恩杰　李　民)

第十节　左心房黏液瘤切除术患者围术期护理

【概述】

心脏黏液瘤是最常见的心脏良性肿瘤,占心脏良性肿瘤的80%~90%。一般认为黏液瘤起源于心内膜下间叶组织,长大后向心腔内突出,黏液瘤可发生于心脏的各个房室腔,最常见的是左心房,约占75%,其次是右心房,约占25%。黏液瘤绝大部分为单发,发生于一个心腔,但也可多发性,同时发生于心房与心室内。左心房黏液瘤常附着于心房间隔卵圆窝处,也可位于心房的其他部位,甚至起源于房室瓣。大多数肿瘤底部有蒂与心内膜相连,使肿瘤突出至心腔内并随体位变化和血流冲击具有一定的活动度。瘤体易破裂,脱落后引起周围动脉栓塞及内脏器官梗死。施行左心房黏液瘤摘除术需应用体外循环,经房间沟左心房切口,右心房切口或左、右心房切口将瘤体连同与其蒂部相连的部分房间隔组织一起切除,然后缝合房间隔和心房切口。

1. 适应证

（1）心脏黏液瘤一经确诊，为改善症状和避免发生严重的并发症，应及时进行肿瘤切除术。

（2）单纯心脏黏液瘤患者若无全身反应，可作为常规手术对待，但须及时优先安排，不得延误。

（3）全身反应严重，如患者发热，红细胞沉降率增快，全身虚弱，病情发展快且有凶险征象者，排除非黏液瘤因素后积极手术，以免病情进一步恶化。

（4）肿瘤部分阻塞二尖瓣口，引起急性心力衰竭与急性肺水肿，经积极抢救病情稍好转后，应立即进行气管插管辅助呼吸，施行急诊手术。

（5）黏液瘤碎片脱落，引起脑血管或周围血管栓塞，发生偏瘫或肢体栓塞时，经积极治疗待患者意识清醒，病情稳定后及早手术。反复发作动脉栓塞有死亡威胁者应做急诊手术。

2. 禁忌证　黏液瘤发生多发性心脑血管栓塞及重要内脏器官栓塞，或较大面积肺动脉栓塞，患者处于衰竭状态并有肝肾功能障碍，或消化道出血丧失手术时机者。

【围术期护理要点】

1. 术前护理

（1）一般护理：执行心脏外科术前一般护理要点。心脏黏液瘤经诊断后，患者心功能良好，症状比较轻微，可按一般体外循环心内直视手术准备。

（2）做好专科评估：曾有黏液瘤体堵塞房室瓣口或大血管出口，或随体位改变有过间歇性晕厥的患者，或彩超探查瘤体较大，应嘱患者严格卧床休息，避免突然改变体位。有心功能不全者可予以强心利尿改善心功能。

（3）病情严重者，需采取积极的护理措施：如发生急性晕厥，呼吸困难或口吐泡沫，怀疑二尖瓣口急性阻塞，有暴发性肺水肿可能者，应紧急气管插管、正压辅助呼吸，静脉滴注或泵入正性肌力药物，予以利尿脱水，病情稍稳定后急诊手术。

2. 术中护理与配合

（1）一般护理：执行心脏外科术中一般护理要点。

（2）物品准备：成人体外循环基础器械包、涤纶补片、50 ml 注射器、病理标本袋等。

（3）麻醉选择：全身麻醉、低温、体外循环。

（4）手术体位：通常用平卧位，如急诊手术可采用半卧位。麻醉诱导时，应严密观察心电图变化、预防瘤体急性阻塞引起心搏骤停，如果发生应紧急变换患者体位，一般为头低足高或向右侧转动体位。大多数情况下症状可即刻缓解。上述情况下应持续予以正性肌力药物，维持合适的血压与心率。

（5）术中配合注意事项如下。

1）切口与探查：胸部正中切口，纵向切开心包，避免不必要的心外探查，切勿挤压心脏，以防黏液瘤破碎发生栓塞。

2）建立体外循环：常规做升主动脉插管，上下腔静脉插管，左心房黏液瘤应避免行左心房插管，必要时可在房间隔切开后再置入左心引流管或自心尖行左心引流。

3）心房切口：左心房黏液瘤在切开右心房后再行房间隔切口，切口可位于卵圆窝中部，或根据彩超提示避开瘤蒂附着的部位，切口可向上下延长。

4) 肿瘤切除：在卵圆窝中点做 1~2 cm 纵向切口，检查瘤蒂的附着部位，然后沿瘤蒂周围做直径 1.0~1.5 cm 的圆形切除，慢慢取出黏液瘤（图 6-12）。如瘤体较大，则向上下两端延长房间隔切口，或经房间沟做纵向切口，从左心房内托起瘤体取出。在肿瘤摘除与取出的过程中，切忌操之过急，用力过猛，过度挤压，以免引起瘤体破碎，取出后应仔细检查瘤体是否完整，应仔细探查左、右肺静脉开口和左、右心房及心室有无多发瘤或破碎的瘤组织遗留。并检查房室瓣有无损伤，测试瓣膜的关闭功能。最后用生理盐水反复冲洗心腔。

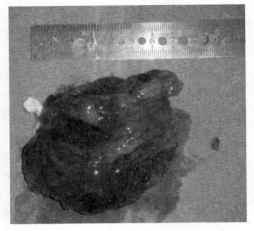

图 6-12　手术切除的左心房黏液瘤

5) 修补房间隔缺损与缝合切口：心房黏液瘤必须切除瘤蒂周围的房间隔，遗留的房间隔缺损一般需要用自体心包片或涤纶片修补，以免房间隔缺损因张力过大引起缝线撕裂。连续缝合右心房切口。常规行左、右心排气后，开放主动脉阻断钳。

6) 撤除体外循环。

7) 止血，放置心包、纵隔引流管，逐层关胸。

8) 妥善固定取出的病理标本，及时送检。

3. 术后护理

(1) 一般护理：执行低温、体外循环术后护理常规。

(2) 做好专科评估：专科评估内容如下。

1) 患者清醒前，每小时检查意识恢复程度及四肢活动能力、瞳孔对光反射，患者清醒后，应观察患者对护士口令做出的反应，如发现异常，应及时通知医生，考虑栓塞的可能，确诊后按神经系统并发症处理。

2) 护士应密切观察四肢颜色和动脉搏动情况，听诊肠鸣音，及时发现有无大血管及肠系膜血管栓塞。

3) 严格监测心率和心律、血压、中心静脉压、末梢循环、尿量和血气等，遵医嘱使用正性肌力药。护士应向手术医生和麻醉医生了解术中情况，将心率、血压、中心静脉压维持在最佳状态。控制液体入量和速度，防止短时间内入量过多。由于心腔内肿瘤摘除，回心血量增加，早期应严格控制入量，保持负平衡，减轻心脏前负荷，防止心力衰竭。

4) 监测心功能，如出现低心排血量综合征，应立即补足血容量，应用强心利尿及血管活性药物，纠正酸碱、电解质平衡紊乱，纠正心律失常。必要时尽早行主动脉内球囊反搏。

(3) 术后并发症的观察与护理如下。

1) 栓塞：黏液瘤组织脆弱易碎，手术探查时过度搬动和挤压心脏，或体外循环插管时，均有可能引起瘤体破裂脱落。瘤体碎片栓塞的部位多见于脑血管，也可发生于其他部位的血管。术后早期表现为患者的意识不清，或抽搐、并发偏瘫、失语等。以上情况一旦发生，即应及时予以头部降温，利尿脱水，使用甘露醇降低颅内压。预后一般较差，多数患者遗留不同程度的偏瘫。发生于较大肺动脉分支内的栓塞，可试行手术取栓。

2）术后急性心力衰竭：主要发生在久病或重症患者,应从预防着手,术后早期适量地补充血容量,防止液体输入过多或过快。术前心功能较差的患者,应及时应用血管活性药物等。呼吸机治疗采用呼气末正压辅助呼吸,减轻肺泡间质水肿,增强肺泡的弥散功能,避免缺氧和加重心力衰竭。

3）心律失常：部分患者有房性心律失常,表现为窦性心动过速或过缓或心房颤动,如对血流动力学影响不大,可严密观察,不做处理。如窦性心动过速超过 150 次/min,或窦性心动过缓低于 60 次/min,可报告医生予以相应治疗。

（4）术后健康指导：术后健康指导内容如下。

1）一般指导：执行心脏外科术后常规健康指导要点。

2）定期复查：心脏黏液瘤切除术后一般远期效果良好。少数患者可能复发。复发的原因是瘤蒂切除不彻底,遗留细胞种植,或为复杂的心脏黏液瘤复发,术后复发率为 5%~14%,术后平均复发时间为 2 年左右。对心脏黏液瘤患者做好出院指导特别重要,以提高其自我判断病情的能力。定期复查,确保随诊要求,力争及早发现再发或复发。随诊内容除自我感觉（症状）和体征外,一般主要为超声心动图检查。一般要求术后 4 年内每半年 1 次,4 年后每年 1 次。

（于恩杰　李　民）

参 考 文 献

[1] 郭加强,吴清玉.心脏外科护理学[M].北京:人民卫生出版社,2003.

[2] 杨辰垣,胡盛寿,孙宗权.今日心血管外科学[M].武汉:湖北科学技术出版社,2004.

[3] 胡盛寿.阜外心血管外科手册[M].北京:人民卫生出版社,2006.

[4] 田伟忱,金维澍.心脏外科主治医生 1 000 问[M].2 版.北京:北京医科大学·中国协和医科大学联合出版社,2005.

[5] 王丽丽,赵红,王红.心脏外科临床护理与实践[M].北京:军事医学科学出版社,2012.

[6] 阜外心血管病医院护理部.心血管病护理手册[M].2 版.北京:人民军医出版社,2013.

[7] 钟美华,孙敏.心脏外科手术麻醉 30 例护理配合[J].齐鲁护理杂志,2012,18(29):76-77.

[8] 王娇,胡英丽.冠状动脉搭桥手术的围术期护理体会[J].中国卫生产业,2012,9(36):18.

[9] 谢敏敏.15 例冠状动脉搭桥手术患者的护理[J].医学理论与实践,2011,24(23):2854-2855.

[10] 关洪娜,陈朝晖,杨文.主动脉瓣置换术后严重室性心律失常围术期护理[J].齐齐哈尔医学院学报,2013,34(10):1536-1537.

［11］刘巧,李春红.二尖瓣置换术40例术后护理［J］.齐鲁护理杂志,2012,18(32):70-71.

［12］翟浩转.二尖瓣置换术患者的围术期护理［J］.全科护理,2014,12(2):143-144.

［13］田雪亮.升主动脉瘤伴主动脉瓣关闭不全36例围术期的护理［J］.中国医药指南,2014,12(3):208-209.

［14］罗改林,郭剑,刘明霞.升主动脉瘤伴主动脉瓣关闭不全20例围术期的护理［J］.中国误诊学杂志,2011,11(14):3434.

［15］黄积平,林宏彩,钟文娥.右腋下小切口小儿先天性心脏病手术围术期的护理［J］.实用心脑肺血管病杂志,2011,19(10):1798-1800.

［16］丁树盛.右腋下小切口修补室间隔缺损手术30例［J］.现代诊断与治疗,2013,24(18):4221-4222.

第七章

胸外科手术患者围术期护理

第一节　胸外科手术特点与护理要点

【概述】

胸外科学是一门专门研究胸腔内器官,主要指食管、肺部、纵隔病变的诊断及治疗的医学专科。由于对专业化程度要求的提高,胸外科还可以细分为普通胸外科、心脏外科、大血管外科以及小儿心脏外科等,现代胸外科手术的原则是最大限度地切除病变组织,尽可能最大限度地保留患病内脏器官的正常功能和最低程度地干扰相关的重要内脏器官的功能状态。提高患者生活质量和尽可能延长患者生存期。因此,胸外科医护人员在对疾病的诊疗和护理过程中,应当充分认识到这些潜在的危险,应当充分认识重要内脏器官之间的相互影响。经历多代医学先驱的不断探索,大致可将胸外科疾病进行如下分类。

1.肺部疾病　肺大疱、支气管扩张、肺结核、肺棘球蚴病、肺和支气管肿瘤。

2.食管疾病　食管癌、食管良性肿瘤、腐蚀性食管灼伤、贲门失弛症、食管憩室。

3.纵隔疾病　原发性纵隔肿瘤。

4.胸腔疾病　脓胸。

5.胸壁疾病　漏斗胸、非特异性肋软骨病、胸壁结核、胸壁肿瘤。

6.胸腔内血管病变　胸主动脉瘤。

7.胸部损伤性疾病　肋骨骨折、气胸、血胸、创伤性窒息、肺爆震伤、心脏损伤、胸腹联合伤。

8.乳房疾病　多乳头、多乳房畸形、急性乳腺炎、乳腺囊性增生病、乳房肿瘤、乳房内纤维腺瘤、乳管内乳头状瘤、乳房肉瘤、乳腺癌。

胸外科手术具有一定的风险,对胸外科患者进行术前评估十分重要。除对病变的性质、程度、手术切除的范围等进行比较准确的评估外,还要对营养状况、年龄及全身各主要器官的功能进行评估,以决定能否耐受手术和预测手术后可能出现的并发症。其中对胸外科手术影响最大的是呼吸、循环系统,故对心肺功能的术前评估尤为重要。

【手术物品准备】

1.外科基础包　无菌大单、无菌洞巾、无菌敷料、手术剪、综合组织剪、止血钳、持针器、组织游离钳、分离结扎钳。

2.外科包　骨剪、两叶腹壁牵开器、咬骨钳、腹腔吸引管。

3.胸科包　肩胛骨拉钩、组织分离钩、分离结扎钳、直角气管钳、三角肺叶钳、胸腔组织钳、胸腔镊、胸腔引流穿刺针、23 cm 持针器、胸腔吸引管、血管游离钳、胸腔止血钳、棘突钳、支气管导管。主要用于胸外科脓胸、气胸、肺脓肿、支气管扩张症、空洞性肺结核、肺气肿、肺大疱、肺包虫囊肿、气管内肿物、胸腺、食管癌、贲门癌、贲门失弛症等手术。

4.去肋骨包　肋骨咬骨钳、肋骨牵开器、肋骨骨膜剥离器、肋骨合拢器、肋骨打孔器。主要用于胸部外伤性疾病,肋骨肿瘤、胸膜肿瘤切除术。

5.胸科特殊器械包　长肋骨剪、心耳钳、胸膜补片、26 cm 带弯持针器。主要用于隆嵴部气管内肿物切除术、食管裂孔疝和膈疝、气管(支气管)胸膜瘘、气管重建术。

6.常用耗材　22 号针带慕斯线,11 号针带慕斯线,0 号慕斯针带线,2 号针带慕斯线,3 号慕斯针带慕斯线,1 号可吸收线关胸(胸壁缝合),胸腔引流管,胸壁引流袋,无菌纱垫,治疗敷贴等。

7.其他　吻合器、闭合器、无菌灯把等。

【手术体位】

1.侧卧位　适用于肺、食管、贲门、膈肌、胸主动脉及一些心脏、大血管手术。术侧在上,健侧腋部垫软枕,健侧下肢伸直,术侧下肢髋、膝关节屈曲,两侧下肢之间垫软枕,骨盆前后方各置一长方形沙袋,骨盆固定带固定于骨盆处,两臂前伸,双手臂下垫棉垫或包布以保护双手臂血管和神经并保暖。

2.仰卧位　适用于心包剥离术、体外循环手术、双侧肺切除术、颈、胸、腹联合切口剖开术、食管上、中段癌根治术等。术侧肩背部垫一长方形软枕,臀部用软枕垫高,健侧髂前上棘处垫一长方形沙袋;健侧上肢固定于身体一侧,术侧前举、肘关节屈曲90°悬挂于麻醉架上,注意用包布包裹,防止术中使用电刀而灼伤患者,骨盆固定带固定双腿。

3.截石位　适用于胸腹联合切口剖开术、操作难度较大的下段食管或贲门癌需做食管结肠或食管空肠吻合术、巨脾切除、脾肾、脾肾静脉分流、肾上腺、腹膜后肿瘤、肝、肾上腺、门静脉-腔静脉分流术等。术侧肩背部垫一长方形软枕(约45°),臀部用软枕垫高,健侧髂前上棘处垫一长形沙袋;健侧上肢固定于身体一侧,术侧前举、肘关节屈曲90°悬挂于麻醉架上,骨盆固定带固定双腿。

【麻醉方式】

根据手术方式和患者情况可选择全身麻醉或硬膜外麻醉。

【围术期护理要点】

1. 术前一般护理要点

（1）一般护理：执行胸外科术前一般护理要点。

（2）做好术前宣教：指导患者做好心理准备,消除恐惧、忧虑。向患者说明手术的必要性、麻醉方法、手术过程、手术切口；讲述各种管道的作用,如胸管、胃管、氧气管、补液的目的；讲述术后并发症及预防方法；讲解呼吸锻炼对肺部复张的重要性及方法。训练患者吹气球、使用呼吸训练仪等。

（3）纠正营养不良,嘱患者保持口腔卫生,戒烟、酒。

（4）指导患者进行床上排尿、排便训练。

（5）术前 24 h：皮肤准备、肠道准备、配血、药物过敏试验。

（6）术前日晚根据患者需要,服用镇静药。

（7）术日晨准备：遵医嘱导尿；注射术前常规用药；将患者病历、X 射线胸片、手术用药交手术室工作人员。

（8）术前肺功能训练：术前肺功能训练包括以下内容。

1）胸式呼吸：训练患者由鼻部慢慢吸气,使胸廓扩张,然后从嘴部慢慢吐出。

2）腹式呼吸：患者取仰卧位、半卧位或半坐卧位,两膝轻轻弯曲,使腹肌松弛,一手放在胸骨柄部,以控制胸部起伏,另一手放在脐部,以感觉腹部隆起程度和呼吸时当凸隆的腹部下陷 1/3 时稍用力向上向内推压,帮助腹肌收缩。该呼吸为深吸气时腹部徐徐凸隆后,憋气约 2 s,然后缩唇呼气,腹部凹陷。呼气时间是吸气时间的 2 倍。

3）咳嗽运动：患者取舒适体位,卧位或坐位,先进行 5～6 次深而慢的呼吸,于深吸气末屏气 1～2 s,身体前倾,然后用力咳嗽,将痰液咳至咽部,再用力将痰咳出。

2. 术中一般护理要点

（1）心理护理：热情耐心地对待患者,消除患者的顾虑使其充满信心地接受手术,告知患者进手术室前取下义齿、发夹、眼镜、手表、金属物品等,并交给其家属保存。手术室与病房护理人员积极配合深入了解情况,收集资料,加强心理护理,消除患者的紧张、恐惧和担心。

（2）术前准备：检查患者,留置胃管、导尿等情况。胸科手术比较特殊,术前还应备好翻身垫及各种保护垫。

（3）巡回护士须做好以下工作。

1）做好术前访视：术前 24 h 访视患者,根据手术需要做好各种药品及物品的准备。按病历核对患者的信息,标识、禁食情况,检查患者的发卡、假牙及贵重物品是否取下,详细清点病房带来的物品。

2）一般护理：给患者建立好静脉通路,协助医生摆好手术体位。

3）安放手术体位：食管、肺部手术常用侧卧位,术中应仔细检查对侧眼、耳、上下肢有无直接受压,使用高频电刀时应注意皮肤烧伤。

4）执行手术安全核查制度：认真清点物品,配合医生上台,连接好各种仪器设备。

5)做好术中配合:巡回护士应密切巡视,在输血、输液过程中严格按病情需要调节速度,并注意给予适当的加温以免冷刺激患者的血管或引起不可避免的全身反应。将估计到病情变化所需物品及药物放置在急救车上,以便于敏捷的取递,能做到分秒必争地进行抢救,保证患者的手术能安全地进行。根据手术需要,随时调整手术灯光。

6)患者的检测与保护:肺部手术,在缝合气管时要备好温盐水2 000 ml左右,待缝合完毕后清洗胸腔并检查有无漏气。术中加强呼吸、循环功能观察,认真观察病情、注意瞳孔、血压、血氧饱和度、尿量等变化,督促手术人员严格执行无菌操作。

7)术后安全核查:食管、贲门手术,在缝合膈肌前清点纱布,关胸前再次清点纱布。关闭胸腔时放置引流管连接于水封瓶的长管,并注意防止脱落及污染。

8)送患者回病房前,用两把卵圆钳夹住胸腔闭式引流管,回病房后再打开,防止送患者途中管瓶脱落或引流瓶内水逆流。

9)术毕,协助包扎切口,清点带来的物品,将患者送回病房,整理、清洁手术间,物归原处。

10)手术护理记录:手术开始前,关闭胸腔前后,缝合切口后与巡回护士共同清点纱布、器械、缝针等一切手术用物的数目,确认无误后,填写手术清点记录单,并签名。

3.术后一般护理要点

(1)一般护理:执行胸外科术后一般护理要点。

(2)严密监测生命体征,并做好记录。

(3)保持呼吸道通畅,保证患者排痰顺利,预防肺部并发症的发生,应鼓励和协助患者术后早期排痰胀肺。

(4)胸引流管的护理,严密观察和记录单位时间内胸引流液的性质、量、颜色及浓度,注意水封管中的液面波动情况,保证胸引流管的通畅和密闭无菌,保证胸引流管不受压、扭曲、阻塞、脱落。

(5)疼痛的护理:及早使用止痛药物,预防疼痛的发生或防止它的加重。在术后24 h内切口疼痛时可给予止痛剂控制疼痛,这样取得的效果较好,用药量也少。

(6)康复锻炼:患者回病室,麻醉未清醒时,即开始被动活动四肢,促进肢体的血液循环,减少压疮的发生。患者完全清醒后指导其主动活动四肢。

(7)心理护理:向患者耐心讲解术后的各种注意事项,积极做好解释,多鼓励患者配合治疗与护理,增加患者战胜疾病的信心。稳定患者的情绪,让患者解除后顾之忧,安心静养,以利早日康复。

(8)术后健康指导:术后健康指导包括以下内容。

1)注意患者的呼吸变化、有无气急或者呼吸困难;如果出现嘴唇青紫,是缺氧的表现,应及时送医院检查。

2)注意脉搏、心跳。心动过速时,患者感觉胸闷、心慌或烦躁不安,可根据医嘱服药。如有心跳加快,而且下肢出现水肿或尿少,应该去医院进一步检查。

3)鼓励患者咳嗽排痰。劝说患者不要因怕痛不敢咳嗽而将痰咽下。有痰时用手按压切口部位把痰咳出,并应做深呼吸运动有利肺部扩张,防止肺部并发症。

4)注意锻炼身体。

5)戒烟,戒酒,忌腌制和油炸食品。

6)密切观察病情变化,如发现吞咽困难加重或有胸骨后疼痛等现象,应立即去医院检查。

（齐华英　常连霞　彭玉娜）

第二节　肺叶切除术患者围术期护理

【概述】

肺叶切除术是指一侧部分肺叶全部切除,并非将两侧肺叶全部切除。往往保留对侧全部或部分肺叶组织,维持所需的生理功能。

1.适应证

(1)结核性空洞经规范化学药物治疗 12～18 个月,空洞病变无明显吸收或增大者。痰菌阳性者,特别是耐药的结核病例。合并咯血,反复发作,继发感染者。不能排除癌性空洞者。

(2)结核球直径大于 3 cm,规则化学药物治疗无变化或增大者,不能除外肿瘤者。

(3)大块干酪病灶经规范化学药物治疗 12 个月,痰菌仍阳性、咯血。

(4)叶支气管结核性狭窄,造成肺不张,肺实变。

(5)双侧病变,但主要病变集中于一叶,可分期分次切除。

(6)非典型抗酸杆菌引起的肺内局限性病变,因无有效的药物且易于发展和再活动,应予手术。

(7)早期非小细胞肺癌$(T_1N_0M_0)$。

(8)肺良性疾病包括肺囊肿、肺炎性假瘤等。

2.禁忌证

(1)肺结核正在扩展或处于活动期,全身症状重,红细胞沉降率等基本指标不正常,或肺内其他部位出现新的浸润性病灶。

(2)一般情况和心肺代偿能力差。

(3)临床检查及肺功能测定提示病肺切除后将严重影响患者呼吸功能者。年龄大不是禁忌证,应根据生命重要脏器的功能决定手术。

(4)合并肺外其他内脏器官结核病,经过系统的抗结核治疗,病情仍在进展或恶化者。

【围术期护理要点】

1.术前护理

(1)一般护理:执行胸外科术前一般护理要点。

(2)术前护理:避免术前呼吸道感染,如有感染按医嘱用药控制感染。

(3)做好术前用物准备:如左上肺叶切除,需准备双管水封瓶 1 个或 2 个水封瓶。

(4)完善术前专科护理:支气管扩张和肺脓肿患者,要按病变部位指导患者进行体位引流,每日 2～3 次,每次 15～30 min。

(5)做好病情观察记录:记录每日痰量。

2.术中护理与配合

(1)一般护理:执行胸外科术中一般护理要点。

(2)巡回护士的配合工作如下。

1)麻醉的配合:严格执行查对制度,查对患者姓名、性别、住院号、手术部位及标有患者信息的腕带。检查手术区皮肤准备是否符合要求。常规于患者健侧上肢建立静脉通道,协助麻醉师在全身麻醉下行双腔气管插管和做好桡动脉、深静脉的穿刺。

2)体位的护理:协助手术医生将患者置于健侧卧位,抬高患侧上肢并固定于头架上,健侧单肺通气,在摆体位时尽量做到安全、舒适、保暖,避免术中受凉而诱发感染。

3)术中的配合:密切观察病情,保持输液输血通畅,注意观察术中的出血情况,根据病情调节输液速度,防止输液速度过快引起肺水肿,保持吸氧及吸引的通畅。

4)引流管的护理:病变的肺叶切除后,用温生理盐水冲洗胸腔,清点手术器械,纱布、纱布垫、缝针等,放置胸腔闭式引流管。护士要在胸腔引流瓶外液面处贴上标记,观察有气体自水封瓶液面逸出,引流瓶内水柱随呼吸上下波动,说明引流通畅。及时观察引流瓶内引流液的颜色、量、性质。防止引流管扭曲、受压。搬运患者时需用两把血管钳将引流管交叉双重夹紧,防止搬运过程中发生管道漏气、脱出等意外情况发生。待处理安置稳妥后,方可松开血管钳,以防搬运过程中引流瓶液面高过胸腔,引起液体反流。

(3)器械护士的配合:护士应熟练手术步骤、备齐所需器械用物,在处理血管时的配合,特别重要的一点是准备好心耳钳,以防万一有难以控制的出血时,钳夹肺门或大血管。

3.术后护理

(1)一般护理:执行胸外科术后一般护理要点。

(2)做好专科评估:常规吸氧,根据肺叶切除大小,考虑呼吸代偿情况,酌情增加氧量和时间。

(3)严密观察血压、脉搏、呼吸变化:术后 4 h 内,每 30 min 测量 1 次,稳定后可延长间隔时间。

(4)注意观察病情变化及胸腔出血情况:观察引流液的性状及量,如发现患者呼吸困难、脉搏加快、颈部气管移位、呼吸音减弱、血压下降或引流量增多等,及时通报医生,并备好气管内插管、支气管镜、气管切开包及氧气。

(5)保持胸部切口引流通畅:全肺叶切除后的胸腔引流管,是作为肺内调节压力用,故应夹闭引流管,不能随便开放。如患者呼吸困难,同时气管偏移健侧较重,应通知医生,开放夹子,以调节胸腔内压力,开放时,嘱患者勿剧烈咳嗽。

(6)鼓励患者早期下床活动,逐渐增加活动量。

(7)并发症的观察与护理如下。

1)出血、血胸及低血容量休克:术后要密切观察胸腔闭式引流瓶内出血情况,监测生命体征,记录每小时尿量,可疑有活动性出血时,快速输血补液,并做好开胸止血准备。

2)急性肺水肿:输液速度一般每分 20～30 滴为宜,防止肺水肿,发生时立即减慢输液,控制入量,吸痰,吸氧(氧气通过 50% 乙醇湿化吸入肺内);按医嘱给予强心剂、利尿剂、激素等;心电监测,了解心肺功能,必要时气管插管,辅助呼吸。

3）肺不张、肺炎、低氧血症及高碳酸血症：应鼓励和协助患者咳嗽咳痰，必要时可用吸痰器吸出口鼻内分泌物。发生时立即给氧，支气管吸痰，雾化吸入，应用支气管解痉药等，同时给予抗生素。

4）支气管胸膜瘘：如体温上升，体位性咳嗽、吐咖啡色痰等，应及时通报医生。

（8）术后健康指导：术后健康指导包括以下内容。

1）一般指导：执行胸外科术后常规健康指导要点。

2）告诉患者出院后数星期内，仍应进行呼吸运动及有效地咳嗽。

3）保持良好的营养状况，每天有充分的休息和活动。

4）若有切口疼痛、剧烈咳嗽及咯血等症状，应立即就诊。

5）化学药物治疗药物有抑制骨髓造血功能和胃肠道反应，治疗过程中应注意血常规的变化，定期复查血细胞和肝功能等。

6）避免出入公共场所或与上呼吸道感染者接触，避免与烟雾化学刺激物的接触，定期进行胸部 X 射线检查，尤其是反复呼吸道感染久咳不愈者，咯血者更应提高警惕，以求早诊早治。

7）出院后继续对术侧肩关节、手臂做进一步大幅度范围锻炼。

（齐华英　常连霞　彭玉娜）

第三节　全肺切除术患者围术期护理

【概述】

全肺切除术是治疗肺癌以及主支气管断裂的一种手术类型，创伤较普通肺叶切除术大，术后并发症会较多，肺功能受影响，术前术后及时正确的肺功能锻炼可以提高手术效果，提高患者的生存质量。

1.适应证

（1）肺结核空洞：①厚壁空洞，内层有较厚的结核肉芽组织，外层有坚韧的纤维组织，不易闭合；②张力空洞，支气管内有肉芽组织阻塞，引流不畅；③巨大空洞，病变广泛，肺组织破坏较多，空洞周围纤维化并与胸膜粘连固定，不易闭合；④下叶空洞，萎陷疗法不能使其闭合。

（2）结核性球形病灶(结核球)直径大于 2 cm 时干酪样病灶不易愈合，有时溶解液化成为空洞，故应切除。有时结核球难以与肺癌鉴别，或并发肺泡癌或瘢痕组织发生癌变，故应警惕及早做手术切除。

（3）毁损肺肺叶或一侧全肺毁损，有广泛的干酪病变、空洞、纤维化和支气管狭窄或扩张。肺功能已基本丧失，药物治疗难以奏效。且成为感染源，反复发生化脓菌或霉菌感染。

（4）结核性支气管狭窄或支气管扩张瘢痕狭窄可造成肺段或肺叶不张。结核病灶及肺组织纤维化又可造成支气管扩张，继发感染，引起反复咳痰、咯血。

（5）反复或持续咯血经药物治疗无效，病情危急，经纤维支气管镜检查确定出血部位，可将出血病肺切除以挽救生命。

（6）其他适应证：①久治不愈的慢性纤维干酪型肺结核，反复发作，病灶比较集中在某一肺叶内；②胸廓成形术后仍有排菌，如有条件可考虑切除治疗；③诊断不确定的肺部可疑块状阴影或原因不明的肺不张。

2. 禁忌证

（1）肺结核正在扩展或处于活动期，全身症状重，红细胞沉降率等基本指标不正常，或肺内其他部位出现新的浸润性病灶。

（2）一般情况和心肺代偿能力差。

（3）临床检查及肺功能测定提示病肺切除后将严重影响患者呼吸功能者。年龄大不是禁忌证，应根据生命重要内脏器官的功能决定手术。

（4）合并肺外其他内脏器官结核病，经过系统的抗结核治疗，病情仍在进展或恶化者。

【围术期护理要点】

1. 术前护理

（1）一般护理：执行胸外科术前一般护理要点。

（2）心理护理：全肺切除术的患者心理负担较重，护士应加强与患者沟通，及时给予心理疏导。向患者讲解疾病相关知识，消除紧张情绪，轻松接受治疗，顺利度过围术期。

（3）呼吸道护理：患者都有不同程度的胸闷、憋气，入院后可给予间断低流量吸氧，2 次/d，时间以患者能耐受为宜。对痰液黏稠者可进行超声雾化吸入，稀释痰液，使痰液易于咳出。

（4）术前健康指导：术前健康指导包括以下内容。

1）戒烟：对有吸烟史患者，术前绝对禁烟 2 周，让患者明白吸烟的危害，了解术前术后积极控制呼吸道感染，预防呼吸道并发症的重要性。

2）呼吸功能训练：指导患者进行腹式呼吸、缩唇式呼吸等深呼吸训练，讲解呼吸功能的重要性，从而取得患者的积极配合。

3）加强饮食指导：术前必须给予高蛋白、高热量、高维生素的均衡饮食，以提高机体的抵抗力。对于体质虚弱的患者给予静脉营养支持，以利于术后恢复。

4）讲解术后监护及各种管道的重要性，以取得患者配合。

5）术前 3 d 指导患者练习床上大小便，以适应术后的需要。

2. 术中护理与配合　右全肺切除容易引发患者心肺功能的紊乱，因此必须重视患者生命体征的变化，及时发现手术出现的有关问题。

（1）一般护理：执行胸外科术中一般护理要点。

（2）观察生命体征：密切配合麻醉师进行监测患者生命体征和氧饱和度，麻醉的深、浅对于手术顺利进行极为重要。右肺全切除手术创面较大、出血较多，术中及时准确进行失血量的估计，及时补充血容量。同时注意保持尿管通畅，观察记录尿量的变化。

（3）预防并发症：右全肺切除对患者的心肺功能影响较大，麻醉的要求较高，因此必须高度重视和密切配合，否则患者手术过程容易出现各种并发症。手术护士应对术中可能发生的并发症有充分的认识，同时做好充分的准备，及时提供手术所需用品，如特殊器械(心耳钳、肺钳等)、缝线、急救药物等。特别需要注意的是本手术为胸腔内较深手术,应准备切实有效的吸引器,保持吸引器通畅,保证手术的顺利进行。

(4)引流管的护理:病变的肺叶切除后,用温生理盐水冲洗胸腔,在右侧第7~8肋间放置胸腔引流管1条,关胸后及时接胸腔引流瓶,水封瓶倒入无菌生理盐水至内管水柱2~3 cm,做好水位标志,连接处必须牢固紧密,并注意引流通畅与否,但引流管暂不开放,用钳夹紧,以预防纵隔扑动的发生。患者送回病房后一定要将引流管情况向护士交班。至于何时开放胸腔引流管,由医生根据气管位置来决定。

(5)器械护士的配合:器械护士应熟悉手术步骤、备齐所需器械用物,术中应密切关注医生的手术步骤,积极主动配合操作。在处理血管时的配合特别重要的一点是准备好心耳钳,以防万一有难以控制的出血时钳夹肺门或大血管。

3. 术后护理

(1)一般护理:执行胸外科术后一般护理要点。

(2)给氧:全肺切除后,由于血液重新分布,肺活量减少,患者缺氧症状较为明显,吸氧时间长,一般在术后前2 d持续吸氧,2~4 L/min,待患者自我感觉良好可间断吸氧,1周后视病情停止吸氧。

(3)术后体位护理:所有患者术后回病房均取去枕平卧位头偏向一侧,全身麻醉完全清醒、生命体征平稳后观察30 min,帮助患者取斜坡卧位(抬高患者上半身15°~30°)。此卧位保持2 h~3 h,生命体征平稳再帮助患者取半卧位(抬高患者上半身40°~50°,抬高患者腿部15°)。术后约8 h帮助患者取1/4术侧卧位,背部、臀部和腿部垫软枕。避免过度术侧卧位,以免引起纵隔移位,大血管扭曲,导致呼吸循环异常。同时避免健侧卧位,以免健侧肺受压,使肺部通气功能受限,以及术侧胸腔内渗液浸入支气管残端而影响愈合。术后术侧卧位与半卧位交替进行,以术侧卧位为主,半卧位为辅。拔除胸腔引流管后,定时患侧卧位,每次15~30 min,以利于健肺扩张,纵隔向患侧移位,减少胸部残腔。

(4)胸腔引流管的护理:术后患侧胸腔为一空腔,一般放置1根胸腔闭式引流管于锁骨中线第二前肋,并呈钳闭状态,以使患侧逐渐被渗出的血性胸水所填充。主要根据胸水的多少来调节引流管的开闭,以保持胸腔内两侧的压力平衡,防止纵隔移位。有时术后1~2 d内渗出太多、太快,将纵隔推向健侧,影响呼吸和循环时,应开放夹住的胸腔引流管,缓慢放出部分胸腔积液,至纵隔逐渐恢复原位为止。在护理中,要保持引流管的通畅,防止扭曲、阻塞、滑脱。要密切观察患者有无呼吸困难,气管是否居中,如发现患者患侧胸廓饱满、呼吸困难、气管偏向健侧,需立即通知医生,结合胸部叩诊、胸片等明确胸水情况,开放引流管排液减压,以使两侧胸腔压力恢复平衡。排液减压时速度要慢,量不要过多,每次≤500 ml,以防纵隔摆动而致心律失常等并发症。护士站在患者术侧,面向患者,用靠近患者一侧手的食指、无名指分别放在左、右两侧胸锁关节处,中指放在胸骨上窝,若中指恰位于食指和无名指的中间则说明胸腔两侧压力平衡、气管位置居中,此时不予开放引流管;若中指偏向食指,则气管向术侧偏移,原因是术侧胸腔内的液体和气体经引流管排出过多,胸腔内压力减低或健侧肺大疱破裂造成自发性气胸使胸腔内压力增高,此时应及时通知医生采取措施。若中指偏向无名指,则气管向健侧偏移,说明术侧胸腔内的积气和积液过多,需立即通知医生处理。

(5)维持呼吸道通畅:全身麻醉尚未清醒患者应平卧位,头转向一侧,使口腔分泌物易于流出,避免误吸。麻醉清醒后,指导患者做深呼吸,鼓励自行咳嗽排痰。咳嗽时可教患者用双手按住胸部切口或护士给予帮助,以减轻疼痛。定时体疗,协助患者叩背,通过振动使分泌物自管壁脱落而易于咳出。对痰液黏稠不易咳出者,可行超声雾化吸入,2～3 次/d,雾化吸入后痰黏性下降,护士可由下向上,由外向内叩击患者背部,还可用食指、中指在吸气末于胸骨上窝稍用力向内压迫气管,刺激气管引起咳嗽反射,使痰液排出。但同时应观察患者病情,咳嗽动作不可过剧过频,以患者能耐受为宜。对咳痰无力、呼吸道分泌物较多者,可采用鼻导管吸痰。对鼻导管吸痰无效,并有肺不张、肺炎者,可行纤维支气管镜吸痰。

(6)严格控制输液量及输液速度:全肺切除术后,血液全部流经健侧肺进行气体交换,从而使心室的负担加重,若输液量过多,速度过快,则有发生急性心力衰竭和肺水肿的可能。原则上补液量应低于出量,补液量一般控制在每天 1 500 ml 以内,速度 20～30 滴/min,并限制氯化钠的输入量,以免加重心脏负担。

(7)床上下肢功能锻炼:一侧全肺切除后,由于卧床时间较长血流变慢,易造成下肢深静脉血栓形成。因此,为了促进血液循环,行一侧全肺切除术后的患者,应鼓励患者在床上经常做伸屈腿运动。

(8)加强基础护理:由于手术创伤大,患者术后恢复慢,卧床时间长,生活不能自理,应做好口腔及皮肤护理,防止出现口腔感染及压疮的发生。指导患者术后第 1 天开始进流质饮食,量不宜过多,避免进食太急太快,防止呛咳造成吸入性肺炎,导致肺部严重感染。1 周内禁食牛奶,豆制品类食物,避免引起腹胀。排气后,指导患者进易消化的高蛋白、高营养食物,注意摄取多种维生素和微量元素,以促进切口愈合。

(9)活动指导:术后第 1～3 天应绝对卧床,术后 3～4 d 可协助患者进行臂部、躯干和四肢的轻度活动及肩臂的主动运动,以免日后切口附近的胸壁肌肉粘连,影响手臂活动,1 周后或拔除胸腔闭式引流管后开始室内床边活动。首次下床活动时间控制在 5 min 内,并需要有护士陪同,注意观察患者的呼吸及自觉症状。

(10)并发症的观察与护理如下。

1)呼吸道并发症:如痰液潴留、肺不张、肺炎、呼吸功能不全等。尤以年老体弱者、原有慢性支气管炎、肺气肿者发病率较高。因手术后切口疼痛,患者不能做有效咳嗽,痰液积留造成气道阻塞、肺不张、呼吸功能不全。预防在于患者能充分了解和合作,积极做好手术前准备工作,术前对肺功能进行评估,肺功能锻炼,每日吹气球 4 次,每次 15 min。患者术后不愿咳嗽排痰,怕咳嗽排痰会使切口疼痛加重或担心切口裂开而强忍咳嗽,此时,我们应让其半卧位,用手帮助患者压迫切口部位,嘱其咳嗽,尽量将支气管内的积痰或积血咳出,使气管通畅,有利于肺扩张和胸腔引流,避免肺内继发感染,诱发呼吸衰竭,同时给予有效抗感染治疗。有效吸氧。

2)手术后血胸、脓胸及支气管胸膜瘘:其发病率很低。手术后血胸是一种后果严重的并发症,须紧急救治,必要时应及时再次剖胸止血。肺部手术时,支气管或肺内分泌物污染胸腔而至脓胸。此时除选择有效抗生素治疗外,及时而彻底的胸腔穿刺抽脓极为重要。效果欠佳者可考虑胸腔闭式引流。肺切除术后支气管残端癌存留,低蛋白血症及手术操作不当等可致手术后支气管残端愈合不良或形成瘘管。近年来此类并发症的发生已大为减少。支气管胸膜瘘常发生于术后 7 d 以后,患者有发热、刺激性咳嗽、脓性痰。全肺切除术后静脉输液速度不宜过快,以每分2 ml为宜,以免引起肺水肿。

3)心血管系统并发症:年老体弱、手术中纵隔与肺门的牵拉刺激、低钾、低氧及大出血常成为其诱因。常见的心血管系统并发症有手术后低血压、心律失常、心脏压塞、心力衰竭等。对于老年患者,手术前已有心脏疾患,心功能低下者手术指征应从严掌握。术前对患者进行健康宣教,戒烟,因吸烟会增加支气管分泌,降低氧饱和度及增加血中碳氧血红蛋白,对手术及术后影响极大。注意卧床休息,以减少心肌氧耗量,改善心肌功能。手术者注意操作轻柔。手术后保持呼吸道通畅及充分给氧,密切观察血压、脉搏变化,及时补充血容量。手术后输液速度应慢速、均衡,防止过快、过量诱发肺水肿。同时作心电监护,一旦发现异常,根据病情及时处理。

(11)术后健康指导:术后健康指导包括以下内容。

1)一般指导:执行胸外科术后常规健康指导要点。

2)尿潴留患者在术前应加强床上排尿锻炼,必要时行留置导尿;肺叶全切除术后患者无适应证时,应鼓励早期离床活动。

(齐华英　常连霞　彭玉娜)

第四节　肺大疱切除术患者围术期护理

【概述】

无感染的肺大疱,手术切除可以解除大疱对正常肺组织的压迫,减轻肺动静脉短路,但手术效果受多种因素的影响。肺大疱性肺疾病的传统观点是认为肺大疱和邻近气道之间存在一个交通活瓣机制,随着大疱内压力增高,大疱越来越大,导致邻近肺组织受压塌陷。Morgan(1989年)和Klingman(1991年)通过动态CT、大疱内气体压力检测及生理学测试,证明肺大疱周围的肺组织比肺大疱本身顺应性更差,以致组织内压力超过大疱内的压力。在同样胸内负压下肺大疱总是比周围的肺组织先膨胀,从而导致了大疱周围肺组织的不断损坏和肺大疱进一步扩大。

1.适应证　出现呼吸困难、感染、出血及经久不愈或反复发作的气胸,均应手术。

2.禁忌证　下述情况虽不是绝对禁忌证,但从效果出发,应慎重考虑。

(1)双侧、多发性肺大疱,但大疱的体积较小,并经长时间观察无明显增大者。

(2)无呼吸困难或呼吸困难进展极为缓慢。

(3)有长期大量吸烟史,有严重喘息性支气管炎,口唇发绀,体重明显下降。

(4)压迫指数小于3/6,肺组织因广泛破坏而失去正常结构影像。

(5)呼吸功能检查第1秒用力呼气量(forced expiratory volume in first second,FEV_1)小于预计值的35%,肺一氧化碳弥散能力和休息时的动脉血氧分压(PaO_2)明显降低者。

(6)肺动脉造影和肺核素扫描显示肺毛细血管充盈不良者。

(7)有肺源性心脏病、肺动脉高压或右心衰竭者。

(8)明显呼吸功能不全,60 岁以上者。

【围术期护理要点】

1.术前护理

(1)术前评估:执行胸外科术前一般护理要点。

(2)做好专科评估:了解患者是否发绀、憋气、咳嗽、无力等呼吸道症状。

(3)心理护理:自发性气胸多数由肺大疱所引起,易反复发作,往往经保守治疗无效。并且由于患者对手术过程不了解,易产生焦虑及恐惧心理。针对这种情况,护理人员应耐心地进行疏导和解释,给予诚挚的安慰和鼓励,介绍术式的优点,并请同类手术患者现身说教,消除其思想顾虑,使其能积极配合手术治疗。

(4)术前肺功能训练:同第一节肺功能训练内容。

2.术中手术护理与配合

(1)一般护理:执行胸外科术中一般护理要点。

(2)物品准备:普外包、外科器械、卵圆钳、吻合器、缝合线、引流管等。

(3)麻醉选择:根据患者病情及医嘱可选择全身麻醉。

(4)手术体位:患者麻醉采用气管插双腔管,静脉复合麻醉,患者取健侧侧卧位,妥善固定患侧,注意勿压迫臂丛神经。手术开始前健侧单肺通气,常规消毒、铺巾。

(5)术中配合注意事项:当手术医生找出肺大疱破口后,可用卵圆钳提起肺大疱。带蒂肺大疱可用打节器结扎蒂部后切除,对于基底较宽的肺大疱可选用合适型号的内镜切割缝合器切除肺大疱。肺大疱切除后,请麻醉师缓慢通气再倒入少量生理盐水检查是否漏气。出血时用电凝器止血,保持吸引器吸引通畅,以免血迹或血块影响手术视野。手术过程要始终保证有 50~70 ℃热盐水,在术中反复使用前均应放在热盐水中预热 35 s。术中需做辅助小切口或中转开胸时,立即打开备用开胸包,积极配合医生完成手术。辅助小切口一般是将腋后线第 5 肋间的操作切口向前延长 3~4 cm,若中转开胸均采用经肋间的前外侧切口。胸内手术完成后彻底止血,试水检查有无肺漏水,改双肺通气,反复冲洗胸腔后,经腋中线第 7 肋间的切口置入胸腔闭式引流管。持续监测心电图、末梢氧饱和度、血压及中心静脉压。

3.术后护理

(1)一般护理:执行胸外科术后一般护理要点。

1)采取正确卧位:全身麻醉未清醒患者,应注意保持呼吸道通畅,去枕平卧位头偏向一侧,全身麻醉清醒后可取平卧位。术后 6 h 血压平稳后可取半卧位。

2)生命体征的观察:患者麻醉未清醒时,每小时测量一次体温、脉搏、呼吸、血压,平稳后改每 2 h 一次。如有异常,马上报告医生及时处理。

3)呼吸道的管理:全身麻醉清醒后协助患者翻身、拍背,鼓励患者咳嗽、咳痰、做深呼吸,以利于肺扩张和胸腔内气体和液体的排出。

4)饮食指导:术后 6 h 可指导患者进流质饮食,无特殊不适后方可进普食。根据具体情况给予高蛋白、高维生素饮食。

(2)引流效果的观察:内容同第二节肺叶切除术引流管护理。

(3)呼吸功能锻炼:呼吸功能锻炼内容如下。

1)患者取半卧位,利于气体及液体排出及呼吸,保持呼吸道通畅。

2）鼓励患者有效咳嗽,尽早排出气管内痰液和胸内积气,促进肺复张,无力咳嗽者,刺激天突穴或按压胸骨上窝处,以引起咳嗽反射,促进咳嗽,咳痰,必要时行超声雾化吸入。

3）指导患者做深呼吸、吹气球运动

（4）并发症的观察护理

1）出血:术后第 1 天应严密观察患者有无出血征象。术后 6～8 h 每小时测血压 1 次,若血压平稳则延长测量间隔时间,同时注意脉搏、呼吸变化。还要注意切口敷料有无渗血,尤其注意胸腔引流液的量及颜色,引流液呈鲜红色或短期内引流量较大时应及时报告医生。

2）气胸:应密切观察患者呼吸频率,有无胸闷、气急等不适主诉、有无皮下气肿等。

3）肺不张和肺内感染:因为肺大疱多合并有慢性支气管炎和肺气肿,术后患者痰多而黏稠,如果患者无力咳嗽,将会导致支气管阻塞,肺不张和肺内感染。预防方法是术后使用有效的镇痛治疗措施。

4）假性大疱:肺大疱切除后如发生支气管胸膜瘘可形成假性大疱而再度压迫肺,应首先进行胸腔闭式引流,待病情稳定之后,再根据情况考虑是否需要开胸手术。

（5）术后健康指导:术后健康指导内容如下。

1）一般指导:执行胸外科术后常规健康指导要点

2）指导患者注意休息,适当运动、散步、慢跑等以增强体质。

3）预防呼吸道感染,加强肺功能锻炼,如深呼吸、吹气球等,若出现胸痛、胸闷等不适应及时就诊,定期复查。

（齐华英　常连霞　彭玉娜）

第五节　食管、胃大部切除弓上（下）吻合术患者围术期护理

【概述】

食管、胃大部切除术是目前我国应用于治疗胃溃疡和早期胃癌最普遍的手术方法。传统的切除范围是胃的远侧 2/3～3/4,包括胃体大部、胃窦部、幽门和部分十二指肠球部。胃大部切除后胃肠道的重建有毕罗Ⅰ式和毕罗Ⅱ式。

1.适应证

（1）凡肿瘤（如食管中下段癌）在Ⅲ期以下、无远处转移或其他禁忌证者,均应进行手术治疗。

（2）肿瘤的长度不应作为考虑手术的主要因素,须结合肿瘤对食管轴线的影响及食管病变周围软组织包块的情况等全面考虑。对于上胸段病变超过 8 cm、中胸段超过 10 cm 者先做术前半量放射治疗可以提高切除率。

（3）锁骨上淋巴结转移并非手术禁忌证。若肿瘤范围不大,手术时可将锁骨上淋巴结一并切除,术后再给以纵隔及颈部放射治疗,一部分患者可以取得良好的效果。

（4）有严重胃内容反流的反流性食管炎，且胃酸及胃蛋白酶分泌过盛者。

（5）反流性食管炎已有不可逆的食管下段狭窄者。

（6）反流性食管炎合并胃十二指肠溃疡需手术治疗者。

（7）胃大部切除术适用于：①溃疡病急性穿孔，形成弥漫性腹膜炎；②溃疡病急性大出血，或反复呕血，有生命危险者；③并发幽门梗阻，严重影响进食及营养者；④溃疡病有可能恶变者；⑤多年的溃疡病患者反复发作，病情逐渐加重，症状剧烈者；⑥虽然严格的内科治疗而症状不能减轻，溃疡不能愈合，或暂时愈合而短期内又复发者；⑦早期胃癌等。

2.禁忌证

（1）有肝、脑、骨转移或肿瘤已累及喉返神经，有声音嘶哑，或已有 Horner 综合征，及已发生食管支气管瘘的患者。

（2）严重心、肺、肝、肾功能不全者，全身情况差，不堪承受手术者。

（3）食管肿瘤已累及气管膜部者。

（4）位于颈段食管或环咽肌平面的食管癌，过去曾由于其他原因做过远端胃大部切除、残胃容积明显缩小，且结肠经检查证实不能用于重建食管者。

（5）有严重的全身性疾病如糖尿病、高血压，未能得到满意的控制，或在 3 个月之内有过心肌梗死病史者。

（6）食管胃结合部腺癌的晚期病例，在上腹部能摸到明显的包块者。

（7）腹腔有广泛粘连，估计肠道游离困难者。

【围术期护理要点】

1.术前护理

（1）一般护理：执行胸外科术前一般护理要点。

（2）心理护理：接受胃大部分切除患者，对接受大型手术常顾虑重重，必须耐心给患者和家属解释手术的目的和意义，消除其顾虑，调动患者和家属积极性，争取得到他们的密切配合，圆满完成术前各种检查治疗

（3）饮食和营养：择期手术患者饮食宜少食多餐，给予高蛋白、高热量、富含维生素、易消化、无刺激的食物。

（4）消化道准备：术前 3 d 给予少渣饮食，术前日晚灌肠以清洁肠道，在手术当日术前留置胃肠减压同时留置胃空肠营养管 1 枚，这样既避免了反复留置胃管给患者造成的痛苦，又方便了医生在手术过程中，调整胃空肠营养管的位置，术前置保留尿管 。

（5）贫血的护理：遵医嘱予输血、输液；多吃红小豆、红枣等补血食物。

2.术中护理与配合

（1）一般护理：执行胸外科术中一般护理要点。

（2）巡回护士工作配合：术前查阅病历，了解病情及手术方案和准备器械。患者入手术室后查对患者信息，检查术中所需物品及抢救物品。建立静脉通路，保持抽吸器通畅。术中密切观察患者生命体征的变化。

（3）器械护士工作配合和无菌隔离措施

1）在无菌布类铺好后，器械护士将无菌中单铺在切口与升降桌之间，此无菌中单作为隔离巾，以备放置在胃肠腔使用过的器械。无菌中单两侧不能下垂或超越无菌孔被，因为关闭腹腔前需撤除此中单。

2）打开腹腔后,切口用无菌布巾或大盐水垫保护切口,待医生探查腹腔后询问手术方案,做到心中有数。

3）在离断胃十二指肠之前,清理将使用的器械,将术中吻合时需使用的器械置于隔离巾上,如胃钳、肠钳、苯扎溴铵(新洁尔灭)无菌棉球等。充分暴露十二指肠后离断胃幽门时,递直柯克钳两把及长纱条保护胃断面。递大盐水垫保护操作区周围以防胃肠内容物的污染。打开胃肠之后,器械护士不能触碰隔离巾上的器械,可固定使用一把钳子来清理隔离巾上的物品。此时,隔离巾上使用过的器械、敷料不可与器械台、升降桌上的无菌物品混放串用,器械护士应严格执行无菌隔离操作。擦洗断面或者胃肠腔后的新洁尔灭棉球应及时清除。主刀医生固定使用一把持针钳。器械护士将穿好缝线的缝针置于升降桌的边缘(缝针下应垫一块纱布),让缝线与缝针成直线置于桌面,便于主刀医生夹持使用。缝针针尖朝向持针医生的左侧,弧度朝持针医生的面前。这样持针医生夹起缝针后即可使用,不必再动手整理缝针的方向,以免影响手术的速度。缝合胃肠壁的缝针使用后直接投入乙醇杯内的乙醇棉球上。关闭吻合口后,撤除中单和所有与胃肠腔接触的器械、敷料置于手术台下。清理腹腔后与巡回护士认真清点敷料、器械,杜绝异物遗留腹腔。无误后,再逐层缝合手术切口。

3. 术后护理

（1）一般护理:执行胸外科术后一般护理要点。

（2）做好专科评估:了解患者切口疼痛、出血情况等。

（3）引流管护理:持续胃肠减压,保持胃肠减压通畅及有效的负压吸引,观察引流液的量、性质、颜色,告知患者保留胃管的重要性,不可随意拔管,并做好基础护理,防止胃管扭曲、阻塞或者滑脱。定期温热生理盐水(10～20 ml)冲洗胃管,保持通畅。定期检测生化指标,观察有无水、电解质及酸碱平衡紊乱。

（4）胃空肠营养管护理:在注入营养液前,鼻肠营养管盘好后放于患者耳郭,并用胶布固定,开口端将塞子塞紧。在护理中,特别要注意固定。每日检查更换胶布固定,以防导管整体脱落。

（5）尿管护理:保持引流管通畅,避免扭曲、受压,妥善固定。并注明引流管的名称。准确记录引流液的颜色、量、性质。

（6）拔管护理:通常在术后3～4 d,胃肠引流量减少,腹胀消失,肠蠕动恢复,肛门排气,病情稳定,24 h引流胃液小于200 ml可拔除胃管。胃肠引流量明显减少,遵医嘱拔除胃管和胃空肠营养管。

（7）饮食护理:术后患者在1～3 d内肠功能可逐渐恢复。当肠道通气后,应按流食原则先给少量饮水,每次不超过30 ml。如无不良反应,就可进食少量清流质饮食,如米汤、稀藕粉、蜂蜜水、面汤、青菜汤、蛋花汤、水果汁等,每次饮用100 ml左右,每日餐次为7～8次,饮食应保证新鲜,温度适宜。患者进食后无明显恶心呕吐后,可进食优质蛋白、高维生素、易消化食物,如稀饭、蛋羹等,一般每天进食5～6次。患者进半流质饮食2～3周后,如无不良反应,可改为软食,再经2周左右后,可进食普通饮食。但不宜进食生冷酸辣等刺激性和油腻食品、忌烟酒。在胃切除术后的恢复期,要注意慢慢地增加饮食量,逐渐减少进餐次数,最终恢复到正常人的饮食。

（8）肠内营养:一般在术后24～48 h开始试灌,这时小肠蠕动功能已恢复。量由少到多,浓度从稀到浓。患者术后第 2 天营养管开始为生理盐水慢滴,患者无不适。术后第 3 天营养管开始肠内营养液瑞素 500 ml 慢滴,患者无不适。

(9)术后活动:术后早期下床活动,有利于促进胃肠活动恢复,预防肠粘连,做好基础护理,注意引流管道在位,避免脱落,同时注意防止压疮和肺部感染的发生。密切观察切口敷料是否清洁干燥,切口部位有无红肿,有无渗液渗血,按时换药,保持切口清洁,以促进切口早日愈合。

4.并发症的观察与护理如下。

(1)胃出血:胃大部切除术后,一般在 24 h 以内,可以从胃管引流出少量暗红色或咖啡色血性内容物,多为术中残留胃内的血液或胃肠吻合创伤面少量渗出的缘故,属于术后正常现象。如果短期内自胃管引流出较大量的血液,尤其是鲜血,甚至呕血、黑便、严重者出现出血性休克,是少数病例因切端或吻合口有小血管未结扎或缝合不够紧密,胃黏膜被钳夹伤或旷置的十二指肠溃疡止血不彻底等原因所致的出血。出血也可能是继发的,即在手术后数天发生,多因结扎或缝合过紧,致使组织坏死,结扎缝线脱落所致。较严重的早期出血,甚至发生休克,需要果断再次探查止血。继发性出血多不十分严重,大部分经保守治疗即可自行止血。

(2)十二指肠残端破裂:这是胃大部切除术毕罗 Ⅱ 式中最严重的并发症,死亡率很高, 为 10% ~ 15% 。这一并发症多发生在术后 4 ~ 7 d。表现为右上腹突然发生剧烈疼痛,局部或全腹明显压痛、反跳痛、腹肌紧张等腹膜炎症状。预防方法是妥善缝合十二指肠残端。一旦发生残端破裂,手术修补很难成功,立即行引流术。保护切口周围皮肤以防消化液的腐蚀。以静脉营养法或空肠造瘘高营养流食维持水、电解质平衡和充足的营养。此外,要应用抗生素防治腹腔感染。如因输入空肠祥梗阻所致,可行输入空肠与输出空肠侧侧吻合,解除梗阻。经上述处理,多能自愈。

(3)胃肠吻合口破裂或瘘:多发生在术后 5 ~ 7 d,如在术后 1 ~ 2 d 内发生,则表示术中根本没有缝合好,一般来说,大多由缝合不当、吻合口张力过大、局部组织水肿或低蛋白血症等原因所致组织愈合不良。胃肠吻合口破裂常引起严重的腹膜炎。如因吻合口破裂所致腹膜炎,须立即手术进行修补,多能成功。但术后一定保持可靠的胃肠减压,加强输血、输液等支持疗法。如吻合口破裂发生较晚,已局部形成脓肿或瘘,除了引流外,也要胃肠减压和支持疗法,一般数周吻合口瘘常能自行愈合。若经久不愈者,则应考虑再次胃切除术.

(4)梗阻现象:包括以下几种梗阻现象。

1)吻合口梗阻:发生率为 1% ~ 5% ,主要表现为进食后上腹胀痛、呕吐、呕吐物为食物,多无胆汁。梗阻性质一时不易确诊,先采用非手术疗法,暂时停止进食,放置胃肠减压,静脉输液,维持水、电解质平衡和营养;若因黏膜炎症水肿引起的梗阻,往往数日内即可改善。经两周非手术治疗仍有进食后腹胀,呕吐现象,应考虑手术治疗。

2)输入空肠祥梗阻:临床表现为食后 15 ~ 30 min,上腹饱胀,轻者恶心,重者呕吐,呕吐物主要是胆汁,一般不含食物,呕吐后患者感觉症状减轻而舒适。多数患者术后数周症状逐渐减轻而自愈,少数症状严重持续不减轻者需手术治疗。钡餐检查见大量钡剂进入近端空肠腔内。对少数症状重持续不减轻者可再次手术治疗,手术方法与输入空肠祥梗阻相同。以上情况均属单纯性梗阻。另一个梗阻情况比较严重,常发生绞窄性。主要表现为上腹部疼痛,呕吐,呕吐物不含胆汁,有时偏右上腹可触及包块。这一类梗阻容易发展成绞窄,应及早手术治疗。

3)输出空肠襻梗阻:主要表现为呕吐,呕吐物为食物和胆汁。确诊应借助于钡餐检查,以示梗阻的部位。症状严重而持续应手术治疗以解除梗阻。

(5)胃大部切除术后倾倒综合征:倾倒综合征是胃大部分切除术后比较常见的并发症。在毕罗Ⅱ式吻合法发生机会更多。临床上将倾倒综合征分为早期倾倒综合征和晚期倾倒综合征两类。

1)早期倾倒综合征:表现为进食后上腹胀闷、心悸、出汗、头晕、呕吐及肠鸣腹泻等。患者面色苍白,脉搏加速、血压稍高。上述症状经平卧 30 ~ 45 min 即可自行好转消失,如患者平卧位进食则往往不发生倾倒症状。症状的发生与食物的性质和量有关,进甜食及牛奶易引起症状,过量进食往往即引起症状发作。

2)晚期倾倒综合征:性质与早期综合征不同,一般都发生在手术后半年左右,而多在食后 2 ~ 3 h 发作,表现为无力、出汗、饥饿感、嗜睡、眩晕等。预防倾倒综合征的发生,一般认为手术时胃切除不要过多,残胃适当固定,胃肠吻合口不要太大。术后早期应少食多餐,使胃肠逐渐适应。一旦出现症状多数经饮食调节,症状逐渐减轻或消失。极少数患者症状严重而经非手术治疗持续多年不改善者,可考虑再次手术治疗。行胃肠吻合口缩小或毕罗Ⅱ式改为毕罗Ⅰ式,或行空肠代胃、空肠、十二指肠吻合术。

(6)吻合口溃疡:吻合口溃疡是胃大部切除术后常见的远期并发症。发病率为 1% ~ 8%。绝大多数发生在十二指肠溃疡术后。预防措施:避免作单纯胃空肠吻合;胃大部切除时胃切除要够多,应争取做胃十二指肠吻合。吻合口溃疡一般主张采用手术治疗。手术方法是再次行胃大部切除或同时作迷走神经切断术。

(7)碱性反流性胃炎:碱性反流性胃炎是胃大部切除后一种特殊类型病变,发病率为 5% ~ 35%,常发生于毕罗Ⅱ式胃大部切除术后 1 ~ 2 年。临床主要表现为上腹部持续性烧灼痛,进食后症状加重,抗酸药物服后无效;胆汁性呕吐,呕吐后症状不减轻,胃液分析胃酸缺乏;食欲差,体重减轻,胃炎常引起长期少量出血而导致贫血。胃镜检查显示慢性萎缩性胃炎。这一并发症非手术治疗效果不佳。症状严重应考虑手术治疗。手术可改行 Koux-en-y 型吻合术,以免胆汁反流入残胃内,同时加做迷走神经切断术以防术后吻合口溃疡发生,效果良好。

(8)营养障碍:当胃大部切除术后,少数患者可能出现消瘦、贫血等营养障碍。

1)消瘦:胃大部切除术后,患者便次增多,多为稀便,粪内含不消化的脂肪和肌纤维,使患者的进食热量不足,体重逐渐减轻。处理上主要是调节饮食,注意饮食的热量和营养价值。给予胃蛋白酶、胰酶或多酶制剂。

2)贫血:胃大部分切除后,易发生缺铁性小红细胞贫血。极少数患者因缺乏抗贫血内因子,致维生素 B_{12} 吸收障碍而发生营养性巨幼红细胞贫血。前者给予铁剂而后者给予维生素 B_{12} 注射治疗。

5. 术后健康指导

(1)一般指导:执行胸外科术后常规健康指导要点。

(2)饮食指导:少量多餐,进食富含营养素、易消化饮食,忌食生、冷、硬、油煎、酸、辣、浓茶等刺激性及易胀气食物,戒烟、酒。

（3）胃切除手术后由于容量减少,宜少量多餐,并进食易消化的食物,如:粥、烂饭、面条、馒头、面包等。每天进食 3~4 次,七八成饱为度,如感到饥饿,可随时进食,荤素搭配,不必过多进食高级补品而伤胃。

（4）告诉患者不要认为胃切除术后就不会再生胃病,术后 10 年、20 年仍需加以注意,如若有胃病的症状,应及时到医院检查治疗。

（齐华英　常连霞　彭玉娜）

第六节　食管全切术患者围术期护理

【概述】

食管疾病包括食管的先天性畸形、运动功能障碍、炎症和肿瘤。早期发现、早期诊断、早期手术是食管癌的主要原则。食管癌的手术方法及切除范围,根据病变部位及患者的具体情况决定。早期食管癌常常呈现范围广泛的多点病变,原则上争取切除食管大部分。中晚期食管癌常常有较广泛的黏膜下癌细胞浸润,切除范围应包括食管大部分或食管全长做胸内弓上吻合或在颈部吻合。中、上段食管癌,食管全切除术后,食管重建的路径有胸腔内、胸骨后和胸壁前 3 种,代用物有胃、空肠、结肠和微血管吻合游离内脏器官移植等。

1. 适应证

（1）早期食管癌,患者全身情况良好,有较好的心肺功能储备,各主要内脏器官功能基本正常,估计可耐受手术者,应极早争取手术治疗。

（2）无远处转移灶,估计局部病变可能切除,且无顽固性胸痛和背痛,无声音嘶哑或刺激性咳嗽等严重并发症者。

（3）Ⅲ期食管癌患者,还未发生远处转移的,可考虑手术,但术前应进行有关放射治疗的综合治疗,另外下段食管癌患者当长度未超过 7 cm 时也可考虑手术。

（4）早期食管癌患者进行放射治疗后再次复发者,病变范围不大,未发生远处转移,身体条件允许的也可手术。

（5）当食管癌患者食管发生严重梗阻,且患者一般情况良好时,也可考虑手术。

（6）对发生了较大的鳞癌者,估计切除可能性小而患者一般情况良好者,可先放射治疗,待瘤体缩小后可行手术治疗。

2. 禁忌证

（1）年龄在 70 岁以上,患者心肺功能差。

（2）患者体质极差,不能承受手术,或者术后将出现严重的并发症,危及生命。

（3）有严重的心、肺功能不全不能负担手术者。

（4）食管癌已有远处淋巴结或内脏器官转移。

【围术期护理要点】

1. 术前护理

（1）一般护理：执行胸外科术前一般护理要点。

（2）做好术前患者个人卫生工作：使患者养成刷牙的习惯，特别是术前 2 d 饭后要用 1.5% 过氧化氢漱口，减少术后口腔感染机会。

（3）做好呼吸系统功能锻炼：对长期吸烟者要在术前 6 d 做好禁烟工作，同时要向患者介绍正确的咳痰方法，防止手术后发生肺不张或肺部感染等并发症。

（4）加强患者营养，增强体质：大多数患者都存在有吞咽困难症状和不同程度的营养不良体征，因此术前要嘱咐患者补充营养，适当增加高蛋白、高热量和高维生素饮食，术前 3 d 改为半流质饮食。

（5）做好肠道准备工作：术前 3 d 每晚用生理盐水灌肠，手术当天早上再清洁灌肠 1 次，至排出澄清为止。

（6）做好术前准备工作：术前 12 h 禁食、6 h 禁水，术前 30 min 肌内注射术前针。

2. 术中护理与配合

（1）一般护理：执行胸外科术中一般护理要点。

（2）物品准备：普外包、外科器械、腹腔多功能拉钩、荷包钳、吻合器、缝合线、引流管等。

（3）麻醉选择：根据患者病情及医嘱可选择全身麻醉。

（4）手术体位：协助医生摆好手术体位，采取仰卧位，膝下垫一软枕，做好患者眼部保护，对骶尾部等压疮的好发部位进行减压保护。

（5）术中配合注意事项如下。

1）探查肿瘤取胸腹联合切口，护士备肋骨咬骨剪，开胸器打开胸腔，用肺叶钳将肺牵向前方。切开纵隔胸膜，用 7 号丝线结扎血管。备 1 根纱带将食管钝性分离后提出纵隔。将肿瘤与周围组织分开后，继续向上游离食管，预计在肿瘤上沿以上 4～5 cm 外横断食管。

2）切开膈肌：以左侧膈神经在膈肌上的附着点为中心，切开膈肌。出血点用 7 号丝线缝扎，切断的膈肌用钳夹住切断，7 号丝线缝扎。

3）游离胃：在小弯侧切开胃肠韧带，大弯侧切开胃结肠韧带。韧带中的血管钳夹后切断用 4 号丝线结扎。切开胃脾韧带，切断结扎胃短动脉分支。离断胃肠韧带，在贲门下方的胃左动脉用 3 把止血钳夹住，切断后先用 4 号丝线缝扎一道，再由其深部结扎一道，用 4 号丝线缝扎胃侧血管断端。胃侧断端用 4 号丝线贯穿缝合，再将肌层对拢间断缝合。食管侧断端用 1 号丝线贯穿缝合。封闭后用阴茎套保护，游离完毕后，将胃提至胸腔常规食管胃吻合。

4）其他，参见第五节食管、胃大部切除术有关内容。

3. 术后护理

（1）一般护理：执行胸外科术后一般护理要点。

（2）做好专科评估：了解患者切口疼痛、出血情况等。

（3）卧位：麻醉未清醒前给予去枕平卧位，头偏向一侧。清醒后适当抬高床头，取半卧位，以利于呼吸及引流液排出。

（4）禁食、胃肠减压：做好胃肠减压的护理，可减轻胃肠道张力，促进切口愈合。

（5）严密观察生命体征变化：患者体位应采取仰卧位，使头部后仰偏向一侧，保持呼吸道通畅，持续鼻导管或面罩吸氧，氧流量为 1～3 L/min。严密观察呼吸频率、节律和深浅，以及皮肤、口唇和甲床的颜色。有条件的要用多功能生命体征监护仪连续监测心率、血压、呼吸及血氧饱和度的变化，发现异常情况及时处理。

（6）保持各引流管通畅，妥善固定留置导管：患者送回病房后要严格检查各留置导管是否固定妥当，如胃管、营养管、胸腔引流管和尿管，防止各种管道扭曲、脱落和受压，严密观察引流液的颜色、性质和引流量。

（7）营养管鼻饲的护理：注意鼻饲用具的清洁，每天消毒 2 次，调好鼻饲饮食的温度，最好在 40 ℃左右，第 1 天每 2 h 一次，每次 50～100 ml；第 2 天后逐渐加量，最终可加量至 2 000 ml/d 左右，同时逐渐减少静脉输液量，使每日出入量平衡。鼻饲饮食有肉汤、菜汤、米汤、牛奶、豆浆等，并含氯化钠 6～8 g/d。

（8）合理维持输液速度：老年人除本身各器官功能减退外，均伴有不同程度的心、肺、肝、肾功能疾患。因此，合理维持输液速度尤其重要。对心肺功能较好者，输液速度可控制在 40～50 滴/min；对合并有心肺功能疾患者，要控制在 40 滴/min 以下，防止输液过快诱发心肺功能衰竭。

（9）膀胱痉挛性疼痛的护理：因留置导尿管引流不畅，气囊导尿管牵引压迫致膀胱颈部，反复刺激三角区、膀胱颈或后尿道等，使膀胱敏感性增强，引起膀胱平滑肌无抑制性收缩，出现膀胱痉挛。为减少膀胱痉挛的发生次数，尽量避免其诱发因素，对于精神紧张的患者，膀胱痉挛次数明显增高。要及时做好他们的心理疏导，分散其注意力，必要时给予解痉、止痛或镇静剂等药物治疗。

（10）加强基础护理，预防并发症发生：麻醉恢复后要指导患者做床上下肢屈伸运动，避免血栓脱落引起肺梗死和脑梗死而危及生命。在患者卧床期间，要保持床铺干燥和整洁，每 2 h 为患者翻身或按摩受压部位 1 次，预防褥疮发生。在患者住院期间，禁止患有上呼吸道感染的人员进行访视和陪护，避免交叉感染引起咳嗽，导致继发性出血和胸痛；对合并有肺部感染者，每 2 h 为患者翻身叩背 1 次，协助排痰，并给予雾化吸入或使用化痰药物治疗；饮食方面要做到有营养，易消化，多食蔬菜、水果等，防止便秘发生。

（11）并发症的观察与护理：食管癌手术后的并发症包括乳糜胸、吻合口瘘、吻合口狭窄、排空延迟、腹腔内脏器官裂孔疝和反流性食管炎。

1）吻合口瘘：这种症状是食管切除术后主要的食管癌并发症之一。吻合口瘘发生在术后早期（术后 2～3 d），原因是技术失败，或更晚（术后 3～7 d），原因是胃缺血。一般在吻合口或吻合口下的位置，偶尔是近端胃管末端坏死所致。一半的胸内瘘无明显临床症状，需常规增强检查才会发现，一般在术后第 7 天检查。小的漏口可保守治疗，如使用抗生素、放置鼻胃管和全胃肠道营养。发生吻合口瘘的患者发生吻合口狭窄的概率也高，应考虑尽早行食管扩大术。

2）吻合口狭窄：主要发生在术后早期，原因是瘢痕形成，若有吻合口瘘者发生率更高。但行气囊食管扩张术治疗者容易复发。在手术后期发生的吻合口狭窄者应定期进行内窥镜和 CT 检查。

3）乳糜胸：胸导管损伤往往会引发乳糜胸，见于各种手术方式。据报道经胸术较经裂孔术的发生率高。在 Ivor-Lewis 式术中,胸导管与肿瘤和附近的淋巴结一起切除,然后在切口位置上下方结扎胸导管残端。胸导管引流量在 48 h 内大于 400 ml 提示可能有胸导管损伤。大约一半的患者可经限制口服或静脉营养治愈。但是,一部分仍要求手术结扎胸导管,因为后者会提高死亡率。最近,有文献报道用明胶海绵和螺圈经皮栓塞治疗乳糜胸的方法。

4)排空延迟:主要为纵隔出现巨大的气液平面,即使患者无呕吐和不适症状。原因有缺乏幽门引流过程,裂孔处的梗阻,胸腔胃或结肠的过度扭转。排空延迟可用球囊扩张术并服用促蠕动的药物治疗。如果保守治疗失败,则要求再次手术并保证充分引流或重新放置胃管。

(12)术后健康指导:术后健康指导包括以下内容。

1)一般指导:执行胸外科术后常规健康指导要点。

2)注意平衡膳食,同时供给富含蛋白质的食物,以增强机体的免疫能力,如牛奶、鸡蛋、家禽等。

3)多进食富含维生素 A 和维生素 C 丰富的新鲜蔬菜水果。

4)饮食多样化,根据患者喜欢,促进患者食欲。

5)禁霉变、腌制食物,严禁饮烈性酒、浓茶、高浓度饮料等刺激性食物,避免过油及过粗糙的食物,食物质地应细软易消化,注意少食多餐,禁食硬质食物,防止发生晚期吻合口瘘。

6)多食抗肿瘤抗癌食品,如胡萝卜、番茄、葱、蒜等。

7)便秘的患者应多喝水,注意补充膳食纤维,此外注意锻炼。若患者进食后出现胸闷和呼吸困难的症状,预防方法是餐后 2 h 内半卧位。出院后要保持良好的生活习惯,若有问题要及时与医务人员联系,定期复查身体。

（齐华英　常连霞　彭玉娜）

第七节　纵隔肿瘤切除术患者围术期护理

【概述】

纵隔是一个解剖的区域,位于双侧胸腔之间,胸骨之后,脊柱侧面,上为颈部入口,下达膈肌。为了便于诊断和治疗,人为地将它分为上下前后 4 个区域。在这个区域里有重要的生命组织器官,如心脏及出入心脏的大血管、食管、气管、胸腺、神经及淋巴组织等。纵隔可发生多种多样的肿瘤,即使肿瘤很小也会引起循环、呼吸、消化和神经系统的功能障碍。儿童纵隔肿瘤的发病率较成人低,但癌变机会多。约有 2/3 的患儿早期有咳嗽、低热、呼吸困难等症状,这是和儿童胸腔容量小有关。有些病儿在胸部 X 射线检查时偶尔发现,如果是恶性肿瘤则有贫血和消瘦现象。对于恶性肿瘤来说,很难有绝对的手术适应证与禁忌证,其适应证与禁忌证都是相对于某种肿瘤或肿瘤的某一阶段而言。

1.适应证　在选择肿瘤手术治疗时,应掌握以下原则:①正确选择可能用单纯手术方法达到治疗目的的患者;②仔细比较手术后局部的控制情况与功能损害之间的关系,力争在达到根治肿瘤的前提下,使外形和功能尽可能接近正常,以提高生存质量;③选择最佳的综合治疗模式或方案,控制局部病灶,防止远处转移。纵隔肿瘤的治疗,一般首选手术,恶性肿瘤浸润型的外科肉眼切除后,仍需根治性放射治疗,Ⅰ期非浸润术后无浸润者不做放射治疗,只观察。晚期仍需要积极治疗。

2. 禁忌证

(1)恶性肿瘤合并有严重的心、肺、肝、肾疾患或高热、严重的传染病及并发症,不能耐受手术者。

(2)恶性肿瘤引起恶病质、重度贫血、胸腹水、重度脱水及营养代谢严重紊乱,在短期内无法矫正者。

(3)恶性肿瘤广泛浸润固定,并且不能连同受累器官或肢体同时切除者。恶性纵隔肿瘤若已侵入邻近器官无法切除或已有远处转移。

【围术期护理要点】

1. 术前护理

(1)一般护理:执行胸外科术前一般护理要点。

(2)评估:按一般胸外科术前护理评估内容。

(3)辅助检查:胸部 X 射线、CT 检查是诊断纵隔肿瘤最重要的方法之一;其他腹部、颈部淋巴结超声检查,头部磁共振成像、骨扫描等均确诊有转移征象。

(4)术前准备:术前准备包括以下内容。

1)保持呼吸道通畅。

2)指导患者呼吸功能训练;床上排泄训练;床上活动等。

3)如为重症肌无力患者,根据医嘱定时给予抗胆碱酯酶药物治疗。

4)术前置胃管,术晨给予抗胆碱药物胃管内注入。

2. 术中护理与配合

(1)一般护理:执行胸外科术中一般护理要点。

(2)巡回护士的配合工作如下。

1)患者的管理:与麻醉师、医生一起核对患者的姓名及手术部位,防止手术错误。迅速建立两条静脉通路,方便麻醉用药及术中补液。协助麻醉师麻醉诱导及气管插管,动作迅速准确。

2)合理摆放手术体位:患者取健侧卧位,腋下垫一软垫。双上肢外展固定,外展不可大于90°,以免损伤臂丛神经。健侧下肢屈,患侧下肢放平,两膝内侧垫一软垫,踝部垫一软垫圈。抽吸体位垫,使患者固定在手术体位。粘好电刀负极板,避免肢体与手术床及金属物体接触,以免术中灼伤患者。

3)仪器使用的配合:将 2 台监视器分别与摄像机连接。并连接监视器、摄像机、冷光源、电刀电源,打开开关试用。巡回护士应熟练掌握胸腔镜系统的性能和使用方法,以保证手术的顺利进行。

4)术中观察:术中加强巡视,严密观察患者的血压、心率、血氧饱和度的变化。在电视胸腔镜手术(video-assisted thoracoscopicsurgery,VATS)时,注意其并发症主要是出血和副损伤,所以巡回护士要特别加强术中对患者动态的观察,随时了解手术进展过程,密切注意患者血压及血氧饱和度的变化,及时发现异常情况报告麻醉师并积极配合抢救,熟练掌握手术室的各项抢救流程,备好各种抢救药品及物品,以保证抢救措施的及时有效。密切观察患者的卧位舒适与安全。

5)术毕及时将患者放置平卧位,保暖。检查皮肤的完整性。检查患者的各种引流装置是否通畅,有无打折、扭曲受压,防止各种管路滑脱。协助麻醉师吸痰保持患者呼吸道通畅。

(3)器械护士配合工作如下。

1)器械护士提前 15 min 洗手上台,协助医生消毒铺巾后,将光源头尾部分别与摄像导线、冷光源导线连接(巡回护士协助),调至所需状态。

2)器械护士在主刀医生进行胸腔探查过程中,除根据探查情况递电凝钩、吸引器或抓钳外,随时擦拭胸腔镜器械,及时涂抹防雾剂,保证图像清晰。观察术中有无出血,以迅速递给医生止血器械。临时不用的器械应单独稳妥地放在器械台内避免碰撞,随时注意冷光源导线防止受压、打折、弯曲。术后及时关闭光源,延长灯泡使用寿命。

(4)胸腔镜系统的管理:术毕及时关闭胸腔镜系统光源,拔除各种导线连接,将胸腔镜系统归回原位。由于胸腔镜器械比较精细,清洗消毒时动作要轻柔,先用清水清洗后放入多酶洗液中 5 min 后再用清水彻底冲洗,可拆卸的部分全部拆开,用毛刷刷净,管道用高压水枪冲洗,氧气吹干后放入专用器械柜中保存,胸腔镜器械使用前用低温灭菌。由专人负责保管胸腔镜器械,定时保养及维修。

3.术后护理

(1)一般护理:执行胸外科术后一般护理要点。病情稳定后给予半卧位。

(2)并发症的观察与护理如下。

1)重症肌无力危象:主要表现为呼吸困难、烦躁不安、发绀、气管内分泌物增多而无力排出致严重缺氧,严重者引起急性呼吸困难。发现患者发生重症肌无力危象时及时清理呼吸道,必要时行气管插管维持正常通气。监测生命体征,每隔 15 min 一次;麻醉未清醒前取平卧位,头偏向一侧,以防误吸而窒息,意识恢复、血压平稳后取半卧位。

2)注意有无呼吸窘迫现象。

(4)呼吸道护理工作如下。

1)观察呼吸频率、节律及双肺呼吸音,监测动脉血氧饱和度。

2)根据缺氧状态给予鼻导管或面罩吸氧。

3)协助翻身叩背,鼓励深呼吸咳嗽咳痰。

(5)饮食护理:胃肠蠕动恢复后,即可进食流质、半流质饮食;宜为高蛋白、高热量、丰富维生素、易消化食物。

(6)活动与锻炼:鼓励患者尽早活动,预防并发症。

1)鼓励患者早下床活动,预防肺不张。

2)指导卧床患者被动肢体按摩和主动背屈、肩关节运动,预防关节强直及失用性萎缩。

(7)引流管护理:有纵隔引流者连接胸腔引流瓶,按胸腔引流护理常规护理。妥善固定,保持引流管通畅,必要时可用负压吸引以利引流。观察引流液性状、颜色和量。若引流量≥200 ml/h,持续 2~3 h 呈鲜红色,立即报告医生,必要时开胸止血。

（8）术后健康指导：术后健康指导包括以下内容。

1）一般指导：执行胸外科术后常规健康指导要点

2）提倡科学的膳食结构。

3）禁食霉变的粮食。

4）不饮酒或少饮酒。

5）避免或减少职业性致癌因素。

（齐华英　常连霞　彭玉娜）

第八节　胸膜剥脱术患者围术期护理

【概述】

胸膜剥脱术是用于治疗胸膜疾病的手术方法。手术的目的是剥除胸膜壁层及脏层增厚的纤维层，以使肺扩张，消灭脓腔，使胸廓的呼吸运动得到改善。这样不仅能使肺功能得到最大的恢复，而且能保持胸廓的正常形态。

1. 适应证

（1）慢性脓胸，病程已经 3 个月左右，脓腔较大而肺膨胀受限；结核性脓胸，病期超过 1 年，胸膜增厚，肺膨胀受限；机化性血胸，病期 1 个月左右，肺膨胀受限。

（2）慢性脓胸肺内无病灶，无广泛的肺纤维性变，剥除脏层纤维板后，估计肺组织能扩张者。

（3）慢性脓胸无结核性支气管炎、支气管狭窄、支气管扩张和支气管胸膜瘘者。

（4）机化性和凝固性血胸。

（5）特发性胸膜纤维化。

2. 禁忌证

（1）有急性感染灶存在。

（2）患者身体虚弱，全身情况差，不能承受手术创伤者。

【围术期护理要点】

1. 术前护理

（1）一般护理：执行胸外科术前一般护理要点。

（2）心理护理：了解患者全身情况，估计患者对手术的耐受力，耐心向患者讲解手术的必要性及其意义，介绍手术程序，如何配合好手术、手术室环境，以解除患者恐惧、紧张、不安的心理，从心理上及精神上帮助患者做好迎接手术的思想准备，使其与医护人员密切配合。

（3）术前准备：由于胸膜增厚，使其呼吸困难，因此嘱患者忌烟，同时预防呼吸道感染。为了让患者适应术后变化，嘱患者术前 1 周练习平卧大小便、平卧咳嗽排痰；做腹式呼吸，以增加患者肺活量，增加对手术的耐受功能，有利于手术治疗。

（4）卫生护理：嘱患者术前 1 周坚持饭后刷牙，术前 3 d 盐水漱口，术前洗浴时预防感冒。

2.术中护理配合

（1）一般护理：执行胸外科术中一般护理要点。

（2）患者入室：做手术的患者思想负担重，巡回护士到病房接患者，用尊重患者人格的礼貌语言。根据患者的年龄、性别、职业分别称呼同志、老大爷、小朋友等亲切语言，会使带有恐惧、胆怯、沮丧不安情绪的患者振作起来。患者会感到温暖、满足，从而产生一种安全感和信赖感，使患者能够从容的进入手术室。

（3）巡回护士的配合工作如下。

1）麻醉配合：手术患者全部实施全身麻醉，患者进入手术室后，护士在操作时要争取患者的理解与合作，动作要轻柔，注意保护患者的隐私，尽量满足患者的需要，使患者情绪稳定。建立静脉通道，使用静脉留置针和一次性三通接头，便于麻醉医生术中加药。肺结核手术患者其麻醉均为全身麻醉，为防止因麻醉及术中失血、术中牵拉引起的低血压，麻醉前应建立深、浅静脉两条静脉通道，以维持有效的循环血量和麻醉状态。就我们经验而言，还应在术前做好第三条静脉通路的准备工作（包括部位、暴露），一旦需要抢救，可以及时开通，更有效地配合手术。然后配合麻醉医生行气管内插管，在全身麻醉成功后，麻醉师保护好各种管道，安放手术体位。术中提高警惕，备好抢救药物。

2）手术体位准备：根据不同的病变部位，采取相应的体位。取侧卧位，注意保护患者，用约束带把各部位固定妥善，注意用软垫保护，防止受压，可预防性的粘贴减压贴，并注意保暖。

3）防止灼伤：将一次性负极板紧贴腿部肌肉饱满处，保持局部干燥，如负极板潮湿，黏性不足，接触面小，则会造成烧伤，用布单保护好皮肤，避免接触金属物，防止电烧伤。

4）术中观察：手术中巡回护士始终陪伴手术患者，应用熟练的业务技术和知识配合手术，了解手术进程，并及时提供术中所用器械与物品。密切观察患者生命体征变化及尿量、出血量、血氧饱和度，静脉通路是否通畅等。结核患者往往具有体质差、心肺功能差的特点，所以控制输液速度尤为重要。患者手术体位是侧卧位，注意观察胸部硅胶软垫是否垫好，四肢关节是否衬垫好，是否处于功能位，避免神经受压。术毕待拔除气管插管，血压、心率和氧饱和度正常，恢复自主呼吸，意识清楚后送麻醉恢复室，做好患者生命体征和胸引流管、术中出血量等情况的交接班。

（4）器械护士的配合：器械护士提前 30 min 刷手上台，整理器械，切皮前与巡回护士共同认真清点缝针、纱布、器械等物品，配合消毒手术区皮肤，常规铺无菌巾，接通电刀、吸引器管，再次检查其性能。手术一般采用第 6 肋间切口，常规切开胸壁进胸，然后探查胸腔，多数患者一打开胸腔即有多少不等的脓液溢出，此时要递与医生注射器抽吸部分脓液做培养。有的由于病程较长一直保守治疗，病灶局限，局部内有大量像豆腐渣一样的干酪，立即递给弯盘，多者可达 500 ~ 600 g，然后根据纤维板形成的程度进行剥离。个别患者刚刚形成脓苔一样的物质附着在胸壁，故应用刮勺轻轻刮除。对纤维板较厚者，可用热盐水纱布填塞压迫止血。术中待剥离完毕彻底止血后，由麻醉师胀肺，检查有无漏气，如有漏气则予以缝合修补，确认无漏气后，用过氧化氢、温盐水冲洗胸腔。放置胸管，局限性脓胸用单套，全脓胸用双套一次性胸腔引流管，行胸腔闭式引流。清点物品无误后逐层关胸,观察胸腔引流管水封瓶水柱波动情况,确认肺膨胀及引流管通畅后,包扎切口。为能更好地配合手术,护士必须熟悉掌握手术步骤及各种器械性能和用途并随时观察手术进程,以便准确无误地配合手术。手术过程中要始终保持术野及器械台干燥、整洁、无菌,暂不用之器械用无菌巾覆盖,尽量减少无关人员走动,以免造成手术台污染。于手术开始前、缝合前、缝合后,手术结束后严格清点器械、敷料、缝针等物品,做好详细记录。对术中添加的物品,要记录清楚,确保手术患者的安全。

3. 术后护理

(1)一般护理:执行胸外科术后一般护理要点。

(2)做好专科评估:专科评估内容如下。

1)持续负压吸引:手术后广泛渗出和肺破口漏气,胸腔内积液和积气是影响肺复张的重要原因之一。肺不能尽快胀满胸腔,可造成手术失败。因此,除手术中仔细彻底止血,严密缝合肺破口,缝扎细支气管之外,术后胸腔放置粗引流管并持续负压吸引也是很重要的措施。负压吸引时间一般不超过 7 d。术后应通过胸透或摄床旁 X 射线胸片了解肺扩张的情况,等肺全部扩张后再停负压吸引。负压一般保持在 -1.96 kPa(-20 cmH$_2$O),要保证引流管中气体的吸出量大于肺表面空气漏出的总量,但空气漏出的总量应当小于患者自主呼吸的潮气量,如果大于患者自主呼吸的潮气量,应停止负压吸引,观察 12 h,若不见好转,说明可能有小支气管瘘存在,应考虑再次开胸手术缝闭瘘口,或用人工呼吸机间歇正压通气,维持患者的呼吸功能。

2)根据细菌培养和药敏试验的结果,选用敏感抗生素,结核性脓胸应给予抗结核治疗 3~6 个月。

3)鼓励患者早下床活动,用力咳嗽和深呼吸,特别是做以吸气为主的呼吸运动,促进肺膨胀,尽早填满胸腔。

4)当胸腔闭式引流瓶中停止漏气和渗液时,先拔去下面的引流管,上管夹闭 24 h 不漏气之后再拔上管。

(3)并发症的观察与护理如下。

1)出血:关胸前止血不彻底或患者血压偏低,关胸后血压升高;胸腔冲洗,将电凝止血时形成的焦痂冲洗脱落以及有凝血机制障碍者均可引起出血。如果手术后每小时胸腔引流出的血性液达 200 ml,应立即分析出血原因,采取止血措施,有凝血机制障碍者,应先静脉输入新鲜血、纤维蛋白原,给予 10% 葡萄糖酸钙、酚磺乙胺(止血敏)及氨甲苯酸(止血芳酸)等药物。怀疑关胸前止血不彻底,经非手术治疗无效,出血不止,摄胸片发现胸内有大凝血块或积血较多以及血压不稳者,在充分准备的情况下,可以再次开胸止血。

2)肺不张、支气管胸膜瘘:无支气管胸膜瘘的肺不张可通过雾化吸入、口服祛痰药物、鼻导管吸痰及纤维支气管镜吸痰而使肺复张。伴有支气管胸膜瘘的肺不张,临床上多表现为肺膨胀不全,仍有脓腔存在,碘油造影可明确诊断,治疗应先做引流,待病情稳定后再做支气管胸膜瘘修补,带蒂肌瓣、大网膜填塞和(或)胸廓成形术。

(4)健康指导

1)一般指导:执行胸外科术后常规健康指导要点。

2)鼓励患者经常做深呼吸、咳嗽及吹气球等运动,促使肺的膨胀。

3）如有任何不适,请尽快到门诊复查。

（齐华英　常连霞　彭玉娜）

参 考 文 献

[1]张清.内外科护理学[M].北京:清华大学出版社,2010.

[2]孟宝珍.临床护理管理指南[M].天津:天津科技翻译出版社,1996.

[3]徐乐天.协和胸外科学[M].2版.北京:科学出版社,2010.

[4]叶志霞,皮红英,周兰姝.外科护理[M].上海:复旦大学出版社,2016.

[5]褚秀美,祝凯,魏丽丽.胸外科临床护理手册[M].北京:人民卫生出版社,2015.

[6]曾俊,任辉.实用手术室护理学[M].北京:北京科学技术出版社,2007.

[7]吴在德,吴肇汉.外科学[M].北京:人民卫生出版社[M],2012.

[8]曹伟新,李乐之.外科护理学[M].4版.北京:人民卫生出版社,2006.

[9]蒋红,陈海燕.新编外科护理学[M].上海:复旦大学出版社,2011.

[10]熊云新.外科护理学[M].2版.北京:人民卫生出版社,2006.

第八章

神经外科手术患者围术期护理

第一节　神经外科手术特点与护理要点

【概述】

　　神经外科是以手术为主要方法治疗颅脑和椎管内的肿瘤及外伤、脑血管疾病、颅神经病变、脑脊液循环障碍、先天性颅内疾患、颅内感染、功能性颅脑疾患及脊柱骨性病变等疾病的临床学科。手术专科性强，种类繁多，对手术体位、手术仪器设备要求高，操作精细而复杂。术前准备和术后护理是手术治疗的重要环节，也是关系到手术成败的主要原因之一，应高度重视。术前准备目的是通过采取各种措施，使患者生理、心理状态接近正常，以便更好地耐受手术打击；术后护理目的是预防各种并发症的发生，促使患者早日康复。神经外科手术分为择期手术、限期手术、急诊手术。神经外科包括以下疾病。

　　1.中枢神经系统肿瘤　　包括胶质瘤、脑膜瘤、垂体腺瘤、颅咽管瘤、室管膜瘤、血管性肿瘤、先天性肿瘤、脊索瘤、转移瘤、颅骨骨瘤等。

　　2.神经系统创伤　　包括颅骨骨折、脑挫裂伤、外伤性颅内血肿、外伤性蛛网膜下腔出血、开放性颅脑创伤、外伤性脑脊液漏、脑神经损伤等。

　　3.中枢神经系统血管病　　包括颅内血管畸形、脑动静脉瘘、颅内动脉瘤、高血压脑出血、自发性脑室内出血、缺血性脑血管病、烟雾病等。

　　4.脊髓疾病　　包括椎管内肿瘤、颈椎病、腰椎关节病、脊髓损伤、脊髓血管畸形等。

　　5.先天性和后天性异常　　包括狭颅症、脑膜膨出、蛛网膜囊肿、寰枕畸形、小脑扁桃体下疝、脊髓空洞症、脊髓拴系综合征、先天性脑积水等。

6. 周围神经系统疾病　包括神经鞘瘤、神经纤维瘤、周围神经损伤、面肌痉挛等。

7. 中枢神经系统感染性疾病　包括脑脓肿、脑囊虫病、椎管内脓肿、颅内感染、骨髓炎等。

8. 功能神经外科疾病　包括癫痫、帕金森病等。

【物品准备】

1. 器械、敷料

（1）开颅包:开颅器械、开颅敷料包、开颅底单、手术衣。常用于幕上开颅术、幕下后颅窝开颅术、颅内动脉瘤夹闭术、颅神经微血管减压术、颅骨修补术、颞浅动脉-大脑中动脉吻合术等手术。

（2）经鼻包:经鼻器械、经鼻敷料包、手术衣。常用于经口鼻蝶或单鼻孔入路垂体瘤切除术、经口咽入路齿状突切除术、视神经减压术等手术。

（3）椎板包:开颅器械、椎板器械、椎板敷料包、手术衣。常用于脊柱各段椎管内外肿瘤切除术、脊柱各段髓内肿瘤切除术、颈椎及腰椎后路减压内固定术等手术。

（4）钻颅包:钻颅器械、钻颅敷料包、手术衣。常用于颅内血肿钻孔引流术、立体定向下血肿碎吸术、小骨窗开颅血肿清除术等手术。

（5）分流包:钻颅器械、分流器械、分流敷料包、手术衣。常用于脑室-腹腔分流术、空洞-腹腔分流术等手术。

（6）吻合包:开颅器械、血管吻合器械、吻合敷料包、手术衣。常用于颈内动脉-桡动脉-大脑中动脉吻合术等高流量吻合手术。

（7）颈前包:开颅器械、颈前器械、颈前敷料包、手术衣。常用于颈椎前路椎间盘切除植骨术等手术。

2. 常用耗材　11～20号刀片、脑外套针、3-0及0号可吸收线和丝线、纱布、各种大小的带线棉片、冲洗器、骨蜡、明胶海绵、皮肤缝合器、引流管、引流袋、伤口敷料贴等。

3. 其他　单双极电凝器、高速动力钻、负压吸引器等。

【手术体位】

根据病变所在位置,确定手术部位,选择合适手术体位。

1. 仰卧位　垂头仰卧位适用于经口鼻蝶或单鼻孔入路垂体瘤切除术、经口咽入路齿状突切除术、颈前路手术,患者仰卧位头后仰15°～25°,抬高肩部20°,双肩下垫一肩垫,颈下垫一圆枕,防止颈部悬空,保持体位舒适,头下枕头圈固定;侧头仰卧位适用于额、颞、顶部位、鞍区及颅前窝手术,患者仰卧位头转向健侧（侧偏程度视手术部位而定）,头下垫一头圈或头架固定,患侧肩下垫一软垫。

2. 侧卧位　适用于颞、顶、枕、后颅窝（包括小脑、第四脑室、天幕顶）、枕大孔区、斜坡部位的手术,患者侧卧90°,患侧向上,背侧近床缘,腋下垫一腋垫,头架固定头部。注意检查胸挡的位置,对女性患者勿压伤乳房;下侧下肢膝部、外踝部骨隆突处各垫一软垫,防止手术时间过长造成压伤。

3. 垂肩侧俯卧位　适用于桥小脑角区病变、四脑室病变等经枕下外侧入路的手术。患者取患侧向上的侧卧位,下侧上肢腋窝悬出手术床上缘,于手术床外置于手臂托板上,身体视手术切口位置呈不同程度前俯,使头部向下倾斜 10°～30°,向内旋转 20°～40°,并展平头颈部皮肤,头架固定。

4.俯卧位　适用于小脑病变、后颅窝病变及脊柱部位疾患的手术。其中后颅窝、颈段、上胸段手术使用头架固定,下胸段、腰段、骶段手术使用头垫。摆放体位时注意胸腹部放于俯卧位垫上呈悬空状,保持胸腹部呼吸运动不受限制;男性患者注意检查阴茎、阴囊,避免受压;女性患者注意乳房的保护;使用头垫时,注意防止眼球受压。

5.坐位　适用于幕下后颅窝开颅手术和高颈段脊髓手术,较少使用。

【麻醉方式】

根据手术种类和患者情况选择全身麻醉或心电监护下的局部麻醉。

【围术期护理要点】

1.术前一般护理要点

(1)术前评估:评估患者病情、配合情况、生活习惯(饮食、睡眠、排便等)、心理状态及自理能力。评估患者的生命体征、治疗用药情况、既往病史、异常化验指标及检查结果。专科评估包括与疾病相关的、需要动态观察护理的相关指标,具体内容根据疾病特点、观察要点在各节中详述。

(2)术前宣教:了解患者对疾病和手术的认知程度,解释手术的必要性、手术方式及注意事项,减轻患者的焦虑和恐惧心理。告知患者手术期间勿戴活动义齿、首饰等;告知围术期可能出现的情况及配合方法,介绍各种引流管的维护,与手术室护士配合做好术前访视,介绍手术室的环境及流程。

(3)术前常规准备:结合疾病完善术前各项检查,指导并协助患者做好个人卫生,手术前 24 h 根据医嘱配血,备用血量;做抗生素药物过敏试验;术前 8 h 禁食、禁水。手术区域的皮肤准备;配合医生做好手术部位标记;呼吸道、胃肠道准备等。术日晨头部备皮、佩戴腕带、测生命体征,如有异常或患者发生其他情况(如女患者月经来潮)及时与医生沟通;更换清洁手术衣服;遵医嘱给予术前用药;准备好病历、影像资料、术中用药等;与手术室人员进行患者、药物、各种片子等的核对及身份识别标识。

(4)术前护理指导:术前指导患者练习床上使用便器、肢体活动及体位训练。

(5)心理护理:根据患者的年龄、文化程度、心理状况等给予心理护理,以提高患者适应环境能力,消除紧张焦虑情绪。

(6)对患者的教育效果进行评价,做好交接班,保证护理的连续性。

2.术中一般护理要点

(1)术晨准备:术晨准备包括以下内容。

1)环境准备:调节手术间温度与湿度,略高于术中温度(23～25 ℃)与湿度(40%～60%);根据手术侧别,调整手术床位置;将手术需用的仪器设备准备至相应位置,并检查使其处于正常备用状态。

2)物品准备:依据手术需要和术者的操作习惯,准备手术需用的基本物品(敷料、器械、耗材物品)及特殊器械物品,检查有效期和灭菌效果是否符合要求。

(2)入室后麻醉前护理:入室后麻醉前护理包括以下内容。

1)一般护理:检查术中需用的物品和药品是否携带齐全;依据患者病历做好核对(患

者一般信息、手术部位和手术方式),了解患者的基本情况、既往史、过敏史、手术史及目前状态,正确评估手术存在的风险(如术中压疮的风险等),准确填写"患者术中压疮风险评估单"。

2)体位安置:将患者平稳安置于手术床上,注意保温及保护患者的隐私,适当约束,防止坠床。

3)心理护理:主动与患者交流,缓解其陌生感;言语安慰和适度抚触以减轻患者在等待麻醉期间的焦虑、紧张情绪,增强其战胜疾病的信心。

4)物品准备:根据患者手术体位和皮肤状况,备齐相应的体位架、体位垫及防压疮垫、减压贴等。

(3)手术配合:手术配合包括以下内容。

1)合理安置手术体位:由手术医生、麻醉医生和巡回护士共同协作完成。充分暴露手术野,体位固定牢固,展平患者身体下的巾单,对压疮的好发部位实施减压保护,同时捋顺各种管路,保证患者体位的舒适、安全。

2)认真执行手术安全核查制度:由手术医生、麻醉医生、巡回护士共同执行。核查内容包括患者信息、手术部位、手术方式、手术物品、器械等。核查时间分别在麻醉实施前、手术开始前、关闭体腔、切口前及手术后患者离室前,并准确及时记录。

3)术中护理配合原则如下。

A.一般原则:熟悉手术配合步骤,了解手术医生的操作习惯,主动、平稳、快速地传递术中所需的手术器械和物品,密切关注手术进展情况,及时提供手术需用的物品。

B.无菌原则与准确查对:严格执行无菌操作和无菌监督,尽力避免术中污染的发生;严格查对制度,加强术前、术后手术用物的清点。

C.患者的安全:术中严密观察患者的生命体征,注意保暖,保证静脉通路的通畅,便于及时给药或输血。对于特殊手术体位的患者,术中关注受压部位情况,必要时采取措施减轻局部压力。

D.棉片的处理:带线棉片要用生理盐水浸湿后方可用于手术野中,避免棉絮滞留术野,并注意清点准确。

E.双极镊的使用:术中使用双极镊电凝止血后,镊上的焦痂不能用刀刮除,需用湿纱布擦拭,以免损坏镊子表面的保护层,影响使用效果。

F.手术护理记录:及时、规范、准确记录各种手术护理文书。

3.术后一般护理要点

(1)术后一般评估:包括基础评估和专科评估。基础评估主要包括了解手术方式、麻醉方式及术中情况。评估患者意识状态、瞳孔大小、生命体征及肢体活动情况。观察切口敷料有无渗出、渗血,引流管的类型、是否通畅、固定是否有效,观察引流液的颜色、性质、量。术后清醒患者抬高床头15°~30°,利于颅内静脉回流。专科评估主要包括与疾病相关的神经系统临床症状与体征,定时观察并记录颅内压、脑室引流、切口引流、心电监护、呼吸机等的功能和数据,并做好记录,具体内容见第二节。

(2)做好急救准备:一般开颅术后可出现脑水肿、颅内压增高、出血、发热、癫痫等并发症,应密切观察病情变化,发现异常及时通知医生,并做相应的紧急处理。

(3)术后健康指导:根据评估结果采取相应的护理措施,指导并协助患者正确卧位,保持肢体功能位,做好术后功能锻炼、自我照护等。如翻身、适当抬高床头、保持切口局部清洁、病室定时开窗通风、床单位整洁、受压皮肤预防压疮护理措施、各种引流管特别是颅内压监测、脑室外引流管的固定与保护措施等。在饮食上应根据患者手术及具体病情、营养需求给予专业指导。

(4)心理护理:根据患者术后心理评估给予针对性的心理护理。

(5)出院指导:一般在出院前 1~2 d 为患者完成出院健康宣教,内容包括:出院后用药指导、康复指导、定期复查、营养与饮食、运动与静养、保持良好心态与睡眠,如有异常情况出现及时就医等。

(沈 钺 肖 华)

第二节　幕上开颅术患者围术期护理

【概述】

幕上开颅术应用于位于幕上的各种颅脑疾病和损伤的治疗。开颅术基本分为两大类,即骨窗开颅和骨瓣开颅。幕上开颅术绝大多数属于骨瓣开颅,即将骨瓣翻开入颅,但骨瓣与肌肉筋膜相连或游离,手术结束时骨瓣放回骨窗固定,术后不留有骨缺损。幕上肿瘤多见于成年人,好发于额叶和颞叶,顶叶次之,枕叶最少,以胶质瘤和脑膜瘤为多见。由于肿瘤侵犯不同部位的脑叶可引起不同的神经功能缺失,加之肿瘤占位、周围组织水肿、静脉回流障碍、脑脊液循环和吸收障碍等因素可导致颅内压增高,严重时引起颞叶钩回疝或扣带回疝。因此,幕上肿瘤一旦确诊,原则上应尽早手术。

1.适应证

(1)能手术切除的幕上各类肿瘤:额叶、前颅窝底部、蝶鞍结节区域、蝶骨小翼内侧部分、视神经和视交叉部、侧脑室前部、第三脑室肿瘤、颅咽管瘤、胼胝体肿瘤等。

(2)幕上各种需要手术治疗的颅脑损伤及其并发症和后遗症:如颅内血肿,开放性脑损伤,外伤性癫痫等。

(3)幕上血管性疾病:如前、后交通动脉瘤,脑动静脉畸形等。

(4)颅内某些局限性炎症性疾病:如大脑半球的脑脓肿、脑寄生虫病。

(5)某些先天性疾患:如先天性脑积水、脑脊液漏等。

(6)需手术治疗的癫痫等。

(7)某些颅神经疾患:如三叉神经痛等。

2.禁忌证

(1)患者全身情况不能耐受手术:如心、肝、肺、肾功能障碍,严重休克、水及电解质平衡紊乱、严重贫血或营养不良者应暂缓手术。

(2)有出血倾向、出血性疾病者。

(3)严重高血压:特别是脑型高血压和严重脑血管硬化者。

(4)全身或严重的局部感染急性期:如头部软组织或邻近组织感染者。

（5）脑功能衰竭：特别是脑干功能衰竭，病情危重救治无望者。

【围术期护理要点】

1. 术前护理

（1）一般护理：执行神经外科术前一般护理要点。

（2）做好专科评估：了解肿瘤部位、类型；评估是否有头痛、恶心、呕吐等颅内压增高症状、精神症状、癫痫发作、语言障碍、肢体运动或感觉障碍、共济失调及临床表现出的局灶症状。

（3）完善术前准备及专科检查：CT、MRI、脑脊液检查、脑室造影、肿瘤标志物检测。经口鼻蝶入路或单鼻孔蝶入路手术患者清洁鼻孔、剪鼻毛，前额手术患者需剃眉毛。

（4）颅内压增高症状的护理：注意头痛的性质、部位，保持环境安静、睡眠充足等有利于减轻头痛。呕吐时头偏向一侧，及时清除呕吐物防止误吸、窒息。视盘（视乳头）水肿可致视力下降，应注意加强安全防护。注意意识、瞳孔、生命体征及肢体活动情况，嘱患者勿剧烈咳嗽和用力排便，防止颅内压升高导致脑疝发生。

（5）癫痫发作史者护理：遵医嘱服用抗癫痫药物，床旁加床档，备开口器。癫痫发作时注意观察先兆症状、持续时间、性质、次数并做好记录，及时给予抗癫痫治疗。

（6）精神症状护理：应加强巡视。注意观察患者的异常行为，防止跌倒、坠床，必要时给予保护性约束。

（7）肢体偏瘫者护理：加强基础护理，同时进行功能锻炼。

（8）局灶症状的护理：如语言障碍者应采取有效的沟通方式如图片、汉字等，并积极进行语言训练。偏盲者注意加强安全防护，避免因视野缺损等造成意外伤害等。

2. 术中护理与配合

（1）一般护理：执行神经外科术中一般护理要点。

（2）物品准备：开颅包、头皮夹、显微器械、纤丝速即纱、颅骨固定系统、显微镜。

（3）麻醉选择：全身麻醉，气管插管。

（4）手术体位：根据手术需要及手术切口不同，采用不同的手术体位，侧头仰卧位、侧卧位或垂肩侧俯卧位，头架固定头部。由于手术时间较长，仰卧位患者膝下垫软枕，避免膝部长时间过度伸张，引起腘神经损伤。侧卧位或垂肩侧俯卧位患者，腋下、髋关节、膝部外侧及外踝部贴附减压贴，预防压疮发生。医生消毒前，患者双眼贴附眼贴，患侧耳道塞入小棉球，防止眼睛角膜、耳道内被消毒液灼伤。

（5）术中配合注意事项如下。

1）创面内湿润保护：开颅手术一般时间较长，创面及脑组织暴露时间久，易干燥，故皮瓣、骨瓣应以湿纱布包裹，骨窗缘、脑组织均用湿棉片覆盖，并不断以生理盐水湿润。

2）注意无菌操作：剪开硬脑膜前应洗手或更换手套，生理盐水冲洗手术野，无菌头垫加铺于术野周围。

3）小棉片的管理：根据术野和术中操作部位的深浅，准备大小规格不等的棉片，术中用于深部位止血的细小棉片仔细保管，集中放置，做到心中有数，便于及时清点，计数准确。

4）生理盐水合理使用：术中冲洗颅腔内的生理盐水与冲洗吸引器头的生理盐水分开放置，不得混用，并准确计量。

5)显微器械的保管：显微器械与其他器械分开放置，轻拿轻放，保护其尖端不受损坏。

6)显微镜下配合要求：术者进行显微镜下操作时，传递器械动作轻、稳，避免触碰术者手臂，影响手术操作。

7)标本的送检：术中留取的标本置于盛有生理盐水的标本碗内，妥善保管，术后及时送检。如需送冰冻病理时，将标本单独放置于标本袋内，不加入任何液体，马上送检，等待回报结果及时报告术者。

（6）特殊仪器使用及维护要点如下。

1)头架：用于固定患者头部，增加头位稳定性，方便手术操作和提高手术精准度。使用前检查各关节活动度是否正常；术者放置头钉时注意无菌操作，避免污染头钉尖部；头钉嵌入患者头皮内，将头部调整至最佳位置后，固定各关节旋钮，并仔细检查旋钮是否锁紧，防止术中松脱。

2)高速动力钻：分为气动钻和电动钻。使用前正确安装各部位，旋紧各关节，调试后备用；手术台上线缆部分盘好放置，勿打折，并与其他锐利器械分开，避免损坏；钻孔时，边钻边用注射器滴注生理盐水淋湿钻头，达到降温的目的；更换钻头时关闭电源或将脚踏板移开，以免误踩，造成伤害。

3)神经导航仪：是立体定向技术、现代影像诊断技术、人工智能技术和电子计算机结合的产物。目前应用于几乎所有神经外科领域，使手术入路更加精确，开颅骨窗更小，手术创伤也降低。术中安装参考架时，注意无菌操作，并固定牢靠；参考球旋紧固定于参考架上；导航棒单独放置，避免磕碰。术后所有导航物品单独处理，轻拿轻放，保证安全。

3. 术后护理

（1）一般护理：执行神经外科术后一般护理要点。

（2）做好专科评估：了解患者手术方式、术中情况（手术体位、时间）及出血量，是否带有气管插管、引流管等。评估患者意识、瞳孔、生命体征、受压部位皮肤情况等。

（3）卧位：术后全身麻醉患者在麻醉未清醒之前取平卧位，头转向健侧。患者清醒后取侧卧位，床头抬高15°～30°，防止误吸以利颅内静脉回流，减少脑水肿。

（4）保持呼吸道通畅：给予氧气吸入。为防止坠积性肺炎和压疮，应定时翻身叩背，及时清洁口腔分泌物和吸出痰液。

（5）严格记录出入量：根据病情控制输液量，以免加重脑水肿。

（6）切口引流或脑室外引流的护理：保持引流管密闭性，并做好引流管固定，防止脱落、打折及受压。注意观察引流液颜色、性质及量并做好记录。

（7）饮食护理：根据病情逐渐好转给予调整饮食，需要时给予留置胃管，鼻饲饮食。注意增加富含纤维素饮食摄入，保持大便通畅，必要时遵医嘱给予通便药物。

（8）术后并发症的观察与护理

1)出血：颅内出血是最严重的并发症。应密切观察患者的意识、瞳孔及生命体征的变化，有颅内出血迹象应及时处理。

2)癫痫：癫痫多发生于脑水肿高峰期即术后2～4 d。术后应严密观察有无癫痫发作，做好防范及抢救措施。护理同术前。

3)神经功能缺失：肿瘤压迫或手术中牵拉可引起肢体活动障碍等神经功能缺失，遵医嘱使用促进神经功能恢复的药物,并进行辅助治疗如理疗等。

4)尿崩症:术后尿量>300 ml/h持续2 h,或24 h尿量>5 000 ml,尿比重常在1.005以下。术后应留置尿管,严密观察尿量、尿色,测量尿比重,准确记录每小时和24 h尿量。

5)放射治疗的护理:放射治疗引起颅内压增高是因为治疗对周围正常脑组织损害而产生脑水肿,比肿瘤切除后颅内压增高发生时间晚,遵医嘱使用脱水药。同时放射线对组织损伤可导致切口周围皮肤血运变差易感染,应加强皮肤护理。

6)化学药物治疗的护理:化学药物治疗期间应加强营养支持,根据患者的口味给予清淡易消化饮食,口腔大面积溃疡不能进食者,应给予胃肠外营养。恶心、呕吐是化学药物治疗最常见的早期毒性反应,在化学药物治疗前给予止吐剂可预防恶心、呕吐的发生,对于严重呕吐患者应记录出入量,监测血电解质,维持水、电解质平衡。在化学药物治疗期间注意观察患者有无感染、出血、贫血的征象,遵医嘱定期查血常规,出现重度白细胞减少者,实行保护性隔离。静脉化学药物治疗期间合理选择给药途径与方法,避免化学药物治疗药物外渗引起严重静脉炎。

(9)术后健康指导:术后健康指导包括以下内容。

1)一般指导:执行神经外科术后常规健康指导要点。

2)对症护理:额叶肿瘤的患者注意精神情绪的改变,告知家属注意患者是否有异常行为,加强看护,防止意外发生。顶叶肿瘤有对侧肢体深浅感觉障碍,语言障碍等,在生活上应多给予照顾,严禁肢体局部冷、热敷,加强肢体功能锻炼。指导患者术后避免剧烈咳嗽、用力擤鼻,防止脑脊液漏。有面瘫的患者尽量用健侧刷牙、咀嚼食物防止呛咳及口腔疾患。指导服用抗癫痫药物的患者,应严格按时服药,切忌自行停药,定期门诊复查。

3)活动与休息:休息1~3个月后可恢复一般体力活动,避免过度劳累。

(沈 钺 肖 华)

第三节　幕下后颅窝开颅术患者围术期护理

【概述】

幕下后颅窝开颅术应用于位于小脑幕下的各种颅脑疾病和损伤的治疗。用于切除小脑半球肿瘤,第四脑室肿瘤,脑干背侧和侧方肿瘤,桥小脑角肿瘤,颅-颈交界处肿瘤以及斜坡肿瘤等。此开颅术多数属于骨窗开颅,即咬除部分颅骨入颅,术后留有骨缺损。幕下后颅窝其容积较小,但包含着脑干等重要结构,故手术难度和危险性较大,术后并发症多,应加强术后相关护理。

1. 适应证

(1)能手术切除的后颅窝肿瘤:如小脑、小脑-脑桥角、第四脑室和枕大孔区等处肿瘤。

(2)需手术治疗的后颅窝外伤性或自发性血肿。

(3)需手术的后颅窝血管性疾病如动脉瘤、动-静脉畸形等。

（4）后颅窝的炎症或寄生虫性占位性病变,如小脑脓肿、第四脑室内囊虫等。

（5）某些先天性疾病,如颅颈交界畸形。

（6）某些梗阻性脑积水,如导水管阻塞,正中孔粘连等。

（7）某些止痛性手术,如三叉神经感觉根切断、神经血管减压等。

2. 禁忌证　　同"幕上开颅术"。

【围术期护理要点】

1. 术前护理

（1）一般护理:执行神经外科术前一般护理要点。

（2）做好专科评估:了解肿瘤部位、类型。评估患者是否有头痛、恶心、呕吐等颅内压增高症状,是否有走路不稳、共济障碍、肌张力减退、耳鸣或发作性眩晕、听力进行性减退,有无后组颅神经麻痹,如进食呛咳、声音嘶哑及对侧肢体瘫痪,有无面部麻木、三叉神经痛等。

（3）完善术前准备及专科检查:头颅 X 射线平片、CT、MRI、脑血管造影、听力测定等。因手术入路为枕下开颅,皮肤准备必须包括全头部、颈项部和双肩部。

（4）有颅内压增高症状者,护理同"幕上开颅术"。

（5）不能进食或因后组颅神经麻痹有呛咳者,予以鼻饲流质、静脉输液治疗,纠正水、电解质紊乱,改善全身营养状况。

2. 术中护理与配合

（1）一般护理:执行神经外科术中一般护理要点。

（2）物品准备:开颅包、后颅窝器械（牵开器、咬骨钳）、头皮夹、显微器械、纤丝速即纱、显微镜。

（3）麻醉选择:全身麻醉,气管插管。

（4）手术体位:根据手术需要及手术切口不同,手术体位多为侧卧位或俯卧位,头架固定头部。麻醉后搬动患者摆放体位时,保持头、脊柱在同一轴线,且固定牢靠,保持功能位;在局部受压集中部位贴附减压贴加以保护,预防术中压疮发生。医生消毒前,患者双眼贴附眼贴,患侧耳道塞入小棉球,防止眼睛角膜、耳道内被消毒液灼伤。

（5）术中配合注意事项:同"幕上开颅术"。

（6）特殊仪器使用及维护要点:同"幕上开颅术"。

3. 术后护理

（1）一般护理:执行神经外科术后一般护理要点。

（2）做好专科评估:了解患者手术方式、术中情况（手术体位、时间）及出血量,是否带有插管、引流管等情况。评估患者意识、瞳孔、生命体征、受压部位皮肤情况等。了解有无后组颅神经损伤,咳嗽、吞咽反射是否存在等。

（3）卧位:术后麻醉未清醒之前取平卧位,头转向健侧。患者清醒后取侧卧位防止误吸,保持呼吸道通畅,给予氧气吸入。清醒后血压平稳者床头抬高 15°～30°,以利颅内静脉回流,减少脑水肿。

（4）补充血容量:开颅术中出血较多者,术后应注意补充血容量,维持正常血压。但输血、补液不宜过多过快,根据病情控制输液量,严格记录出入量,以免加重脑水肿。

（5）观察脑干或后组颅神经损伤症状:患者术后必须在完全清醒后,根据需求试行少量饮水,如无呛咳和吞咽困难,可进流质饮食,逐渐改为半流质或调整饮食。进食时应抬

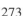

高床头,病情允许可半坐位并缓慢进食,防止呛咳或误吸。如意识障碍或吞咽功能未恢复进食困难者,可留置胃管鼻饲营养,并给予鼻饲护理常规。必要时遵医嘱给予肠外静脉补充营养和水分。

(6)颅后窝病变合并阻塞性脑积水者护理:术后常需留置脑室引流管持续引流,以降低颅压。应注意保持引流管通畅。引流管一般保持3~5 d,保持引流管密闭性,并做好引流管固定,防止脱落、打折及受压。注意观察引流液颜色、性质及量并做好记录。颅压基本正常,患者情况良好即可拔除。

(7)较大肿瘤患者护理:肿瘤较大时易使脑干移位明显,切除病变后,应保持向健侧侧卧,搬运患者时防止头颈扭曲,以免脑干摆动过大,造成不良后果。注意切口辅料有无渗血、渗液,保持敷料干燥清洁。

(8)术后并发症的观察与护理如下。

1)出血:颅内出血是最严重的并发症。应密切观察患者的意识、瞳孔及生命体征的变化,如长时间不清醒或者清醒后又逐渐恶化,常提示有颅内出血迹象应及时处理。必要时行CT检查,证实有出血立即行手术清除血肿,彻底止血。

2)脑水肿:患者意识障碍逐渐加重,眼睑及切口肿胀,脑水肿严重者,应加强脱水治疗,注意观察用药后的病情变化及电解质情况,严格记录出入量。

3)前颅窝底肿瘤注意观察是否出现嗅觉障碍,脑脊液鼻漏。如有及时报告医生进行处理。并告之患者不要剧烈咳嗽、用力擤鼻,同时抬高床头15°~30°,避免逆行感染。

4)小脑脑桥角及颈静脉孔区肿瘤如出现眼睑闭合不全,应用凡士林纱布遮盖保护眼角膜,定时点眼药水或涂眼膏,必要时做眼睑缝合。吞咽困难、呛咳者给予鼻饲防止吸入性肺炎。

5)斜坡和枕大孔区肿瘤术后注意呼吸频率和节律的变化,观察是否出现呼吸功能障碍。发现有呼吸困难及时采取相应治疗措施。

6)神经功能缺失:肿瘤压迫或手术中牵拉可引起肢体活动障碍等神经功能缺失,遵医嘱使用促进神经功能恢复的药物,并进行辅助治疗如理疗等。

(9)术后健康指导如下。

1)一般指导:执行神经外科术后常规健康指导要点。

2)用药指导:告知患者遵医嘱按时、按量服药,特别是抗癫痫药物不可突然停药、改药及增减药量,以免病情加重。定期门诊复查,复查时应携带相关住院、手术前后影像学资料等。

3)康复指导:根据病情给予针对性的指导,如有面瘫、声音嘶哑应告知患者健侧饮食,注意避免呛咳。眼睑闭合不全者,应注意保护,必要时覆盖眼罩,夜间睡眠时可涂以眼药膏,预防眼睛干燥。步态不稳者应进行平衡功能训练,走路时需有人陪同。对肢体活动障碍者,应向患者说明病情或肢体功能的恢复需要一定的时间,指导家属帮助患者早期做肢体主动或被动运动和肌肉按摩,并应有计划的逐步加强肢体功能锻炼,保持良好的生活起居规律。

（沈　钺　肖　华）

第四节　动脉瘤夹闭术患者围术期护理

【概述】

动脉瘤的治疗方法很多,包括:①动脉瘤颈夹闭或结扎术;②载瘤动脉夹闭及动脉瘤孤立术;③动脉瘤包裹术;④开颅动脉瘤栓塞术;⑤经血管内栓塞动脉瘤术。但到目前为止,利用显微神经外科技术开颅夹闭动脉瘤颈仍是首选治疗方法。手术目的在于阻断动脉瘤的血液供应,避免发生再出血;保持载瘤及供血动脉继续通畅,维持脑组织正常血运;夹闭瘤颈后,术中即可检查手术效果。

1. 适应证　前交通动脉瘤、后交通动脉瘤、大脑中动脉瘤、颈内动脉分叉部动脉瘤等均适宜。手术时机:根据 Hunt 和 Hess 分级法选择手术时机。

(1)病情属于Ⅰ～Ⅱ级的患者应尽早进行血管造影和手术治疗。

(2)动脉瘤破裂后病情较重,属于Ⅲ～Ⅳ级者,待病情稳定后有改善时进行手术。

(3)动脉瘤破裂后发生威胁生命的颅内血肿者,应立即进行手术。

2. 禁忌证

(1)动脉瘤破裂后病情危重,出于濒死状态者。

(2)动脉瘤破裂后并发严重脑血管痉挛和脑水肿者,手术延期进行。

(3)患者有严重全身性疾患,如心、肺、肾部疾病,糖尿病等,不能耐受开颅手术者。

【围术期护理要点】

1. 术前护理

(1)一般护理:执行神经外科术前一般护理要点。

(2)做好专科护理评估:了解患者意识状态、肌力、病史、头痛的部位和性质、用药史、心理状态等。

(3)病情观察及护理如下。

1)绝对卧床休息:适当抬高头部,保证患者充分的休息和睡眠。

2)保持病室安静:减少探视,尽量减少不良的声光刺激。

3)观察记录患者血压情况:遵医嘱使用降压药物并观察用药反应,如有头晕、意识障碍等缺血症状及时通知医生。

4)生命体征观察:注意患者意识、瞳孔、生命体征、尿量和肢体活动情况。应警惕再出血的可能,若患者出现剧烈头痛、呕吐、意识障碍加深,肢体活动障碍,脑膜刺激征加重及双侧瞳孔不等大等圆等症状及时通知医生。

5)避免诱发颅压增高的因素:如剧烈咳嗽、用力大便,排便困难者遵医嘱用缓泻剂助便。术前谨慎行留置尿管操作。

6)药物指导:遵医嘱使用抗脑血管痉挛药物和抗癫痫药物,并观察用药后的反应。

(4)饮食护理:根据情况给予患者高蛋白、高维生素、高纤维素、低脂肪、清淡易消化食物。不能经口进食者遵医嘱行鼻饲或静脉营养支持治疗。如合并糖尿病、高血压、心功能不全等,给予相应饮食指导。

（5）完善术前专科检查:CT血管造影(CT angiography, CTA)、MRI、脑血管造影等,出凝血时间、抗血小板聚集试验检查等,老年或有心肺功能不全患者还应进一步完善心肺功能检查等。

2.术中护理与配合

（1）一般护理:执行神经外科术中一般护理要点。

（2）物品准备:开颅包,各种不同形状、角度、大小的动脉瘤夹,动脉瘤夹持器、显微器械、纤丝速即纱、尼莫同、显微镜。

（3）麻醉选择:全身麻醉,气管插管。

（4）手术体位:采取侧头仰卧位,头转向健侧30°～45°,头架固定,患侧肩下垫一软垫。安放头位时须避免扭曲、压迫、牵拉气管、颈静脉。

（5）术中配合注意事项如下。

1）同"幕上开颅术"第1～6项。

2）选择动脉瘤夹:动脉瘤夹应光滑有弹性、无裂纹、有槽、强度可靠,既能造成内膜一定的创伤使之粘连紧密,又不会夹断或划破管壁;既能开闭自如,又能长久固定在夹闭位置上,不因动脉波动而移位、脱落或断裂。

3）动脉瘤夹持器的要求:动脉瘤夹持器要细巧,有各种角度,易于开合。

4）病情观察:术中密切观察患者生命体征的变化,特别是出血量的多少,及时备血满足手术需用。手术患者病情重,术中易出现大出血,准备双套吸引系统,必要时备自体血液回收设备。

5）关注动脉临时夹闭时间:使用临时阻断夹夹闭载瘤动脉时,应立即记录夹闭时间,并注意及时提醒术者阻断时长,以免阻断时间过长造成脑供血不足。

6）动脉瘤夹符合植入物管理:动脉瘤夹属于内植入物,应严格管理,并将动脉瘤夹条码标识粘贴于手术安全核查单上。

3.术后护理

（1）一般护理:执行神经外科术后一般护理要点。

（2）做好专科评估:了解麻醉和手术方式、术中情况、切口和引流情况,评估患者头部敷料有无渗血、头面部水肿情况,引流管固定是否适宜,头痛的部位及程度,观察有无癫痫发生等。

（3）体位的护理:全身麻醉术后未清楚者给予去枕平卧位,头偏向一侧,以免误吸。术后清醒患者抬高床头15°～30°,以促进颅内静脉回流、减轻脑水肿。

（4）病情观察及护理:严密监测生命体征,尤其血压变化。遵医嘱将血压维持在正常水平,同时根据用药效果及时调整给药浓度或速度。术后动态观察患者意识、瞳孔及肢体活动。注意有无头痛、呕吐、血压升高等颅内压增高症状。评估患者疼痛部位、程度和持续时间,鉴别疼痛原因。遵医嘱给予药物止疼或降颅压治疗。

（5）切口及引流管护理如下。

1）切口的观察:切口有无渗血渗液,出现渗血渗液及时通知医生处理。

2）保持引流管通畅:①引流系统接头应连接牢固,外用纱布包裹,妥善固定,勿折叠、扭曲、压迫管道。并根据引流管的种类和安置目的调整放置的高度;躁动患者给予保护性约束。②严密观察引流颜色、性质、量;正常情况下术后 1~2 d 为淡血性液体,颜色逐渐变淡,若引流出大量新鲜血液或颜色逐渐加深常提示有出血可能,应通知医生积极处理;引流量过少应考虑引流管堵塞的可能,采用自近端向远端轻轻挤压、旋转引流管方向、适当降低引流管高度等方法进行处理,若仍不通畅,应严密观察患者意识瞳孔情况,警惕颅内再出血的发生。③拔管,根据引流量的颜色、性质、量,颅内压、引流目的等考虑拔管时间。

(6)饮食护理:术后患者拔除气管插管后 6 h 进流质饮食,第 2 天可进半流质饮食,以后逐渐过渡到普食;昏迷患者则于第 2 天保留胃管鼻饲流质饮食。饮食以高蛋白、高维生素、低糖、清淡易消化食物为宜。

(7)用药护理内容如下。

1)钙离子拮抗剂:为了防止出血后的继发性脑血管痉挛引起的缺血性神经损伤,蛛网膜下腔出血后多数早期应用钙离子拮抗剂,如尼莫地平。该药能优先作用于脑部小血管,改善脑供血,但在治疗过程中可出现头晕、头痛、胃肠不适、皮肤发红、多汗、心动过缓等,少数患者可出现失眠、不安、激动、易激惹等中枢神经系统过敏反应,应注意密切观察,并告知患者停药后症状很快消失。静脉给药时,应现用现配,并使用输液泵或注射泵控制输液速度。注意避光。询问患者有无乙醇过敏史。持续监测血压和心率,防止发生低血压。选择大静脉最好为中心静脉输注,减轻药液对血管的刺激。

2)脱水剂:常用药物有 20% 甘露醇、呋塞米、甘油果糖。使用 20% 甘露醇静脉滴注时,速度宜快,最好选择中心静脉输注以免液体外漏,造成组织坏死。用药期间,严密观察尿量、皮肤和黏膜改变,定期检测电解质变化。

(8)术后并发症的观察与护理如下。

1)颅内再出血:表现为患者意识加深、双瞳孔不等大、引流液颜色逐渐加深、切口敷料有新鲜血液渗出、神经功能废损加重。处理为保守治疗,使用脱水剂、止血剂。保守治疗无效者及时再次手术。

2)脑血管痉挛:表现为患者头痛、头晕,意识障碍加重,神经功能废损加重。处理为使用钙离子拮抗剂。观察患者头痛、头晕是否好转,并观察用药后效果。

3)颅内感染:表现为术后 3 d 体温持续性高热,腰椎穿刺脑脊液白细胞升高,脑膜刺激征阳性。处理为进行药敏试验,调整抗生素应用,给予物理降温,持续引流脑脊液,观察其颜色、性状及引流量。

(9)术后健康指导包括以下内容。

1)一般指导:执行神经外科术后常规健康指导要点。

2)康复指导:①早期进行康复训练,无功能障碍或只有轻度功能障碍患者,尽量从事一些力所能及工作,避免强化患者角色。如有肢体瘫痪,应加强主动与被动锻炼,配合针灸、按摩等物理疗法,促进神经功能恢复。②戒烟酒,忌暴饮暴食,宜清淡、少盐饮食,多食水果、蔬菜,保持大便通畅。③坚持服用治疗高血压的药物以及遵医嘱服用改善脑循环及代谢药物。不可擅自变动服药剂量及次数,需根据医嘱逐步调整。

(沈　钺　肖　华)

第五节　脊髓手术患者围术期护理

【概述】

脊髓手术是用于进行椎管内病变的手术治疗,也用于解除椎管的压迫物,使受压的脊髓或神经根恢复其功能,消除症状。凡有脊髓压迫症状经确诊者都适于此手术治疗。

1.适应证

(1)椎管内的肿瘤和其他占位性病变。

(2)脊柱脱位、骨折或其他损伤所引起的脊髓或马尾神经受压。

(3)椎管的感染性病灶,如硬脊膜下积液、炎性肉芽肿。

(4)椎管内寄生虫病。

(5)椎管内异物。

2.禁忌证

(1)年迈体弱、严重冠心病、糖尿病,不能耐受手术者。

(2)身体一般情况不良,有恶病质、严重泌尿系统感染或肝肾功能低下、凝血障碍者。

(3)全身或手术部位皮肤有感染者。

(4)肿瘤晚期,已完全瘫痪,肿瘤无法切除者。

【围术期护理要点】

1.术前护理

(1)一般护理:执行神经外科术前一般护理要点。

(2)做好专科评估:了解患者有无疼痛,密切观察生命体征、肢体运动、感觉平面,痛、温、触觉及大小便排泄情况。床旁备好吸引器设施。

(3)病情危急时,需采取积极的措施:高颈段脊髓损伤或病变会导致患者的呼吸变浅,呼吸困难,应配合医生立即气管切开或气管内插管。插管时注意头部制动,宜采用鼻咽插管,借助纤维喉镜插管。

(4)完善术前专科检查:脊柱 X 射线平片、脊髓 CT 或 MRI、脊髓造影等。老年患者还应进一步完善心肺功能、肝肾功能、血糖等检查。

(5)术前护理指导:指导患者有效咳嗽,预防术后坠积性肺炎的发生。让患者卧硬板床,锻炼患者在床上应用大、小便器,以适应术后卧床期间排便方式的改变。告知患者轴线翻身的配合,保持头、颈、躯干在同一水平面,以减少对手术部位的损伤。

(6)皮肤护理:患者肢体活动障碍时加强翻身,骨隆突处垫软枕,预防压疮;患者出现感觉异常时,严格掌握热水泡脚的水温及热水袋、冰袋的使用指征,防止烫伤、冻伤。

(7)疼痛护理:教会患者用自我放松法和注意力转移法等,以缓解疼痛,必要时遵医嘱给予镇痛剂。

(8)心理护理:与患者沟通,了解其心理需求,耐心解释疑问并讲解疾病知识,提供本病成功病例的相关信息,减轻患者紧张、恐惧心理,增强手术治疗疾病的信心。

2.术中护理与配合

(1)一般护理:执行神经外科术中一般护理要点。

(2)物品准备:椎板包、各型号椎板咬骨钳、椎板牵开器、显微器械、纤丝速即纱、显微镜。

(3)麻醉选择:全身麻醉,气管插管。

(4)手术体位:多数患者采取俯卧位,其中颈段、上胸段手术使用头架固定,下胸段、腰段、骶段手术使用头垫。摆放体位时注意胸腹部放于俯卧位垫上呈悬空状,保持胸腹部呼吸运动不受限制;男性患者注意检查阴茎、阴囊,避免受压;女性患者注意乳房的保护;使用头垫时,注意防止眼球受压。少数老年患者及心、肺功能较差患者采取侧卧位。搬动患者时,保持头、脊柱在同一轴线,且固定牢靠,保证功能位,保护各种管路,避免脱落或打折。同时注意保护重点受压部位,防止神经及骨突出处受压。

(5)术中配合注意事项如下。

1)注意无菌操作:剪开硬脊膜前洗手或更换手套,生理盐水冲洗手术野。

2)小棉片的管理:根据术野和术中操作部位的深浅,准备大小规格不等的棉片,术中用于深部位止血的细小棉片仔细保管,集中放置,做到心中有数,便于及时清点,计数准确。

3)显微器械的保管:显微器械与其他器械分开放置,轻拿轻放,保护其尖端不受损坏。

4)显微钻规范使用:应用显微钻时应正确安装,导线勿打折,以免损坏而影响使用。应用时应注意点滴无菌生理盐水,以减少摩擦散热。

5)维护咬骨钳性能:术中及时清除咬骨钳上的骨屑,保持器械清洁且性能良好。

6)显微镜下配合要求:术者进行显微镜下操作时,传递器械动作轻、稳,避免触碰术者手臂,影响手术操作。

(6)特殊仪器使用及维护要点:C型臂X射线机用于手术定位,使用前加套无菌罩,切口部位加盖无菌巾单;使用时全体手术人员注意射线防护;使用后及时关闭,避免误踩脚踏开关,造成射线外泄。

3.术后护理

(1)一般护理:执行神经外科术后一般护理要点。

(2)做好专科评估:了解手术方式、部位、切口及引流等情况,给予适当的卧位。颈椎手术观察呼吸情况,是否胸闷气短,呼吸困难。麻醉清醒后评估患者肢体感觉、运动、肌力,并与术前对比以便观察病情变化。胸椎手术观察下肢活动情况,出现腹胀或排泄困难可置肛管排气。腰骶部手术观察下肢肌力活动度及肛周皮肤感觉,及时了解感觉平面是否有变化,如四肢活动度有减退,应及时通知医生。

(3)卧位:卧硬垫床,以保持脊柱功能位,术后6h内去枕平卧位,脊髓手术取侧卧位,搬动患者时要保持脊柱水平位,尤其是高颈段手术应颈部制动、颈托固定,应注意颈部不能过伸过屈,以免加重脊髓损伤。每1~2h翻身1次,翻身时注意保持头部与身体的水平位,护士以稳妥轻柔的动作按照术前的训练方法,协助患者翻身,并要注意头、颈、躯干及下肢应保持在同一轴线,避免强拖硬拉。

(4)切口及引流的观察及护理:观察切口有无渗血、渗液,保持切口敷料清洁干燥。

观察切口引流液的颜色、性质和量,准确进行记录。定时挤捏管道,使之保持通畅,勿打折、扭曲、压迫引流管。引流管的位置根据引流量可适当进行调整并固定稳妥。行翻身等护理操作时动作轻柔,避免因牵拉导致脱出。搬动患者时,应先夹住引流管。根据病情严格控制引流管的高度和引流速度,保持引流管连接部位的洁净,以防感染。

(5)术后留置尿管的护理:每日尿道口消毒,清洁外阴,保持尿管的通畅;观察尿液的颜色、性质、量;脊髓手术后出现不同程度的排尿困难,应定时夹闭开放尿管,锻炼膀胱括约肌功能,保持膀胱节律性充盈和排空,防止膀胱痉挛和缩小。鼓励患者多饮水,稀释尿液,预防泌尿系统感染。待膀胱功能恢复,应尽早拔除尿管。

(6)疼痛护理:观察并评估患者疼痛程度。倾听其主诉,为患者提供安静舒适的环境。必要时使用药物辅助止痛。同时可适当变换体位,让患者舒适以便缓解疼痛。注意预防感冒及便秘,以免腹压增大,加重疼痛。

(7)饮食护理:清醒患者术后6 h可进流质饮食,逐渐过渡到普食。进食高蛋白、高营养、易消化食物,增强机体抵抗力。多吃新鲜蔬菜、水果,多饮水,保持大便通畅。做到饮食四要:要饮食规律、要少食多餐、要营养丰富、要容易消化。四忌:忌刺激性食物、忌坚硬食物、忌易胀气食物、忌烟酒。

(8)术后并发症的观察与护理如下。

1)中枢性高热:常由于上颈脊髓损害引起高热,多在术后48 h出现。一般物理降温效果不佳时可考虑冰毯物理降温或亚低温治疗。

2)呼吸系统功能障碍:是高颈位椎管内肿瘤术后严重的并发症,主要是颈髓受压引起的肋间肌、膈肌麻痹,导致呼吸幅度减弱,继发缺氧及呼吸道分泌物无力咳出;也可因患者切口疼痛不敢咳嗽和深呼吸以致排痰不畅或无力咳嗽引起。因此痰液不易排出者,可行雾化吸入,以促进痰液排出;对严重呼吸困难者,可行气管切开术或给予呼吸机辅助呼吸。急性颈髓损伤患者可发生呼吸衰竭,呼吸频率大于30 次/min,呼吸表浅,呈叹气或双吸气样呼吸,必要时使用呼吸机辅助呼吸。并注重预防呼吸系统感染,保持室内空气清新,定时开窗通风,合理应用抗生素,患者能配合的鼓励咳嗽咳痰,协助按时翻身、叩背,以利于痰液排出。

3)椎管内血肿:若患者出现四肢疼痛进行性加重,感觉障碍平面上升,双下肢肌力下降,应考虑椎管内血肿形成压迫脊髓,及时报告医生进行处理。

4)腹胀:为椎管肿瘤术后常见的并发症。指导患者进食含蛋白质和维生素较多的食物,少进或不进甜食,可食用一些助消化的山楂片。腹胀时可行胃肠减压、肛管排气。如果是便秘引起的腹胀,可按摩腹部,必要时用缓泻剂。

5)深静脉血栓形成:在急性脊髓损伤中发生率较高,预防最为关键。卧床期间指导患者进行踝、膝、髋关节的主动运动,鼓励床上活动,加强下肢被动或主动活动。若已发生深静脉血栓,表现下肢肿胀,应卧床休息2 周,抬高患肢,制动,以防栓子脱落。如无相关禁忌证,口服抗凝药物治疗。效果不佳者,可考虑手术治疗。

6)关节挛缩及肌肉失用性综合征:注意卧位姿势,不得压迫患肢。下肢瘫痪者防止关节畸形。足下垂者,应穿"丁"字鞋,保持双足功能位。协助患者做肢体被动锻炼,防止肌肉萎缩。根据病情制定肢体功能锻炼方法和强度。

7)压疮的预防:保持皮肤的清洁及床单的干燥平整,避免潮湿、摩擦及排泄物的刺激。可使用气垫床,定时翻身缓解患者局部皮肤的持续受压,防止压疮的发生。

(9)术后健康指导包括以下内容。

1)一般指导:执行神经外科术后常规健康指导要点。

2)功能锻炼指导:卧位时保持肢体功能位,预防关节畸形。根据手术恢复情况佩戴颈托、胸围或腰围。指导患者做深呼吸及扩胸运动,有利于肺泡膨胀。肌力减退者予肢体被动锻炼,防止肌肉萎缩。指导患者进行关节的屈伸及肌肉的收张运动,以达到主动与被动运动相结合。在保证安全的前提下,鼓励患者主动完成力所能及的活动,尽量不依赖别人,争取早日恢复生活自理。根据病情及体力,适当活动并制订肢体功能锻炼计划。

3)神经功能障碍患者指导:感觉麻木或感觉消失的肢体应避免烫伤。瘫痪肢体要保持功能位,预防关节畸形、足下垂等。如果发现肢体活动或感觉障碍等原有症状加重,必须到医院进行检查治疗,以免延误病情。

(沈 钺 肖 华)

第六节　经口鼻蝶入路或单鼻孔蝶入路垂体瘤切除术患者围术期护理

【概述】

随着医学的发展及显微神经外科的不断进步,手术显微镜、神经内镜和神经导航的广泛应用,手术效果和安全性有很大提高。目前经单鼻孔蝶入路垂体瘤切除术已成为治疗垂体腺瘤的首选方法。垂体瘤是一组从垂体前叶和后叶及颅咽管上皮残余细胞发生的肿瘤,是颅内常见的良性肿瘤,是常见的神经内分泌肿瘤之一,又称为垂体腺瘤。目前对垂体瘤的治疗以手术为主,辅以药物治疗和放射治疗。

根据肿瘤的生长方式不同,临床常行显微内镜下经单鼻孔蝶窦入路垂体瘤切除术或开颅经单侧额下入路垂体瘤切除术。

1. 适应证

(1)垂体微腺瘤。

(2)有明显向蝶窦侵蚀的垂体腺瘤,无视力、视野改变或稍有改变者。

(3)瘤体主要位于鞍内,未向鞍旁扩展,鞍上扩展部分不呈哑铃形状的垂体腺瘤。

(4)向海绵窦侵蚀的垂体腺瘤而无明显视力、视野改变者。

(5)有明显鞍上扩展的肿瘤、严重视力损害、蝶鞍及鞍隔孔扩大且可经蝶窦入路操作、肿瘤居于中线并左右对称者。

(6)高龄、体弱难以支持开颅手术者。

2. 禁忌证

(1)鼻咽腔及鼻窦急慢性炎症、黏膜充血者。

(2)未满成年或蝶窦发育气化不良者。

(3)肿瘤向鞍上扩展明显,呈哑铃型。鞍隔口较小,经蝶窦不易切除。

(4)肿瘤向鞍旁、鞍后扩展。

（5）影像学检查提示肿瘤质地坚硬,血运丰富者。

【围术期护理要点】

1. 术前护理

（1）一般护理:执行神经外科术前一般护理要点。

（2）做好专科评估:①评估患者瞳孔及对光反射、眼球活动、有无视力障碍及视野缺损。②评估患者有无内分泌紊乱症状,如表现为向心性肥胖、满月脸、水牛背,下腹及大腿部皮肤紫纹,情绪易怒;女性患者出现月经紊乱、闭经、溢乳、不孕,男性性功能下降,或表现为面容改变、手脚粗大、关节疼痛及易合并顽固性高血压、糖尿病、心脏病等。③了解鼻咽腔情况、有无鼻窦急慢性炎症和黏膜充血等。④观察有无垂体卒中的症状,如表现为剧烈头痛、眼痛、恶心、呕吐、视力急剧减退以致失明,意识由清醒转为烦躁或嗜睡甚至昏迷。发现后立即通知医生,做好急症手术准备。

（3）完善术前专科检查:进行视力、视野及眼底检查;进行头颅平片、头 CT 冠扫、垂体强化 MRI 等检查;进行垂体功能、甲状腺功能、血皮质醇、24 h 尿皮质醇等激素水平的检查。给予检查的相关指导。

（4）药物准备:垂体功能低下者,术前 3 d 开始口服泼尼松或左甲状腺素钠片以预防术后垂体危象的发生;经单鼻孔蝶窦入路手术患者术前 3 d 开始以抗生素滴鼻。

（5）结合病情做好相应的术前宣教,使患者对治疗有全面的了解以积极地配合手术并缓解患者紧张及焦虑情绪;因经单鼻孔蝶窦入路手术后鼻腔被填塞止血棉纱,指导患者在术前练习经口呼吸,术前 24 h 清洁鼻孔及剪鼻毛。视力障碍及视野缺损患者,应注意安全防护。

2. 术中护理与配合

（1）一般护理:执行神经外科术中一般护理要点。

（2）物品准备:经鼻包、显微器械、显微磨钻、垂体刀、垂体刮匙、无菌棉签、生物胶、显微镜或神经内镜。

（3）麻醉选择:全身麻醉,气管插管。

（4）手术体位:患者仰卧位,头后仰 15°～25°,头托固定,抬高肩部 20°,双肩下垫一肩垫,保持体位舒适。

（5）术中配合注意事项如下。

1）备好显微镜:消毒时提前用一次性无菌显微镜罩将显微镜包好,以备手术开始后及时使用。

2）显微器械的保管:显微器械与其他器械分开放置,轻拿轻放,保护其尖端不受损坏。

3）术中传递器械要求:手术部位较深,术者操作范围有限,传递器械时勿触碰显微镜及医生手臂,以免造成手术误伤。

4）小棉片的管理:术腔深而小,术中使用的窄小棉片要及时清点和查看其完整性,避免遗留。

5）显微钻规范使用:应用显微钻时应正确安装,导线勿打折,以免损坏而影响使用。应用时应注意点滴无菌生理盐水,以减少摩擦利于散热。

6）标本留取:此手术留取的肿瘤标本一般小而少,留取时注意妥善保存,防止遗失。

3. 术后护理

（1）一般护理：执行神经外科术后一般护理要点。

（2）做好专科评估：评估患者有无头痛、并着重观察患者有无视力障碍、视野缺损加重及动眼神经麻痹症状。观察鼻腔分泌物的量及颜色，观察患者有无脑脊液鼻漏。监测每小时尿量，准确评估出入量，连续 2 h 尿量≥300 ml/h 根据医嘱及时给予垂体后叶素治疗，定期监测尿比重及血电解质。

（3）卧位：术后保持去枕平卧位，为保证切口愈合、预防脑脊液鼻漏，术后 24 h 内严格保持平卧位，术后第 2~5 天可酌情抬高床头 10°~15°，并应严格控制头部向两侧偏斜的角度（<45°）。

（4）专科护理：①患者张口呼吸，经口给予氧气吸入，用湿纱布覆盖口唇以保持口腔的湿润及清洁。每日行口腔护理 2 次。②术后高热的患者应积极采取降温措施，中枢性高热宜采用物理降温。对体温过低或体温不升的患者做好保暖。③眼睑闭合不全的患者应用凡士林纱布遮盖保护眼角膜，定时点眼药水或涂眼药膏，必要时做眼睑缝合。④手术中取自体脂肪修补漏口的患者，做好取脂肪处切口的护理。

（5）术后并发症的观察与护理

1）尿崩：尿崩是指精氨酸加压素（arginine vasopressin, AVP；又称抗利尿激素，antidiuretic hormone, ADH）严重或部分缺乏（称为中枢性尿崩症）或肾对 AVP 不敏感（肾性尿崩症）致肾小管吸收水的功能障碍从而引起多尿、烦渴、多饮与低比重尿和低渗尿为特征的一组综合征。主要临床表现为多尿、烦渴与多饮。一般指 24 h 尿量>4 000 ml，尿比重常<1.005，尿渗透压常为 50~200 mOsm/L，尿色淡如清水。遵医嘱给予垂体后叶素或去氨加压素治疗。

2）垂体功能低下：多为高龄、无功能腺瘤或肿瘤体积较大的患者。多表现为促肾上腺皮质激素（adrenocorticotropic hormone, ACTH）、促甲状腺激素（thyroid-stimulating hormone, TSH）及性激素低下，可进行激素替代治疗。肾上腺皮质功能低下者给予氢化可的松琥珀酸、泼尼松、氢化可的松等治疗；甲状腺功能低下者给予左甲状腺素钠片（优甲乐）等治疗；性激素低下补充睾酮、黄体酮等治疗并定期监测各项激素水平。

3）电解质紊乱：常见低钠血症及高钠血症，低钠血症给予补充高渗氯化钠溶液和口服盐水及利尿治疗；高钠血症给予葡萄糖或胶体溶液扩容、口服白开水、抗利尿药物治疗。

4）脑脊液鼻漏：表现为低头时鼻孔流出清亮、稀薄液体，或患者感觉咽部有咸味液体。发生脑脊液鼻漏时禁止用棉球、纱布填塞鼻腔的方法阻止脑脊液流出，轻度的鼻漏嘱患者严格保持去枕平卧位并行腰椎穿刺行脑脊液持续引流，多数患者可在 1~2 周内自愈，若超过 2 周，则需再行手术修补。

5）出血：垂体腺瘤组织绝大多数血供中等，术后出血较少见。但少数大型无功能腺瘤和催乳素腺瘤血供丰富，肿瘤残腔大，出血多且难止血。术后残腔再出血直接压迫视神经和视交叉，可导致视力下降甚至失明，应立即再行手术治疗挽救视力。

（6）术后健康指导：术后健康指导包括以下内容。

1）一般指导：执行神经外科术后常规健康指导要点。

2）专科指导：指导患者术后避免剧烈咳嗽、用力擤鼻，并感到有液体流出时及时告知医护人员。对有视力、视野障碍的患者，不要单独到室外活动，需有人陪同。

3）用药指导：术后仍需激素治疗的患者需根据医嘱准确按照剂量服药。生长激素（growth hormone，GH）增高者，注射生长抑素；催乳素（prolactin，PRL）增高者，口服溴隐亭，剂量从每日 1/4 片开始，逐渐加量至 2~3 片/d，1 个月后复查 PRL；皮质醇功能不全者，口服泼尼松、氢化可的松等治疗；甲状腺功能低下者，口服左甲状腺素钠片（优甲乐）等治疗；性激素水平低下者，给予口服补充睾酮、黄体酮等治疗。定期监测各项激素水平并根据医嘱调整药量。

（沈　钺　肖　华）

第七节　三叉神经微血管减压术患者围术期护理

【概述】

三叉神经微血管减压术是根据原发性三叉神经痛主要致病因为后根受到邻近血管的压迫，导致神经脱髓鞘，引发疼痛的理论而采用的。近年该术在临床上应用逐渐广泛，已成为原发性三叉神经痛的首选手术治疗方法。其优点是可以保留三叉神经功能，较少遗留永久性神经功能障碍。手术采用显微外科技术，损伤较小。

1. 适应证　原发性三叉神经痛，影像学检查存在神经血管接触者；其他治疗无效、无明确器质性疾病要求手术治疗者。

2. 禁忌证

（1）患者全身情况不能耐受手术，如心、肝、肺、肾功能障碍等。

（2）有出血倾向、出血性疾病者。

（3）全身或严重的局部感染急性期。

【围术期护理要点】

1. 术前护理

（1）一般护理：执行神经外科术前一般护理要点。

（2）做好专科评估：了解患者疼痛部位、性质、程度及诱发因素和服药史及有无药物不良反应。

（3）完善术前专科检查：进行头颅平片、CT、MRI 等检查，给予检查的相关指导。

（4）药物护理：疼痛发作剧烈时遵医嘱给予止痛剂；长期服用卡马西平可出现嗜睡、眩晕、消化障碍、白细胞减少等副作用，应向患者宣教并针对性的给予相关护理措施。

（5）结合病情做好相应的术前宣教：使患者对治疗有全面的了解以积极的配合手术并缓解患者紧张及焦虑情绪；告知患者应常听柔和音乐、保持情绪稳定和充足睡眠，不宜激动，不宜疲劳熬夜，避免精神刺激；指导患者应用温水洗脸、刷牙和漱口且动作轻慢，防止诱发疼痛；避免冷风直吹面部，注意保暖。

（6）饮食护理：宜选择质软、易咀嚼食物；因咀嚼诱发疼痛的患者，则要进食流食，忌吃油炸食物，不宜食用刺激性、过酸过甜食物以及热性食物等；饮食要营养丰富，平时应多吃些含丰富维生素的食物。

2.术中神经外科护理与配合

(1)一般护理:执行神经外科术中一般护理要点。

(2)物品准备:开颅包、Teflon棉片、显微器械、纤丝速即纱、显微镜。

(3)麻醉选择:全身麻醉,气管插管。

(4)手术体位:采取垂肩侧俯卧位,患者取患侧向上的侧卧位,下侧上肢腋窝悬出手术床上缘,于手术床外置于手臂托板上,身体前俯10°~20°,使头部向下倾斜10°~30°,向内旋转20°~40°,并展平头颈部皮肤,头架固定。检查下侧胸廓下方处皮肤有无压迫,可适当调整胸廓下方软枕厚度,以防损伤臂丛神经;患者健侧髂前上棘处、下肢膝部、外踝部骨隆突处各垫一软垫,防止手术时间过长造成压伤。医生消毒前,患者双眼贴附眼贴,患侧耳道塞入小棉球,防止眼睛角膜、耳道内被消毒液灼伤。

(5)术中配合注意事项如下。

1)健侧上肢的保暖:此手术体位为垂肩侧俯卧位,患者垂于手术床下缘的健侧上肢妥善固定,布巾包裹手臂,注意保温。

2)同"幕上开颅术"第1~6项。

3)正确使用Teflon棉片:Teflon棉片是目前最多采用的一种减压材料。使用时一般将棉片撕成小团状,这样能使其柔软、有弹性,易于固定,对患者反应小。塞入Teflon棉片过程中,棉片尽量不与神经接触,填在脑干与血管之间,使血管行程变化离开神经根,棉片塞入后,要确保其固定,以防术后滑脱。

3.术后护理

(1)一般护理:执行神经外科术后一般护理要点。

(2)做好专科评估:评估有无颅神经受损表现,如耳鸣、听力下降、面瘫、面部感觉障碍等。严密观察呼吸变化,注意有无脑干受压症状。术后如有头痛、头晕、恶心、呕吐等症状应与高颅压相鉴别,给予对症处理,警惕颅内继发性出血。

(3)卧位:全身麻醉未醒时,给予去枕平卧位。清醒后取半卧位。

(4)饮食护理:术后清醒6 h后,先试饮少量水,患者无误咽、恶心、呕吐时,再予流质饮食,并逐渐过渡至半流质饮食,术后2~3 d根据患者情况调整为普食;因咀嚼诱发疼痛的患者,则要进食流食且饮食要营养丰富有规律,宜选择质软、易嚼食物,不宜食用过酸、过甜、过热食物、油炸食物及辛辣刺激性食物。

(5)术后并发症的观察与护理如下。

1)头晕、呕吐:因手术操作牵拉小脑且术中血管移位,可导致术后患者头晕、呕吐等表现,可遵医嘱给予对症治疗。

2)面部感觉减退:因手术对三叉神经的干扰,可导致三叉神经区域出现麻木感及角膜感觉减退,严重可引起角膜炎,应根据医嘱给予抗生素眼药治疗。

3)口唇疱疹:患者可出现口角或三叉神经分布区疱疹伴疼痛,原因是手术致三叉神经抵抗力下降所致。疱疹因疱膜破裂而形成糜烂或继发化脓性感染,遵医嘱给予口服B族维生素,必要时给予抗病毒药物,一般3~7 d疱疹可消退,局部残留色素沉着。

4)面神经麻痹:部分患者术后有不同程度面部麻木感及面瘫症状。给予局部按摩、保暖、促进血液循环及神经营养药物治疗。并注意耐心向患者解释出现面神经麻痹的原因,对患者进行心理安慰,告知患者随神经功能的逐渐恢复,症状会逐渐减轻,以消除其紧张、焦虑心理。

5)耳鸣、听力下降:如手术操作影响面神经、听神经和供血动脉会出现听力损害。必要时提高说话的音量或在健侧与患者交流;应关心、爱护患者,做好心理护理,减轻患者的心理负担。

(6)术后健康指导:术后健康指导内容如下。

1)一般指导:执行神经外科术后常规健康指导要点。

2)用药指导:口服维生素 B_1、甲钴胺等神经营养药物。

3)生活指导:饮食要合理,忌食辛辣等刺激性食物;外出时注意保暖,防止感冒;保持良好心态,不要过于焦虑。

(沈　钺　肖　华)

第八节　慢性硬膜下血肿钻孔引流术患者围术期护理

【概述】

慢性硬膜下血肿(chronic subdural hematoma,CSDH)多见于老年人及儿童,65%～75%有颅脑外伤史,也见于脑室分流术后,占颅内血肿 10% 左右,较为常见。慢性硬膜下血肿确诊后应尽早手术,手术方式首选钻孔引流术,安全,易操作,并发症少。

1.适应证　由于慢性硬膜下血肿的体积逐渐增大,并能经钻孔冲洗引流的手术方法治愈。确诊后有症状者都可施行。

2.禁忌证

(1)血肿量过少,且无颅内压增高和脑压迫症状者暂不施行手术。

(2)血肿已形成厚壁甚至钙化,钻孔引流难以使受压的脑部恢复。

(3)患者一般情况不佳,难以耐受血肿钻孔引流术者。

【围术期护理要点】

1.术前护理

(1)一般护理:执行神经外科术前一般护理要点。

(2)做好专科评估:①评估患者慢性颅高压症状,如头痛程度及有无恶心、呕吐、视力下降;②评估局灶性神经症状,如有无一侧或单个肢体乏力、瘫痪、面瘫、失语等表现,须与老年性痴呆、脑卒中鉴别;③评估有无精神症状,有无智能障碍、反应迟钝、表情淡漠等,评估有无癫痫发作、短暂性脑缺血发作(transient ischemic attack,TIA)、截瘫、共济失调、小便失禁、意识障碍等。

(3)病情严重发展为脑疝,出现昏迷,瞳孔不等大,应立即予以抢救,迅速建立静脉通道,遵医嘱给予 20% 甘露醇脱水降颅压治疗。

(4)完善术前专科检查:行颅脑 CT、颅脑 MRI 检查,老年患者还应进一步完善心肺功能、肝肾功能、血糖等检查。

（5）基础病治疗：术前对患有基础病的患者进行系统治疗，以达到适合手术的标准。

2. 术中护理与配合

（1）一般护理：执行神经外科术中一般护理要点。

（2）物品准备：钻颅包、橡胶尿管、50 ml注射器1个、2%利多卡因5 ml×2支、温生理盐水。

（3）麻醉选择：局部麻醉。

（4）手术体位：根据手术切口不同，采用侧头仰卧位或侧卧位，头下枕头圈固定。医生消毒前，患者双眼贴附眼贴，患侧耳道塞入小棉球，防止眼睛角膜、耳道内被消毒液灼伤。

（5）术中配合注意事项如下。

1）心理护理：手术是在局部麻醉下进行，术中做好安慰和解释，加强心理护理，使患者减轻紧张焦虑，积极配合手术。

2）病情观察：手术患者绝大多数为老年人，术中密切观察其生命体征，并适当约束。

3）关注吸氧管：术中给予患者鼻导管吸氧，吸氧管固定稳妥，避免脱落。

4）引流管的管理：引流管固定牢固，手术后妥善放置，防止搬动时误拔出。

3. 术后护理

（1）一般护理：执行神经外科术后一般护理要点。

（2）做好专科评估：了解术中情况，引流管放置位置，有无颅内积气，切口敷料有无渗血、固定是否适宜，躁动或不能配合的患者适当加以约束。准确记录生命体征、意识、瞳孔、肌力变化，如患者突发烦躁、头痛剧烈，肢体偏瘫，可能有颅内继发出血的危险。

（3）卧位：脑组织不能及时膨胀是导致CSDH复发的危险因素。术后应取头低位，避免头部抬高，促进脑组织膨起。

（4）保持头部切口引流通畅：术后一般低位引流，标识引流管的名称、置管时间及引流袋的位置，做好交接记录。保持引流通畅，勿使引流管弯曲、折叠、成角、牵拉过紧，严密观察引流液的性质、颜色及量，若引流液量较多或颜色鲜红时，应及时通知医生做相应处理。

（5）拔除切口引流管的护理：拔管前1 d，应试行抬高或夹闭引流管，观察无头痛、恶心、呕吐后方可拔管，否则重新放开引流。拔管后注意动态观察患者生命体征、意识变化、有无头痛、呕吐等颅内压增高的症状。如发现患者有变化及时报告医生，采取相应处理措施。拔管后注意观察引流管末端有无折断，穿刺点有无渗出。

（6）术后并发症的观察和护理

颅内感染：严格执行无菌操作，防止颅内感染。按无菌原则定时更换引流袋，引流管接口处用无菌辅料包裹，胶布粘紧，不得任意拆卸。适当限制患者头部活动范围，搬动及转运患者前先夹闭引流管，避免反流造成颅内感染。术后一般引流3~4 d，不宜超过7 d，因引流时间过长，可能发生颅内感染。

（7）术后健康指导：术后健康指导包括以下内容。

1）一般指导：执行神经外科术后常规健康指导要点。

2）专科指导：告知患者不能随意调节引流袋位置，不能用手抓头部切口。在留有引流管期间不能随意抬高床头或坐起,以免引起引流过度。同时鼓励患者多饮水,适当咳嗽。

3)安全指导:对躁动患者告知家属协助做好安全防护,防止引流管脱出,避免头部、肢体碰撞床档受伤,必要时加以约束。

(沈　钺　肖　华)

第九节　脑室-腹腔分流术患者围术期护理

【概述】

脑室-腹腔分流术(ventriculo-peritoneal shunt)是将抗虹吸或可调压的分流装置置入体内,使脑脊液从脑室分流到腹腔中吸收,简称 V-P 手术。是治疗脑积水最常用的手术治疗方法之一。

1. 适应证

(1)各种类型脑积水,包括梗阻性脑积水、交通型脑积水、常压性脑积水。

(2)使用其他分流方法不成功的患者。

2. 禁忌证

(1)颅内感染未控制者。

(2)腹腔有炎症或腹水、腹腔内粘连者。

(3)脑脊液蛋白含量过高(>500 mg/L)。

(4)脑室系统有新鲜出血或近期有出血者。

(5)手术部位皮肤有炎症者。

(6)妊娠期妇女。

【围术期护理要点】

1. 术前护理

(1)一般护理:执行神经外科术前一般护理要点。

(2)做好专科评估:了解脑积水的病因、类型,腰椎穿刺测量脑脊液压力,评估患者意识障碍程度、行走困难程度、大小便排泄等情况。

(3)对于颅脑创伤长期昏迷患者,应严密观察病情变化:除了每日定时评估患者意识障碍程度、大小便情况、肢体肌力等,应定期行 CT 扫描,了解颅内情况,梗阻性脑积水患者突发脑疝应紧急行手术治疗。

(4)完善术前专科检查:行头 CT、头 MRI 检查,了解脑室扩大的程度。腰椎穿刺测量颅内压。头颅灌注 CT 可提供直观的脑血流数据。

(5)术区皮肤护理:严格皮肤准备,备好头、颈、胸、腹部皮肤,胸腹部由锁骨上部到耻骨联合,两侧至腋后线,包括同侧上臂1/3 和腋窝部。腹部注意脐部的清洁并剃去阴毛。勿划破皮肤。

(6)腰椎穿刺的护理:执行腰椎穿刺术后护理常规。

(7)心理护理:主动并有针对性地与患者进行交流,耐心向患者或家属交代术前应做的准备,简单介绍手术过程和护理措施,列举同类患者手术成功的病例,以稳定患者的情绪,取得手术配合。

2. 术中护理与配合

(1)一般护理:执行神经外科术中一般护理要点。

(2)物品准备:分流包、分流器械、脑室腹腔分流管、金属通条。

(3)麻醉选择:全身麻醉,气管插管。

(4)手术体位:患者采取仰卧位,头偏向左侧近45°,右肩下垫一软枕,使身体略左倾。医生消毒前,患者双眼贴附眼贴,患侧耳道塞入小棉球,防止眼睛角膜、耳道内被消毒液灼伤。

(5)术中配合注意事项如下。

1)注意保暖:术前消毒时患者身体暴露范围大,注意室温适当调高,为患者保暖。

2)无菌原则:此手术为植入性手术,分流导管装置需长期植入体内,因而术前严格消毒,术中严格执行无菌技术操作,加强无菌监督,避免感染。

3)正确使用分流管:认真核对分流管的型号及压力使用范围后再打开外包装使用,需按规定安装。分流管使用前需用生理盐水冲洗检查,以保持分流管通畅。

4)分流管的保管:手术过程中分流管用湿纱布包裹,单独放置,妥善保管,避免损坏或污染。

3. 术后护理

(1)一般护理:执行神经外科术后一般护理要点。

(2)做好专科评估:了解术中情况,分流管类型、脑室导管放置位置、腹腔导管放置位置,评估分流术后患者临床症状是否缓解,如患者意识、肌力恢复情况、有无尿失禁,评估语言情况及意识水平等。

(3)卧位:麻醉未清醒前给予去枕平卧位,头偏向一侧。术后3 d严格给予平卧位或侧卧位,以后可逐渐抬高床头15°~30°,5 d后可半坐位以利头部静脉回流,减轻颅内静脉淤血。

(4)保持分流管通畅:定时挤压分流管,按压阀门1~3次/d,防止分流管堵塞。手术后用甲紫做好阀门标记,术后1~3 d,按压阀门1~3次/d,每次15下左右,注意用力要均匀,以保持分流管通畅。

(5)腹部切口的观察:观察腹部切口有无渗血渗液,敷料是否干燥清洁,并观察患者有无恶心、呕吐、腹胀等症状。轻度腹胀为脑脊液刺激所致。做好解释及心理护理。

(6)术后并发症的观察与护理如下。

1)感染:围术期合理应用抗生素。保持病室清洁。开窗通风2~3次/d。保持切口敷料及床单元的整洁干燥,注意患者体温变化,若体温>39 ℃,呈持续性,疑是颅内感染,常规做脑脊液及血液培养。根据培养结果调整抗生素。

2)分流管堵塞:表现为原有症状没有改善或加重,按压阀门后不复原,复查颅脑CT示脑室改变不明显,多需要手术重新调整分流管。

3)分流过度:引流量过度或不充分,此并发症较少见。引流量过量可造成硬膜下积液、硬膜下血肿、低颅压综合征、颅内出血与颅内积气。出血部位可位于脑室内、脑内和硬膜下，一般认为出血、积气与手术时穿刺数过度、方向偏离所致副损伤及分流术后颅内压骤降有关。护理中注意患者主诉有无意识突然改变、剧烈头痛等症状，及时通知医生。

（7）术后健康指导：术后健康指导包括以下内容。

1）一般指导：执行神经外科常规健康指导要点。

2）专科指导：术后告知患者不能随意坐起，5 d 后根据病情遵医嘱取坐位或半坐位，如有头痛、恶心并坐起时加重等低颅压表现，及时告知护士，根据患者情况调整合适体位。如有轻度腹胀为脑脊液刺激所致，不必担心，应注意动态变化，发现异常及时告知医护人员。

3）出院前教会患者挤压引流管按压阀门的方法：即缓慢压下阀门后迅速放开，注意保护切口及避免分流管区受压和过度扭动，以免拉断、拉脱分流管，半年内不能做过重的体力劳动和运动。如出现头痛、呕吐等颅内压增高表现，即按压阀门促进脑脊液分流。

（沈 钺 肖 华）

参 考 文 献

［1］赵晓辉，陈海花，赵毅.神经外科常见疾病护理流程［M］.北京:人民卫生出版社,2013.

［2］陈茂军，蒋艳，游潮.神经外科护理手册［M］.北京:科学出版社,2014.

［3］赵继宗.神经外科学［M］.北京:人民卫生出版社,2012.

［4］赵继宗.神经外科手术精要与并发症［M］.北京:北京大学医学出版社,2005.

［5］杨莘.神经疾病护理学［M］.2 版.北京:人民卫生出版社,2011.

［6］丁玉兰，金颖，段杰.实用神经外科护理及技术［M］.北京:科学出版社,2008.

［7］郎黎薇.神经外科护士临床常见问题与解答［M］.上海:复旦大学出版社,2011.

［8］郎黎薇.神经外科临床护理实践［M］.上海:复旦大学出版社,2013.

［9］宋峰，王建荣.手术室护理管理学［M］.北京:人民军医出版社,2004.

［10］曾俊，任辉.实用手术室护理学［M］.北京:北京科学技术出版社,2007.

［11］李胜云.手术室优质护理实践指南［M］.北京:人民卫生出版社,2012.

［12］魏革，刘苏君.手术室护理学［M］.北京:人民军医出版社,2014.

［13］曲华，宋振兰.手术室护士手册［M］.北京:人民卫生出版社,2011.

［14］段国升，朱诚.神经外科手术学［M］.北京:人民卫生出版社,2004.

第九章

泌尿外科手术患者围术期护理

第一节　泌尿外科手术特点与护理要点

【概述】

泌尿外科是研究男、女泌尿系统及男性生殖系统疾病的一门医学。涵盖的器官包括肾上腺、肾、输尿管、膀胱、尿道,以及男性生殖系统的前列腺、睾丸、附睾、输精管、精囊、阴囊与阴茎。泌尿外科疾病按照病因学分类如下。

1.先天畸形　如肾盂输尿管连接部狭窄、重复肾、膀胱外翻、尿道下裂、隐睾等。

2.肿瘤　如肾肿瘤、膀胱肿瘤、前列腺癌、肾上腺嗜铬细胞瘤、阴茎癌等。

3.感染　如肾脓肿、间质性膀胱炎等。

4.尿石症　如上尿路结石、下尿路结石。

5.外伤　如肾挫伤、尿道断裂、输尿管阴道瘘等。

6.男科疾病　如精索静脉曲张、睾丸扭转、勃起功能障碍等。

7.排尿异常　如女性压力性尿失禁、尿潴留、膀胱过度活动症等。

8.其他　如前列腺增生、神经源性膀胱等。

【物品准备】

1.器械、敷料

(1)深剖器械包:腹大包、腹大单、无菌盆、手术衣。常用于肾癌根治术、膀胱癌根治术、前列腺癌根治术、肾部分切除术、膀胱部分切除术、肾盂输尿管成形术、输尿管膀胱再植术、神经性膀胱回肠扩大膀胱术等手术。

（2）剖腹探查包：腹大包、腹大单、手术衣。常用于精索静脉曲张结扎术、睾丸鞘膜积液等手术。

（3）小器械包：小器械敷料包、手术衣。常用于包皮环切术、经尿道膀胱肿瘤电切术、经尿道前列腺电切术等手术。

2．常用耗材　11 号、22 号刀片，普外套针，1 号、4 号、7 号、10 号丝线，引流管、引流袋、纱垫、敷贴等。

3．其他　吻合器、闭合器、手术拉钩、无菌灯柄等。

【手术体位】

1．仰卧位　适用于腹部及阴囊部手术，如膀胱癌根治术、前列腺癌根治术、肾癌根治术、膀胱部分切除术、神经性膀胱回肠扩大膀胱术、精索静脉曲张结扎术、睾丸鞘膜积液等。头略偏向对侧、患侧上肢外展 90°置于托架上，肩胛下垫以包布，使患侧略抬高；如患者肥胖或腹腔较深者，腹部垫一软枕。

2．截石位　适用于经尿道手术，如膀胱镜检查术、经尿道膀胱肿瘤电切术、经尿道前列腺电切术等。臀部用软枕垫高，将手术床床尾取下，左上肢托出建立静脉通路，右上肢平放体侧，用中单固定，避免接触金属体位架。

3．侧卧位　适用于腹部手术，尤其是后腹腔手术，如肾癌根治术、输尿管膀胱再植术等。患者取健侧卧位 90°，两手臂向前伸展放于双层托手架上，腋下垫一腋垫，距腋窝 10 cm，约束带固定双上肢；头部下方垫高约 20 cm 后再放上头圈，耳郭置于头圈空隙处；胸背部两侧各垫一大软垫，用骨盆固定架固定，防止身体倾斜晃动，两腿之间垫一软垫，健侧下肢屈曲 60°～70°。

【麻醉方式】

根据手术种类和患者情况选择全身麻醉或硬脊膜外间隙阻滞麻醉。

【围术期护理要点】

1．术前一般护理要点

（1）术前评估：病情、年龄、生命体征、营养状况、睡眠、大小便情况、月经情况、自理能力、皮肤情况、既往病史、药物过敏史。对年老、体质较差、长期卧床的患者，加强术前访视，提前评估患者皮肤状况，及时登记在评价单上。

（2）术前宣教：向患者讲解手术相关知识，手术目的、麻醉方式及围术期可能出现的情况及配合方法，解除恐惧心理，增强对手术的信心，更好地配合治疗和护理。

（3）术前常规准备：协助患者处理卫生、洗澡、理发、剃须、剪指甲等，并根据手术部位准备皮肤及手术标识。指导术前禁食、禁水。需要肠道准备的患者，指导服用缓泻剂或给予灌肠。身份识别标识。留置胃管、导尿管等。术前晚酌情给镇静药。

（4）术前护理指导：特殊手术体位适应性练习、有效咳痰方法、床上排尿排便、床上翻身、指导饮食。

（5）心理护理：多与患者接触、交谈。宣传疾病相关知识，耐心解答患者提出的问题，针对患者特别敏感且猜疑的问题要耐心的解释，在巡诊查房时尽量不要当患者的面与他人低语,并以严谨的态度进行各项护理处理。

(6)急诊入院手术患者在无医嘱前,不给任何饮食。

2.术中一般护理要点

(1)根据手术需要协助患者摆放体位,如膀胱手术一般为仰卧位,经尿道手术时摆截石位。注意手术或固定肢体的血液循环,防止神经及骨突出处受压。

(2)护皮的几种方法:治疗巾+组织钳;粘贴手术巾(乙醇脱碘);用10×28三角针、7号线与组织缝合。

(3)吻合器在使用前仔细检查型号,吻合组建的钛钉是否完整,使用前勿打开保险,避免缝合钉过早推出,检查两种环形胃肠壁组织是否完整,应用6×14圆针4号丝线缝合加固吻合口。

(4)严格查对制度,加强术前、术后手术用物的清点。

3.术后一般护理要点

(1)术后一般评估:护士应了解患者麻醉方式及术中情况,观察患者体温、脉搏、呼吸、血压等生命体征的变化。评估切口有无渗出、渗血。引流管的类型、数量、是否通畅,固定是否有效,引流液的颜色、性质、量。

(2)去枕平卧6 h,6 h后采取患侧卧位或半卧位,以利于渗血、渗液的引流,防止血肿、脓肿的形成引起切口感染。精索静脉结扎术、睾丸鞘膜翻转术等阴囊手术采取平卧位并将阴囊托起,也可使用沙袋压迫切口避免渗血导致阴囊血肿等并发症,以防肿胀影响愈合,一般压迫12 h,注意创口敷料有无染血、渗出液,敷料有无脱落、移动或过紧等现象,有无循环障碍,有无感染表现。

(3)置有胃肠减压管的患者,应定时检查其吸引效果,注意管腔是否通畅;如有阻塞,应以少量生理盐水冲洗。

(4)各种引流管,应妥善固定并接于适当装置上,经常检查,保证其通畅,不受压,不打折,不脱落,并注意观察引流物的量及性质。

(5)非硬膜外麻醉的手术患者禁食、禁水6 h后普食,并指导多饮水,大手术及开放手术患者术后应暂禁食、禁水,待肠功能恢复后,指导患者进营养丰富的半流质,逐渐过渡为普通饮食。

(6)肾上腺手术术后需注意血压变化,预防肾上腺危象的发生。

(7)病情转重或有特殊情况时,应立即通知主管或值班医生,遇有突发的紧急变化,如过敏反应、大出血等,即刻做紧急处理并尽快通知有关医生。

(8)一般手术后,除有可能发生休克、内出血,以及高热或伴有心脏病、腹膜炎、颅脑损伤和病情危重或极度衰弱者外,应尽量鼓励患者早期活动,护理上应做到:

1)麻醉清醒后即开始鼓励患者深呼吸,协助患者咳嗽、排痰、翻身及活动四肢,防止肺部并发症。

2)除禁忌证外,可于手术当日或次日,在护士帮助下开始进行活动,须注意保暖,谨防受凉。手术后2~3 d下床,先搀扶患者在床旁站立数分钟,行深呼吸,继而绕床行走数步,然后坐在床旁椅上休息10 min,最后卧床休息。按上法活动每天2~3次,逐渐增加活动次数及范围,至能自由活动为止。

（9）持续膀胱冲洗的护理如下。

1）保持引流管通畅并观察引流液的颜色、性质及量。根据引流液的颜色调整冲洗速度，如发现引流管被血块堵塞应及时清除。引流液颜色变清亮后可改为间断膀胱冲洗或停止冲洗。

2）出血的预防：患者回病房应将气囊导尿管牵拉固定在大腿一侧，指导患者不得随意屈曲大腿，以避免改变气囊固定的位置，导致气囊破裂，尿管松脱引起出血。禁止吸出气囊尿管气囊内的液体，防止尿管脱出引起出血。

3）膀胱痉挛的护理：表现为阵发性的小腹及会阴部痉挛性疼痛，尿液从尿管周围流出。与手术创面、尿管刺激、血块刺激或引流不畅有关。膀胱痉挛时指导患者深呼吸，全身放松，痉挛明显时，给予解痉或止痛药物治疗。

（10）健康指导：嘱患者多饮水，适当活动，但术后 3 个月内不能做压迫会阴的运动，如骑自行车，禁止提重物、过度用力，保持排便通畅。

（11）常见并发症的预防如下。

1）泌尿系感染的预防：①做好基础护理，鼓励患者多翻身，咳痰，做深呼吸及肢体运动，预防压疮、肺部感染；②每周更换抗反流引流袋，有血性引流应每天更换引流袋；③监测体温的变化，防止菌血症的发生，必要时行血培养及药物敏感试验；④留置尿管患者用 0.2% 碘伏溶液行会阴冲洗，以去除尿道口及导尿管上的血痂及分泌物，确保尿管及会阴部清洁、干燥，防止尿路逆行感染。

2）尿失禁的预防：指导患者进行盆底肌训练：吸气时收缩肛门括约肌，呼气时放松肛门括约肌。

3）防止继发性出血：腹压增高是导致继发性出血的主要原因。手术后粪便干燥，咳嗽等均可导致腹压增高，应积极防治。除饮食指导外，必要时可用缓泻剂或提前服用缓泻药，保持排便通畅。患者咳嗽应及时对症处理。

4）尿失禁患者的护理：拔除尿管后，患者发生一过性尿失禁，一般几日到 1 个月可自行恢复。个别患者尿失禁时间较长，可指导患者进行缩肛训练，并配合药物治疗，一般 6 个月到 1 年可恢复正常。

（程　茹　刘庆兰）

第二节　腹腔镜肾癌根治术患者围术期护理

【概述】

肾癌根治术是治疗局限性肾癌的主要手术方式，是公认的治疗金标准。1963 年 Robson 提出的肾癌根治术切除标准至今仍广泛应用，其要求在肾周筋膜外游离肾，整块切除其内含的脂肪囊、肾、淋巴组织、输尿管上段，必要时包括同侧肾上腺；术中要求在游离肾肿瘤前先结扎肾蒂血管；对肾蒂周围的区域性淋巴结进行清扫。因肾是成对器官，切除一侧病肾，对侧肾有足够代偿能力，能维持机体正常功能。腹腔镜下根治性肾切除术

（laparoscopic radical nephrectomy，LRN）已经被国内外许多医疗中心应用于临床，与传统开放性手术相比较，具备同样的长期生存率和治疗效果，同时又有其微创优势，成为肾癌现代外科治疗的重要方法。

1. 适应证

（1）开放性肾癌根治术：侵犯肝脾，累及肾蒂血管、浸润周围组织的肾癌。

（2）经腹腔途径肾癌根治术：T1～T3a 期的肾肿瘤、进展期肾癌和巨大肿瘤患者。

（3）经腹膜后途径肾癌根治术：适用于局限性肾细胞癌患者，此外腹部做过大手术者选择经腹膜后途径可避开粘连的腹壁。

2. 禁忌证

（1）晚期肿瘤恶病质者或重要器官严重疾病不能耐受麻醉者。

（2）有严重出血倾向、血液病者或严重贫血者。

（3）肾周围感染、脓肾、肾与周围组织粘连较重者。

【围术期护理要点】

1. 术前护理

（1）一般护理：执行泌尿外科术前一般护理要点。

（2）做好专科评估：了解患者是否有腰痛、腰部肿块，是否有血尿，血尿特征，是否有家族史。是否有营养不良及体重减轻。了解血压水平及心、肺功能情况。

（3）常规检查：指导患者完善各项术前化验，包括血、尿、便化验，B 超、静脉肾盂造影检查、心肺功能检查等。

（4）改善患者营养，提高机体抵抗力：了解患者的营养状况，给予高热量、高蛋白、高维生素、清淡、易消化的饮食，提高对手术的耐受度。

（5）心理疏导：肾癌高发年龄为 40～65 岁，且很多没有症状，仅仅是体检时发现。患者由于是工作单位的中坚力量、家庭的顶梁柱的原因，压力很大。需要医护人员积极进行患者及家属的心理疏导。引导患者尽快接受事实，积极配合治疗。

（6）其他：常规术前备皮、备血。肿瘤较大者，术前可行肾动脉栓塞术，以减少术中出血。

2. 术中护理与配合

（1）一般护理：执行泌尿外科术中一般护理要点。

（2）物品准备：除常规开腹包、腹腔镜设备（图 9-1）、肾包、肾全器械、腔镜器械、刀片、针、线、引流管、止血纱布等物品外，术前备好监视器、光源主机、二氧化碳气腹机（图 9-2）、超声刀等设备。仔细检查仪器设备运转情况，各种手术器材及配件是否齐全，并确保性能良好。

（3）麻醉选择：根据患者病情及医嘱可选择全身麻醉。

（4）手术体位：患者取 90°侧卧位，健侧胸下、两腿之间垫软枕（图 9-3），避免受压不当，必要时按摩手术部位，防止压疮；取两头低中间高位，摇起腰桥，增大手术空间。经腹腔途径手术体位采用平卧位，完成气腹后，改为患侧向上的斜 45°卧位。

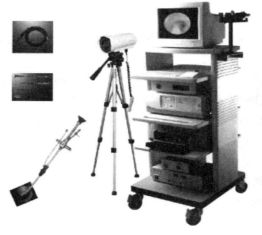

图 9-1 腹腔镜手术设备

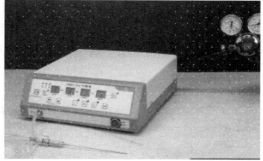

图 9-2 二氧化碳气腹机

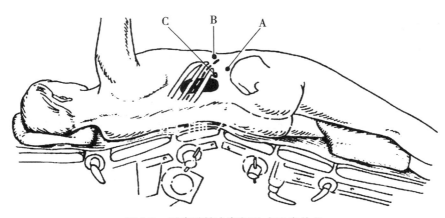

图 9-3 后腹腔镜右肾切除术患者体位

A、B、C 三点为穿刺点:A 点,腋中线髂嵴上方 2 cm;B 点,第 12 肋与腋前线交界处;C 点,第 12 肋与腋后线交界处

(5)术中配合注意事项如下。

1)操作者由于术野受限,临床易忽略术野外的并发症,如意外出血、皮下气肿等,故护理人员应协助医生关注患者病情及血压、心率。一旦发现异常,及时告知医生进行抢救,以免加重病情。

2)建立气腹:依据患者个人情况如年龄、体重等对压力进行调节。

3)在将目镜放入腹腔镜之前,用 37 ℃左右温水进行预热并擦拭干净,以免影响术野。若被污染,可用温水或碘伏浸洗,擦干后再用。

4)无菌操作:术中严格遵守无菌操作的规章制度,可采用质薄光滑、强度高且无渗透性材料制成标本袋,取出方便,且隔离了肿瘤组织与穿刺通道,降低肿瘤种植的风险。

3.术后护理

（1）一般护理：执行泌尿外科术后一般护理要点。

（2）做好专科评估：评估患者切口引流液的颜色及量的变化，评估切口疼痛性质，评估呼吸状况、血压及脉搏。

（3）体位护理：麻醉未清醒时，给予去枕平卧位，头偏向一侧，以防呕吐物引起呼吸道阻塞；麻醉清醒且生命体征平稳后可取斜坡卧位，以利于患者的呼吸，并促进切口引流。每1~2 h协助患者翻身1次，卧床期间指导患者进行双下肢的主动运动，如关节的伸曲、肌肉的静态收缩。鼓励患者尽早下床活动。

（4）尿管的护理：保持留置尿管的通畅，密切观察尿液的颜色、性质及量，并做好记录。尿量的多少，可以反映术后肾功能，若补液较多，而尿量偏少，可导致心、肺衰竭或水、电解质紊乱，应密切观察尿量，出现少尿，及时报告医生。留置尿管期间，清洁、消毒尿道外口2次/d，预防逆行感染，根据病情，尽可能早拔除尿管。

（5）引流管护理：妥善固定腹膜后引流管，翻身活动或搬动患者时，注意防止滑脱；经常挤压引流管，避免引流管打折、受压，阻碍引流；及时观察并记录引流液的性质及引流量，评估拔管的必要性。若发现引流液颜色逐渐变红，或短时间内引流量突然增多，应及时报告医生处理，避免继发性出血的可能。

（6）手术切口的观察：密切观察切口情况，渗血、渗液较多时及时通知医生进行处理。若切口持续疼痛，应及时查看切口情况，请示医生给予相应的处置。3 d后仍感切口剧烈疼痛，需排除切口感染的可能。

（7）饮食护理：一般情况下，患者术后第一天即可进食，进食初期应选择易消化的流质饮食，避免油腻，无腹胀、腹泻等症状即可逐渐过渡到半流质饮食、普食，以高热量、高维生素、高蛋白、易消化饮食为主，以促进切口愈合。

（8）术后并发症的观察和护理如下。

1）术后出血：术后出血多因损伤肾血管及小血管渗血引起，应加强生命体征的监测，注意切口敷料渗血情况，保持引流通畅，适时挤压引流管，避免引流管扭曲、折叠、阻碍引流，及时观察并记录引流液的性质及引流量。若引流液为鲜红色，超过100 ml/h，伴有血压进行性下降、心率加快等，考虑肾实质出血，应及时报告医生进行处理。若手术侧腰腹部局部胀痛明显或有包块，则提示腹膜后血肿的可能，也应及时通知医生并密切观察。

2）皮下气肿：腹腔镜手术需要建立人工气腹，若术中气体压力过高，气体循筋膜间隙上行弥散，引发皮下气肿，可扪及捻发音。术后应密切观察患者有无咳嗽、胸痛及呼吸频率的变化，皮下气肿一般1~3 d可自行消失，无须特殊处理。

3）高碳酸血症：CO_2气腹对循环、呼吸系统有一定的影响，可出现一过性高碳酸血症，严重时可发生肺栓塞。若患者术后出现烦躁、疲乏、心律不齐、呼吸深慢、面色发绀等症状，需考虑体内气腹后CO_2潴留的可能，应给予低流量、间断性吸氧，以提高氧分压，促进CO_2的排出。避免持续高浓度吸氧，因过度吸氧可抑制呼吸中枢，使呼吸变慢、变浅，不利于CO_2的排出。患者清醒后，鼓励患者深呼吸、有效咳痰。

4）肾功能不全：该手术术中需阻断肾动脉，由于缺血-再灌注损伤等原因，术后可能出现肾功能不全。密切观察患者尿量、血压，四肢有无水肿，遵医嘱测定血肌酐，如有异常，及时报告医生。遵医嘱予以利尿、保肾治疗，若出现急性肾功能衰竭则行临时透析，多可缓解。

5）腹胀：该症状多为术中压力过高、手术时间过长、术后气体排放未尽等所致，给予持续低流量吸氧，协助患者勤翻身取舒适卧位，并鼓励患者床上多活动，以促进胃肠蠕动。若腹胀明显可给予腹部热敷及脐周按摩，必要时遵医嘱对症治疗。

6）术后感染：留置导尿管及腹膜后引流管期间，按无菌操作做好各种管路的护理，预防感染。留置尿管期间，为预防尿路逆行感染，应每日擦洗、消毒尿道外口 2 次。老年患者要注意预防肺部感染，鼓励患者深呼吸，协助其拍背，教会其有效咳痰的方法，鼓励患者尽早下床活动。术后遵医嘱可按照诊疗指南常规应用抗生素，注意患者体温的变化。

（9）术后健康指导：术后健康指导包括以下内容。

1）一般指导：执行泌尿外科术后常规健康指导要点。

2）活动与休息：劳逸结合，3 个月内勿剧烈运动，适当地休息和锻炼以加强体质，促进术后早日康复。

3）饮食护理：多进食高蛋白、高热量、高维生素、低盐、清淡易消化饮食，以促进手术切口的愈合。戒烟限酒，避免辛辣刺激性食品，保持大便通畅，勿用力排便。

4）药物护理：慎用或禁用肾毒性药物，在医生指导下用药。

5）定期复查：第一次随访在术后 4～6 周进行，以后复查时间为 3～6 个月，或遵医嘱。如出现血尿、乏力、疼痛、腰腹部肿块、消瘦等症状，立即复诊。

（程　茹　刘庆兰）

第三节　肾盂输尿管成形术患者围术期护理

【概述】

肾盂输尿管成形术，主要解决肾盂与输尿管连接部分的血管异位。肾盂输尿管连接部梗阻常常有管腔纤维性及炎性狭窄，外在异位血管、粘连等机械因素，又有高位连接，肌层发育不良所引起的由肾盏、肾盂起动的蠕动波传送失调，通过该手术解除上述原因造成的尿液输送障碍，并可使新型的管腔要达到正常管径；去除肾盂输尿管交界部；去除多余的肾盂；输尿管开口于肾盂最低位；手术部输尿管与肾盂内侧正位接合；肌层断端对准缝合。

1.适应证　肾盂输尿管连接部梗阻，肾实质尚属正常，肾功能有恢复的可能，应行手术解除梗阻。如异常血管所致的盂管连接部梗阻并存管壁及腔内其他梗阻性病变；肌纤维发育不良，长期血管压迫致输尿管器质性狭窄，或腔内存在皱褶或瓣膜等，当游离血管及盂管交界部后，肾盂仍不能排空，管腔又不能及时充盈扩张，检查狭窄输尿管段纤细而硬韧，观察该段输尿管的蠕动波传导不良时，即应行肾盂输尿管重新吻合术。对一些虽无血管型梗阻，但在盂管连接部存在类似器质性病变，不宜采取其他成形术时，也是肾盂输尿管成形术的手术指征。

2.禁忌证　肾盂积水严重，肾实质已经萎缩，而对侧肾功能正常时，应行肾切除术。

【围术期护理要点】

1. 术前护理

（1）一般护理：执行泌尿外科术前一般护理要点。

（2）做好专科评估：了解患者有无家族史，患侧有无肾积水，肾功能水平，有无腰痛及疼痛程度，有无输尿管反流，有无高血压。

（3）术前指导：完善各项常规检查，如 B 超、静脉尿路造影（intravenous urography，IVU）等检查。戒烟戒酒 2 周，控制糖尿病及高血压等基础病，指导患者有效咳痰，积极治疗呼吸道炎症，避免受凉感冒。如有重度肾积水尽量避免患侧卧位。

2. 术中护理与配合

（1）一般护理：执行泌尿外科术中一般护理要点。

（2）物品准备：肾包、肾全器械、衣物、盆、电刀（长头），1、4、7 号线，吸引器管、生理盐水 1 000 ml，4 号、7 号刀片，硅油、引流管、2-0、3-0、4-0 可吸收线，吸引器、侧卧位用品、双"J"管、可吸收止血纱布等。

（3）麻醉选择：根据患者病情及医嘱可选择全身麻醉。

（4）手术体位：患者取侧卧位，健侧胸下、两腿之间垫以软枕，避免受压，必要时按摩手术部位，防止压疮；取两头低中间高位，摇起腰桥，增大手术空间。

（5）术中配合注意事项如下。

1）生命体征的监测：操作者由于术野受限，临床易忽略术野外的并发症，如意外出血等，故护理人员应协助医生关注患者病情及血压、心率、血氧饱和度等的变化，一旦发现异常，及时告知医生进行抢救，以免加重病情。

2）心理护理：对待患者应和蔼，耐心安慰，减轻其不安情绪，忌急躁、动作粗暴，尽量取得合作，确保麻醉及手术平稳。

3）术前准备情况的评估：仔细核对有无禁食、禁水。查看术前用药，备皮情况，各项检查以及物品准备是否齐全。

4）协助医生导尿，并钳闭导尿管，妥善固定，避免滑脱。

5）采取侧卧位，并垫高腰部，将肢体妥善固定，保持静脉通畅，并用柔软的布单包裹肢体，一方面可以防皮肤受压，另一方面避免肢体与金属接触以防电烧灼伤，贴好电极板。

6）术中患者需裸露，且体温调节功能不全，加上输入低温液体与血制品，应及时保暖，调节室温，以防体温不升及术后感冒。

7）巡回护士严格执行无菌操作并行使监督的责任，减少手术间人员的流动，杜绝非手术人员离手术台过近。由于手术部位较深，巡回护士在术中及时调整灯光；术中及时开放钳闭的导尿管；正确记录肾盂积水的量。

3. 术后护理

（1）一般护理：执行泌尿外科术后一般护理要点。

（2）做好专科评估：了解患者术中麻醉情况，保持各管路通畅，准确记录尿液及引流液的颜色、性质、量。患者术后常规给予吸氧、心电监护，严密监测体温、脉搏、呼吸、血压、血氧饱和度的情况，出现波动及时给予对症处理。

（3）预防呼吸道感染：鼓励患者深呼吸，予翻身叩背，体位排痰，保持呼吸道通畅。对于术前有吸烟史或术前有呼吸道疾病的患者术后可给予雾化吸入治疗，2 次/d。

（4）引流管的护理：患者术后常规留置输尿管内双"J"管、肾周引流管和尿管。

1）肾盂成形术后放置双"J"管，不仅起到支架作用，还可以内引流，解除输尿管局部炎症及水肿造成的暂时性梗阻，减少尿漏的发生。置管期间注意保证双"J"管位置正确，避免憋尿，避免四肢和腰部过伸及下蹲动作。一般于术后 2 个月经膀胱镜拔除双"J"管。

2）肾周引流管可引流术后渗血及渗尿，可以通过观察引流量、性质、颜色，观察有无漏尿和出血，一般术后 2～4 d 拔除。留置导尿管可使膀胱处于空虚状态，防止尿液反流而增加肾盂内压力导致尿漏，一般于术后 5～7 d 拔除。

3）留置引流管期间注意保持引流通畅，防止管道受压、扭曲、脱落。严格执行无菌技术操作，每日以碘伏棉球擦洗尿道口 2 次，应用抗反流尿袋，妥善固定，嘱患者多饮水，防止泌尿系感染发生。

（5）切口及疼痛的护理：后腹腔镜患者腰部有 3 个 0.5～2.0 cm 小切口，引流管由此引出，以无菌纱布覆盖，有腹带包扎，要观察有无渗血、渗液，保持切口局部干燥清洁，疼痛时可适当应用止痛剂，并在咳嗽及翻身时注意按压保护切口减轻疼痛。

（6）术后并发症的观察和护理如下。

1）尿瘘：术后虽常规留置导尿管 5～7 d 以降低膀胱内压，减少反流，减少手术部位漏尿，但由于双"J"管梗阻引流不畅，或者吻合口缝合不严密、吻合口张力较大时还会引起尿瘘，肾周引流管流出尿样液体，立即安置患者采取头高卧位，以利于尿液沿着输尿管走向自然流出。如已拔除引流管出现漏尿应及时更换潮湿敷料，按医嘱应用抗生素。

（7）术后健康指导：术后健康指导包括以下内容。

1）一般指导：执行泌尿外科术后常规健康指导要点。

2）专科指导：①患者术后切口愈合佳，无漏尿、排尿通畅，即可出院。嘱患者 3 个月内不要憋尿，不要剧烈运动，不要做弯腰动作与下蹲动作，以防止双"J"管滑脱或者上下移动。②鼓励患者多饮水，每天 2 000 ml 以达到自行冲洗尿路的目的，并防止泌尿系统感染，同时注意尿液的颜色、性质及尿量，发现异常及时就诊。③定期复查肾功能，做泌尿系统 B 超及静脉尿路造影（intravenous urogram，IVU）造影。置管时间以 4～6 周为宜，一般不超过 3 个月，嘱患者 1～3 个月内来院拔管。

（程　茹　刘庆兰）

第四节　肾盂切开取石术患者围术期护理

【概述】

尿石症又被称为尿路结石，是肾结石、输尿管结石、膀胱结石和尿道结石的总称，为最常见的泌尿外科疾病。按尿路结石所在的部位，肾结石与输尿管结石属于上尿路结石。

原位肾盂切开取石术，是根据腰背部解剖特点，经小的切口直达肾盂，不切断腹肌，在直视下切开肾盂，取出结石。手术创伤小，术后切口疼痛较轻，康复快，即使是高危或梗阻性尿毒症患者亦可接受此种手术。

1.适应证　肾外型肾盂结石或易从肾盂钳取的肾盂肾盏结石。

2.禁忌证　高龄、体弱、全身情况差或因伴发其他严重疾病无法耐受麻醉和手术者。

【围术期护理要点】

1.术前护理

(1)一般护理:执行泌尿外科术前一般护理要点。

(2)做好专科评估:了解患者有无血尿,有无腰痛,有无高热等症状。

(3)做好术前专科检查:检查重要内脏器官功能和凝血功能,B超、CT、静脉肾盂造影等检查。

(4)心理护理:向患者解释操作过程及手术后可能出现血尿等情况,解除患者的各种疑虑。

2.术中护理与配合

(1)一般护理:执行泌尿外科术中一般护理要点。

(2)物品准备:肾包、肾全器械、衣物、侧卧位用品、吸引器、电刀(长头)、负极板、1号线、4号线、7号线、吸引器管、生理盐水1 000 ml、10号硅胶尿管、50 ml注射器、取石钳、硅油、引流管、3-0和4-0可吸收线、双"J"管、可吸收止血纱布等。

(3)麻醉选择:根据患者病情及医嘱可选择全身麻醉或硬膜外麻醉。

(4)手术体位:患者取90°侧卧位,健侧胸下、两腿之间垫以软枕,避免受压不当,必要时按摩手术部位,防止压疮;取两头低中间高位,摇起腰桥,增大手术空间。

(5)术中配合注意事项如下。

1)操作者由于术野受限,临床易忽略术野外的并发症,如意外出血等,故护理人员应协助医生关注患者病情及血压、心率、血氧饱和度等的变化,一旦发现异常,及时告知医生进行抢救,以免加重病情。

2)对待患者应和蔼,耐心安慰,减轻其不安情绪,忌急躁、动作粗暴,尽量取得合作,确保麻醉及手术平稳。

3)采取侧卧位,并垫高腰部,将肢体妥善固定,保持静脉通畅,并用柔软的布单包裹肢体,一方面可以防皮肤受压,另一方面避免肢体与金属接触防止电烧灼伤,贴好电极板。

4)术中患者需裸露,且体温调节功能不全,加上输入低温液体与血制品,应及时保暖,调节室温,以防体温不升及术后感冒。

5)随时注意手术进程,准备打开输尿管时应递上尖刀,同时连接好吸引器备用。

6)医生取出结石后,准备好双"J"管,管内放置导丝,双"J"管及导丝均需涂抹足够的硅油。如放置双"J"管不顺利,导丝弯曲,应及时准备好备用导丝。

7)巡回护士严格执行无菌操作并行使监督的责任,减少手术间人员的流动,杜绝非手术人员离手术台过近。由于手术部位较深,巡回护士在术中及时调整灯光。

8)手术结束后,妥善固定敷料,记录术中尿量,固定好导尿管,保持通畅。

3.术后护理

(1)一般护理:执行泌尿外科术后一般护理要点。

(2)做好专科评估:了解患者切口疼痛情况、术中出血等情况。准确记录生命体征,记录尿液及引流液的颜色、性质、量。

(3)疼痛护理:术后及时行患者疼痛评估,嘱患者应卧位舒适,使肌肉放松,肌张力降低,减轻疼痛和不适,向患者讲解引起疼痛的原因,治疗及缓解疼痛的方法,给予心理疏导调整心态,必要时应用镇静止痛剂。

(4)导管护理:术后常会安置肾盂造瘘管,以引流尿液,促进切口愈合。护理时应注意如遇引流不畅,则给予无菌、低压冲洗。碎石术后于输尿管内放置双"J"管,可起到内引流、内支架的作用,还可扩张输尿管,有利于小结石的排出。术后指导患者尽早取半卧位,多饮水、勤排尿,勿使膀胱过度充盈引起尿液反流。应避免活动不当(如剧烈活动、过度弯腰、突然下蹲等),否则易引起双"J"管滑脱或上下移位。一般保留4~6周,经B超或腹部摄片复查确定无结石残留后,膀胱镜下取出双"J"管。

(5)指导活动:患者卧床期间应经常变换体位,情况许可时加强活动,增加输尿管蠕动,促进碎石排出。

(6)并发症的观察与护理如下。

1)术后出血:患者呃逆、呕吐或过早活动,也会诱发出血。术后应严密观察患者生命体征及引流液的颜色、数量,并及时准确判断其性质,同时做好记录。

2)切口漏尿:术后要严密观察管道引流及创口敷料等情况。

3)双"J"管移位:置管后应立即行X射线检查,明确双"J"管位置,同时限制患者剧烈活动,防止双"J"管移位,并定期复查。

(7)术后健康指导:术后健康指导包括以下内容。

1)一般指导:执行泌尿外科术后常规健康指导要点。

2)专科指导:结石的发病率和复发率很高,因而适宜的预防措施对减少或延迟结石复发十分重要。嘱患者大量饮水,注意休息,戒烟酒。

3)饮食指导:含钙结石者应合理摄入钙量,适当减少牛奶、奶制品、豆制品、巧克力、坚果等含钙量高的食物;草酸盐结石者,限制浓茶、菠菜、番茄、芦笋、花生等食物;尿酸结石者,不宜食用含嘌呤高的食物,如动物内脏,避免大量摄入动物蛋白、精制糖和动物脂肪。

4)药物预防:草酸盐结石口服维生素 B_6,尿酸结石口服碳酸氢钠抑制结石形成。

5)复查:定期行X射线或B超检查,观察有无残余结石或结石复发。术后4周拔出双"J"管,病情变化应随诊。

(程　茹　刘庆兰)

第五节　肾上腺嗜铬细胞瘤摘除术患者围术期护理

【概述】

嗜铬细胞瘤是由嗜铬细胞所形成的肿瘤,肿瘤细胞大多来源于肾上腺髓质,约占嗜铬细胞瘤的90%,少数来源于肾上腺外的嗜铬细胞。嗜铬细胞瘤一般属于良性肿瘤。手术切除肾上腺嗜铬细胞瘤是目前应用最为广泛的方法。

1.适应证　诊断确定后,不论肿瘤的体积大小,病理性质为良性或恶性,遇到下列各种情况中的任何一种,都将是手术的适应证。①症状典型、生化检测、药物试验结果符合诊断,肾上腺区有占位性病变。②以往并无任何症状,但在分娩期、麻醉期、手术中、外伤等外界强烈刺激下,发生了严重高血压、心律不齐,甚至不能解释的休克等症状,重新检查发现肾上腺区有占位性病变。③凡甲状腺腺瘤并发甲状旁腺功能亢进症、胰岛细胞瘤、垂体瘤、多发性黏膜纤维瘤等,多发性内分泌腺瘤并发较典型的嗜铬细胞瘤症状,腔静脉分段采血检测肾静脉平面的儿茶酚胺值增高,药物试验符合诊断,虽未见肾上腺肿瘤影,亦可手术探查。④一侧嗜铬细胞瘤,经手术摘除后又有典型症状出现,如身体其他部位发现肿瘤,可考虑为对侧肾上腺或同侧肾上腺残留部存在第 2 或第 3 个肿瘤,特别是有家族史者,应再次手术。⑤摘除的嗜铬细胞瘤病理组织呈恶性改变,术后症状复发,其他远处器官无转移癌,则考虑局部复发,可再次手术。

2. 禁忌证   ①恶性嗜铬细胞瘤已有肝、肺、脑远部器官转移的多发癌,原发癌浸润广泛、固定,无法手术切除者。②病程较长而严重,由儿茶酚胺症导致心肌损害、心律不齐或并发脑血管病变,药物治疗于短期内无改善可暂缓手术,继续用阻滞剂和(或)抑制剂长期治疗。③虽经 α 受体阻滞剂和(或)β 受体阻滞剂治疗,但血压、脉搏、中心静脉压等仍未能达到理想水平。症状时有发作,需继续延长治疗。④在其他手术或剖腹探查期间,突发嗜铬细胞瘤症状,术前未做准备,虽经静脉滴注 α 受体阻滞剂,血压可暂时控制,但不能持久,且脉率快,小儿在 160 次/min、成人在 120 次/min 以上,心律不齐者,应停止手术,待定位明确,做术前准备后再行手术。

【围术期护理】

1. 术前护理

(1)一般护理:执行泌尿外科术前一般护理要点。

(2)做好专科评估:了解血压情况、心率及心律的改变,了解是否有药物治疗,评估是否有服用易致跌倒药物,评估是否有腰部肿块及不适。如血压不稳定应卧床休息做好防护。

(3)心理护理:肾上腺嗜铬细胞瘤较少见,部位隐匿,手术风险大,术前准备时间长,患者心理负担大,进而产生紧张、焦虑心理。因此,护士应耐心进行思想工作,详细讲解本病的相关知识,告知患者休息与良好的心理状态可缓解高血压症状,减轻心理压力,利于及早手术、术后康复,提高自我保护意识。

(4)高血压危象的观察及护理:患者血压升高并伴有心悸、头痛、头晕、面色苍白或潮红、头痛剧烈、呕吐、视物模糊、大汗淋漓等症状,则提示患者出现高血压危象。病情变化时要及时报告医生并处理,并严密监测生命体征。此外,保持患者情绪稳定,保持大、小便通畅,避免腹压增高,进行护理操作时避免刺激肿瘤区,以减少诱发高血压危象的发生。

(5)扩容的护理:由于大量肾上腺素及去甲肾上腺素作用于机体后,使整个血管床长期处于收缩状态,血容量减少。因此,术前除了应用 α-肾上腺受体阻滞剂控制血压以外,术前 1 周开始补液扩容,1 500 ~ 2 500 ml/d,一般用 5% 葡萄糖注射液、右旋糖酐,必要时术前补充 200 ~ 400 ml 血浆,以改善心肌功能。目前,临床上以比容下降 5% 并伴有体质量增加作为判断该类患者术前血容量补充满意的参考指标。

(6)做好营养支持:嗜铬细胞瘤患者大部分有基础代谢率增高、糖代谢紊乱,应改善其营养状况,以提高机体抵抗力。指导患者进食低盐、低糖、易消化、高维生素、高蛋白、高钾、高钙饮食,并调整食物色、香、味。创造良好的进食环境,以增进食欲。因患者基础代谢率高、出汗多且消耗多,饮水量应在 2 000~3 000 ml/d。

(7)加强护理:由于患者代谢率高且出汗多,做好保暖的同时,用温水擦浴 2 次/d,保持皮肤清洁,注重口腔清洁。此外,患者血压可能维持高水平或者不稳定,同时需服用降压药。应加强安全防护,不做剧烈活动,防止跌倒。特别注意肾上腺区避免挤压。

2. 术中护理与配合

(1)一般护理:执行泌尿外科术中一般护理要点。

(2)物品准备:肾包、肾全器械、侧卧位用品、电刀、吸引器、输液架、电刀(长头)、负极板、1 号线、4 号线、7 号线、吸引器管、生理盐水 1 000 ml、引流管、可吸收止血纱布等。

(3)麻醉选择:根据患者病情及医嘱可选择全身麻醉。

(4)手术体位:患者取 90°侧卧位,健侧胸下、两腿之间垫以软枕,避免受压不当,必要时按摩手术部位,防止压疮;取两头低中间高位,摇起腰桥,增大手术空间。

(5)术中配合注意事项如下。

1)操作者由于术野受限,临床易忽略术野外的并发症,一旦发现异常,及时告知医生进行抢救,以免加重病情。

2)术中保持良好的体位是手术成功的关键,同时可以缩短手术时间,巡回护士应经常检查患者的体位,有无受压,定时按摩受压部位,肥胖的患者更应注意,另外还要保证患者舒适,安全无电灼伤。

3)术中要严密观察病情,嗜铬细胞瘤患者,术前要做扩容准备,以免肿瘤切除后血压骤降,根据病情选择建立外周静脉通道的数量,保持静脉通畅,同时备好降压及升压药。做好应急抢救准备,术中进行动脉压及中心静脉压的监测。

4)密切监测血氧饱和度、心率、呼气末 CO_2、呼吸频率等,防止因 CO_2 蓄积而引起低氧血症以及心血管系统的应激反应。

5)巡回护士应协助麻醉医生密切监测生命体征、中心静脉压(central venous pressure,CVP)及尿量等的变化,并在手术开始前预先准备好术中可能用到的药物,如酚妥拉明、肾上腺素、去甲肾上腺素、泼尼松龙等升压、降压、强心药物及血浆等,且建立 2 条以上有效静脉通路。麻醉采用硫喷妥钠作引导,加用肌肉松弛剂做气管内插管,应用对心肌无刺激的麻醉剂,将血压控制在 21.33/13.33 kPa(160/100 mmHg)以下。在手术剥离肿瘤过程中根据血压升降调整输液速度及药物应用,以保证手术的顺利进行。

6)器械护士要熟悉本手术的操作步骤和术中出现意外情况(如大出血)时的应急配合。器械准备方面,除本手术所需的常规器械外,还需备好无损伤血管钳及血管镊、沙丁钳、无损伤缝合线等,以便术中损伤下腔静脉及其他血管时使用。

3. 术后护理

(1)一般护理:执行泌尿外科术后一般护理要点。

(2)做好专科评估:了解患者血压变化,评估尿量调节补液量及速度,评估血糖水平,评估切口敷料渗血情况。

(3)引流管的护理:术后留置有切口引流管,要保持引流管通畅,翻身时勿牵拉,防止引流管扭曲、受压、脱落,并注意观察引流液的颜色、性质、量。每天更换引流袋,并及时倾倒引流液。引流管一般留置 5~7 d,无引流液引出即可拔出。留置尿管期间,每天消毒尿道口 2 次,保持尿管通畅,避免逆行感染。嘱患者多饮水,以起到内冲洗的作用。

（4）饮食：术后不常规禁食，先流质，逐渐过渡到普食，要易消化、富含维生素、纤维素和营养均衡的食物。避免食用豆浆、牛奶、高糖食物，以免引起腹胀。

（5）术后并发症的观察和护理如下。

1）血压危象的观察与护理：约有70%的患者术后血压恢复正常，尚有少数患者术后血压异常。因此，术后应密切观察患者血压变化。术后注意观察患者有无肺水肿、左心衰竭、脑水肿等并发症的发生，其原因是术前高血压加重心脏负担；术前、术中大量输血补液，也可使心脏负荷加大，加上手术刺激易发生上述并发症。

2）术后电解质监测：术后由于血管扩张，血容量不足，组织液中细胞内液流入细胞外，易引起电解质紊乱，发生低钠、低钾。应在术后第二天补钾、林格液、碳酸氢钠。多次查血钾、钠、氯、尿素氮、二氧化碳结合力，防止发生代谢性酸中毒。护士应注意观察患者的神志、尿量、皮肤弹性等情况，如发生异常情况及时报告医生，及时做出处理。

3）低血糖的护理：瘤体切除后，血液中过多的儿茶酚胺减少，脂肪和糖原分解减少，而胰岛素的分泌增多，此时非常容易产生低血糖。患者常有头晕、持续性低血压、心悸、大汗等症状。如低血糖症状严重，可静脉推注50%葡萄糖20 ml。对于有糖尿病史的患者要定时监测血糖的变化，密切观察有无低血糖的发生。

（6）术后健康指导：术后健康指导包括以下内容。

1）一般指导：执行泌尿外科术后常规健康指导要点。

2）专科指导：嗜铬细胞瘤有复发倾向，术后应密切随访观察，注意血压及血、尿儿茶酚胺的变化。如血压及血、尿儿茶酚胺再次升高，则应警惕肿瘤复发的可能，及时复诊。劳逸结合，避免过度劳累和情绪紧张，对血压未降至正常范围的患者要遵医嘱服药，并注意监测血压，根据血压调整降压药的剂量，手术后1个月后复查，病情变化应随诊。

（程　茹　刘庆兰）

第六节　神经性膀胱回肠膀胱扩大术患者围术期护理

【概述】

回肠膀胱扩大术，指取一段带系膜的游离回肠与膀胱吻合，借以扩大膀胱的容量增加膀胱顺应性、降低膀胱内压力、保护肾功能、维持正常的排尿途径和消除尿失禁。

1. 适应证　①结核性膀胱挛缩（即膀胱结核瘢痕化）者。但必须是结核肾已切除及其术后正规抗结核治疗半年以上、全身结核病灶已得以控制、非炎症性尿频（即尿常规无脓细胞，尿结核杆菌阴性，膀胱镜检查无结核结节和溃疡）、膀胱容量<100 ml、已无尿痛、尿道括约肌功能良好、无尿道狭窄和肾功能基本正常者；②间质性膀胱炎、放射性膀胱炎所致膀胱容量严重缩小者；③输尿管结肠吻合术后出现不良反应，但其膀胱和尿道病变已恢复正常者；④因膀胱肿瘤施行膀胱部分切除术后容量过小，但膀胱三角区正常并经长期观察未见肿瘤复发者。

2. 禁忌证　①小儿结核性膀胱挛缩者。因其结核肾切除后，如无对侧肾积水，则经抗结核治疗半年以上其膀胱容量可随年龄增长而逐渐增大,故不宜施行膀胱成形术;②尿道狭窄或膀胱颈梗阻尚未治愈或无法治愈者;③尿道括约肌功能不全者;④结肠存在结核、炎症、憩室、息肉和其他疾病者;⑤全身(如腹膜、肠系膜淋巴结、肠、肝、肺和胸膜等处)或泌尿生殖系结核病灶尚未稳定者;⑥膀胱肿瘤术后观察时间过短者;⑦肾功能严重受损,估计术后肾难以负担废物排泄和维持水、电解质平衡者;⑧输尿管口狭窄或反流者,若切断输尿管下端后再与回肠祥吻合,则由于任何类型的输尿管回肠吻合的抗反流作用均不满意,术后因反流存在必然会引起或加重尿路感染和肾功能损害。因此,存在输尿管口狭窄或反流者,应选用乙状结肠膀胱成形术。

【围术期护理要点】

1. 术前护理

(1)一般护理:执行泌尿外科术前一般护理要点。

(2)做好专科评估:评估患者既往病史,评估患者是否排尿困难、尿失禁,评估患者残余尿量,评估是否有肾积水,了解肾功能水平,评估是否有尿路感染。

(3)心理护理:神经源性膀胱患者经历过神经系统的损伤或手术,或者是先天性脊椎畸形等,病程较长,加之逐渐出现并加重的排尿困难、尿失禁,存在恐惧、紧张、忧虑、孤独、失望的心理状态,严重影响其生活质量。护理人员针对其不同的心理反应加强心理疏导,使患者了解有关疾病的基本知识和手术方法及术后注意事项,介绍手术后的有效性和乐观的预后,消除不良心理,调整患者身心处于最佳状态,积极配合治疗。

(4)肠道准备:回肠膀胱扩大术因为需取一段回肠作为膀胱壁,所以肠道准备是术前护理的一个重要方面,充分的肠道准备,直接影响手术质量及切口愈合。

1)肠道用药:术前应用抗生素使肠道细菌尽可能减少或受到抑制,以减少术后发生感染的可能性,一般口服甲硝唑 0.4 g/次,每日 3 次,氧氟沙星 0.2 g/次,每日 3 次,连服 3 d。

2)饮食控制:术前 6 h,禁食固体食物;术前 2 h,禁食透明食物,不彻夜禁食;术前 10 h、2 h 口服葡萄糖水共 1 500 ml。

3)其他准备:术前做好各项化验检查,必要时术前留置胃管,排出胃内气体、胃液和逆流入胃的消化液,减轻腹胀和呕吐。

2. 术中护理与配合

(1)一般护理:执行泌尿外科术中一般护理要点。

(2)物品准备:开腹包、膀胱器械、衣物、盆、持物桶、泌 18 件、自动拉钩、尿道探子、电刀、吸引器,0 号、2-0 号、3-0 号可吸收线,1 号、4 号、7 号、10 号慕丝线,16 号和 18 号超滑尿管、22 号不超滑尿管、5 号或 6 号输尿管导管、生理盐水 1 000 ml、乳胶管、可吸收止血纱布等。

(3)麻醉选择:根据患者病情及医嘱可选择全身麻醉。

(4)手术体位:患者取平卧位,膝关节下垫一软枕,大腿用绑腿带固定。

(5)术中配合注意事项

1)预防压疮,静脉补液、规范使用抗生素。膀胱癌患者特点是全身营养差,而回肠代膀胱手术切除范围广、时间长。因此,除按一般手术配合外,摆手术体位时手术床上要放置防压疮垫,手术允许定时进行皮肤护理。防止压疮发生,术中还应给患者保暖。于术前

1 h 静脉补液以调整患者因肠道准备后体液的丢失;应用抗生素预防感染,增加患者的抵抗力,减少并发症的发生。

2)建立静脉通路:准备充足血源,术中在处理膀胱侧韧带和前列腺血管时,因血管结扎滑脱,盆壁静脉出血,Sanmrinis 静脉丛损伤均可引起大出血,危险性大。所以术前要准备充足血源,要建立 2 个或 3 个输液通路,给予颈内静脉置管术,在中心静脉插管测量中心静脉压以输血补液,可避免盲目性,充分补足血液及液体。

3)病情观察:由于施行手术的患者大多在 50 岁以上,全身状况差,所以术中要密切监测患者的心电图、生命体征、血氧饱和度等的变化,早期发现问题,及时处理。

4)防止水、电解质及酸碱失衡:回肠膀胱扩大手术创伤大,广泛的分离解剖将导致大量蛋白质的丢失。膀胱切除后,要进行尿路改道膀胱代替术,长时间手术创面暴露易引起水、电解质及酸碱平衡失调,术中要定时监测血 K^+、Na^+、Cl^-、二氧化碳结合率、尿素氮、肌酐。根据结果补充各种液体和碳酸氢钠等药物,加强营养,防止水、电解质及酸碱失衡。

5)预防感染:预防感染是减少并发症的关键,严密观察术中并发症的发生。将膀胱、精囊、前列腺分开时,未在 Denonvilliers 筋膜前后层之间的平面进行分离易造成直肠损伤。可用丝线双层间断缝合损伤的直肠裂口,并做会阴部引流以确保愈合。分离膀胱底时,手指勿在精囊前方分离,以免穿破膀胱壁,导致污染及解剖层次紊乱,影响根治效果。一旦膀胱壁破损,待膀胱切除后应用大量的蒸馏水冲洗盆腔,减少肿瘤种植的可能。

3. 术后护理

(1)一般护理:执行泌尿外科术后一般护理要点。

(2)做好专科评估:评估各种引流管的置入位置、深度,评估引流液的颜色、性质、量的改变,评估肠黏液的量及堵塞情况,评估血电解质及肾功能,评估腹痛的部位、性质及节律,评估患者自理能力指导间歇自行导尿。

(3)引流管的护理:术后留置双侧盆腔引流管和尿管,体内保留双侧输尿管支架管。患者回病房后应立即对引流管的置入深度及名称做以标记,盆腔引流管用于引流创口残余血及渗血,保持通畅,每天更换引流袋,3~5 d 后无引流物引出方可拔管。

(4)导尿管与单"J"内引流管的护理:导尿管与单"J"内引流管的目的,都是充分引流尿液,减少膀胱的压力,有利于吻合口愈合。由于新膀胱的回肠黏膜分泌黏液较多,可造成导尿管堵塞而出现尿漏,三腔气囊导尿管接通膀胱低流量(30~50 滴/min)持续冲洗,并每 30 min 挤压导尿管 1 次,黏液多时随时挤压。5~7 d 后根据病情可改为间断冲洗,每 6 h 冲洗 1 次,可用 50 ml 注射器抽取生理盐水冲洗,冲洗应遵循反复、低压、少量的原则,防止膀胱过度充盈造成尿液逆流或吻合口裂开。术后应注意观察患者有无腹胀或腹痛,准确记录尿量及尿色,发现异常,及时报告医生,以采取相应措施。用碘伏棉球消毒尿道口及近尿道口端 5 cm 尿管,每天 2 次。术后 1 个月即可拔出尿管及单"J"输尿管支架。

(5)胃管的护理:因手术需取肠段,对胃肠功能影响大,术后会有一定时间出现肠麻痹,严重时会导致肠粘连。因此,术后需持续胃肠减压,以减轻腹胀引起的切口张力增加,促进切口愈合。胃管需妥善固定,保持负压引流通畅,由于手术创伤大,应注意应激性溃疡的发生,因此需严密观察胃肠减压吸出的量、颜色及性状,并做好记录。术后禁食,可根据肠蠕动恢复情况决定禁食时间长短,一般禁食 4~6 d,有肛门排气,可将胃管夹闭同时给予患者少量饮水,若患者无腹胀等不适,可拔除胃管。

（6）饮食护理：患者拔除胃管后及时给予饮食指导，先给予无渣流食，如肠内营养剂瑞高。一周后给予半流质如稀饭或面汤，逐渐过渡到正常饮食，食物要求高蛋白、高热量、高维生素、易消化，以保证充足的营养促进切口愈合。禁食期间或进食不足者给予静脉高营养，必要时补充氨基酸、脂肪乳剂及各种维生素等。

（7）指导患者自行清洁间歇导尿：患者在拔除尿管后排尿很难自行完成，自行清洁间歇导尿可以完全模拟排尿周期。教会患者自行清洁间歇导尿的方法：先用肥皂水洗净双手，准备一次性导尿管，用水溶性润滑剂润滑后自尿道外口缓慢插入，操作动作应轻柔，避免损伤尿道黏膜，减少患者痛苦和降低感染发生率，见尿流出后再缓慢插入 1 ~ 2 cm，导尿结束后拔除尿管。清洁间歇导尿要按时进行，防止尿液蓄积，大量的氯和酸（以氨的形式）经扩大膀胱的肠黏膜重吸收，引起代谢性酸中毒，通常导尿的频率为：夜间睡前和晨起时各导尿 1 次，以后每隔 4 ~ 6 h 导尿 1 次，使每次导尿量控制在 400 ~ 500 ml。最后嘱患者再深吸气增加腹压或轻压膀胱区，使膀胱尽量排空，尽可能减少残余尿。

（8）术后并发症的观察和护理如下。

1）尿路感染：由于多数回肠膀胱扩大术后患者需要进行清洁间歇导尿，因此菌尿比较普遍，这种菌尿常无症状，也无须治疗，预防性使用抗生素不但无效，还会导致细菌耐药。如存在膀胱-输尿管反流、感染症状和产尿素细菌引起的菌尿，则应该使用抗生素治疗。膀胱扩大术后尿路感染症状与普通尿路感染症状略有不同，主要表现为：尿液异味，由清变浊，下腹隐痛和出现轻微血尿、发热等。

护理措施：指导患者保持外阴部清洁；操作时注意清洁，动作轻柔；指导患者定期进行尿常规、尿培养检测；如果出现尿路感染的症状，应及时返院治疗。

2）代谢并发症：由于肠道分泌物、代谢产物经扩大后的回肠膀胱重吸收，导致肾功能不全，引起水、电解质失衡，出现高氯性酸中毒、高氯血症、维生素缺乏等，主要表现为乏力、食欲缺乏、呕吐、消瘦、营养不良、呼吸困难等。

护理措施：①术中按规定控制选取肠管的长度。②指导患者多饮水，每日饮水量达到 2 500 ml 以上，按时进行间歇性清洁导尿。③定期查血电解质及肾功能。④坚持低氯饮食，限制食盐量，每日低于 6 g。

3）尿瘘：术后尿瘘常发生于回肠与膀胱缝合处。由于回肠黏膜分泌黏液较多，可造成导尿管的堵塞而出现尿瘘。常发生于术后 5 ~ 10 d，主要表现为切口处有大量淡黄色液体渗出或盆腔引流管引流出大量淡黄色液体，导尿管引流出的尿液减少。

护理措施：①术后妥善固定各引流管，保持通畅，防止引流管扭曲、受压、堵塞或脱落。②盆腔引流管是引流盆腔内创口的渗液，促进切口愈合，同时可观察新膀胱有无漏尿。若手术后 4 ~ 5 d 后引流出液体量较多且为淡黄色尿液时考虑膀胱漏尿，需要及时报告医生给予处理。③每日记录 24 h 尿量，及早发现漏尿。

4）肠瘘：肠瘘的发生率较低，多发生于术后 5 ~ 7 d，主要表现为腹痛、腹胀、腹部切口有黄色分泌物渗出或盆腔引流管引流出粪性物，严重者可导致切口感染。

护理措施：①术后密切观察腹部体征的变化，注意有无腹膜刺激征，一旦发生应及时报告医生处理，经常更换切口敷料，观察切口周围的皮肤。②保持胃肠减压管和盆腔引流管引流通畅，以促进肠蠕动恢复，严密观察引流液的性质、色、量。③监测体温的变化，遵医嘱加强抗炎和全身支持治疗。

5)其他并发症:尿路结石与肿瘤,膀胱扩大术后肠黏膜继续产生黏液,如果黏液长时间停留在膀胱内,黏液会成为感染源和结石形成的核心,使结石的发生率增加。因此需指导患者白天多饮水,保证每天饮水量达到2 500 ml以上。此外,接受回肠膀胱扩大术的患者在术后具有发生膀胱肿瘤的潜在可能,告知患者需要定期复查。

(9)术后健康指导:术后健康指导包括以下内容。

1)一般指导:执行泌尿外科术后常规健康指导要点。

2)专科指导:指导患者出院后白天饮水量及时间应相对固定,以便患者掌握最佳导尿时间,每日饮水2 500 ml左右,以达到内冲洗的作用;扩大后膀胱由于可控性差,夜间熟睡时常有尿失禁现象,故晚上应少喝水。清洁间歇导尿时应注意清洁操作避免感染。平时注意保护下腹部,避免外力撞击或突然增加腹压;1年后来院行尿流动力学、泌尿系造影等检查,以便进一步了解手术效果、术后恢复情况及有无并发症的发生。

(程　茹　刘庆兰)

第七节　输尿管膀胱再植术患者围术期护理

【概述】

输尿管膀胱再植术是治疗输尿管下段各种原因导致梗阻所致疾病的一组手术疗法。主要用于输尿管下段损伤及狭窄、输尿管异位和囊肿及膀胱输尿管反流的治疗,也用于需切除输尿管口周围膀胱壁者或者肾移植术中等。本手术主要是游离输尿管,于梗阻上方切断,膀胱半充盈状态下斜行切开膀胱后侧壁肌层,向两侧分离肌间沟,膨出的膀胱黏膜上做一小切口,在输尿管无明显张力、扭曲情况下,将输尿管与膀胱黏膜间断缝合,间断缝合膀胱肌层并捎带输尿管外膜,将长3～4 cm输尿管末端潜行包埋于肌间沟,实现输尿管膀胱再植术。

1.适应证

(1)输尿管下段损伤及损伤后输尿管狭窄,输尿管阴道瘘。

(2)非损伤性疾患。如输尿管下段的先天性、炎症性或结核性狭窄。

(3)输尿管口异位,输尿管囊肿。

(4)膀胱肿瘤或憩室手术需切除输尿管口周围的膀胱壁者。

2.禁忌证

(1)患有全身性疾病,体质差,或并发有严重的内脏器官损伤,不能耐受手术者。

(2)有腹腔感染和盆腔开放手术病史并广泛粘连者。

【围术期护理要点】

1.术前护理

(1)一般护理:执行泌尿外科术前一般护理要点。

(2)做好专科评估:了解患者病史,评估疾病对患者的生活质量的影响,评估患者排尿状况,评估是否有输尿管反流肾积水。

(3)做好术前专科检查:尿常规、尿脱落细胞、尿路造影、尿流动力学检查。

2. 术中护理与配合

(1)一般护理:执行泌尿外科术中一般护理要点。

(2)物品准备:肾包、肾全器械、衣物、盆、电刀(长头)、1 号线、4 号线、7 号线、吸引器管、生理盐水 1 000 ml、4 号刀片、7 号刀片、水溶性润滑剂、引流管,2-0、3-0、4-0 可吸收线,吸引器、侧卧位用品、双"J"管、可吸收止血纱布等。

(3)麻醉选择:根据患者病情及医嘱可选择全身麻醉。

(4)手术体位:患者取 90°侧卧位,健侧胸下、两腿之间垫以软枕,避免受压不当,必要时按摩手术部位,防止压疮;取两头低中间高位,摇起腰桥,增大手术空间。

(5)术中配合注意事项如下。

1)采取侧卧位,并垫高腰部,将肢体妥善固定,保持静脉通畅,并用柔软的布单包裹肢体,一方面可以防皮肤受压,另一方面避免肢体与金属接触防电烧灼伤,贴好电极板。

2)术中患者需裸露,且体温调节功能不全,加上输入低温液体与血制品,应及时保暖,调节室温,以防体温不升及术后感冒。

3)本手术在处理输尿管末端时血管容易出血,如果术中损伤此血管引起出血,应马上准备好 2-0 可吸收线,配合医生缝合止血。

4)随时注意手术进程,准备打开膀胱时应递上剪刀,同时连接好吸引器备用。

5)医生缝合膀胱、输尿管后侧时,准备好双"J"管,管内放置导丝,双"J"管及导丝均需涂抹足够的水溶性润滑剂。如放置双"J"管不顺利,导丝弯曲,应及时准备好备用导丝。

6)由于切口较深,缝合完毕后,需提醒医生将缝针等异物取出,并清点。

3. 术后护理

(1)一般护理:执行泌尿外科术后一般护理要点。

(2)做好专科评估:评估尿液引流的量,评估切口渗液情况,评估膀胱容量。

(3)引流管的观察和护理:术后留置引流管有盆腔引流管及尿管。术后明确标注引流管的名称,有序摆放,固定于床边较低位置,保持引流管引流通畅,防止引流管受压、扭曲。严密观察和记录引流液的颜色、量和性质,为治疗和拔管提供可靠的依据。盆腔引流管术后留置 5~6 d,引流量少于 10 ml/d,可以拔除。术后保持尿管引流通畅,防治膀胱痉挛出现。常规给予 2 次/d 消毒尿道外口,尿管与引流袋连接处及尿袋出口装置。每周在无菌操作下更换引流袋,以预防尿路感染。尿管术后 5~7 d 拔除。拔除尿管后观察患者有无出现放置双"J"管后尿液反流情况,如腰痛发热。嘱其多饮水、增加排尿次数,立位排尿后症状会逐渐减轻或消失。

(4)并发症观察与护理如下。

1)术后出血及肠损伤的观察:术后 24~48 h 内易发生出血,因钛夹位置不佳或脱落、术中组织渗血及血管损伤所致。常规术后 24 h 内心电监护仪监测,注意观察 24 h 尿量、尿色,观察切口引流管通畅情况,是否有打折、扭曲、受压等情况。如发现引流管有大量鲜红色液体流出或出现血压下降、脉搏细快,应及时向医生汇报并做处理,警惕大出血的发生。同时应注意腹部体征变化,每班都应听诊肠鸣音,观察患者有无腹痛、腹胀、有无肛门排气等,一旦发现肠麻痹、腹膜炎体征,应立即告知医生查明原因,及时做出处理。

2）脓肿及血肿形成：术中术后由于引流管引流不畅致使血液淤滞，可形成脓肿或血肿。术后要保持引流管通畅，防止引流管扭曲、受压，并观察引流液的颜色、性质、量的变化，并观察患者有无发热、肿痛、腹部疼痛、有无压痛及反跳痛、肾区叩击痛等症状。

3）尿漏的观察：术后尿液可由输尿管膀胱吻合处渗入腹膜后间隙或腹膜腔，形成尿漏，导致尿性腹膜炎，引起腰痛、腹胀、局部肿胀、包块、触痛及肠功能延迟恢复等。术后密切观察体温、腹部症状和体征。观察并记录膀胱外引流液的量、颜色、性质以及尿量，可及早发现尿漏。

4）双"J"管的护理：术中均于患侧置入双"J"管。双"J"管两端卷曲，分别固定于肾盂及膀胱内。双"J"管有良好的内引流及支架作用，对防治术后漏尿和吻合口狭窄具有重要作用。但双"J"管的放置，使输尿管膀胱开口的抗反流机制消失，当导尿管不通畅使尿液在膀胱内积聚或排尿时逼尿肌收缩均可导致膀胱压力增高，使膀胱内部分尿液通过双"J"管腔反流至肾盂，影响肾功能，并易导致逆行感染。所以术后抗反流的护理非常重要。双"J"管置管时间长，容易刺激肾盂、膀胱黏膜引起出血，所以应注意尿色的变化。

5）留置导尿管可及时引流尿液，防止尿液通过双"J"管腔反流至肾盂。同时可避免膀胱充盈，膀胱切口张力过大，影响切口愈合。所以，我们特别强调导尿管的护理。术后妥善固定气囊导尿管及尿袋，保证连接管有足够的长度，翻身时防止导尿管及连接管受压、折叠。经常检查气囊有无破裂。导尿管持续开放，经常挤压，保持通畅，避免导尿管与引流管连接处小血块堵塞。禁止夹管。

6）拔除导尿管后，指导患者有尿意马上排尿，不能憋尿，避免引起腹压增高的任何因素，保持大便通畅。注意观察尿色、尿量。24 h 尿量保持在 2 000 ml 以上。尿量少时及时查明原因，注意液体量是否足够，有无尿漏现象。

7）尿路刺激征是置管后较常见的并发症之一，患者自觉有下腹不适及尿频、尿急等膀胱刺激症状。其主要是由于双"J"管放置位置不当或移动，致膀胱内导管过长刺激膀胱三角区或后尿道所致。症状明显者可给予解痉治疗，必要时可通过膀胱镜调整双"J"管的位置。

8）术后督促患者多饮水，防止尿碱在管壁附着以及尿液中沉淀物、黏液、小血块阻塞双"J"管或形成管壁结石，及时拔管。

（5）术后健康指导：术后健康指导包括以下内容。

1）一般指导：执行泌尿外科术后常规健康指导要点。

2）指导患者多饮水，每日饮水量应在 2 000～3 000 ml。

3）留置双"J"管期间注意尿液颜色及尿量的变化，若突然出现尿液呈鲜红色或尿量明显减少以及发热、腰痛等不适应立即到医院检查。如出现少量血尿，应多饮水，适当卧床休息，血尿一般可逐渐消失。留置双"J"管期间还要保持大便通畅，防止因腹压增加致膀胱压力增高导致尿液反流，如出现便秘、咳嗽时要及时处理；保持排尿通畅，避免憋尿；男性患者最好立位排尿。双"J"管留置时间为 1 个月，应告知患者及家属按时来医院拔管检查。

（程　茹　刘庆兰）

第八节　精索静脉曲张结扎术患者围术期护理

【概述】

精索静脉曲张系指精索的静脉回流受阻、瓣膜失效、血液反流而引起血液淤滞,导致蔓状静脉丛扩张、伸长、弯曲。95%发生于左侧,两侧较少。多数人认为精索静脉曲张可以影响精子的发生和精液质量而造成不育,常用手术方式有:经腹股沟精索内静脉结扎术、经腹膜后精索内静脉高位结扎术、精索内静脉-腹壁下静脉吻合术、精索内静脉-大隐静脉吻合术、精索内静脉-旋髂浅静脉吻合术、精索内静脉栓塞术、腹腔镜精索内静脉高位结扎术等。

1. 适应证

(1)重度精索静脉曲张,有严重症状,经非手术治疗无效者。

(2)有睾丸生精功能障碍,伴有睾丸萎缩,引起不育者。

(3)同时伴有腹股沟疝或鞘膜积液者。

(4)双侧精索静脉曲张患者。

(5)轻、中度精索静脉曲张伴随精液质量异常或症状明显(如坠胀、疼痛)或睾丸缩小、质地变软者。

(6)青少年患者只限于严重精索静脉曲张、症状明显(持续疼痛)和同侧睾丸发育迟缓、体积缩小者。

2. 禁忌证

(1)有腹腔感染和盆腔开放手术病史并广泛粘连者。

(2)继发性精索静脉曲张。

(3)原发性精索静脉曲张若侧支循环不良,有侧支静脉反流者。

【围术期护理要点】

1. 术前护理

(1)一般护理:执行泌尿外科术前一般护理要点。

(2)做好专科评估:了解病史,了解患者心理状态,评估术后需加压沙袋的重量、体积。

(3)心理护理:通过与患者及家属交谈,运用心理学知识,进行个性化心理护理。精索静脉曲张患者多由于不育或担心不育来就诊,这类患者由于受到社会、周围环境及家庭等压力,一般都有焦虑、紧张、郁闷等心理。医护人员应该耐心地向患者讲解该病的发病原因、诊断治疗方法及手术后可能出现的情况,另一方面向患者指出早期手术是最好的治疗方法。据有关资料报道,大约有2/3的患者手术后精液质量明显改善,40%配偶成功怀孕,帮助他们打消顾虑,树立信心,以最佳状态配合手术治疗和护理。

(4)完善术前专科检查:由于精索静脉曲张常影响精子的产生和精液质量,故术前要给予查精液常规,以了解精子密度和质量。

2. 术中护理与配合

（1）一般护理：执行泌尿外科术中一般护理要点。

（2）物品准备：开腹包、衣物、盆、阑尾器械、碘伏、电刀，1 号、4 号、7 号慕丝线，双腔超滑尿管、尿袋等。

（3）麻醉选择：根据患者病情及医嘱可选择硬膜外麻醉。

（4）手术体位：患者取平卧位。

（5）术中配合注意事项如下。

1）对待患者应和蔼，耐心安慰，减轻其不安情绪，忌急躁、动作粗暴，尽量取得合作，确保麻醉及手术平稳。

2）由于手术过程，患者处于清醒状态，应做好心理护理，做好隐私保护。

3）巡回护士严格执行无菌操作并行使监督的责任，减少手术间人员的流动，杜绝非手术人员离手术台过近，巡回护士在术中及时调整灯光。

4）观察患者病情变化，及时处理，确保手术的顺利进行。

3. 术后护理

（1）一般护理：执行泌尿外科术后一般护理要点。

（2）做好专科评估：评估切口渗血情况，评估加压沙袋压力，评估排尿情况是否需要留置尿管。

（3）病情及切口观察：术后应仔细观察患者生命体征是否平稳，注意切口有无渗血以排除有无继发性出血，有无腹壁阴囊等皮下气肿，有无膀胱充盈等。有病情变化及时通知医生。术后需卧床休息 3～5 d，这期间翻身或起床的时候不要腹部用力，以免切口缝线断裂、脱落。如无特殊情况，1 周后即可拆线。

（4）疼痛护理：精索静脉曲张患者术后常出现阴囊水肿或疼痛的症状，这时不必过分担心，程度比较轻的患者，讲述疼痛时更换体位的重要性，除了将阴囊托起外，术后保持舒适卧位不仅可缓解疼痛而且可促进血液循环，同时加强心理护理，使患者情绪稳定，转移对疼痛的注意力。不需要进行特殊处理，这种情况大概过 1～3 个月就会消失；若情况比较严重，需在医生的指导下进行治疗。

（5）术后健康指导：术后健康指导包括以下内容。

1）一般指导：执行泌尿外科术后常规健康指导要点。

2）专科指导：患者术后 1 个月内禁止过性生活或手淫，避免长时间站立或久坐，并且不能进行剧烈运动，比如跑步、登山、骑自行车等，以免引起阴囊水肿或疼痛加重。按医生要求继续服用维生素 E、维生素 C、叶酸、氯米芬（克罗米芬）及中成药等。不育者 3 个月后复查精液常规。有前列腺炎的患者可服用前列泰胶囊，3～6 个月后行精液常规检查。告诉患者此手术不影响阴茎发育，不引起阳痿，也不影响以后的婚姻性生活，消除患者的思想顾虑，使患者保持心情开朗。

（程　茹　刘庆兰）

第九节　女性无张力尿道吊带术患者围术期护理

【概述】

无张力尿道中段悬吊术,俗称"尿道吊带术"。耻骨上尿道中段无张力吊带术是近年来才发展起来的新技术,该术式具有损伤小、出血少、疼痛轻、术后恢复快等优点,其原理主要是加强尿道周围支持结构的作用,比起过去的手术更微创、更安全。对于中、重度的尿失禁患者来说,尿道吊带术是立竿见影的方法。

1.适应证　适用于因尿道过度活动、尿道括约肌损伤造成的女性压力性尿失禁。

2.禁忌证　怀孕或计划怀孕、未完成发育者。

【围术期护理要点】

1.术前护理

(1)一般护理:执行泌尿外科术前一般护理要点。

(2)做好专科评估:了解患者尿失禁类型、程度,评估会阴部是否完整,有无炎症破溃。

(3)完善术前专科检查:尿常规、尿培养、压力试验、膀胱尿道镜检查、膀胱造影、尿动力学检查。评价膀胱功能,存在膀胱逼尿肌无力及有膀胱颈口梗阻患者不宜手术。体检时重点进行妇科专科体检,了解有无其他妇科疾病的并发症,如有阴道炎要治愈后手术。

2.术中护理与配合

(1)一般护理:执行泌尿外科术中一般护理要点。

(2)物品准备:一次性产包:吊带器械、无张力悬吊带(tension free obturator tape,TOT)、12 个带有穿刺导针的手柄和 1 根网状吊带、20 号超滑导尿管、一次性尿袋、2-0 可吸收线、吸引器管、棉签、注射器(5 ml、10 ml)、6×7 cm 敷贴 2 个。

(3)麻醉选择:根据患者病情及医嘱可选择全身麻醉或腰硬联合麻醉。

(4)手术体位:患者取截石位,注意头低脚高位,目的是为了避免损伤肠管;髋关节不要过度屈位并在膝关节下放入防压疮垫,以免损伤血管及神经。

(5)术中配合注意事项如下。

1)排空膀胱,置入导尿管。

2)患者采取膀胱截石位,双腿分开的角度为 110°～120°,小腿腓肠肌处垫上软垫,避免压迫腓总神经及防止皮肤的缺损。于臀下垫一护垫,床尾放置会阴手术专用卡台,骶尾部靠近手术床下缘突出一拳头。

3)手术中做好保暖护理及密切观察生命体征。

4)术后做碘伏阴道填塞,敷料贴附于切口上。

3.术后护理

(1)一般护理:执行泌尿外科术后一般护理要点。

(2)做好专科评估:评估尿管是否有异常,评估自行排尿时尿失禁症状是否缓解,评估是否有排尿困难。

(3)术后尿管及排尿护理如下。

1)术后留置尿管 12 ~ 24 h,需保持导尿管通畅,每 1 ~ 2 h 开放 1 次,锻炼膀胱功能,观察尿量、尿色。置管期间严格无菌操作,可用碘伏棉球擦拭尿道口。下床活动时防止尿袋位置高于膀胱水平,以免尿液反流引起逆行感染。拔除尿管后指导患者多饮水,防止术后因尿道阻力增大出现排尿困难。

2)观察排尿情况:压力性尿失禁患者主要表现为排尿状态的改变,手术的目的是加强尿道中段的支托力,使耻骨尿道韧带的功能完善,通过形成新的"吊床"改善排尿状态。因此,拔除尿管后排尿的观察尤为重要。拔尿管前先夹管,患者自觉有尿意时再放尿,这样间断放尿可以训练膀胱功能;指导患者拔管后第一次有尿意时尽快排尿,以免膀胱过度充盈,导致膀胱麻痹,影响排尿功能;拔除尿管后嘱患者多饮水,促进尿液的生成,刺激排尿反射,进一步促进膀胱功能的恢复。

3)做好心理护理:患者术后会对排尿行为和感受过分关注,应嘱患者避免紧张。拔管后让患者每 2 h 排尿 1 次,勿憋尿,当第一次排尿出现疼痛和短暂的排尿困难时,告知不要急躁,耐心指导收缩及放松会阴肌肉,并鼓励患者增强信心。出现尿频、尿急、尿痛时鼓励患者多饮水,1 ~ 2 d 症状可消失。拔管后若出现尿潴留可再次下尿管,向患者做好解释工作,消除思想顾虑。

4)阴道的护理:为防止出现切口出血,术中阴道内常规填塞纱条,部分患者术后会出现阴道肿痛等情况,应向患者做好解释工作。阴道填塞纱条于 12 h 后取出,一般患者可见淡血性液体流出阴道,应注意观察渗血的颜色和量,有无异味。患者有无会阴剧痛,警惕阴道内切口血肿,并注意纱布条有无脱落。保持会阴清洁,尤其尿道口及皮肤皱褶处,可每日用碘伏棉球擦洗会阴 2 次。

(4)并发症的观察及护理如下。

1)出血和血肿:吊带术的部分"盲穿"技术,会损伤沿路的一些小血管而继发血肿。术后阴道填塞纱条压迫止血,应用止血药,常规抗生素治疗。

2)大腿内侧疼痛:较为常见,由于手术时患者采用截石位,可造成神经压迫或牵拉损伤,会阴神经受影响,髂腹股沟神经在手术放置和收紧吊带时可受影响。术后腹股沟附近区域疼痛较多见,常为活动时轻微疼痛,4 ~ 8 d 后症状缓解,一般无须特殊处理。

3)感染:术前准备充分,术中严格无菌操作,术后保持外阴清洁并适当应用抗生素是预防的关键。

4)网片外露:绝经患者术前局部应用雌三醇软膏适量涂抹于阴道内,每天 1 次,连续使用至术前日。术中避免局部血肿形成,术后 3 d 开始使用重组牛碱性成纤维细胞生长因子外用溶液喷涂切口处,以促进毛细血管再生,改善局部血液循环,加速创面的愈合。

(5)术后健康指导:术后健康指导包括以下内容。

1)一般指导:执行泌尿外科术后常规健康指导要点。

2)专科指导:专科指导内容如下。

A.术后指导患者进行盆底肌肉功能锻炼,即收缩和舒张肛门运动,以加强盆底肌和肛提肌的张力,使尿道伸长、尿道阻力增加,增强术后控尿的能力。方法:用力收缩肛门和会阴,持续 10 s 后放松,连续 10 min,每日数次。

B. 指导患者采取减少腹压的行为方式和生活习惯,如避免劳累,避免长期站立、久蹲、负重等,有效治疗慢性咳嗽、便秘。注意适当的体育运动,增加体力,增加肌肉弹性。

  C. 保持会阴部清洁干燥,每日清洗会阴部及更换内裤。

  D. 术后2周可日常活动,3个月内避免盆浴、重体力劳动,术后禁止性生活2个月。

  E. 定期复查,建立患者随访及复诊制度,告知患者若出现异常,如排尿困难、阴道分泌物有臭味、腿痛、尿失禁复发等及时复诊。

(程　茹　刘庆兰)

参 考 文 献

[1] 吴阶平.吴阶平泌尿外科学[M].济南:山东科学技术出版社,2004.

[2] 梅骅,陈凌武,高新,等.泌尿外科手术学[M].3版.北京:人民卫生出版社,2009.

[3] 那彦群,叶章群,孙光.中国泌尿外科疾病诊断治疗指南[M].北京:人民卫生出版社,2011.

[4] 吴宏飞.现代泌尿外科诊疗指南[M].南京:东南大学出版社,2005.

[5] 曾俊,任辉.实用手术室护理学[M].北京:北京科学技术出版社,2007.

[6] 钱蓓健,周嫣.实用手术室护理[M].上海:上海科学技术出版社,2005.

[7] 曹伟新,李乐之.外科护理学[M].北京:人民卫生出版社,2006.

[8] 吴在德,吴肇汉.外科学[M].7版.北京:人民卫生出版社,2004.

[9] 张绍增.实用肾上腺外科学[M].北京:人民军医出版社,1998.

[10] 赵群.外科护理学[M].上海:上海科学技术出版社,2010.

[11] 蒋红,陈海燕.新编外科护理学[M].上海:复旦大学出版社,2011.

第十章

骨科手术患者围术期护理

第一节　骨科手术特点和护理要点

【概述】

　　骨科手术包括创伤骨科、关节外科、手外科、脊柱外科、关节镜外科、骨肿瘤外科手术等方面。按照疾病分类骨科常见疾病如下。

　　1.骨及关节创伤　如锁骨骨折、肩锁关节脱位、肩关节脱位、肱骨外科颈骨折、肱骨干骨折、肱骨髁上骨折、肘关节脱位、桡骨头半脱位、前臂双骨折、桡骨下端骨折；髋关节脱位、股骨颈骨折、股骨转子间骨折、股骨干骨折、髌骨脱位、髌骨骨折、膝关节韧带损伤、膝关节半月板损伤、胫骨平台骨折、胫腓骨干骨折、踝关节骨折、踝部扭伤、足部骨折；脊柱和骨盆骨折等。

　　2.骨与关节化脓性感染　如化脓性骨髓炎、化脓性关节炎等。

　　3.骨与关节结核　如脊柱结核、髋关节结核、膝关节结核等。

　　4.非化脓性关节炎　如骨关节炎、强直性脊柱炎、大骨节病、松毛虫性关节炎等。

　　5.骨肿瘤　良性骨肿瘤，如骨瘤、骨样骨瘤、软骨瘤等。原发性恶性骨肿瘤，如骨肉瘤、软骨肉瘤、骨纤维肉瘤、尤文肉瘤、非霍奇金淋巴瘤、骨髓瘤、脊索瘤等。转移性骨肿瘤。骨的瘤样病损，如骨囊肿、动脉瘤性骨囊肿、骨嗜酸性肉芽肿、骨纤维异样增殖征等。

　　6.骨质增生　骨质增生症是由于构成关节的软骨、椎间盘、韧带等软组织变性、退化，关节边缘形成骨刺，滑膜肥厚等变化，而出现骨破坏，引起继发性的骨质增生，导致关节变形,当受到异常载荷时,引起关节疼痛,活动受限等症状的一种疾病。分原发性和继发性两种。

7.风湿性骨病　如类风湿性关节炎等。

【物品准备】

骨科器械一般主要有以下几种,包括 C 型臂 X 射线机、等离子射频消融机、激光、臭氧发生器等,颈、腰椎间盘微创手术先进设备及各种理疗仪等其他设备。创伤骨科以四肢骨关节损伤、骨肿瘤及各种复杂骨折为临床任务和研究方向,采用国际上先进的 AO 与 BO 理论(所谓 AO,是德文"arbeit fuer osteosynthese" 的缩写,其英文为"association for the study of internal fixation" 的缩写,即"内固定研究学会",1958 年在瑞士成立。AO 派提出治疗骨折的四大原则:①骨折的解剖对位;②坚强的内固定;③无创操作技术;④伤肢早期主动无痛的活动。所谓 BO,是英文"biological osteosynthesis" 的缩写,从原强调生物力学固定的观点,逐渐演变到以生物学为主的观点,强调生物学的、生理的、合理的接骨术。其核心思想是在骨折内固定的同时,要注意保护局部的血供,固定坚强而不加压以保证骨折愈合)和技术治疗了大批脊柱、骨盆和四肢骨折患者,取得了满意的临床效果。脊柱外科已成功开展了脊柱肿瘤、颈、腰椎间盘突出症的手术治疗,以及颈椎病及腰椎间盘突出症的微创手术治疗。手足外科已成功开展了断肢、断指再植与功能重建、整形及全身各种皮瓣的移植等手术治疗。

骨科固定功能支具的应用,使骨与关节损伤后的康复成为可能。支具又称矫形器,是一种以减轻四肢,脊柱、骨骼肌系统的功能障碍为目的的体外支撑装置。

根据手术方式不同,会用到各种专用器械包,医院常备骨科常规器械有骨刀、骨凿、骨衣撬、咬骨钳、咬骨剪、刮匙、骨锤、肌肉拉钩、探针、持骨钳、电钻、高频电刀、电子数控止血器等。

骨科手术常用耗材有固定各部位的钢板、螺钉、髓内针、克氏针、钢丝等,以及对于特种疾病的关节置换假体等。还有各种绷带、橡皮驱血带、体位垫、中单,手术薄膜、吸引器、刀片、缝线和敷料等。

【手术体位】

1.平卧位　如上肢手术。

2.90°侧卧位　如股骨上段手术。

3.30°或45°侧卧位　如股骨中下段骨折。

4.俯卧位　如脊柱固定术。

【麻醉方式】

根据手术种类和患者情况选择全身麻醉、硬脊膜外间隙阻滞麻醉或神经阻滞麻醉。

【围术期护理要点】

1.术前一般护理要点

(1)术前评估:包括基础评估和专科评估。①基础评估包括病情、年龄、生命体征、营养状况、睡眠、大小便、月经、自理能力、皮肤情况、既往病史、药物过敏史、异常化验指标及检查结果、患者心理状况及对疾病和手术的认知程度。②专科评估包括与疾病相关的、需要动态观察护理的相关指标,如骨折的部位、患肢肌力、活动度、皮肤的颜色、疼痛等。

（2）术前宣教：良好的术前指导可减轻患者的紧张心理，使患者了解手术的相关知识，取得患者的配合，可促进患者康复，减少并发症的发生。宣教内容包括手术目的、手术方法、麻醉方式、手术效果、术后疼痛规律、围手术期可能出现的情况及配合方法、各种引流的目的与意义；与手术室护士配合做好术前访视，介绍手术室的环境及流程。

（3）术前常规准备：包括个人卫生、手术区域的皮肤准备、手术部位的标记、皮肤过敏试验、呼吸道准备、胃肠道准备、体位适应性训练、有效咳痰方法及身份识别标志、留置胃管、尿管等。

（4）术前营养支持：指导择期手术患者高营养饮食，以增强患者体质，提高组织修复和抗感染能力。

（5）心理护理：根据患者的年龄、文化程度、心理状况等给予心理护理，以提高患者适应环境能力，消除紧张焦虑情绪。

2. 术中一般护理要点

（1）术中体位：根据手术需要协助患者摆放体位。注意手术或固定肢体的血液循环，防止神经及骨突出处受压。

（2）术中耗材的注意：各种内固定耗材使用过程中必须严格检查批号和合格证，并粘贴对应条码附于病历。

（3）严格查对制度：加强术前、术后手术用物的清点。

3. 术后一般护理要点

（1）搬运：应注意保护患肢，注意保持规定体位，如脊柱手术需保持身体轴线平直不扭曲。防止因搬运不当而致手术失败，并根据麻醉种类、病情及医嘱给予适当卧位。

（2）一般评估：评估患者意识状态、生命体征并做好记录，遵医嘱给予氧气吸入，同时注意保暖。评估患者麻醉方式及术中情况，手术方式及注意事项。检查硬膜外导管是否拔除，皮肤受压情况，切口渗血情况，输液是否通畅，如有异常及时提出并做好记录。

（3）管道护理：妥善固定各种引流管，并向家属及患者讲明注意事项，注意保持引流通畅，严密观察引流液性质、量、颜色并做好护理记录，更换引流袋时严格执行无菌操作。

（4）患肢护理：四肢术后可用支架、枕头、体位垫等抬高患肢，以利静脉回流，并处于功能位，注意观察肢端颜色、皮温、血运、活动、感觉、肿胀情况，做好记录。

（5）切口护理：严密观察病情变化，注意术后并发症发生，观察切口渗血情况，敷料有无移位，是否干燥，如有异常，立即汇报医生并协助处理，做好记录。

（6）疼痛护理：注意疼痛发生的时间、性质与活动的关系等，按医嘱使用止痛剂，提供安静环境，分散患者注意力并记录。

（7）心理护理：及时评估患者术后心理状态，了解心理需求，给予针对性的心理护理。

（8）术后健康指导：根据评估结果采取相应的护理措施，指导患者做好术后功能锻炼、自我照护等，如术后咳嗽技巧、体位管理、支具使用、压疮高危患者皮肤保护措施等。功能锻炼是骨科治疗的重要组成部分，是促进机体功能恢复、预防并发症的重要手段之一。其应遵循循序渐进、动静结合、主动与被动运动结合的原则，由医生、患者及家属共同参与。通常分为初期、中期和后期 3 个阶段。

根据手术患者的具体病情、营养需求给予营养指导，以期提高患者的生活质量。

（9）出院指导：一般在出院前 1~2 d 内完成，包括出院后用药指导、康复指导、定期复查、如有异常情况出现及时就医等。

（廖灯彬　李　娜　彭　琪　宁　倩　马珍珍）

第二节　颈前路椎间盘摘除植骨融合术患者围术期护理

【概述】

颈前路椎间盘摘除植骨融合术+颈前路钢板固定术是治疗颈椎病和颈椎损伤的一种常用手术方法。

1. 适应证

（1）单节段脊髓型颈椎病或神经根型颈椎病，非手术治疗不能缓解者，且症状和体征逐渐加重。

（2）脊髓型颈椎病，在短期内急剧加重。应尽早手术。

（3）突发性颈椎病或因外伤诱发，造成四肢瘫痪。

（4）颈椎椎间盘突出症起病重或进行性加重，非手术治疗不能缓解者。

2. 禁忌证

（1）全身情况差，或合并有重要内脏器官疾患，不能承受手术创伤者。

（2）合并颈椎后纵韧带骨化等其他疾患。

（3）诊断不明确，虽有类似颈椎病症状，但影像学检查和神经系统检查均有疑问者。

（4）高龄患者，丧失正常自理能力，不能配合术前准备者不宜手术。

（5）颈椎病病程长，合并四肢瘫痪，肌肉萎缩、关节僵硬，表明脊髓损伤严重，即使减压，脊髓功能也难以恢复。

【围术期护理要点】

1. 术前护理

（1）一般护理：执行骨外科术前一般护理要点。

（2）做好专科评估：评估患者有无手足无力、下肢麻木、步态不稳、脚踩棉花感，有无胸腰部束带感或负重感，有无大小便失禁或尿潴留。评估四肢肌力，以便与术后相比较。

（3）完善术前专科检查：如 X 射线、CT、MRI 检查。老年患者还应进一步完善心肺功能、肝肾功能、血糖等检查。

（4）推移气管和食管训练：特别对于术中采用颈神经浅丛阻滞麻醉者，术前必须训练推移气管和食管。颈前路手术入路系经颈内脏鞘与血管神经鞘间隙而抵达椎体前方，故术中需将内脏鞘牵向对侧，方可显露椎体前方或侧前方。如果术前牵拉不合要求，术中可因无法牵开气管而被迫中止手术。如果勉强进行，则可能损伤气管或食管，甚至引起术后喉头痉挛、水肿。

训练方法是患者或他人用 2~4 指在皮外插入切口一侧的颈内脏鞘与血管鞘间隙处，

持续性向对侧推移(图10-1)。开始时每次持续10～20 min,此后渐增加到30～40 min,而且必须将气管牵拉过中线,训练3～5 d,即能适应。这种牵拉易刺激气管引起反射性干咳等症状,必须反复向患者交代其重要性。

(5)呼吸功能训练:脊髓型颈椎病以老年人居多,由于颈髓受压可致呼吸肌功能降低、呼吸功能降低。术前指导患者练习深呼吸、吹气球等,以提高肺的通气功能。术前一周戒烟。

2.术中护理与配合

(1)一般护理:执行骨外科术中一般护理要点。查对手术患者信息,消毒铺巾,彻底清洁、消毒患肢部位,预防手术部位感染。

(2)物品准备:骨科敷料包、颈前器械及颈前路内固定器械、骨蜡、棉片、明胶海绵等。环

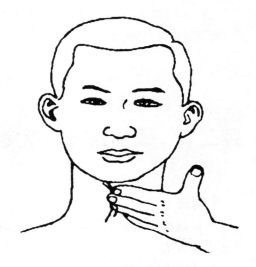

图10-1　推移气管和食管训练

锯、长柄冲击式咬骨钳、长柄带角度刮匙、薄型髓核钳、三关节咬骨钳、直角拉钩、骨膜剥离器、神经剥离器、椎体间撑开器、引流管等。

(3)麻醉选择:根据患者病情选择颈神经浅丛阻滞麻醉或加全身麻醉。

(4)手术体位:仰卧位,双肩垫软枕,头自然向后仰伸,后枕部垫软头圈,头两侧放置小沙袋,防止术中旋转。

(5)术中配合注意事项如下。

1)手术体位:采取仰卧位,肩部垫软垫,颈部呈后伸位,如若患者有椎体骨折脱位或严重颈椎椎管狭窄,不应过度后仰,以免加重颈髓损伤。

2)无菌技术操作:术中除手术器械无菌外,对于术中使用的C型臂X射线机也应使用无菌机罩套好,避免污染器械及术野。

3)物品清点:颈椎前路手术切口小,使用棉片、钛钉等体积小的物品,要认真做好清点工作,防止遗失。

4)术中灯光:准备无菌灯柄,以备术野不佳时时由医生自行调节光源。

5)标本管理:术中取下的骨块等标本要妥善保存。

3.术后护理

(1)一般护理:执行骨外科术后一般护理要点。

(2)做好专科评估:评估患者四肢肌力有无较术前提高或进一步加重,观察患者颈部是否饱满,有无血肿。声音有无嘶哑,饮水有无呛咳。准确记录生命体征,尤其是血氧饱和度、血压、脉搏及尿量。

(3)药物护理:术中如对硬膜扰动较多,术后应用地塞米松20 mg、呋塞米20 mg静脉滴注,5～7 d停药。适当应用抗生素预防感染。术后24～48 h拔除引流条。

(4)颈部保护:患者平卧位,颈部稍前倾,两侧颈肩部置沙袋以固定头部;侧卧时枕肩同高。下床活动时需行头颈胸支架固定颈部。对于使用内固定者颈托保护4～6周。无内固定者,则以颌颈石膏外固定3个月,至植骨愈合。

（5）并发症预防和护理如下。

1）脊髓和神经根损伤：脊髓和神经根损伤是严重的并发症，严重者可导致瘫痪，甚至死亡。术后应密切观察患者相应手术节段下的神经功能情况。

2）椎动脉损伤：椎动脉损伤是严重的并发症，如处理无效可致死。

3）食管、气管损伤：食管、气管损伤多由过度牵拉所致，深部操作时也可造成误伤。此种并发症少见，但却可引起纵隔感染，病死率相当高，故必须引起足够警惕。

4）出血：是严重并发症之一。颈深部血肿多见于术日 12 h 内，常因骨面渗血或术中止血不完善所致，出血量大，引流不畅可压迫气管引起窒息，术后必须严密观察生命体征、引流液颜色、量。

5）脑脊液漏：硬膜破损导致的脑脊液漏，易诱发感染并可向中枢神经系统蔓延，妨碍切口愈合甚至引起切口裂开，也可引起颅内压降低。预防脑脊液漏的关键在于术中防止硬膜损伤；术后持续腰椎穿刺引流脑脊液 3～4 d，较大的缺损往往需应用筋膜片或纤维蛋白胶进行修补。

6）植骨块脱落：植骨块脱落是严重的并发症，多发生在术后 5～7 d。修整后的植骨块应较骨窗长 2 mm，嵌入时撑开颈椎，使椎间隙稍加扩大。嵌入骨块后，活动颈椎，观察植骨块是否松动，如有松动，则再行嵌入或修整后再行嵌紧。

7）切口感染：颈椎前路手术切口感染率不高，但切口感染可蔓延至椎管、脊髓等而导致严重后果，所以必须注意预防。严密修补硬膜和缝合切口防治脑脊液渗漏和切口裂开，消灭残腔等是防止术后感染的关键。

（6）术后健康指导：术后健康指导包括以下内容。

1）一般指导：执行骨外科术后健康指导要点。

2）纠正不良姿势：无论在工作、休息时均应注意保持颈部平直。睡觉时保持头部自然仰伸，胸腰部保持自然弯曲。选择中间低两端高的枕头，高度适宜。

3）加强功能锻炼：长期伏案工作，应定期远视，缓解颈部肌肉的慢性劳损。

4）功能训练：指导肢体能活动的患者做主动运动，以增强肌肉力量；不能活动的可以做被动活动。一般术后第 1 天，进行各个关节的主被动活动；术后 3～5 d，拔除引流管后，戴支架下地活动并进行日常生活活动能力、坐、站位训练。

（廖灯彬 李 娜 彭 琪 宁 倩）

第三节 颈椎椎板单开门式椎管成形术患者围术期护理

【概述】

颈椎椎板开门手术，即椎板成形术，通过外科手术将椎板一侧或双侧切开，使椎板向后外侧移位以扩大椎管。最早由日本平林和中野报道，后经许多学者在实践中加以改进，并提出了改良的手术方法。

1. 适应证

（1）严重的颈椎椎管狭窄，狭窄范围在 3 个节段以上，甚至全颈椎广泛退变增生并有脊髓压迫的患者。原发性椎管狭窄症者，椎管/椎体矢状径比值小于 0.75，或椎管绝对值低于 12 mm 者。其中尤以一侧症状为重而另一侧较轻者更适合于本法。

（2）颈椎后纵韧带骨化症，呈连续型、混合型或间断型，累及范围广泛。此外，当局灶型骨化物直径超过椎管直径 50%，前路手术风险太大时，应首先考虑行后路手术。

（3）多节段脊髓型颈椎病，至少有 3 个或 3 个以上椎节受累。

（4）某些颈椎病或颈椎创伤患者经颈前路减压并植骨融合术后，合并椎管狭窄症，或椎管后方黄韧带肥厚或皱褶对脊髓造成压迫者。尤其是 MRI 矢状位成像显示脊髓呈串珠样改变者。

（5）黄韧带钙化症，虽不多见，但可引起椎管狭窄症的一系列症状和体征，需行后路减压。为更多地保留颈椎后结构的完整性，此种术式更为理想。

2. 禁忌证

（1）全身情况差，不能耐受手术者；病程长，脊髓已变性，四肢肌肉萎缩，关节功能严重障碍者。

（2）颈椎有明显的节段性不稳，尤其是前结构有损伤或病损的病例，尚未愈合者。

【围术期护理要点】

1. 术前护理

（1）一般护理：执行骨外科术前一般护理要点。术前告知患者手术体位，以及术中可能出现的不适，便于在术中得到患者的密切配合，手术节段较高时需剃头。

（2）做好专科评估：评估患者有无四肢麻木、过敏或疼痛，有无四肢无力、僵硬不灵活感。胸腹部有无束带感，有无呼吸困难。双下肢有无踩棉花感。有无大小便无力、尿频尿急及便秘，有无尿潴留、大小便失禁。

（3）完善术前专科检查：如 X 射线、CT、MRI 检查。老年患者还应进一步完善心肺功能、肝肾功能、血糖等检查。

（4）术前训练：术前俯卧训练数日，以适应手术时俯卧体位。并预防呼吸受限，根据手术时间确定训练时间。一般开始每次 30～40 min，每天 2～3 次，以后逐渐增至 3～4 h，每天 1 次。为减少因术后排尿、排便困难，术前还须进行床上排尿、排便训练。

2. 术中护理与配合

（1）一般护理：执行骨外科术中一般护理要点。

（2）物品准备：准备颈椎后路和开门手术必要的器械，例如微型电钻或气钻。如缺乏这些设备，可选择小型冲击式咬骨钳和三关节尖嘴咬骨钳。

（3）麻醉：该手术多采用全身麻醉，也可采用局部麻醉。

（4）体位：俯卧位，头置于马蹄形半环支架上，头部略呈屈曲。

（5）术中配合注意事项如下：

1）手术体位：术前备好体位头架，掌握其使用方法及注意事项。全麻后采取轴线翻身，托住头部，避免因扭转、推拉颈椎加重损伤；同时保证气道通畅，保证患者安全，加强皮肤保护，女性注意保护乳房，男性注意保护阴茎、阴囊。

2）眼部保护：闭合眼睑，眼部用眼药膏和透明贴保护，或采用一次性水凝胶眼贴保护眼睛,避免长时间俯身眼部充血和干燥,损伤角膜和虹膜。调整头架合适角度,避免眼睛受压,造成不良后果。

3)电外科的使用:正确连接高频电刀及双极电凝,当深部组织切割、电凝止血时,电刀输出功率不要太大,双极电凝输出功率也较正常其他手术调小,以免损伤脊髓神经,身体裸露部位不与金属等相接触,防止电灼伤。

4)药物护理:遵医嘱及时给予甲强龙,以减轻脊髓水肿,保护脊神经,所以在切椎体前应及时使用。达到疗效。

(6)术中特殊器械使用及并发症的预防:高速磨钻具有低震动、低冲击、安全系数高、减压较彻底的颈椎前、后路手术的器械,如使用不当可导致并发症。

1)打滑现象:钻头打滑有可能损伤神经或血管,安全操作方法应双手握持磨钻,一手握近柄头端,一手握柄尾端,并洞察磨头方向,向下压力以加深磨骨。另外,持续长时间使用磨钻,骨水泥发生碳化,出现打滑。因此及时剔除磨球齿沟内的碳化骨水泥,保持磨球锋利。

2)热效应:高速磨钻使用过程中产生热现象,为防止术中灼伤皮缘,脊髓或神经根,应用注射器滴生理盐水于钻头上降温。

及时吸净骨屑及积血,使术野清晰,以免钻头误伤神经、血管。

3. 术后护理

(1)术后一般护理:执行骨外科术后一般护理要点。

(2)做好专科评估:评估患者有无呼吸困难,四肢感觉、肌力较术前有无变化。准确记录生命体征,尤其是血氧饱和度、血压、脉搏及尿量。

(3)术后颈部固定:协助患者翻身时保持头、颈与脊柱在同一水平线上(图10-2),以石膏颈托固定,持续2～3个月。术后定期摄X射线片或行CT检查判断骨折愈合情况。

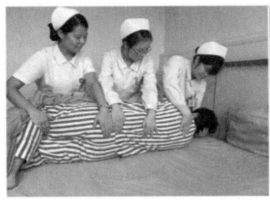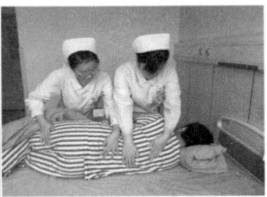

图10-2　术后翻身保持脊柱在同一水平线上

(4)药物护理:术中如对脊髓有刺激或扰动,宜常规应用脱水剂和激素,使用预防剂量的抗生素以预防感染。

(5)并发症预防及护理如下。

1)脊髓损伤:主要由于术中操作不当所致,尤其是椎管狭窄严重者。选择合适的器械和熟练掌握手术技巧很重要。术后应严密观察患者四肢的运动能力,并客观记录。

2)出血和血肿形成:主要与切口缝合前创面止血有关。局部出血可形成血肿。血肿如发生在开门侧的硬膜外可引起压迫,使临床症状进行性加重。

3)关门:与术中固定有关。由于固定不牢固,使得已经开门的椎板恢复原位。如开门侧关门后椎板边缘陷入关节突内侧,进入椎管,则更加重椎管狭窄,甚至造成新的致压物。

4)椎板游离:由于铰链侧椎板切开过深,或在开门过程中完全骨折,使整个椎板呈游离状态,两侧截骨处均不能紧密接触,不能骨性愈合,反而成为脊髓的骨性致压物。

(6)术后健康指导:术后健康指导包括以下内容。

1)一般指导:执行骨外科术后健康指导要点。

2)指导患者正确卧位,选择合适的枕头,减少急慢性损伤发生。

3)变换体位:经常变换体位,避免长时间保持同一姿势。伏案工作时定时起身活动,可做一些颈部保健操,避免肌肉劳损。

4)加强营养:可缓解机体组织的退行性病变。

（廖灯彬　李　娜　彭　琪　宁　倩）

第四节　腰椎滑脱复位内固定术患者围术期护理

【概述】

腰椎滑脱是临床常见病,占腰痛患者总数的5%。绝大多数发生在 L_4 、 L_5 。可并发椎间盘突出,椎管狭窄,以至不全截瘫。随着脊柱外科的进展和新器械、内固定品种的出现,滑脱椎体的复位已能成为现实。

1.适应证

(1)不同病因、不同程度的 L_4 和 L_5 滑脱症均为手术适应证。

(2)腰椎滑脱合并椎间盘突出、椎管狭窄者。

(3) L_4 、 L_5 椎体或附件由于各种病因手术切除后影响椎体稳定性者。

2.禁忌证　 L_5 、 $S_1 \sim S_2$ 重度隐性脊柱裂延及骶后孔者不宜采用本手术。

【围术期护理要点】

1.术前护理

(1)一般护理:执行骨外科术前护理要点。术前练习卧床排尿,手术当日留置导尿。Ⅳ度滑脱者需要先行前路松解椎体术时,于术晨准备腹部和腰部皮肤。

(2)做好专科评估:仔细观察隐性脊柱裂范围,椎体前缘骨赘、骨桥情况,椎体变形及移位程度,作为选择术式和在术中需要采取措施的依据。评估移行椎有助于术中定位。

(3)完善术前专科检查:摄正、侧、斜位 X 射线片。

(4)卧硬板床,佩戴腰围。卧位时椎间盘承受压力比站位时降低50%,卧床休息可有效缓解椎间盘的负重,缓解疼痛。卧床时床头抬高 30°,侧卧时屈髋屈膝,双腿分开,避免脊柱弯曲的姿势,放松脊柱肌肉。腰围能增加腰椎的稳定性,在卧床 3 周后,可带腰围下床活动。

（5）保持有效牵引:牵引期间观察患者的体位、牵引线和重量是否正确,牵引带压迫的皮肤注意保护,避免压疮发生。

2. 术中护理与配合

（1）一般护理:执行骨外科术中一般护理要点。

（2）物品准备:准备腰椎手术器械,引流管,C 型臂 X 射线机等。

（3）麻醉选择:连续硬膜外麻醉或全身麻醉。

（4）手术体位:俯卧位,屈髋、屈膝 45°。如需做前路松解者,先仰卧位,后改俯卧位。

（5）术中配合注意事项如下。

1）配合原则:器械护士熟悉特殊手术器械,了解手术步骤及医生个人习惯,准确传递器械。术中严格无菌操作,暂时未用的手术器械用无菌单覆盖,避免长时间空气术中暴露。

2）手术体位:患者头偏向一侧,呈"抱球状"。各肢体关节自然屈曲,皮肤相的肢体用巾单隔开,避免使用电外科后有电灼伤的可能。

3）术中观察:密切观察患者生命体征,随时观察术中体位的些许变化,及时调整,保证患者安全。

4）术毕,保持轴线翻身于转运车上,防止扭曲脊柱,以确保椎弓根钉内固定的牢固性。保持管道畅,避免受压、打折、滑脱,做好交接工作。

3. 术后护理

（1）一般护理:执行骨外科术后一般护理要点。遵医嘱给予持续心电监护,密切观察意识、血压、脉搏、呼吸等生命体征变化,尤其要注意呼吸和血压的变化,观察患者皮肤和黏膜色泽、切口渗血情况等。

（2）做好专科评估:神经系统观察,术后严密观察双下肢的感觉及活动情况。由于手术可能牵拉、挫伤脊髓或硬膜外血肿直接压迫,均会造成神经根水肿或脊髓损伤,导致双下肢麻木、疼痛、活动障碍及大小便功能障碍等一系列神经系统症状,与术前做比较。定时巡视观察足趾的温度、颜色和足趾的运动、感觉及观察排便、排尿情况并及时记录。

（3）引流管的观察及护理:术后密切观察引流液的颜色、量、性质的变化并保持引流管通畅,正常为暗红色,如渗出液为淡血色或清亮色,应考虑有脑脊液漏,立即通知医生,确诊后给予处理。给予患者头低脚高位。翻身或搬动患者时,避免引流管的扭曲、受压、脱落等。密切观察切口有无渗血、渗液及红肿、疼痛,防止敷料被大小便或汗液等污染,如污染及时更换敷料,避免切口感染或患者不适。

（4）体位护理:术后平卧,按时进行轴线翻身,即指导患者双手交叉放于胸前,双腿自然屈曲,一名护士扶肩背部,另一名护士托臀和下肢,同时将患者翻向另一侧,肩背部及臀部垫支撑垫。

（5）并发症预防及护理如下。

1）压疮:术后患者惧怕疼痛及担心固定器的脱落,常常拒绝翻身。应给患者做耐心的解释工作,指导正确的翻身方法,采用轴线翻身方法,将患者由平卧位变为侧卧位,保持与脊柱在同一水平,用软枕靠在患者的背后胸腰段,两腿之间垫一体位垫,使患者卧位舒适。

2)泌尿系感染及便秘的预防:鼓励患者多饮水。留置尿管期间,为预防泌尿系感染,每日进行尿道口护理和会阴冲洗。患者在卧床期间活动量小,肠蠕动慢,易产生便秘。应指导患者多吃蔬菜、水果等清淡、粗纤维易消化食物,术后未排气前禁食用牛奶、豆制品等以防止增加腹胀感。为刺激肠蠕动,促进排便,可顺结肠走向按摩,或行相应的物理治疗。

(6)术后健康指导如下。

1)一般指导:执行骨外科术后健康指导要点。

2)指导患者正确的坐、卧、立、行和劳动姿势。坐时选择高度合适的靠背椅,膝、髋保持同一水平;行走时抬头、挺胸;合理应用人体力学,如搬抬重物时,弯曲下蹲髋膝、伸直腰背,抬起重物后再行走。

3)避免腰肌劳损,避免长时间穿高跟鞋行走,避免长时间保持一个姿势等。

4)指导患者进行直腿抬高锻炼、腰背肌锻炼和行走锻炼。直腿抬高锻炼一般在术后第 1 天开始,每分钟 2 次,抬放时间相等。每次 15～20 min,每日 2～3 次,以后逐渐增加幅度,避免组织修复过程中的粘连。腰背肌锻炼一般在术后 7 d 开始,用五点支撑法,1～2 周后可采用 3 点支撑法,每日 3～4 次,每次 50 下,循序渐进。增强腰背肌的力量,对腰背肌起保护作用。对于年老体弱人群不适用此方法。行走锻炼是在卧床 2 周后借助腰围或支具下床活动。先抬高床头,半卧 30 s,移向床边腿放于床边,胳膊撑起身体休息 30 s,无异样后在家属或医护人员协助下取站立位。躺下时顺序相反进行。

5)出院后继续坚持腰背肌的功能锻炼。继续卧硬板床,一般平卧 2～3 个月,对于骨质疏松或年老体弱者卧床时间相对延长。遵医嘱在佩戴腰围尽早下床活动。嘱患者避免过早体力劳动,避免弯腰、挑担、扛物等重体力活动。

6)定期复查,发现不适及时就诊。

（廖灯彬　李　娜　彭　琪　宁　倩）

第五节　人工全髋关节置换术患者围术期护理

【概述】

人工全髋关节由人工髋臼和人工股骨头组成。过去两者均用金属,实践证明并发症多,现已不用。目前国内外均用超高分子聚乙烯制成的髋臼,低强度模量金属制成的人工股骨头。人工全髋关节的类型和设计较多,主要是股骨头的直径和与骨固定的髋臼面的设计。较厚的髋臼,直径相对小的人工股骨头组成的全髋,头臼摩擦力小,人工臼稳定,局部反应小。手术相关解剖见图 10-3、图 10-4。

1.适应证

(1)年满 50 岁以上具有下列适应证者,可行人工全髋关节置换,对 50 岁以下者应慎重。髋臼破坏重或有明显退变,疼痛重,关节活动受限明显,严重影响生活及工作。

（2）类风湿性髋关节炎,关节强直,病变稳定,但膝关节活动良好者。

（3）股骨头无菌性坏死和陈旧性股骨颈骨折并发股骨头坏死,并严重变形,塌陷和继发髋关节骨性关节炎。

（4）人工股骨头置换术、人工全髋置换术、髋关节融合术失败者。

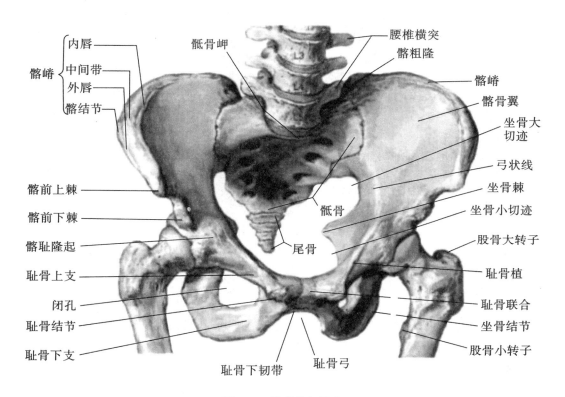

图 10-3　髋关节与骨盆

2.禁忌证

（1）全身情况不能耐受手术者。

（2）严重糖尿病患者。

（3）髋关节化脓性感染者。

（4）髋臼破坏较重或已明显退行性变者。

【围术期护理要点】

1.术前护理

（1）一般护理:执行骨外科术前一般护理要点。检查患者心、肺情况及有无糖尿病。

（2）做好专科评估:评估患者关节活动度,骨密度,心肺功能等。

（3）完善术前专科检查:摄双髋关节正位 X 射线片,选择好合适的人工股骨头。

2.术中护理与配合

（1）一般护理:执行骨外科术中一般护理要点。查对手术患者信息,消毒铺巾、彻底清洁、消毒患肢部位,预防手术部位感染。

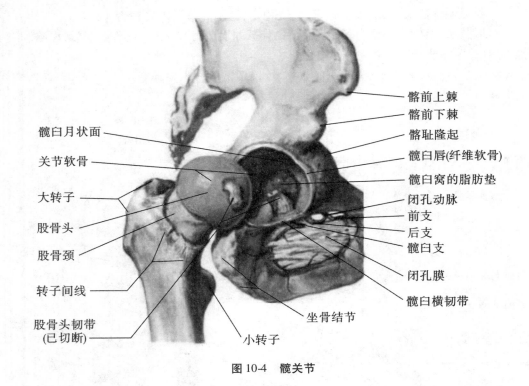

图 10-4　髋关节

（2）物品准备：准备髋关节置换手术器械，C 型臂 X 射线机，引流管，"T"形枕等。

（3）麻醉选择：连续硬膜外麻醉或全身麻醉。

（4）手术体位：以选择不同切口而定。用后外侧切口时，患者侧卧，患侧在上。外侧或前外侧切口，患者平卧，患侧臀部垫高。

（5）术中配合注意事项如下。

1）麻醉配合：患者多为年老体弱者，听力欠佳，协助麻醉医生摆好体位，实施麻醉的同时，需向患者做好解释安慰工作，取得其配合，并做好保暖，吸氧等工作。

2）皮肤评估：应用压疮评分量表进行皮肤评估，高危患者进行皮肤保护。检查术野皮肤有无压疮，做好皮肤清洁消毒，预防切口感染等。

3）加强病情观察：关注手术进度，注入骨水泥前，与麻醉医生沟通，提高吸氧浓度，根据生命体征及时调节输液、输血速度，补足血容量，注入骨水泥后注意观察患者的生命体征，预防过敏反应。

4）无菌监督：监督手术人员的无菌操作，关节置换的手术谢绝人员参观。

5）搬运患者到转运床上时，注意保持患肢于外展位，防止内收内旋，预防脱臼。

6）术中特殊器械的使用注意事项：①加深髋臼、扩大髓腔时，要根据手术医生习惯传递髋臼锉与髓腔锉，一般是从小到大的型号，依次传递。②在用髋臼锉磨削髋臼软骨面过程中，随时准备好生理盐水，用球囊冲洗器冲洗创面，髓腔扩好后，用脉冲冲洗枪彻底冲洗干净髓腔内的骨屑及血迹，并递一块干净纱布将骨面拭净。③因骨水泥凝固快，应提前做好假体的准备，调和骨水泥时，应朝一个方向快速轻柔地搅动，从调和到硬化需 7 ～

12 min。

　　3. 术后护理

　　（1）一般护理：执行骨外科术后一般护理要点。手术后给予心电监测，血氧饱和度监测，密切观察记录意识、瞳孔、呼吸。

　　（2）做好专科评估：手术后48 h严密观察记录患肢感觉末梢血液循环，如患肢肿胀程度、皮肤温度、足背动脉搏动、皮肤有无发绀；观察记录切口敷料渗血、渗液情况；准确观察记录引流液的性质、量、颜色，正常情况下引流液由浓变淡，颜色由深变浅，量由多变少，第1～2天正常引流量200～400 ml/d，术后24～48 h内引流液少于50 ml时可以拔出引流管；准确观察记录小便量，发现异常及时报告医生并积极配合治疗及处理。

　　（3）搬动及体位护理：手术后患者所有卧位及运动始终保持患肢外展30°中立位。在搬动时须注意臀部抬起，由一名护理人员保持患者的外展30°中立位，在多人搬动时的操作必须协调一致，抬起、放下、移动要同时进行，卧位保持患肢外展30°中立位，两腿间置"T"形枕，以防止髋关节内收内旋。平卧或半卧，患髋应屈曲小于45°，不能取侧卧位，患肢外展30°并保持中立位，两腿间放置外展架或厚枕（图10-5）。加用床档，保证患者安全。

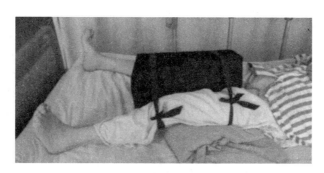

图10-5　术后应采取的正确体位

　　（4）心理护理：长期的病痛及老年生理功能不同程度的降低，手术创伤，加重了患者的身心疲惫感，患者多存在过度依赖家人，惧怕疼痛，担心切口裂开、出血、关节脱位，不愿或不敢做活动的心理。家属也缺乏对疾病护理及康复训练的知识。对此，护士主动向家属及患者讲解护理及康复的要点及重要性，以得到家属及患者的积极主动接受及配合，让患者心情愉快，积极参与各种主动及被动运动，使患者在医患之间和谐愉快的氛围中得以治疗与康复。

　　（5）并发症的预防和护理如下。

　　1）下肢深静脉血栓形成：鼓励和指导患者做患肢的主动屈伸运动、足背伸趾曲运动；准确、按时运用物理预防、机械预防和药物预防相结合的方法。遵医嘱给予皮下注射低分子肝素以预防下肢深静脉血栓形成。

　　2）髋关节假体脱位：保持正确体位及康复训练，是预防髋关节脱位的关键。

　　3）髋关节脱位：采用正确体位及康复训练，是预防髋关节脱位的关键。

　　4）脂肪栓塞：早期发现及时治疗的关键是支持呼吸和维持循环，早期遵医嘱应用大量激素。

5)感染:手术后患者减少探视,严格遵守各种无菌操作技术,遵医嘱使用抗生素,及时清理呼吸道分泌物,叩背及雾化吸入等,预防坠积性肺炎;留置尿管期间,保持尿管通畅,注意尿道口消毒,保证饮水量每天2 500 ml 以上,预防泌尿系感染。

(6)术后健康指导:术后健康指导内容如下。

1)向患者讲解防止假体移位、脱出采取正确体位的意义和方法。

2)康复训练时运动量应由小到大,活动时间由短变长,活动幅度由小到大,必须遵循个体化、渐进性、全面性三大原则。

A. 术后当天麻醉清醒后即可开始床上功能锻炼及自理能力训练。嘱患者开始被动活动。通过评估髋关节及周围肌力的情况,指导下肢肌肉、关节锻炼,肌力训练(包括肌肉等长收缩训练、主动臀肌收缩、踝关节趾屈运动、被动髌骨推移运动),锻炼股四头肌、髋外展肌群肌力;根据患者体力情况指导做引体向上活动。方法:①患者取平卧或坐位,患肢外展中立位,健侧下肢屈曲支撑于床面,双手吊住吊环类装置。②健侧下肢屈曲、双上肢及头部、肩背部支撑于床面。两种方法可使整个身体抬高,尤其是臀部离床,停顿5~10 s。下肢肌肉活动每天3 次,每次20~30 min,绷紧腿部肌肉10s 后放松;小范围的屈膝活动,小腿下垂床边的踢腿练习。③在肌力训练的同时增加关节活动训练,并逐渐加大活动范围。关节活动,包括仰卧位健侧各关节可以充分活动,但不影响患者的特定体位,患肢可做足趾、踝关节、膝关节的充分活动,包括直腿抬高及仰卧位屈膝屈髋运动,但不影响患者特定体位。

B. 关节持续被动活动(continuous passive motion,CPM)仪辅助训练:手术后复查X 射线片,显示假体位置良好,在患者耐受的情况下,采取CPM 仪辅助完成。一般将CPM 仪辅助开始的最大活动度定为30°,此时的活动范围为20°,每日间歇性的活动总共1~2 h,以后根据病情调节活动仪的角度,逐步停用CPM 活动仪。

C. 上下床的指导:下床时先移动到健侧的床边,健腿先移下床边,脚着地,患肢外展45°,他人协助(逐渐利用双上肢及健侧下肢的支撑)下抬起上身,使患肢离床,脚着地(不能负重),再扶助行器站起。上床时按相反方向进行。

D. 正确使用拐杖:术后开始下地行走的时间受假体类型、手术操作、患者体力恢复情况而定,患者下床在床边试站立5~10min,无不适时在床边扶拐行走几步,适应后在室内行走,逐渐增加步行距离,术前即选择合适的拐杖并将拐杖各部调节到合适的高度,使拐杖高度及中部把手与患者的身高与臂长比例协调适宜。拐杖顶部制成软垫式,以减少对腋窝的直接压力,拐杖底部配制橡胶防滑装置。指导患者利用双拐和健腿支撑站立,练习在患肢不负重的状态下行走。上下楼梯时健侧先上,患侧先下。

(7)出院指导如下。

1)指导患者3 个月内避免患侧侧卧位,3 周内屈髋小于45°,以后逐渐增加屈髋度,但避免大于90°。患肢避免内旋及内收动作。术后3 个月患肢可逐渐负重(即脚尖点地→部分负重→完全负重,再由双拐→单拐→弃拐),但要避免屈患髋下蹲活动。患肢开始负重重量不应超过体重的10%。

2)4 周内禁止90°坐位,避免髋关节内收、外旋位时自坐位站起,以及双膝并拢等(图10-6)。避免如厕所时坐便器高度过低或沙发过矮,坐凳应高于45 cm;6 个月内不能双腿交叉。正确更衣,穿裤时先患侧后健侧;穿袜时伸髋屈膝进行;穿无须系鞋带的鞋子。进行一切活动时,应尽量减少患髋负重。合理调节饮食,戒烟、戒酒。定期门诊复查。

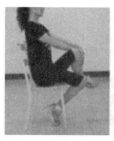
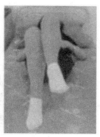
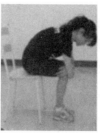
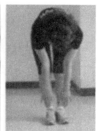

不能跷二郎腿　　　　　　　　　　　　　不能过度弯腰

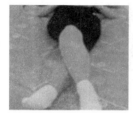
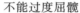
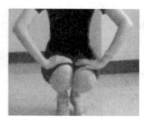
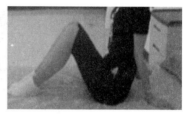

不能过度屈髋　　　　双腿不能交叉　　　　不能双腿下蹲

图 10-6　术后禁止的动作

（廖灯彬　李　娜　彭　琪　宁　倩）

第六节　股骨骨折切开复位髓内固定术患者围术期护理

【概述】

股骨骨折多见于老年人,女性常见。骨折后因需卧床,且老年人体质虚弱,骨折愈合较慢,因此易发生压疮、肺炎、尿路感染、血管栓塞、心力衰竭等并发症。以往的多种手术方式常易发生骨折固定不稳定、继发骨折等问题,而髓内钉内固定,在一定程度上弥补了传统手术的不足。右大腿中部横断面解剖见图 10-7。

1.适应证　股骨干骨折。

2.禁忌证　①髓内钉入口处软组织严重损伤。②感染(入口处、髓腔、锁定处)。③小儿干骺端骨折。

【围术期护理要点】

1.术前护理

(1)一般护理:执行骨外科术前一般护理要点。注意患者皮肤保护,定时翻身,避免压疮发生。老年患者注意保暖,避免感冒。

(2)做好术前专科评估:评估患者术区皮肤、全身情况、手术耐受力等。

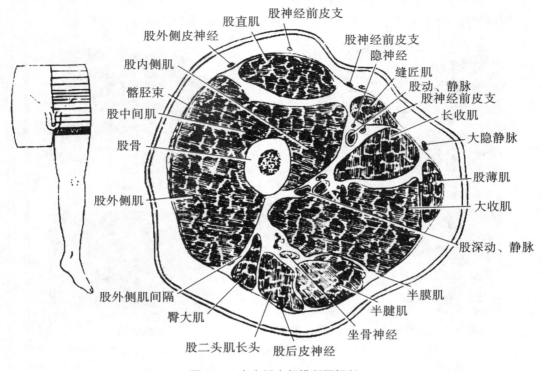

图 10-7　右大腿中部横断面解剖

（3）完善术前检查：护士要配合医生尽快完善各项检查，对合并有其他疾病如高血压、慢性支气管炎等患者，要配合医生及时对其全身各系统进行调整，加强生命体征的观察。术前 24 h 做好患肢局部皮肤准备。

（4）心理护理：建立良好的护患关系，耐心解释，使患者了解病情并让其了解该手术的优点及简单过程，从而消除紧张、焦虑、恐惧的心理，树立战胜疾病的信心，积极配合完成术前各项准备。

2.术中护理与配合

（1）一般护理：执行骨外科术中一般护理要点。

（2）物品准备：准备髓内固定术手术器械，C 型臂 X 射线机，引流管等。

（3）麻醉选择：连续硬膜外麻醉或全身麻醉。

（4）手术体位：患者侧卧，患侧在上，或平卧位（牵引床）。

（5）术中配合注意事项如下。

1）保暖：患者多为高龄，常合并一些基础性疾病，应对患者手术以外的部位做好保暖，以减少热量散失，冲洗切口用温盐水，避免因低温而诱发心血管并发症。

2）体位摆放：手术需用牵引床，在会阴部安放用柔软棉垫包裹的会阴柱，男性要注意阴茎和阴囊的保护，患侧足部置于牵引架鞋靴内，用棉垫包裹固定，足趾外露，便于观察受压情况。双下肢托于腿架固定时要注意做好神经肌腱功能的保护，避免过度牵引受压。

3.术后护理

（1）一般护理：执行骨外科术后一般护理要点。

（2）做好专科评估：手术后严密观察记录，患肢皮肤有无发绀，切口敷料有无渗血、渗液情况，准确观察记录引流液的性质、量及颜色。

（3）体位护理：保持患肢抬高，促进血液回流，减轻肿胀，预防下肢深静脉血栓形成。

（4）切口及引流管的护理：保持引流通畅，避免创口内积血积液而致感染及术后血肿形成。

（5）并发症预防及护理如下。

1）呼吸道感染：对年老体弱患者要定时协助翻身拍背，鼓励咳嗽咳痰。

2）泌尿系感染：保持会阴部清洁，按时清洁，鼓励患者多饮水。

（6）术后健康指导：术后健康指导包括以下内容。

1）充分说明髓内钉和其他固定方法的区别及早期下床活动的必要性。

2）康复锻炼应循序渐进，以主动活动为主。

A.术后早期可在床上进行股四头肌、小腿肌的静力性收缩运动和踝泵运动。具体做法是嘱患者伸直膝关节，背屈踝关节收紧大腿和小腿的肌肉，4～5 次/d，5 min/次，以患者不感到腿部疲劳为原则。

B.术后 1～3 d 摄 X 射线片了解髓内钉的定位情况，若定位良好，则可进行邻近关节的主、被动活动，如膝关节屈伸练习、直腿抬高练习，4～6 次/d，5～10 min/次。也可使用关节功能康复器（关节持续被动活动仪）。

C.根据医嘱和患者全身情况评估结果嘱患者早期下床活动，下床扶杖行不负重练习。逐渐过渡到扶杖部分负重练习，负重强度从 10 kg 开始。方法：患足踏于人体秤上，逐渐加力，测量出 10 kg 重量所需患肢的负重强度，以此强度进行患足踏地锻炼，4～10 次/d，5～10 min/次，锻炼强度为每 10 d 增加 5 kg。后再逐渐过渡到负重行走活动。

（7）出院指导：出院后按康复计划继续进行膝关节屈伸练习、直腿抬高练习及扶杖行走部分负重练习，过渡至全部负重活动。每月定期复查，摄 X 射线片，以了解骨折愈合程度，调整负重强度。术后 18～24 个月拔钉。

（廖灯彬　李　娜　彭　琪　宁　倩）

第七节　跟腱延长术患者围术期护理

【概述】

跟腱延长术是矫正跖屈足畸形等跟腱疾病的一种常用而有效的软组织手术方法。其跟腱解剖见图 10-8。

1.适应证

（1）先天性跖屈内翻足：单纯跖屈足早期，单用跟腱延长术即可矫正。跖屈内翻足应先做跖腱膜切断术。已有骨性变形者须加骨的矫形手术。

（2）麻痹性跖屈畸形足：包括跖屈足，跖屈内翻足，跖屈外翻足等。在少儿可先做跟腱延长术或其他软组织手术矫正跖屈畸形，然后用支架维持矫正位，以防止畸形发展并改善功能，为日后行骨手术时创造有利条件。

（3）足部骨、关节有明显变形的跖屈内翻足：如果年龄在 12 岁以上，需做骨的手术（如三关节融合术或加踝关节融合术等）才能矫正畸形；但如跟腱有挛缩者应先做跟腱延长术，不但可以减少骨质的切除，还可收到比较满意的效果。

2.禁忌证　符合上述条件的患者无绝对禁忌，但是术前需对患者进行全面综合评估。

【围术期护理要点】

1.术前护理

（1）一般护理：执行骨外科术前一般护理要点。

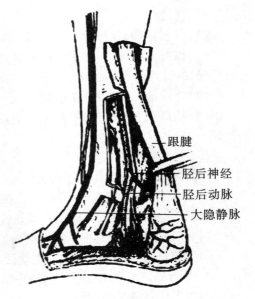

图 10-8　跟腱解剖

（2）做好专科评估：术前应仔细检查足的畸形及其发生原因（如肌腱挛缩或瘫痪、软组织挛缩等），然后根据病情设计手术方案，以获得满意效果。

（3）完善术前专科检查：术前完善 X 射线片、CT 等检查。对有皮肤胼胝者，应在术前1 周用温水浸洗使之变软、清洁，以利手术。

2.术中护理与配合

（1）一般护理：执行骨外科术中一般护理要点。

（2）物品准备：跟腱延长术手术器械、石膏、血浆管等。

（3）麻醉选择：一般选神经阻滞麻醉或全身麻醉。

（4）手术体位：患者取俯卧位，垫高患肢。

（5）术中配合注意事项如下。

1）密切观察生病体征：该类手术患儿较多，注意其生命体征的改变，尤其气道的开放与氧气吸入。

2）室温调节：患儿体温调节发育不全，手术间温度应保持在 24～26 ℃，需要时使用加温设施。

3）电动气压止血带的使用：患儿皮肤娇嫩，止血带缠绕时要垫柔软棉垫，同时防止消毒液流入止血带内、烧伤皮肤，注意使用的压力及时间，做好监测。

3.术后护理

（1）一般护理：执行骨外科术后一般护理要点。

（2）做好专科评估：手术后严密观察记录患肢感觉末梢血液循环，患肢肿胀程度，皮肤温度，观察记录切口敷料渗血、渗液情况。准确观察记录引流液的性质、量、颜色。

（3）专科护理：术后以长腿石膏托将足固定于功能位 3～6 周，然后拆除石膏进行功能锻炼，辅以物理疗法以促进足部功能恢复。单纯皮下切断术后，用石膏托固定 3～4 周，拆除石膏后进行功能锻炼。"Z"形或"V"形延长术后,用石膏托固定4~6周,拆除石膏后进行功能锻炼。

（4）术后健康指导:术后健康指导内容如下。

1）拆除石膏当天即可进行踝关节周围的局部按摩,按摩的手法是前1周以轻柔为主,皮瓣区域以揉法为主,皮瓣周围缝针处和周围的瘢痕以指腹按法为主,力量由轻到重,按摩20 min后进行踝关节的全方位运动,运动的幅度第1周以患者刚感到有点疼痛为止,随着时间的延长,可以加大活动幅度。

2）踝关节活动度的训练是行走功能恢复的重要环节。拆除石膏后,佩戴弹力套,每天利用踝关节矫正站立板,站立30 min,然后进行行走训练。第1周行走时要在拐杖的辅助下,患足不要用力太大,此时足跟如接触不到地面,不要心急,避免用力过猛,引起局部疼痛而影响以后训练。

3）教会患者踝关节主动活动的方法,睡眠时踝关节正确的放置位置,防止皮瓣挛缩的基本方法以及行走训练的方法等。

4）对家属的指导:患者往往带着不同程度的功能障碍出院,以后的康复计划需要家庭成员的参与和指导。因此,要教会家属最基本的被动活动的方法和行走训练的顺序。

5）嘱患者出院后术后1个月、3个月、6个月和1年复查随访,定期了解患者和家属是否按正确方式进行训练,患者的功能恢复情况,对出现的问题及时进行解决。

6）嘱术后1年内不宜穿高跟鞋。

（廖灯彬　李　娜　彭　琪　宁　倩）

第八节　大腿中段截肢术患者围术期护理

【概述】

截肢是一种破坏性手术,是以牺牲肢体为代价来挽救患者的生命。近年来,随着有效化学药物治疗药物的广泛应用和外科技术的进步,尤其是保留肢体的局部广泛性切除,治疗恶性骨肿瘤的尝试获得了令人满意的效果,使截肢手术的适应证明显缩小。尽管如此,截肢术不仅是特殊创伤患者的挽救生命的紧急方法,而且仍然是实现恶性骨肿瘤根治性切除的主要方法之一。当肢体确实无法得到保留时,则应果断地施行截肢以挽救患者生命。

1. 适应证

（1）肢体的原发恶性肿瘤,应早期高位截肢。病程早期,病变限于骨内,无远距离转移者可考虑肿瘤段切除,远段肢体再植。

（2）肢体严重感染（例如不能控制的气性坏疽）,或药物和一般手术无法控制的化脓性感染并发严重败血症,威胁患者生命,不截肢不足以挽救生命者应及时截肢。

（3）肢体严重而广泛的损伤,无法修复或再植者,须当机立断施行截肢术。

（4）由于动脉血栓形成、血栓闭塞性脉管炎、动脉硬化、糖尿病等原因所引起的肢体供血不足,已有明显坏死者,应截肢。

(5)肢体严重畸形影响功能,而矫形手术无法改进功能,在截肢后佩戴假肢反能改进功能者,可考虑截肢。

2. 禁忌证　无确切截肢指征患者禁忌行截肢术。

【围术期护理要点】

1. 术前护理

(1)一般护理:执行骨外科术前一般护理要点。截肢会给患者带来严重的精神和肉体上的创伤,因此,应详细地向患者及其亲属解释截肢的必要性和假肢装配及使用中的问题,做好思想工作。如系开放性截肢,尚需说明须再次截肢。

(2)做好专科评估:评估患肢坏死平面、全身情况、是否适应手术等。

(3)完善术前专科检查:行血管彩超,采集血液标本进行交叉配血,备血。

(4)开放性截肢后再截肢的患者,最好等待切口愈合后手术。

(5)除因供血不足以致肢体坏死者外,所有截肢应于截断平面的近心端置充气止血带,以减少失血,保持术野清晰。

(6)一般情况不佳者和高位截肢者,术前应做好输血准备,以防出血过多致低血容量性休克。

2. 术中护理与配合

(1)一般护理:执行骨外科术中一般护理要点。

(2)物品准备:截肢术手术器械、充气止血带、弹力绷带、血浆引流管等。

(3)麻醉选择:一般选择全身麻醉。

(4)手术体位:患者取仰卧位。

(5)术中配合注意事项如下。

1)消毒隔离:对疑似或确诊的特异性感染手术(气性坏疽)实施的截肢手术,要坚决执行卫计委颁布的新版《消毒技术规范》中的消毒隔离规范和要求,防止发生医院内感染。

2)驱血带的使用注意:对于急性有感染病灶、恶性肿瘤患者,手术时不能用驱血带,因为驱血时有可能造成感染扩散、肿瘤细胞脱落血行转移。

3)术中无瘤技术的配合:更换所有与有瘤操作手术相关的器械、纱布及医生的手套等,减少肿瘤细胞种植的可能。

3. 术后护理

(1)一般护理:执行骨外科术后一般护理要点。

(2)做好专科评估:手术后48 h严密观察患肢残端有无渗血,观察记录引流液的性质、量、颜色。

(3)肢体残端用无菌纱垫包裹并加弹力绷带加压包扎(图10-9)。

(4)垫高一端床脚,使残肢抬高,避免残肢垫枕抬高,防止产生髋关节屈曲挛缩。

(5)密切观察残端渗血情况,术后48 h拔除引流条。

(6)积极进行截肢后的康复训练,并做假肢装配的准备。

(7)并发症预防及护理如下。

1)出血及血肿形成:因大血管结扎不结实引起的大出血少见,但应高度警惕。术后

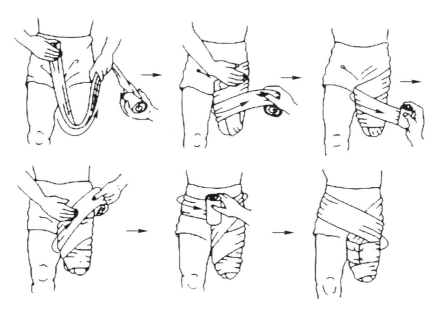

图 10-9 大腿截肢术后包扎方法

常规床旁备一橡皮管止血带。密切观察敷料渗血情况。一旦发现大出血,要立即扎止血带并急诊手术止血。

2)关节挛缩:下肢截肢可发生关节挛缩,尤其是坐位时间过长或卧位时残肢垫枕过高过久,可引起髋关节屈曲外展挛缩,将影响假肢的装配。因此,术后应用石膏托固定,保持髋关节于伸直位,并鼓励患者进行伸髋伸膝肌的收缩锻炼及关节功能训练。

3)幻肢痛:患者术后往往感到截除的肢体仍然存在,并有针刺感和麻木感,此种幻肢感可逐渐消退,并不影响佩戴假肢。但少数有严重的幻肢痛,表现为整个幻肢难以忍受的疼痛,持续存在,尤其夜间更为明显,其发病机制尚不清楚。因此,缺乏有效的治疗方法,可采取针刺、理疗和精神治疗。也可行普鲁卡因封闭或交感神经结切除术。

(8)术后健康指导:术后健康指导内容如下。

1)指导患者保持心态平稳,消除心理顾虑,使患者逐渐接受自身形象的改变。

2)指导患者正确使用各种助行器、如拐杖、轮椅等,最大限度恢复患者生活自理能力。

3)指导患者做好残肢功能锻炼,一般术后 2 周,切口愈合后即可开始锻炼。俯卧位练习大腿内收、后伸;肩关节的外展、内收及旋转运动;当残端瘢痕不敏感,切口愈合牢固后,可进行残端按摩、拍打,增加残端负重能力。鼓励患者拆线后尽早使用临时义肢,促进残端成熟,为安装义肢做准备。

4)教会患者自我监测,定期进行复诊,发现有肢体肿胀、疼痛及时就诊。

(廖灯彬 李 娜 彭 琪 宁 倩)

参考文献

[1]陆静波.骨伤科护理学[M].北京:中国中医药出版社,2005.

[2]孙燕.骨科护理[M].北京:人民军医出版社,2010.

[3]李乐之,路潜.外科护理学[M].北京:人民卫生出版社,2016.

第十一章

眼科手术患者围术期护理

第一节　眼科手术特点与护理要点

【概述】

眼是人体十分重要的感觉器官,能够接受外部的光刺激,并将光冲动传送到大脑中枢而引起视觉。人通过感觉器官从外界获得的信息中,大约90%是由眼来完成的。人的视觉敏锐程度对生活、学习和工作能力的影响极大。眼部结构精细,即使轻微损伤,都可能引起结构改变,导致视功能的减退,甚至完全丧失,从而给个人、家庭和社会造成难以估量的损失。现代社会的工作和生活要求人们具有良好的视功能,因此,防治眼病具有重要意义。

近年来,眼科手术和其他外科手术相比有着显著的不同,眼科手术有着很强的专业特点,大部分手术是在显微镜下完成的,手术器械精密,手术切口小,组织损伤小,出血少,手术时间短,但眼科病种多样,用药种类及给药途径较多,护理技术的专科性非常强,因而眼科护理工作也有其自身的特殊性。随着眼科手术的不断进步和护理模式的日益多元化和人性化发展,眼科护理工作的重要性越来越凸显出来。护理人员必须掌握眼科护理的相关知识,并根据不同的手术方式做好相应的护理与配合,才能确保质量做到优质护理服务。

眼科疾病多种多样,常见的主要疾病如下。

1.白内障　包括先天性白内障和后天性白内障。

2. 青光眼　包括先天性青光眼、原发性青光眼、继发性青光眼。

3. 玻璃体视网膜疾病　如眼底血管性疾病、视神经疾病以及黄斑部疾病、视网膜脱离、糖尿病视网膜病变等。

4. 眼外伤　包括机械性眼外伤和非机械性眼外伤。

5. 斜视　如共同性斜视和麻痹性斜视等。

6. 眼眶疾病　如眼眶肿瘤、眼眶外伤、先天性眼眶疾病等。

7. 其他　如结膜炎、角膜炎、屈光异常、眼睑疾病及泪器疾病等。

【物品准备】

1. 器械、敷料

（1）眼科包：眼科器械、眼科敷料包。常用于超声乳化白内障摘除联合人工晶状体植入术、玻璃体切割术、小梁切除术、角膜移植术、斜视矫正术、眼球摘除术、泪囊摘除术、泪小管吻合术等手术。

（2）开眶包：开眶器械、开眶敷料包、手术衣。常用于眶部肿瘤切除术、眶部骨折复位内固定术等手术。

2. 常用耗材：11 号刀片、15 号刀片、眼科手术膜、1 ml 注射器、5 ml 注射器、输液器、各种型号眼科缝线、棉签等。

【手术体位】

眼科手术一般采用仰卧位,头下垫软枕,胸前放一巾单支架或小托盘。眼病患者多为老年人和儿童,体位固定时注意松紧适宜,常规低流量吸氧。

【麻醉方式】

根据手术种类和患者情况可选择表面麻醉、局部麻醉或全身麻醉。

【围术期护理要点】

1. 术前一般护理要点

（1）术前评估:包括基础评估和专科评估。基础评估包括病情、年龄、生命体征、营养状况、睡眠、大小便情况、月经情况、自理能力、皮肤情况、既往病史、药物过敏史、异常化验指标及检查结果、患者心理状况及对疾病和手术的认知程度。专科评估包括与疾病相关的、需要动态观察护理的相关指标;评估患者视力、眼压等,通过患者的主诉、视诊、触诊或借助必要的仪器了解患者眼部症状和体征,具体内容根据疾病特点、观察要点在各论中详述。

（2）术前宣教:良好的术前指导可减轻患者的紧张心理、使患者了解手术的相关知识,取得患者的配合,可促进患者康复,减少并发症的发生。宣教内容包括手术目的、方法、麻醉方式、围术期可能出现的情况及配合方法、各种卧位的意义。与手术室护士配合做好术前访视,介绍手术室的环境及流程。

（3）术前常规准备:协助患者做好个人卫生;内眼手术者遵医嘱剪眼睫毛;眼眶病手术者遵医嘱备皮;保证患者术前夜间睡眠质量,必要时遵医嘱用药;为患者做好术前眼位标识及洗眼、特殊用药等工作;观察患者有无眼红、分泌物增多等情况,如有异常及时报告医生。

（4）术前护理指导:手术眼部配合适应性练习、有效抑制术中咳嗽打喷嚏的方法、进行饮食指导。

(5)心理护理:根据患者的年龄、文化程度、心理状况等给予心理护理,以提高患者适应环境能力,消除紧张焦虑情绪。

(6)效果评价:对患者的健康教育效果进行评价,做好交接班,保证护理的连续性。

2. 术中一般护理要点

(1)术晨准备

1)环境准备:由于眼科手术患者多为老年人和儿童,故而手术间温度应稍高,调至25 ℃左右;手术间内仪器设备合理布局,方便眼疾患者行至手术床旁,避免磕碰。

2)仪器、物品准备:根据手术方式准备专用仪器设备和手术器械、耗材及药品。检查仪器设备使其处于正常备用状态,并调整好使用参数,手术器械、物品达到灭菌效果。

(2)入室后手术前护理如下。

1)将患者平稳安置于手术床上,注意保暖,适当约束,防止坠床。

2)做好安慰和解释,使患者减轻紧张焦虑,积极配合手术。由于眼科手术大多数是在显微镜下操作,手术视野较小,而患者多为局部麻醉,手术过程中始终处于清醒状态,因而告知患者术中不能随意移动头部,保持头部水平位,术中有何不适只能动口不能动手,也不能随意抬起双手污染手术区域,使患者主动配合医生顺利完成手术。

3)认真执行安全核查制度,特别是对患病眼侧别的核查,保证手术安全。

4)术前冲洗眼睛时,冲洗力量不宜过大,且不能直接冲洗角膜。

(3)术中护理与配合原则如下。

1)一般原则:熟悉手术配合步骤,了解手术医生的操作习惯,主动、平稳、快速地传递术中所需的手术器械和物品。

2)无菌原则:严格执行无菌技术操作和无菌监督,确保手术区域不被污染。

3)缝针管理:手术使用的缝针较细小,术中加强对缝针的管理,放置位置相对固定,便于清点。

4)患者护理:眼科手术多为局部麻醉,手术患者多为老年人和儿童,故术中随时观察患者病情变化,加强心理护理,确保手术顺利进行。

5)器械管理:手术器械精细,术中轻拿轻放,妥善管理,术后单独清洗,并用胶套保护其锐利尖部,防止碰撞。

3. 术后一般护理要点

(1)术后一般评估:包括基础评估和专科评估。基础评估包括确认麻醉方式、手术方式、术中情况,观察患者意识状态、生命体征及病情变化、肢体温度、呼吸道管理、切口有无渗出、渗血,皮肤情况、疼痛等,遵医嘱采取正确卧位,保证治疗效果。专科评估内容见各论,并做好记录。

(2)做好应急准备:一旦术后出现眼部出血、感染、高热、恶心、呕吐等,或当病情突发变化时,及时发现并通知主管或值班医生,立即遵医嘱采取相应措施。

(3)术后健康指导:根据评估结果采取相应的护理措施,指导患者做好术后功能锻炼、自我照护等,以期提高患者的生活质量。如术后咳嗽技巧、术后切口保护技巧、正确体位以及疼痛护理、压疮高危患者皮肤保护措施、俯卧位患者体位的更换等。在营养补充上应根据手术患者的具体病情、营养需求给予专业的指导。

（4）心理护理：根据患者术后心理评估给予针对性的心理护理。

（5）出院指导：一般在出院前1～2 d内完成，包括出院后用药指导、康复指导、定期复查、如有异常情况出现及时就医等。

（史宇红　肖　华）

第二节　超声乳化白内障摘除人工晶状体植入术患者围术期护理

【概述】

白内障是一种由于晶状体混浊而导致视力下降的常见眼病。白内障分先天性白内障和后天性白内障。其中后天性白内障又分为老年性白内障、外伤性白内障、并发性白内障、代谢性白内障等。其中以老年性白内障最为常见。一般药物治疗无显著效果，目前认为手术是白内障唯一有效的治疗方法，如今最常用的手术方法为白内障超声乳化结合人工晶状体植入术，它主要通过超声将晶状体核粉碎成乳糜状并吸出，并同期植入人工晶状体来对白内障进行治疗。

1.适应证

（1）白内障手术的主要适应证是视功能不能满足患者的需要，而手术后可改善患者视功能并提高生活质量。

（2）白内障摘除也适用于因晶状体混浊而妨碍眼后节疾病的最佳治疗，如视网膜脱离、糖尿病视网膜病变和眼内炎等。

（3）因晶状体引起其他眼部病变，如晶状体引起的炎症，晶状体膨胀诱发的闭角型青光眼。

（4）虽然患眼已丧失视力，但成熟或过熟的白内障使瞳孔区变成白色，影响外观时，可以在患者要求下考虑施行白内障手术。

2.禁忌证

（1）患者不愿手术，不能获得患者或其代理人的知情同意。

（2）患者的生活质量没有受到影响，或能够通过眼镜或者其他辅助装置获得患者需要的视力时。

（3）患者同时患有其他严重疾病，不能安全地完成手术。

【围术期护理要点】

1.术前护理

（1）一般护理：执行眼科术前一般护理要点。

（2）做好术前评估：了解患者眼部有无出血、红肿、感染等情况，有无心律不齐、心房颤动、心力衰竭等，有无高血压、糖尿病及用药不良反应等。

（3）完善术前专科检查。

1）全身检查：血尿常规、肝肾常规、血糖、血压、心电图等，以便了解患者全身状况，有无禁忌证,能否耐受手术,必要时根据神经内科检查来了解脑血管的情况。

2)眼部检查:视力、视功能、眼压、泪道、角膜曲率、眼部 A 超和 B 超,其中角膜曲率和 A 超是为了计算手术中即将要植入的人工晶状体度数。

(4)眼部准备:术前常规点抗生素眼药、结膜囊冲洗及泪道冲洗预防感染。术日点散瞳药(根据医嘱及患者瞳孔大小及手术时间而定,使瞳孔散大)。

(5)指导患者做好术中配合:术前教会患者术中控制咳嗽方法,避免术中影响手术操作及发生眼压增高、玻璃体脱出、术后眼内出血等情况。

(6)饮食及生活护理:合理安排日常生活起居,注意休息,调整饮食,对有血压、血糖、心脑血管等指标异常的患者应在内科医生指导下调整到最佳状态符合手术的指标。吸烟者劝其戒烟。

(7)心理护理:术前向患者做好解释工作,缓解患者紧张焦虑情绪,使患者对治疗有全面的了解,以便积极地配合治疗。

1)老年性白内障患者:因感官和神经功能的衰退,有时不能迅速正确地接受和理解语言信息,护士应采用通俗易懂的语言介绍老年性白内障的有关知识。同时要注意观察,耐心细致,重复多次的与之交流沟通,把握其心理动态,及时给予心理上的帮助和支持。

2)先天性白内障患儿:其家属对手术治疗的时间通常存有顾虑。护士应为其讲解先天性白内障的有关知识及手术的经过及预后,尤其是早期手术的重要性。婴幼儿时期是视觉系统发育的关键期,混浊晶状体的遮挡干扰了光线对视网膜的正常刺激,影响了视觉系统的正常发育,是造成儿童失明或弱视的主要原因。

3)其他情况:对手术中及手术后可能发生的并发症及可能出现的异常情况要充分了解并做好心理准备,与家属一道配合治疗与护理。

(8)安全护理:老年性白内障患者生理功能发生退行性变化,思维不够敏捷,记忆力减弱,行动迟缓,感觉迟钝,视力下降均为本病患者住院期间安全的危险因素。护士必须强化其安全意识,慎防患者跌倒、坠床、体位突然变化引起不适等突发情况出现。同时,向患者家属进行安全教育,使其掌握安全防范措施。

2. 术中护理及配合如下。

(1)一般护理:执行眼科术中一般护理要点。

(2)物品准备:眼科包、白内障显微器械、穿刺刀、黏弹剂、人工晶状体、10-0 缝线、超声乳化手柄、管道等。

(3)麻醉选择:表面麻醉或2% 利多卡因局部球后麻醉。

(4)手术体位:采用仰卧位,头下垫软枕,避免头部移动,双上肢自然平放于身体两侧,胸前放一巾单支架。

(5)术中配合注意事项如下。

1)术前麻醉:此类手术时间较短,采用表面麻醉患者需术前 15 min 患眼点表面麻醉药 3 次,每 5 min 一次,点眼时间勿过早、过频。

2)病情观察:手术患者多为老年人,多数合并高血压病、心脏病和慢性呼吸系统疾病等,术中应严密观察患者生命体征情况。

3)液体管理:术中随时关注滴入眼内平衡液的使用情况,防止走空。

4)核对人工晶状体:安装人工晶状体前,必须与术者仔细核对术眼人工晶状体度数,方可打开使用。

5)注液安全:用于向眼内注液的针头应与注射器连接紧密,防止注液时脱落。

(6)仪器设备使用及维护要点如下。

1)显微镜和超声乳化仪是手术必需使用的仪器设备,术前检查其性能完好,放好脚踏板并调节好各组参数,保证术中正常使用。

2)显微镜:术中使用时,根据手术医生的习惯及时调节并适当关闭无影灯。连台手术间歇期需关闭脚踏灯泡开关,以免灯泡过热损坏显微镜。

3)超声乳化仪:术中根据手术情况遵医嘱及时调节相关参数。脚踏板为无线控制,应注意定期充电,以免影响手术使用。术后将仪器管道手柄、集液盒清洗干净备用,仪器按程序顺序关闭。

3. 术后护理

(1)一般护理:执行眼科术后一般护理要点。

(2)做好专科评估:密切观察患者术眼情况,如有无自觉症状、切口有无裂开等。术日切口疼痛属正常反应,有时伴有头痛、恶心,此症状1 d后会逐渐消失,若术后出现明显眼痛、眼胀、头痛、恶心、呕吐,有眼压升高等异常情况,应及时通知主管医生,遵医嘱处理。

(3)卧位:术后平卧或健侧卧位。

(4)饮食护理:合理饮食,术后当天宜进食半流质或软性食物,忌食辛辣刺激和过硬的食物。戒烟忌酒,多吃新鲜蔬菜水果,保持大便通畅,避免用力排便。

(5)术眼的保护:为防不慎碰伤术眼,术眼遮盖1 d,保持术眼敷料清洁,不松脱,术后第1天有医生将眼垫去除,即可正常视物,但看电视、电脑及阅读时间不宜过久,宜多休息。遵医嘱定时正确使用眼药。注意用眼卫生,避免眼部受伤及揉眼。

(6)活动及休息:术后尽量卧床休息,但不需绝对卧床,可进行一般的日常活动,避免激烈活动如重体力活动、大幅度低头弯腰动作、提重物、咳嗽或打喷嚏等动作,防止眼压增高,影响切口愈合。避免过度劳累,避免接触油烟,注意保暖,防止感冒。

(7)术后并发症的观察和护理:白内障术后早期主要并发症有高眼压、角膜水肿、浅前房、感染等。

1)术眼胀痛,伴同侧头痛、恶心、呕吐:应警惕高眼压的发生,需密切监测眼压,并及时遵医嘱给予降眼压药物治疗。

2)角膜水肿:应做好解释、安慰工作,遵医嘱使用高渗液、角膜内皮生长因子试剂等。

3)眼内炎:此为最严重的并发症,多在术后1~2周内急骤起病,伴有眼痛和视力急剧下降。术后密切观察病情十分重要,一旦发现感染迹象应立即通知医生后遵医嘱处理。

(8)出院指导如下。

1)用药指导:遵医嘱按时点眼药。眼药按说明保管,混悬液用前摇匀。点药前洗净双手,每两种眼药间隔3~5 min。点完眼药闭眼3~5 min使其充分吸收。

2)康复指导如下。

A.一般指导:执行眼外科术后常规健康指导要点。

B.专科指导:术后一个月内避免污水入眼,避免剧烈运动和负重,以免用力过猛,眼压过高而引起手术切口裂开,有便秘和咳嗽者宜用药物加以控制。术后3个月内避免揉擦、碰撞术眼。前房型人工晶状体、带虹膜隔人工晶状体植入者需长期避免用手揉擦眼睛,以免人工晶状体与角膜摩擦而损伤角膜内皮。先天性白内障患儿,术后必须指导家长掌握点眼技巧保证有效点眼,同时告知对患儿进行弱视治疗的重要性,术眼视力的好坏还取决于弱视治疗。定期门诊复查,如出现眼部不适,随时来院检查,以免贻误病情。

（史宇红　肖　华）

第三节　小梁切除术患者围术期护理

【概述】

　　青光眼是一组以视神经损害和视野缺损为共同特征的疾病,是位列全球第二的不可逆致盲性疾病。病理性眼压升高是其危险因素之一,早发现、早治疗是其关键,手术行小梁切除术是其主要治疗方法之一。经典的小梁切除术已被证实是临床治疗原发性青光眼切实、有效的办法。小梁切除术是在角膜缘建立一条新的眼外引流通道,将房水由前房引流至球结膜下间隙由周围组织吸收。巩膜板层覆盖引流口,限制房水过多流出,在一定程度上减少术后低眼压浅前房以及伴随而来的并发症。小梁切除术的眼压控制率在75％,影响远期降压效果的主要原因是滤过道纤维化。

　　1.适应证

　　（1）药物和激光治疗无效,有进行性视野损害的原发性开角型青光眼。

　　（2）有虹膜周边前粘连、进行性视神经损害的闭角型青光眼。

　　（3）房角切开术和小梁切开术失败的先天性青光眼。

　　（4）色素型青光眼、剥脱综合征青光眼。

　　（5）某些继发性青光眼,如青光眼睫状体炎综合征、葡萄膜炎、房角粘连的青光眼。

　　（6）外伤性房角后退继发青光眼。

　　（7）用于与白内障囊外或超声乳化摘除或其他手术联合施行。

　　2.禁忌证

　　（1）结膜筋膜有严重瘢痕粘连、分离困难者。

　　（2）严重的虹膜新生血管性青光眼。

　　（3）严重巩膜病变如巩膜炎、巩膜葡萄肿、化学巩膜烧伤原则上不宜行小梁切除术。

【围术期护理要点】

　　1.术前护理

　　（1）一般护理:执行眼科术前一般护理要点。

　　（2）做好专科评估:密切观察患者眼压,按时准确使用降眼压药。

　　（3）做好术前专科检查:详细询问病史,完善各项辅助检查及视力、眼压、前房角、视野等眼科检查,了解全身情况。术前用生理盐水冲洗结膜囊,测量生命体征,如眼压高者,遵医嘱术前30 min快速静脉输入20％甘露醇。

　　（4）术前指导:告知患者饮食要清淡,注意多进食易消化、富含维生素饮食,保持大便通畅,避免便秘。教会患者用舌尖顶住上颚控制咳嗽和打喷嚏的方法,使其更好地配合手术。

(5)心理护理:手术前护理人员应有针对性对患者展开有关疾病的健康教育,使其了解疾病有关知识、手术必要性及术式和术中配合方法,缓解患者的焦虑、恐惧情绪。同时,青光眼患者普遍性情急躁、易激动,护理人员要及时与患者进行有效沟通,掌握患者心理变化,使患者了解情绪不稳定对眼压的影响,并为患者创造安静和舒适的住院环境,保证良好的睡眠。

2.术中护理与配合　患者入手术室后,护士亲切地与患者交谈,消除患者对手术的恐惧心理,认真核对信息,安置患者舒适的手术体位,告知患者不可随便改变体位或转动眼球,护士在积极配合医生手术的同时并严密观察患者神志、脉搏、呼吸的变化。

(1)一般护理:执行眼科术中一般护理要点。

(2)物品准备:眼科包、小梁显微器械、15°侧切刀、眼科穿刺刀、10-0 缝线、4-0 带针丝线、吸血海绵等。

(3)麻醉选择:2% 利多卡因局部球后麻醉。

(4)手术体位:采用仰卧位,头下垫软枕,避免头部移动,双上肢自然平放于身体两侧,胸前放一巾单支架。

(5)术中配合注意事项如下。

1)心理护理:青光眼患者术前缩瞳达不到手术要求,需继续用药等待,给予患者心理安慰,避免其产生焦虑情绪而影响手术。

2)病情观察:手术操作易引起眼心反射导致患者心率减慢,甚至心搏骤停,因而术中应高度关注患者感受,严密观察患者神志、脉搏、呼吸的变化。

3)显微镜的规范应用:该手术在显微镜下操作,术前检查其性能完好,放置好脚踏板,保证术中正常使用。

4)乙醇灯的安全使用:术中使用乙醇灯时,注意将其单独放置于小仪器车上,远离易燃物品。

3.术后护理

(1)一般护理:执行眼科术后一般护理要点。

(2)做好专科评估:术后密切观察生命体征是否正常;术眼敷料有无渗液、渗血;术眼有无疼痛以及疼痛的性质,必要时遵医嘱给予止痛剂;随时观察有无头痛、眼胀痛、呕吐等高眼压症状以及视物模糊,眼部不适等术后浅前房症状,若有应及时报告医生处理。青光眼术后不应只注意术眼而忽视对侧眼的观察,非手术眼应继续使用抗青光眼药物治疗。

(3)卧位:患者要静卧休息,宜仰卧或健侧卧位;尽量限制头部活动,避免低头,弯腰动作;控制咳嗽、打喷嚏;不用力眨眼,不揉按、碰撞术眼;避免大声说笑,保持情绪稳定;严禁突然翻身或起坐等,以防切口裂开、眼内出血等。一般术后 4~6 h 后可下床活动,但要格外小心,要有人扶助,防止跌倒。

(4)饮食护理:给予营养丰富、易消化的清淡食物,不宜吃动物肝、海鲜及刺激性食物,同时保持大便通畅,3 d 无大便者,遵医嘱给予缓泻剂。

(5)术后并发症观察及护理

1)前房积血:①做好心理护理和生活护理,安慰患者,稳定情绪,并限制活动,卧床休息。②取半坐卧位,使积血下沉,利于吸收,说明卧位的重要性。③遵医嘱应用止血药和抗炎药物。④进行各项治疗操作时动作轻柔,勿按压眼球。⑤给予易消化食物,保持大便通畅,防止用力排便而引起出血增加。

2)浅前房:①低眼压性浅前房护理,按医嘱予散瞳,抗炎,脱水等药物治疗,注意观察药物的副作用。予以滤过泡加压包扎者,需要定时观察包扎有无转移,如患者有头晕,眼痛,流泪等不适,应及时报告医生处理。对于眼压<0.67 kPa(5 mmHg)的患者,应限制活动并避免咳嗽,擤鼻,过度弯腰和背负重物等动作,因为这些增加头部静脉压的动作,有增加或引起前房积血的危险。②高眼压性浅前房(恶性青光眼)护理,按医嘱予散瞳、激素、碳酸酐酶抑制剂、脱水等药物治疗,注意观察药物的不良反应,如散瞳剂需长期使用,要做好用药指导,滴眼时应压迫泪囊区2~3 min。协助医生观察视力、眼压、前房等眼部情况。

(6)出院指导

1)用药指导如下。

A.遵医嘱用药,两种以上滴眼液要每次间隔3~5 min使用,滴眼每次一滴即够,不宜点多以免药液外溢造成浪费。

B.压迫泪囊:点用阿托品、毛果芸香碱(匹罗卡品)、噻吗洛尔(噻吗心安)滴眼液后应压迫泪囊区2~3 min,使用噻吗洛尔滴眼液要注意脉搏变化。

C.注意全身表现:如多次滴缩瞳药后出现眩晕、气喘、脉快、流涎、多汗等中毒症状,要注意保暖及时擦汗,更衣,防止受凉,可饮适量热开水,症状未能缓解应及时就诊。

D.眼药保存:滴眼液,眼药膏应严格按说明书中贮藏条件存放。要求室温保存的,放于阴凉通风避光处。

2)康复指导:术后康复指导内容如下。

A.一般指导:执行眼外科术后常规健康指导要点。

B.专科指导:专科指导内容如下。

a.饮食指导:宜进食富含维生素,低脂食物,避免太多的动物脂肪,多吃蔬菜、水果,忌暴饮暴食,保持大便通畅。忌吃刺激性食物,如辛辣、油炸食物,浓茶、咖啡、酒,避免吸烟,避免在短期内喝大量的液体,一次饮水量不宜超过300 ml,以免眼压升高,但青光眼患者应喝适量的水,且在一天内分为多次饮用。

b.运动与休息:生活要有规律,劳逸结合,避免过度疲劳,保证足够的睡眠,进行适当的体育锻炼。衣领勿过紧,睡眠时枕头宜垫高,以防眼压升高。已有视野缺损的患者在运动前要考虑自己视力情况,如在打球时,视野缺损的患者可能看不到正击向自己的球,在骑自行车时,可能正一步步靠近危险,但由于视野缺损却觉察不到,所以视野缺损的人不宜骑自行车和开车。另外,避免长时间看电视、电影,避免长时间低头,不要在暗室逗留,以免眼压升高。

c.心理卫生:学会自我控制情绪,保持心情舒畅,避免在压力较大的工作环境中工作,因为严重的心理压力会增加眼压。

d.定期随访:青光眼术后患者一定要进行随访,目的是定期监测眼压,了解视盘损害和视功能损害(主要是视野缺损)的变化,及时治疗。滤过性手术后早期(3个月内)应严密观察滤过泡和眼压的变化,如果术后眼压升高或滤过泡有瘢痕化的趋势,即应加强按摩和(或)球结膜下注射抗代谢药物以防止滤过泡瘢痕化。当发现有虹视现象,视力模糊,休息后虽有好转,也应到医院早日就诊,不宜拖延,如有头痛、眼痛、恶心、呕吐,可能为眼压升高,应及时到医院检查治病。

(史宇红　肖　华)

第四节　角膜移植术患者围术期护理

【概述】

角膜移植就是用正常的眼角膜替换患者现有病变的角膜,使患眼复明或控制角膜病变,达到增进视力或治疗某些角膜疾患的眼科治疗方法。一些引起患者严重视力受损甚至是失明的角膜疾病,通过进行角膜移植的方法,完全可以予以治疗,帮助这些不幸的患者远离痛苦。因为角膜本身不含血管,处于"免疫赦免"地位,使角膜移植的成功率位于其他同种异体器官移植之首。

1. 分类　分为穿透性角膜移植和板层角膜移植手术,其中穿透性角膜移植排斥概率高,板层移植排斥反应相对较低,常采用缝线固定角膜移植片,术后有增加散光和缝线感染的危险性。

2. 适应证

(1)穿透性角膜移植手术是以全层(即包含所有5层)正常角膜代替病变角膜的方法。这种手术的方法是用一定直径的环钻去除有病变全层角膜,然后用略大一些直径的环钻,裁取供体角膜片,用线严密地缝于患者角膜上。

穿透性角膜移植术适应证:①角膜瘢痕、角膜内皮细胞的功能失代偿、严重的化学伤等。②与遗传有关的角膜病,如先天性角膜发育异常、先天性角膜混浊、角膜营养不良;常见的是颗粒状、斑块状和格子状角膜营养不良。③圆锥角膜的完成期。④角膜严重感染或穿孔,面临丧失眼球的危险时,应考虑穿透性角膜移植术。⑤其他,如角膜破裂伤、角膜血染、角膜化学染色,角膜热灼伤,角膜透明度减低等。

(2)板层角膜移植手术是以角膜的部分组织为操作对象进行的手术,只切除有病变的角膜浅层组织,深层比较完好的角膜仍然保留作为移植床,然后取同样厚度略大一些的角膜材料,缝于患者角膜的移植床上。板层角膜移植,属于眼外手术,一般不扰动眼内组织,并发症较少。

板层角膜移植术适应证:①圆锥角膜进行期及无瘢痕的早、中期。②角膜外伤性瘢痕和多发异物。③角膜变性和营养不良,主要应用于边缘性角膜变性和角膜基质营养不良。④先天性角膜异常,如儿童的角膜皮样瘤。⑤角膜化学伤。⑥角膜免疫性疾病,常见为蚕食性角膜溃疡。⑦角膜化脓性感染。

3. 作为移植供体的禁忌证

(1)某些传染性疾病如艾滋病、梅毒、狂犬病、破伤风、麻风、白喉、病毒性肝炎、脑炎、脊髓灰质炎等。

(2)恶性肿瘤已侵犯眼组织者以及白血病、霍奇金淋巴瘤等。

（3）某些眼部疾病如眼前段恶性肿瘤、视网膜母细胞瘤、病毒性角膜炎、角膜变性或瘢痕、青光眼、虹膜睫状体炎、化脓性眼内炎以及做过内眼手术者等。

【围术期护理要点】

1. 术前护理

（1）一般护理：执行眼科术前一般护理要点。

（2）做好专科评估：了解患者视网膜、玻璃体的情况。

（3）完善术前专科检查：协助患者完善各种相关检查，如眼 B 超，了解视网膜、玻璃体的情况，视网膜电生理检查、查凝血功能等。

（4）缩瞳：按医嘱术前 1 h 用 0.5%～1% 毛果芸香碱缩瞳 2～3 次，瞳孔缩小可减小做角膜环钻植孔时损伤晶状体的危险性，也有利于做移植床时的中央定位，还有利于术毕注气或注液以重建前房。

（5）降眼压：为保证手术的顺利进行，术前充分降低眼压，软化眼球是穿透性角膜移植手术成功的关键之一。术前 30 min 按医嘱静脉滴注 20% 甘露醇，并观察药物的副作用。

（6）心理护理：术前向患者及家属介绍病情、手术目的、治疗效果、手术配合知识、解除思想顾虑、积极配合治疗。术前患者都有担心恐惧心理，手术前日晚上难以入眠，根据情况，可遵医嘱给予镇静安眠类药物，保证患者充足睡眠，我们除了关心体贴同情患者，还应该多向患者解释角膜移植术的意义，以增强患者治疗的信心，应该保持情绪稳定。

2. 术中护理与配合

（1）一般护理：执行眼科术中一般护理要点。

（2）物品准备：眼科包、角膜显微器械、巩膜固定环、环钻，6-0、10-0 缝线，吸血海绵等。

（3）麻醉选择：2% 利多卡因球后麻醉或全身麻醉。

（4）手术体位：采用仰卧位，头下垫软枕，避免头部移动，双上肢自然平放于身体两侧，胸前放一巾单支架。

（5）术中配合注意事项如下。

1）显微镜的规范应用：该手术在显微镜下操作，术前检查其性能完好，放置好脚踏板，保证术中正常使用。

2）异体角膜的管理：术中妥善保存和处理异体角膜。

3）环钻的正确使用：术中使用环钻钻切角膜前，须与术者再次核对环钻型号，确保钻切角膜准确。

4）角膜植片的制作：制作植片时，尽量将角膜片上的保存液吸干，放置钻切时确保其在角膜中央，用力时一定保持垂直向下一次性钻透。

5）病变角膜的切取：环钻尽量置于病变角膜的中央，用力均匀并保持垂直向下，深度不要一次钻透，以保证不损伤虹膜和晶状体，又可认为控制穿透部位以利于植床剪除。

6）缩短移植床暴露：术中将所需物品准备齐全，传递器械稳、准、快，避免移植床暴露时间过长。

7）术中器械管理：制备移植片和移植床所使用的显微器械应分开放置，不得混用。

3. 术后护理

（1）一般护理：执行眼科术后一般护理要点。

（2）做好专科评估：了解患者的情况，观察患者有无眼胀眼痛、头痛、恶心、呕吐，观察视力、眼压的变化，了解角膜上皮的愈合情况、角膜植片的透明度、植片与植床的对合情况、缝线是否在位、前房气泡的吸收情况等。为促进角膜上皮愈合，术后包扎，要注意观察术眼敷料有无渗血。

（3）卧位：术后禁止揉眼或用力挤眼，术后 3 d 多闭眼静卧休息，减少眼球运动，避免头部用力，协助生活护理。角膜内皮移植患者术后 3 d 内取面朝上仰卧位。静卧休息，避免强光照射，尽量避免弯腰低头。叮嘱患者勿做增加眼球压力的动作，如挤压眼球，打喷嚏，咳嗽以防缝线崩脱切口裂开。

（4）饮食护理：术后半流饮食 1 d，避免进食硬质食物，以免咀嚼肌过多运动影响切口愈合。保持大便通畅，不要用力排便，防止眼压增高和眼内出血。

（5）用药护理如下。

1）遵医嘱全身应用抗生素以预防感染及控制术后炎症反应，随时观察患者情况。

2）真菌感染者术后使用抗真菌药物，术后早期眼部应用抗生素、抗真菌滴眼液、眼膏等，及时与医生沟通信息。

3）化脓性角膜溃疡术后虹膜反应较重，遵医嘱给予散瞳，预防虹膜后粘连。用药过程观察药物不良反应，眼部用药时动作轻柔，注意无菌操作，眼药瓶口及眼膏软管口严禁碰到角膜植片，因角膜知觉尚未恢复。

（6）术后并发症的观察和护理如下。

1）免疫排斥反应的观察：植片排斥反应是角膜移植失败的重要原因。

2）角膜植片及切口的观察：每天裂隙灯显微镜下观察切口愈合情况。

（7）出院指导如下。

1）用药指导：角膜移植术后出院需按医嘱继续用药，指导患者掌握点眼方法。特别注意点眼时不能碰到角膜植片。两种以上滴眼液要交替使用，时间间隔 15 min 以上，以保证药物在眼内的浓度。滴眼剂宜放在阴凉避光处，严格按说明书保存。

2）康复指导：康复指导包括以下内容。

A. 一般指导：执行眼科术后常规健康指导要点。

B. 专科指导如下。

a. 饮食及生活指导：适当补充营养，增强机体抵抗力，多吃水果、蔬菜，保持大便通畅，少吃辛辣、油炸食物。避免喝酒及抽烟并远离吸烟环境。生活规律，情绪要保持稳定，如遇重大紧急事情，也要控制情绪，保持平稳心态，预防眼压过高。

b. 术眼保护：注意术眼卫生，术后角膜移植植片知觉未恢复，不要揉擦眼部，外出要戴防护眼镜，避免碰伤术眼。不能游泳，防止感染，避免日晒、热敷，以保护角膜移植片。术后 1 年内避免重体力活动。最好 3 个月内充分休息。

c. 排斥反应的观察：角膜移植术后排斥反应表现为眼红、眼痛，视力突然下降，角膜移植片混浊，一旦发生应立即到医院就诊。

d.复诊指导:出院后1周内复诊,以后的复诊时间根据病情来决定。

(史宇红　肖　华)

第五节　玻璃体切割术患者围术期护理

【概述】

玻璃体由悬浮于透明质酸中的三维结构的胶原纤维组成。玻璃体的正常形状大致呈球形,前面有容纳晶状体的小凹。玻璃体的外层(皮质)是多层次和连续性的,这一概念对于理解玻璃体手术解剖至关重要。玻璃体基底部不是一个空间占位结构,它是玻璃体和视网膜之间的一个粘连区域,也是玻璃体前皮质和后皮质的连接区域。如果玻璃体发生病变,轻者看东西时会觉得眼前有蚊虫飞舞,重者可完全遮挡光线而失明,还可能造成周围组织病变,如视网膜脱离等,使整个眼球毁损。玻璃体切割术的基本作用是切除混浊的玻璃体或切除玻璃体视网膜牵拉,恢复透明的屈光间质和促进视网膜复位,治疗玻璃体视网膜疾病,以恢复患者视功能。

1.适应证

(1)眼前段玻璃体切割术的适应证:①复杂性白内障的晶状体切除术联合眼前段玻璃体切割术;②眼前段修复性玻璃体切割术;③眼前段玻璃体异物;④恶性青光眼。

(2)眼后段玻璃体切割术的适应证:①玻璃体积血;②眼内炎;③复杂性视网膜脱离;④眼外伤的玻璃体切割术;⑤黄斑疾病;⑥眼猪囊尾蚴病。

2.禁忌证　角膜内皮功能不良、严重眼外伤眼球趋于萎缩、视功能已丧失者、有严重的呼吸或循环系统疾病不能耐受手术者。

【围术期护理要点】

1.术前护理

(1)一般护理:执行眼科术前一般护理要点。

(2)做好术前评估:仔细的全身检查对发现某些药物的禁忌证很重要,如胃病患者,应慎用大剂量的抗炎剂,有肾功能不良患者用乙酰唑胺可引起水、电解质紊乱。糖尿病患者慎用糖皮质激素。对侧眼的检查也很重要,除眼外伤外,许多眼底疾病具有双眼发病的特点,如裂孔性视网膜脱离、糖尿病性视网膜病变、未成熟儿视网膜病变、视网膜静脉周围炎等。一般是一只相对严重眼先出现症状,另一只眼可能在发展中。所以术前常规双眼散瞳检查。

(3)做好术前专科检查:术前检查包括眼前节检查、眼后节检查、辅助检查及全身检查。

(4)未成熟儿视网膜病变患儿术前护理:早产儿对外界温度变化适应能力差。因此,病室温度应保持在24~28 ℃,注意保暖,使其体温(腋下)保持在36~37 ℃为宜。早产儿吸吮能力差,吞咽功能不全,容易发生呛奶,且胃容量小,消化功能差,极易溢奶,所以要采取少量多餐的哺乳方法。早产儿机体抵抗力差,病房应尽量减少陪护人数,保持室内空气清新,定时开窗换气。注意保持患儿皮肤清洁干燥,大便后用温水清洗臀部,预防感染。

(5)糖尿病性视网膜病变患者的术前护理:糖尿病性视网膜病变患者应该遵守糖尿病的饮食原则。血糖必须控制在正常范围,以防术后出血、感染。进餐要准时、定量,以促进胰岛功能正常发挥,使用胰岛素的患者应严密观察有无低血糖反应,注射部位有无感染发生。

(6)心理护理:了解患者、家属的心理状态,向患者说明手术的重要性,术后可能出现的情况。全面讲解手术配合的知识,耐心解答患者的疑问,消除患者不良心理,增强对手术的信心。

(7)术日晨为患者做术前准备。

1)洗眼:是预防手术切口感染的重要环节。

2)散瞳:是为了术中更好地暴露眼底,便于手术。

3)注射止血针:减少术中出血。

2.术中护理与配合如下。

(1)一般护理:执行眼科术中一般护理要点。

(2)物品准备:眼科包、视网膜显微器械、眼科穿刺刀、黏弹剂、7-0缝线、角膜非接触镜、光导纤维、激光导线等。

(3)麻醉选择:2%利多卡因球后麻醉,必要时行全身麻醉,气管插管。

(4)手术体位:采用仰卧位,头下垫软枕,避免头部移动,双上肢自然平放于身体两侧,胸前放一小托盘。

(5)术中配合注意事项如下。

1)液体管理:术前配好眼内灌注液,术中根据手术要求随时调整灌注液面的高度,并关注其使用情况,防止液体走空。

2)关注集液盒:术中随时注意集液盒内液体量,若达到警戒线,及时更换,防止倒吸。

3)导线管路的管理:术中应用各种导线及管路时,应防止打折、扭曲,且避免触碰锐利器械造成损坏。

4)角膜非接触镜的安全使用:角膜非接触镜妥善保管,避免碰撞,术后轻柔擦拭,勿损坏镜片。

5)特殊物品的正确应用:术中应用惰气、重水或硅油时须与主刀医生再次确认后方可打开使用,并按使用要求处理。

6)异物的保留:术中如有眼内异物取出,应妥善保管,并保存于患者病例中。

(6)仪器设备使用及维护要点如下。

1)显微镜和玻璃体切割机及眼内激光机是手术必须使用的仪器设备,术前检查其性能完好,放好脚踏板,保证术中正常使用。

2)显微镜:术中使用时,根据手术医生的习惯及时调节并适当关闭无影灯。连台手术间歇期需关闭脚踏灯泡开关,以免灯泡过热损坏显微镜。

3)玻璃体切割机:术中根据手术情况遵医嘱及时调节相关参数;术中密切关注供应机器的气体压力,防止压力降低影响机器正常使用;术后关闭机器时,应按正常步骤关机而不可强行关闭电源,以免损坏机器程序,影响使用。

4）眼内激光机：应用眼内激光前，备好防护眼镜，满足术者使用；激光导线用后盘成大圆盘状，防止打折、扭转、影响正常使用；导线头端使用后及时盖好保护帽保存。

3. 术后护理

（1）一般护理：执行眼科术后一般护理要点。

（2）做好专科评估：严密观察敷料有无渗血、渗液。敷料打开后，观察术眼有无分泌物、结膜充血情况、眼睑水肿程度。有分泌物者用无菌棉签蘸生理盐水擦拭；眼睑水肿严重者，遵医嘱用50%硫酸镁湿敷患处，每日2~3次。每日按时为患者滴眼药，手法正确，动作轻柔，向下结膜囊内滴入1~2滴，嘱闭目2~3 min后，立即恢复体位。指导患者勤洗手，勿用不洁手触摸眼睛，特别注意不能揉术眼。

（3）卧位：视网膜脱离术后的体位正确与否关系到手术的成败。卧位的方式和时间应根据手术方式选择。

1）单纯性视网膜脱离：常采用巩膜冷冻加外垫压或环扎术，术后头位无严格要求，卧床休息，采取仰卧位或侧卧位，术后第3天根据病情改为半卧位，并包扎双眼或戴小孔镜，以减少眼球活动，促进视网膜的复位。

2）复杂的视网膜脱离：则需做玻璃体手术、气体或硅油玻璃体腔内填充等手术，术眼注入硅油和膨胀气体，利用硅油和膨胀气体的比重比水轻，俯卧位时，在眼内上浮，从下方推顶压迫视网膜的作用，有利于视网膜下液体的吸收及视网膜的复位；加之仰卧位时玻璃体内的气泡向上与晶状体接触可引起晶状体浑浊，惰性气体膨胀后可向前推压虹膜睫状体引起青光眼急性发作，因此，术后应遵循裂孔在上的原则采取卧位。如为黄斑裂孔或后极部裂孔则采取俯卧位（在其两侧锁骨部位垫一软枕，头低下，前额处垫一小棉垫，双下肢交替屈伸，以减轻胸腹部压迫和卧位不适），也可采用床下头低坐位（即坐在床旁板凳上，头趴于床上，额部使用特殊头位固定枕，双臂交叉放于枕上，以确保患者头面部持续保持垂直向下的体位，又可防止患者口鼻部受压，减轻胸闷、心慌等不适）。两种体位交替进行，减轻了不适感，同时向患者解释采取正确的治疗体位是决定手术成功的关键，以取得患者配合。

3）上方裂孔：可采取坐位，如颞侧或鼻侧裂孔取侧卧位，以保证玻璃体腔液体不再经裂孔流入视网膜神经上皮层与色素上皮层之间，保持裂孔位于最高位，利于其层间的液体吸收，恢复视网膜的功能。

另外，采取强迫卧位的时间视玻璃体内填充物的性质和量而定，空气吸收较快，注入1 ml大约7 d可吸收完毕，惰性气体需40~70 d才能完全吸收，硅油则在玻璃体内存留更长的时间。因此，患者特殊卧位维持时间从几天至几个月不等。

（4）心理护理：每位患者都渴望了解手术效果及预后、视网膜复位情况及视力。患者手术结束返回病房后及时给予安慰，告知患者及家属手术情况及相关内容，告知次日由医生打开眼部敷料并做详细检查，耐心向患者及家属解释，视力的恢复需要一个过程，消除其疑惑、焦虑、紧张心理，取得患者配合，为治疗和护理奠定良好的基础，减少并发症的发生，促进早日康复。

（5）生活护理：合理膳食，指导患者食用清淡、易消化、富有营养的食物，多吃新鲜蔬菜、水果（糖尿病患者严格遵循其饮食原则），禁辛辣、刺激性食物，忌烟酒。指导患者术后适量活动，按摩腹部，刺激肠蠕动，保持大便通畅。告知患者禁止用力排便，避免导致眼内出血及眼压升高。指导患者避免头部和眼部过度活动,以免眼底出血、视网膜再脱离。

(6)术后并发症的观察及护理

1)高眼压:硅油对睫状体的机械刺激可使房水产生增多,硅油注入过量或硅油泡引起瞳孔阻滞可使眼压升高。膨胀气体注入后就开始膨胀,72 h 达到高峰。因此,术后密切监测眼压,对眼痛,伴同侧头痛,恶心、呕吐的患者,应警惕高眼压的发生。一旦发生,及时按医嘱使用降眼压药物或协助医生做好前房穿刺。

2)感染:多发生在术后 1~3 d 内。表现为房水闪辉或前房积脓,玻璃体黄白色反光,结膜明显充血、水肿,眼睑水肿加重,患者自觉眼痛、头痛、视力锐减等。一旦发生眼内感染要及时处理,立即局部及全身应用大剂量抗生素,并做细菌培养及药敏试验,化脓性眼内炎者应及早做玻璃体切割术联合眼内注射抗生素。

3)反应性葡萄膜炎:大多数视网膜脱离术后患者有不同程度的葡萄膜炎,这是由于手术创伤或刺激所致。表现为眼痛或头痛加重,眼球压痛明显,视力未恢复或下降,结膜混合性充血。处理有包眼、散瞳、安静休息,局部或全身应用糖皮质激素。

4)角膜上皮缺损:糖尿病患者由于角膜上皮细胞基底层与 Bowman 膜黏着较疏松,术中角膜上皮有损害,而致角膜上皮缺损。术后做双眼加压绷带包扎可促进角膜上皮愈合。角膜上皮愈合的时间通常是 3 d 左右,在上皮未愈合之前不宜过多局部用药。

(7)出院指导

1)饮食指导:合理膳食,指导患者食用清淡、易消化、富有营养的食物,多吃新鲜蔬菜、水果(糖尿病患者严格遵循其饮食原则),禁辛辣、刺激性食物,忌烟酒。

2)体位指导:玻璃体腔注气或注油者应遵医嘱取治疗体位。一般情况下,行气体填充术后患者保持特殊体位 8~10 d,而行硅油填充的患者则要保持 30~45 d,或者根据术后复查情况遵医嘱调节体位。

3)康复指导如下。

A.一般指导:执行眼外科术后常规健康指导要点。

B.专科指导:3~6 个月内避免重体力劳动及剧烈运动,如抬或扛重物、进行拳击、足球、篮球、排球、羽毛球、跳水、跳高等运动,防止视网膜再脱离。

C.教会患者认识视网膜脱离的先兆症状,如闪光感、眼前黑影增多和视力下降。当出现这些症状时,应及时到有条件的医院就诊,早期诊断治疗。

D.指导患者尽量选乘火车,如乘坐汽车,最好坐车的前部,尽可能不做摩托车,以免颠簸震荡而再次发生视网膜脱离。惰性气体填充者,3 个月内禁止坐飞机,以免高空中大气压的降低引起眼内气泡体积增加而致眼压升高,造成视功能损害。

E.糖尿病性视网膜病变患者还需定期检查健眼是否发生早期视网膜病变。定期检查血糖,保持血糖稳定。

F.未成熟儿视网膜病变患儿术后需定期检查眼底情况,以便及早发现问题,及时处理。

(史宇红　肖　华)

第六节　开放性眼外伤修复术患者围术期护理

【概述】

眼外伤是由于机械性、物理性、化学性等因素直接作用于眼部,引起眼球结构和功能损害。眼外伤根据外伤的致伤因素,可分为机械性和非机械性。机械性眼外伤通常包括挫伤、穿通伤、异物伤等;非机械性眼外伤包括热烧伤、化学伤、辐射伤和毒气伤等。根据外伤的轻重可分为轻、中、重3类:轻伤包括眼睑擦伤及淤血、结膜下出血、结膜及角膜表面异物、角膜上皮擦伤、眼睑Ⅰ度热烧伤、刺激性毒气伤、电光性眼炎等;中度伤包括眼睑及泪小管撕裂伤、眼睑Ⅱ度热烧伤、球结膜撕裂、角膜浅层异物等;重伤包括眼睑广泛撕裂缺损、眼睑Ⅲ度烧伤、眼球穿通伤、眼球内异物、眼球钝挫伤伴眼内出血、眼球Ⅱ度以上化学伤、辐射伤、眶骨骨折等。

复杂开放性眼外伤除眼球壁破裂外,多伴有眼内多个组织结构的破坏,如外伤性白内障、玻璃体积血、眼内异物存留等。除一期缝合伤口外,常需Ⅱ期进行白内障或玻璃体手术。此处只简单介绍Ⅰ期处理方法。

(1)新鲜创口处理:术前认真清理结膜囊,术中于显微镜下仔细清洗创口,相应尼龙线对位缝合。

(2)脱出葡萄膜组织处理:视污染程度决定回纳还是切除。

(3)外伤性白内障,对晶状体已经破裂者,在行角膜修复缝合的同时,可吸出白内障;而对晶状体囊膜完整,可先封闭开放性创口,择期行白内障手术。

(4)眼内异物:应尽早取出。

(5)严重的开放性眼外伤:因合并大量眼内容物流失,即使没有光感,也应尽力修复眼球,对症处理,给予全面的健康教育,指导患者更好地配合治疗与护理。

【围术期护理要点】

1.术前护理

(1)一般护理:执行眼科术前一般护理要点。

(2)做好术前评估:术前评估包括以下内容。

1)严重的眼外伤可能伴全身多发性外伤,如交通事故或冲击引起的全身多发性外伤,在进行眼部手术前,必须首先处理明显威胁生命的外伤,并使之稳定,监测体温,呼吸,脉搏,血压等情况;若无明显外伤,也应术前检查有无严重血管或组织内部损伤,如烟火鞭炮爆炸致眼球破裂者;在进行伤眼简单包扎处理后,应进行脑部CT检查判断有无颅脑损伤。

2)角巩膜裂伤的眼球,眼内组织有经伤口被挤出的危险,从而进一步加重损伤,应避免压迫眼球牵拉眼内脱出的组织,应用眼罩保护眼球。

3)眼外伤后,眼内炎是穿孔性眼外伤最严重的并发症。发生眼内炎者预后极差,所以根据患者眼部实际情况,必要时遵医嘱应用抗生素治疗。

4）眼外伤患者所面临的另一种威胁生命的潜在因素是感染破伤风杆菌芽孢。对眼外伤患者常规预防性注射抗破伤风血清是必要的,应用前必须做过敏试验,以防过敏反应。

（3）做好术前专科检查:血和尿常规、出凝血的时间、肝肾功能、血生化、心电图、X射线胸部照片和眼部眼眶正侧位照片及眼部B超等,如出现异常情况及时报告医生。了解患者有无手术禁忌证,如高血压、糖尿病、咳嗽、发热、月经期、局部炎症等,并及时告知医生,如为高血压、糖尿病的患者,应密切观察病情,按医嘱给降血压、降血糖药物,定时监测血压、血糖,局部有炎症者应按医嘱给药,待炎症控制和体温正常时方可手术。

（4）心理护理:用通俗易懂的语言向患者讲述眼部外伤的相关知识,做好解释工作,以消除其顾虑,解除恐惧增强自信心。同时向患者介绍术前,术中,术后注意事项以配合手术,保证手术效果。

（5）做好术前准备:术日根据医嘱给予散大瞳孔或缩小瞳孔处理。结膜囊冲洗,注意眼部有伤口者勿翻转眼睑,冲洗液勿直接冲洗眼球伤口处。

2.术中护理与配合

（1）一般护理:执行眼科术中一般护理要点。

（2）物品准备:一次性眼科包、眼科显微器械、4-0带针丝线、6-0缝线、10-0缝线、吸血海绵等。

（3）麻醉选择:2%利多卡因局部麻醉,必要时行全身麻醉,气管插管。

（4）手术体位:采用仰卧位,头下垫软枕,避免头部移动,双上肢自然平放于身体两侧。

（5）术中配合注意事项如下。

1）术中保温:患者为开放性损伤,出血较多,体内血液循环量减少,表现为肢体畏寒怕冷,因而注意给患者盖被保暖。

2）心理护理:患者在清醒状态下进行清创手术时,伤口疼痛加剧,积极做好对患者的安慰和解释,以减轻患者紧张不安的情绪,主动配合完成手术。

3）病情观察:患者多数合并其他部位损伤,且出血较多,术中严密观察患者的血压、心率、呼吸等情况。

4）患者安全管理:患者因开放性损伤痛感较为强烈,情绪不稳定容易躁动,适当加强对患者的约束,保证患者术中安全,防止坠床。

5）协助处理伤口:根据患者伤口状况准备足量的清创物品,协助医生检查、清理伤口。

6）伤口周围环境管理:为患者清创前,在患者头部下方铺置清洁中单和大集污袋,便于收集清创时产生的污血和冲洗液,以免其污染患者伤口周围环境,利于下一步缝合手术的完成。

7）备齐应急物品:密切关注手术进程,多与医生沟通,根据手术情况及时准备所需的外加器械和物品,配合手术顺利完成。

3.术后护理

（1）一般护理:执行眼科术后一般护理要点。

（2）做好专科评估:了解患者伤口疼痛、出血等情况。

（3）卧位：麻醉未清醒前给予去枕平卧位，头偏向一侧。清醒后取平卧或健侧卧位。

（4）用药指导：按医嘱用药，切勿自行停药，并向患者介绍点滴眼剂和涂眼膏的方法和相关注意事项，以预防感染发生。

（5）术眼保护：注意术眼卫生，避免碰撞术眼，外出要戴防护眼镜，3个月内勿做剧烈运动，尽量避免低头，减少阅读，坚持生活规律，保持大便通畅，预防便秘。

（6）出院指导

1）一般指导：执行眼外科术后常规健康指导要点。

2）用药指导：详细给患者讲解药物的用法、剂量、时间及注意事项。术眼局部使用抗生素滴眼液以防感染，点眼时要先洗手，眼药瓶口切勿接触患者眼部，防止因点眼不当造成细菌带入眼中而感染；点眼药后嘱患者闭眼5 min，使药物有效时间延长，嘱患者不要自行停药、减量或改药。

3）针对特殊患者的健康指导如下。

A. 晶状体摘除术者，术后6～12个月，病情稳定、伤口恢复好、无炎症发生，再行人工晶状体植入术。

B. 眼球内容物剜除术的患者，应告知其坚持戴合适的义眼，防止结膜囊畸形。

C. 创口较大或行玻璃体切割手术的患者，术后6个月内避免较强体力劳动及剧烈活动。

4）疾病知识指导：如出现术眼红、肿、痛、视力下降、分泌物增多、视物变形，应立即随诊；眼球穿通伤可引起对侧健眼发生交感性眼炎，多见于伤后3～8周，也可潜伏数十年。因此，告知患者注意观察健眼视力变化，出现不明原因疼痛、视力下降应立即就医。

（史宇红　肖　华）

第七节　斜视矫正术患者围术期护理

【概述】

斜视是指两只眼球不能同时注视同一目标，视轴发生偏斜，临床上主要分为麻痹性斜视及共同性斜视和一些特殊类型斜视。斜视是眼科常见眼病，患病率为1%～2%，斜视多数于儿童时期发病，它除了引起单眼及双眼视功能损害外，也严重影响到患者形象与心理健康。这尤其给儿童的生理与心理发育造成了不良的影响，甚至波及今后的学习与工作。

1. 斜视矫正手术方法　主要有肌肉减弱术、肌肉加强术和水平肌肉垂直移位术。

2. 手术原理　通过减弱或加强某条肌肉或设法改变某些肌肉的作用方向而改变眼球的注视方向。

3. 手术目的

（1）功能治疗，通过手术矫正斜视并促进建立或恢复正常的双眼视觉，消除复视和眼肌性视疲劳。

（2）达到美容的目的，通过斜视矫正眼位和代偿性头位，矫正斜视后获得美容上的改善。

4. 适应证　斜视矫正手术适用于各种斜视,特别是发病较早的水平斜视、复杂的垂直性斜视,以及各种眼球运动障碍。应用眼外肌减弱、加强等斜视矫正术矫正成人斜视、儿童斜视。儿童在 9 岁之前,眼球还在发育过程中,视力、融像等功能一直在波动、自身调节。斜视的矫正年龄越小,对融像功能的纠正效果越好。

5. 禁忌证　①因全身疾病不能耐受手术者;②眼部及周围组织有活动炎症列为暂时禁忌证;③存在其他严重影响视力的眼病,如玻璃体积血、视神经萎缩、视网膜脱落等;④急性或慢性反复发作性虹膜睫状体炎等,应先经过专业的眼科治疗后再考虑美容手术;⑤患有感染性眼部疾病者;⑥影响手术操作如角膜混浊,浅前房等;⑦严重角膜内皮病变者;⑧有虹膜红变,新生血管性青光眼;⑨视网膜血管阻塞。

【围术期护理要点】

1. 术前护理

(1)一般护理:执行眼科术前一般护理要点。

(2)做好术前评估:密切观察患者生命体征,常规测体温、呼吸、脉搏、心率,如体温超过 37.5 ℃要通知医生,由手术医生和麻醉医生决定是否停止手术。注意有无咳嗽、流涕等上呼吸道感染症状。

(3)做好术前专科检查:视功能检查、定性检查、斜度测量、屈光检查以及对儿童斜视手术后是否出现复视给予专业判断等等。

(4)心理护理:向患者及家属解释斜视相关知识及手术目的,配合方法。根据不同年龄段儿童患者的特点,耐心与患儿沟通,语言亲切和蔼,避免由于护理人员语言不慎而加重患儿心理负担,同时与患儿的父母充分沟通,尽量最大满足其要求,给予安慰、鼓励、减轻患者紧张恐惧情绪。

(5)安全护理:嘱家属照顾好患儿,安全妥善安置患儿,防止跌倒、坠床、碰撞等发生。

(6)术前准备:常规点抗感染眼药,预防感染;全身麻醉患者术前 8 h 禁食、禁水,使胃内容物排空,防止手术中牵拉眼肌引起反射性恶心致呕吐物误吸。

2. 术中护理与配合

(1)一般护理:执行眼科术中一般护理要点。

(2)物品准备:眼科包、斜视钩、圆规、钢尺、6-0 缝线、4-0 带针丝线等。

(3)麻醉选择:2% 利多卡因局部球后麻醉;不能配合者,采用全身麻醉,气管插管。

(4)手术体位:采用仰卧位,头下垫软枕,避免头部移动,双上肢自然平放于身体两侧。

(5)术中配合注意事项如下。

1)准确核对:斜视患者多数为儿童,对自身的病情描述不清,需加强安全核查,保证手术安全。

2)心理护理:儿童对陌生环境的适应能力差,易产生恐惧焦虑情绪,因而术中应多给予鼓励和心理安慰,必要时给予抚触减轻其紧张情绪,积极配合手术。

3)病情观察:手术中尤其是在牵拉眼肌时注意眼心反射的出现,患儿会发生心率减慢甚至心搏骤停,因而密切观察患儿的心率、脉搏、血压等生命体征有无变化。

4)手术巾单要求:尽管有的患者施行单眼斜视矫正术,但由于术中需要进行双眼对比,因而手术巾单全部使用双眼眼科敷料包,便于观察、比较。

5)局部光源准备:术中根据手术进程及时给予手电光源,配合手术医生观察调节眼肌缩放距离。

3. 术后护理

(1)一般护理:执行眼科术后一般护理要点。

(2)做好术后评估:全身麻醉术后患者回病房后立即监测生命体征,观察全身情况,并做好记录,护理人员按时巡视病房,做到及时发现问题并及时向医生汇报。部分患者因术中牵拉眼外肌可出现眼-胃肠反射引起恶心、呕吐,恶心呕吐剧烈者应暂停进食,必要时遵医嘱使用止吐药物,静脉补充营养和水分。观察结膜充血、水肿,眼部分泌物情况。观察眼位,视力及有无复视。

(3)卧位:全身麻醉术后患者采取平卧位,头偏向一侧,防止口咽分泌物、呕吐物误吸,引起呛咳或窒息,有分泌物时随时吸出。

(4)饮食护理:禁食、禁水至完全清醒后给予半流饮食。交代患儿及家属多食水果、蔬菜及富含蛋白质、维生素及易消化的食物,以利于切口愈合和保持大便通畅。

(5)活动与休息:现常规术后不包眼,术后患者应使眼睛得到充分的休息,减少用眼时间,尽量少转动眼球,以免影响愈合;看护好患儿,不能揉眼,并协助做好生活护理,防止眼部碰伤,随时关注其情况。

(6)术后眼部观察:执行各项操作时动作轻巧,尽量减少刺激。术后因术眼不包扎,可见血性渗液及分泌物,嘱家属及患者不要紧张,不要私自擦拭术眼。术后2周内勿用力挤眼,眼部勿受压,避免剧烈活动头部及用力咳嗽,注意眼部卫生,避免眼睛过度疲劳,尽量避免患儿哭闹,以免诱发术眼出血。对眼痛明显者,可适当应用镇静剂。

(7)疼痛护理:为患者创造舒适的环境;尽量减轻各种医疗护理操作对患儿的刺激,护士态度要和蔼、语言亲切,主动与患儿交流,轻轻触摸患者肌肤并常与其相伴,使患者得到心理安慰,减轻其恐惧及焦虑感;转移患者对疼痛的注意力,鼓励同病室患者相互交流,互相勉励;同时教会患者深呼吸及活动腿部,以放松身体减轻疼痛的刺激。必要时遵医嘱给予镇痛药,缓解疼痛。

(8)术后并发症的观察和护理:对术后出现复视者,向家属解释这只是暂时现象,鼓励患者主动去看清晰物象,不要注视模糊的物象。告知其放松心情,不要刻意去寻找复像,一般一周后逐渐消失。

(9)出院指导如下。

1)一般指导:执行眼外科术后常规健康指导要点。

2)用药指导:遵医嘱按时点眼药。眼药按说明存放,混悬液用前摇匀。点药操作严格执行手卫生制度,每两种眼药间隔3~5 min。点完眼药闭眼3~5 min使眼药充分吸收。

3)术眼卫生:术后1个月内避免污水入眼。术后6~8周内避免游泳,预防眼部感染。避免术眼碰撞,勿揉眼,勿用眼过度,注意劳逸结合。术后3个月内避免过度活动和重体力劳动。

4)饮食指导:按日常普通饮食,适当增加蛋白质,给予高热量、高维生素易消化的饮食。注意营养均衡,避免偏食、挑食,避免进食辛辣刺激性及质地坚硬的食物。

5)康复指导:斜视矫正后,眼位获得正视,原有屈光不正者,应重新验光,有弱视者继续做弱视治疗;定期门诊复查,如有眼部不适,应随时来医院就诊检查,以免贻误病情。

(史宇红　肖　华)

第八节　眶深肿瘤切除术患者围术期护理

【概述】

眼眶肿瘤为眼眶疾病中重要的一大类疾病,是全身肿瘤中的一种。其是指位于眼眶部的有机体,变异细胞过度增殖所形成的肿块。其生长不协调,当致病因子的刺激停止后,肿瘤组织仍不停生长。眼眶肿瘤可原发于眶内各种组织成分,也可由邻近结构蔓延,或远距离转移而来。眶肿瘤并不是一种常见病,在肿瘤发生的早期可以没有任何症状。当肿瘤生长到一定体积,压迫神经出现视力下降或发生眼球突出等症状时,才被患者或家人察觉。成年人眼眶肿瘤多数为良性。肿瘤的治疗方法主要为手术摘除。根据发病原因和发病机制,眼眶肿瘤可分为3种,即眼眶原发性、继发性和转移性肿瘤。眼眶原发性肿瘤中以血管瘤最为常见,继发瘤中以黏液囊肿发生率最高。

1.适应证　眼眶肿瘤种类繁多,仅眼眶内原发性肿瘤就达一百余种,由于肿瘤的病理性质不同,其质地及包膜的坚韧程度也有区别,手术时摘除病变的方法也不一样;此外,眼眶内部血管、神经和肌肉等正常结构非常复杂,且与颅脑及鼻窦等结构相邻,因此,行眼眶肿瘤的摘除术时,要综合考虑肿瘤的性质、部位、范围及患者的功能和外观:位于眶内肌锥外和与颅内重要结构无密切关系的良性和比较局限的恶性肿瘤,应及早手术,并力争全切;肿瘤位于眶尖肌锥内或与颅内重要结构关系密切,而患者又无明显视力损害和其他功能障碍时,宜在保留正常功能的前提下切除肿瘤;已经失明者则应争取全切;眼球本身亦已受累者可将肿瘤与眼球一并切除。

2.禁忌证　①已广泛侵犯颅内的眶部未分化癌、腺样囊性癌及恶性黑色素瘤等患者。②已有远处转移或全身情况不能耐受手术者。

【围术期护理要点】

1.术前护理

(1)一般护理:执行眼科术前一般护理要点。

(2)做好术前评估:详细询问病史并认真从生理、心理、社会、文化等方面收集资料,做出全面评估。生理方面:包括患者一般情况、眼球突出度、视力、有无角膜暴露、头面部有无感染、疖肿以及有无感冒等。如发现面部疖肿,及时遵医嘱给予处理,以免延误手术。心理方面:通过与患者沟通了解其心理状态,对存在的心理问题如焦虑、恐惧、自卑等进行相关因素分析采取针对性心理护理。社会文化方面:通过与患者沟通了解其家庭经济状况、文化水平、性格特征,对自己眼病知识的知晓程度以及信息需求程度。通过以上资料收集和分析,制订相应的护理措施以利于对患者落实责任制整体护理。

（3）完善术前专科检查：血和尿常规、出凝血时间、肝肾功能、血生化、心电图、X射线胸部照片和眼部眼眶正侧位照片及眼部B超等。

（4）心理护理：通常眼部肿瘤要靠术后的病理结果来确诊，术前患者常焦虑不安、胡思乱想。另外，眼眶肿瘤引起眼球突出而致容貌改变，因而自卑、心情忧郁、悲观。护士应耐心向患者解释术前保持情绪稳定、积极配合术前检查对提高手术成功率的重要性。不少患者对手术治疗有顾虑，害怕手术会损害视力，护士应向其强调手术对治疗疾病、挽救生命的重要意义，以消除其顾虑，使其主动配合。

（5）角膜护理：对于严重的眼球突出，眼睑闭合不全的患者，要预防暴露性角膜炎，对此采取以下措施。

1）遵医嘱适当使用人工泪液，晚上涂眼膏保护。

2）每次换敷料及滴眼前仔细观察角膜情况，发现角膜水肿透明度减低、视力下降或分泌物增多等异常现象及时报告医生。

3）外出时戴墨镜，避免强光、风沙刺激。为预防交叉感染，注意镜片消毒。

4）指导患者保持眼部清洁，勿用手揉眼。

（6）视力和眼球突出度观察：每日晨间检查和观察视力变化，测量眼球突出度，为医生提供病情发展的信息。对有复视的患者，护士应做好生活护理，避免视力疲劳，必要时遵医嘱交替包扎单眼以暂时消除复视。

2. 术中护理与配合

（1）一般护理：执行眼科术中一般护理要点。

（2）物品准备：开眶包、脑压板、牵开器、骨凿、锤子、骨蜡、咬骨钳、线棉条、6-0缝线、电钻、头灯等。

（3）麻醉选择：全身麻醉，气管插管。

（4）手术体位：采用仰卧位，头下垫软枕，避免头部移动，双上肢自然平放于身体两侧，胸前放一小托盘。

（5）术中配合注意事项如下。

1）预防眼心反射：术中因有眶内深部操作，易引起眼心反射导致心率减慢，需准备阿托品备用。

2）备齐备用药品：提前备好高渗脱水剂和地塞米松，必要时遵医嘱使用，以减少眶内水肿压迫视神经。

3）避免肿瘤种植：术中进行肿瘤摘除时，注意无瘤操作。

4）及时应对出血：手术出血较多，备好吸引器、电刀及止血物品按需使用。

3. 术后护理

（1）一般护理：执行眼科术后一般护理要点。

（2）做好专科评估：观察患者眼部有无出血、感染。绷带敷料有无松动、脱出，有无头痛，昏迷等症状。观察敷料有无异常分泌物或异味，术眼有无上睑下垂，眼球运动变化，视力及眼压变化等，应及时把患者情况报告医生，遵医嘱处理。

（3）卧位：眶内血管较多，极易出血。所以术后采取半卧位，降低头部血压很有必要。注意休息和饮食，防止活动过度而继发出血。

（4）饮食护理：术后半流饮食1 d，不宜进食硬质食物，避免用力咀嚼影响手术切口愈合，多进食高蛋白、高热量、高维生素、营养丰富、易消化食物，保持大便通畅，以促进手术切口愈合。

（5）用药护理

1）术后出血较多者，术后遵医嘱应用止血剂，如6-氨基己酸、卡巴克洛（安络血）、酚磺乙胺（止血敏）等，随时观察患者反应。

2）为减轻术后炎症及组织水肿，一般术后使用糖皮质激素，口服或静脉滴注，关注患者情况，与医生及时沟通。

3）如术后组织水肿严重，眶压高，可静脉滴注20%甘露醇。

（6）义眼座植入术护理：义眼座植入是眼球摘除术后恢复眶内容物和义眼运动以达到美容目的的术式，术眼绷带加压包扎2～4 d，保持敷料干燥，清洁，以防切口感染，拆除绷带包扎后，点抗生素滴眼液，晚上涂眼膏，以防切口感染。

（7）恶性肿瘤术后根据身体情况行放射治疗或化学药物治疗，化学药物治疗副作用观察及护理如下。

1）静脉炎的处理：有化学药物治疗药物外漏后立即拔针，局部用50%硫酸镁湿敷或喜辽妥或七叶皂苷钠外搽。

2）口腔炎的护理：晨起，餐前，餐后，睡前用生理盐水和2.5%碳酸氢钠漱口，口唇干燥可涂少许润滑油。

3）骨髓抑制处理：大多数患儿用化学药物治疗药后都可能出现骨髓抑制，注意观察患儿感染症状及出血倾向。

4）胃肠反应的处理：在进行化学药物治疗前30 min，可遵医嘱用药减轻胃肠反应，或喝少量苏打水，吃少量饼干、面包等。

5）对肾的影响：应多饮水，每天饮水量在2 000 ml以上。可适当减轻不良反应。

6）心脏毒性反应：常引起急性和慢性蓄积性心脏损害。故输液时应减慢输液速度以及遵医嘱使用心肌营养药物。

7）神经毒性反应：一旦有明显的中毒表现，应立即调整剂量，辅以理疗和功能训练。

（8）视力监测：术后视力丧失为最严重的并发症，故术后视力监测甚为重要。为防止视力丧失的发生，应注意密切监测视力。术毕检查术眼光感是否存在，术后48 h内，每隔2 h检查1次，以后每天测3次直至拆线。并将检查结果及时记录和报告。如患者光感减弱或消失应及时通知医生，同时还应观察有无绷带松动等影响视力观察的因素，如证实因血肿压迫引起，即配合医生行急诊手术，以挽救视力。

（9）术后并发症的观察和护理

1）感染：一般感染多出现于手术后48～72 h，也有少数患者出现在手术后1周，主要表现为疼痛明显，换药时见切口局部红肿，应遵医嘱使用足量有效抗生素以控制感染。

2）颅内出血：多因术中伤及硬脑膜或眶腔与颅腔相通，而止血不彻底造成颅内出血。主要表现为头痛、昏迷等症状。

因此，随时观察敷料有无异常分泌物或异味，应及时把患者情况报告医生，遵医嘱处理；随时观察术眼有无上睑下垂，眼球运动变化，视力变化等情况出现；关注眼压变化，出现问题及时报告医生，遵医嘱处理。

（10）出院指导

1）一般指导：执行眼外科术后常规健康指导要点。

2）用药指导：按医嘱正确进行无菌点药，并严格按时用药。

3）饮食指导：进食高蛋白，高热量，高维生素，高纤维素易消化食物，避免进食辛辣刺激、煎炸食物及质地较坚硬食物。

4）康复指导：注意术眼卫生，预防眼部感染注意劳逸结合，避免视力疲劳。避免剧烈活动，循序渐进适当参加体育锻炼，提高机体抵抗力。保持室内空气清新，预防感冒。保持心情舒畅，避免情绪激动和紧张，以利疾病康复。根据患者情况，遵医嘱定期复诊。

（史宇红　肖　华）

参 考 文 献

[1]谢立信.眼科手术学:理论与实践[M].北京:人民卫生出版社,2004

[2]庞秀琴,王文伟.眼外伤手术治疗学[M].北京:北京科学技术出版社,2006.

[3]魏革,刘苏君.手术室护理学[M].北京:人民军医出版社,2005.

[4]孟祥伟,徐国成,韩秋生.眼科手术图谱[M].沈阳:辽宁科学技术出版社,2003.

[5]周力,孙建荷.手术室专业护理知识[M].北京:北京科学技术出版社,2007.

[6]李胜云.手术室优质护理实践指南[M].北京:人民卫生出版社,2012.

[7]宋峰,王建荣.手术室护理管理学[M].北京:人民军医出版社,2004.

第十二章

耳鼻咽喉头颈外科手术患者围术期护理

第一节 耳鼻咽喉头颈外科手术特点与护理要点

【概述】

　　耳鼻咽喉头颈外科学是研究耳、鼻、咽喉诸器官以及相关的气管、食管、颈部等部位的解剖、生理、病理和临床疾病的预防与治疗,功能康复与重建等方面的一门学科,涉及听觉、平衡觉、嗅觉、呼吸、发音和吞咽等重要功能,与人的生命活动密切相关。耳鼻咽喉头颈外科诸器官在解剖上相互沟通,如耳、鼻、咽、喉、气管及食管相互沟通,黏膜相互延续;在生理上相互协同,如言语时要靠声带的振动、咽腔和鼻腔的共鸣共同来完成;在病理方面相互影响,如鼻咽部的疾病可影响咽鼓管的功能,从而导致分泌性中耳炎;在治疗上相互辅助,如治疗中耳炎常需要考虑鼻腔和鼻咽部的疾病,从而改善咽鼓管的功能等。同时耳鼻咽喉头颈外科诸器官也与全身各个系统有着广泛而密切的联系。当局部发生病变,常伴有全身症状表现;全身疾病时也常引发局部表现。耳鼻咽喉头颈外科常见的疾病如下。

　　1.耳部疾病　如耳前瘘管、中耳炎、双耳重度感音聋、小耳畸形、脑脊液耳漏、梅尼埃病等。

　　2.鼻部疾病　如慢性鼻炎-鼻窦炎、鼻中隔偏曲、鼻息肉、鼻骨骨折、鼻出血、视神经管骨折、鼻咽纤维血管瘤、鼻内翻性乳头瘤、垂体瘤、脑脊液鼻漏、慢性泪囊炎等。

　　3.咽喉科疾病　如腺样体肥大、扁桃体肥大、喉炎、急性会厌炎、声带疾患、舌根淋巴组织增生、阻塞性睡眠呼吸暂停低通气综合征、气管及食管异物等。

　　4.头颈部疾病　如甲状腺疾患、喉癌、下咽癌、咽旁肿物等。

【物品准备】

　　1.大型器械、仪器

　　(1)耳部手术:动力系统、监视系统、显微镜(图12-1)、录像采集系统和面神经监测仪。常用于耳前瘘管切除术、中耳成型一次完成术、乳突根治术、鼓室成形、人工耳蜗植入术、全耳再造及耳部良性肿物切除术等。

　　(2)鼻部手术:动力系统、光源、电视监视系统、导航仪(图12-2)、洗镜器、骨钻、气钻和刻录系统。常用于鼻窦开放、鼻中隔偏曲矫正、鼻息肉摘除、鼻骨整复、视神经减压、骨化纤维瘤切除、垂体瘤摘除、脑脊液鼻漏修补、鼻腔泪囊吻合等。

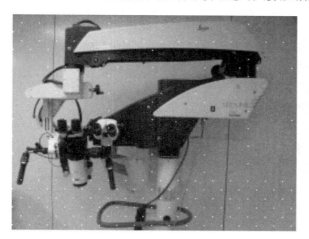

图12-1　显微镜

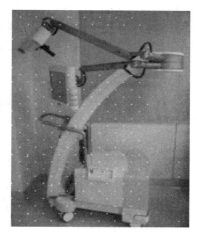

图12-2　导航仪

　　(3)喉科手术:动力系统、光源、CO_2激光机、电视监视系统、显微镜、低温等离子消融系统。常用于声带良性增生性病变、喉部良性肿瘤、喉部恶性肿瘤、腺样体切除、扁桃体切除、改良腭咽成形、气管异物取出、食管异物取出术等。

　　2.显微器械

　　(1)耳部手术显微器械:开窗器、筋膜夹、肉芽钳、直剪、弯剪、锤骨钳、直钳、剥离子、平凿等。

　　(2)鼻部手术显微器械分为:常用显微器械(三关节咬骨钳、小30°咬骨钳、普通咬骨钳、黏膜咬切钳、反张钳、筛窦钳、上颌窦钳)和特殊显微器械(颅底显微器械、特殊角度吸引器头、刮匙、探针、不同角度的上颌窦黏膜咬切钳、组织钳、颅底电烧钳、鼻腔泪囊吻合器械)。

　　(3)喉部手术显微器械包括:支撑喉镜、显微钳、显微剪刀、黏膜刀、剥离子、缝合针持、显微组织镊、打结器、开口器、扁桃体抓钳、低温等离子手术刀头、食管镜、各类型食管异物钳,气管镜及各类型气管异物钳。

3. 手术耗材　医用胶、止血敷料、人工听骨等。

【手术体位】

耳鼻喉科手术多采用仰卧位,各亚科略有不同,一般耳科手术体位采取患耳朝上的仰卧位;喉科手术体位采取仰卧垂头位。

【麻醉方式】

根据手术种类和患者情况选择局部麻醉或全身麻醉。

【围术期护理要点】

1. 术前一般护理要点

(1)术前评估:包括基础评估和专科评估。基础评估包括年龄、生命体征、营养状况、睡眠、大小便情况、月经情况、皮肤情况、自理能力、病情、既往病史、药物过敏史、异常化验指标及检查结果、患者心理状况及对疾病和手术的认知程度。专科评估包括与疾病相关的、需要动态观察护理的相关指标,具体内容根据疾病特点、观察要点在各节中详述。

(2)术前宣教:良好的术前指导可减轻患者的紧张心理,使患者了解手术的相关知识,取得患者的配合。宣教内容包括手术目的、方法、麻醉方式、围术期可能出现的情况及配合要点;与手术室护士配合做好术前访视,介绍手术室的环境及流程。

(3)术前常规准备:包括呼吸道准备、胃肠道准备、过敏试验、手术区域的皮肤准备、手术部位的标记、个人卫生及身份识别标志等。

(4)术前护理指导:根据手术特点指导术后体位适应性练习、术后饮食等;术晨嘱患者取下假牙、眼镜、角膜接触镜等,入手术室前排空大小便。

(5)术晨常规准备:遵医嘱术前用药,并将病历、术中用药等带入手术室;备好麻醉床、输液架、血压计、听诊器、冰袋、负压吸引器、污物袋等。

(6)心理护理:根据患者的年龄、文化程度、心理状况等给予心理护理,以提高患者适应环境能力,消除紧张焦虑情绪。

(7)效果评价:对患者的教育效果进行评价,做好交接班,保证护理的连续性。

2. 术中一般护理要点

(1)术晨准备

1)环境及物品准备:检查手术间环境,温度(22～24 ℃)与湿度(40%～60%)适宜;手术所用仪器设备、物品处于正常备用状态且达到灭菌效果;依据术者的操作习惯和特殊器械要求,对手术间进行合理布局,保证手术的顺利完成。

2)做好术前访视:对患者的基本情况、既往史、手术史及现病史及患者目前状态、存在的风险(如压疮的风险等)进行正确的评估,并据此做好患者入室前的各项准备工作。

(2)入室后麻醉前的护理如下。

1)一般护理:做好核对(患者一般信息、手术部位和手术方式),将患者接入手术间,注意保温和保护患者的隐私,适当约束,防止坠床。

2)心理护理:主动安慰患者以减轻等待麻醉期间焦虑紧张的心理,缓解患者的陌生感和无助感。

（3）手术配合如下。

1）安放手术体位：由手术医生、麻醉医生、巡回护士共同协作完成。充分暴露术野，根据术前评估、手术方式、时间等对患者的皮肤进行再评估，对压疮的好发部位进行减压保护，保证手术的顺利进行。

2）执行手术安全核查制度：由手术医生、麻醉医生和巡回护士共同完成。核查内容包括患者信息，手术部位、手术方式、手术物品、器械等。核查时间分别在实施麻醉前、手术开始前、患者离室前及关闭体腔、间隙、切口前；缝合切口后对手术器械、敷料等进行全面清点核对，及时准确记录。

3）术中护理配合原则如下。

A. 一般原则：关注手术进程，注意力要集中，熟悉手术步骤，主动、准确供应术中所需物品。妥善保管切下的标本，术后及时交给医生。配合重大手术时提前做好应急准备。

B. 无菌原则：严格执行无菌操作，做好无菌监督，保护无菌区域不被污染，严格控制手术间人数。

C. 患者监测与保护：观察患者生命体征、受压部位，同时注意保暖。对清醒的患者做好心理安抚，保持手术间的安静，避免与手术无关的话语。

D. 离开手术室前护理：患者离开手术室前再次做好核查与评估，特别是患者皮肤完整性、管路的交接固定。

E. 手术护理记录：做好护理记录，确保准确规范。与病房护士做好交接。

3. 术后一般护理要点

（1）术后一般评估：包括基础评估和专科评估。基础评估包括麻醉方式、手术方式、术中情况；观察患者病情：包括意识状态、生命体征、呼吸道情况、切口情况、皮肤情况及是否有引流管（如有引流管，固定是否有效、是否通畅，观察引流液的颜色、性质、量）等，给予舒适卧位等。专科评估内容见各论，并做好记录。

（2）做好急救准备：一般术后可出现感染、出血等并发症，及时发现病情变化并通知主管或值班医生，同时作紧急处理。

（3）术后健康指导：体位指导：一般术后去枕平卧2 h，以免呕吐物误吸入呼吸道发生窒息。4 h后，耳科、喉科患者常规给予自由体位；鼻科患者常规给予半卧位。口腔卫生指导：术后患者应保持口腔清洁，指导患者早、晚刷牙或用具有消炎和清洁作用的漱口液漱口，必要时遵医嘱为患者行口腔护理。用药指导：遵医嘱给予抗炎等药物输液治疗，并告知患者用药的名称、作用。

（4）心理护理：根据患者术后心理评估给予针对性的心理护理。

（5）出院指导：一般在出院前1~2 d内完成，包括出院后用药指导、康复指导、复查时间等，告知患者出院后如出现异常情况应及时就医。

（田梓蓉　任晓波　张　焱）

第二节　乳突根治术患者围术期护理

【概述】

乳突根治术,是通过开放乳突,切除外耳道后上骨壁,彻底清除中耳各部的病变组织,使鼓室、鼓窦、乳突腔和外耳道形成一永久向外开放的大腔的手术。

1. 适应证

(1)合并全聋或接近全聋的中耳胆脂瘤和保守治疗无效的伴肉芽或息肉的慢性化脓性中耳炎。

(2)上述两种疾病和结核性中耳炎,因病变广泛已经无条件做鼓室成形术者。

(3)慢性中耳炎引起颅内并发症者。

(4)局限于中耳的早期恶性肿瘤以及面神经瘤等良性肿瘤。

2. 禁忌证

(1)慢性化脓性中耳炎单纯型。

(2)分泌性中耳炎。

(3)急性化脓性中耳炎。

(4)无骨质破坏或死骨的中耳乳突结核。

【围术期护理要点】

1. 术前护理

(1)一般护理:执行耳鼻咽喉头颈外科术前一般护理要点。

(2)做好专科评估:了解患者耳部症状(有无流脓、流水、听力下降、耳部疼痛等),术前有无面瘫等,听力损失者应了解听力损失分度。

(3)完善术前专科检查:如纯音测听、面肌电图、颞骨 CT、颞骨 MRI 等。

(4)心理护理:术前全面评估患者心理状态,向其解释手术方式、手术前后注意事项、术后可能出现的不适及应对方法,耐心地解答患者和家属提出的问题,使患者轻松地度过术前阶段,并能够主动地进行术前准备。

2. 术中护理与配合

(1)一般护理:执行耳鼻咽喉头颈外科术中一般护理要点。

(2)物品准备:根据手术患者的情况摆放显微镜及电钻,并插好电源,打开显微镜的电源,解锁,调节平衡,摆放好术者镜及助手镜位置。

(3)麻醉选择:全身麻醉。

(4)手术体位:患者仰卧,头偏向非手术耳侧,术耳朝外上方。术者坐于术耳一侧,助手位于患者头侧。

(5)术中配合注意事项:手术开始时及时接好电钻并打开电源开关,调至所需功率;术中及时巡视手术间,根据手术特殊需要随时调整器械,并准确传递手术所需的显微器械和耗材,保证手术顺利进行;手术结束后,及时将显微镜移至固定安放位置,防止碰撞。

（6）病情观察：做好患者生命体征的观察，尤其是呼吸、血压和血氧的变化，出现异常，及时通知医生处理。

3.术后护理

（1）一般护理：执行耳鼻喉科手术后一般护理要点。

（2）做好专科评估：了解患者有无头晕、恶心等不适；观察耳部敷料松紧度、固定情况及有无渗血（少量陈旧性渗血，嘱患者勿紧张；如为新鲜渗血且面积进行性扩大，应立即通知医生处理）；嘱患者做抬眉、龇牙、鼓气、闭眼等动作，了解有无面瘫的发生。

（3）体位护理：麻醉未清醒前给予去枕平卧位，头偏向一侧；2 h后，遵医嘱为患者肩下垫枕；4 h后，常规给予患者自由体位，患耳朝上。

（4）饮食护理：术后4 h，进食清淡、富含纤维素、易消化的饮食，避免辛辣、硬、酸等刺激性饮食；保证维生素、蛋白质的摄入，以增强抵抗力，利于切口愈合；保证患者饮水量。注意饮食温度，以防烫伤。

（5）并发症的观察和护理如下。

1）周围性面瘫：术后嘱患者做抬眉、龇牙、鼓气、闭眼等动作，观察患者有无口角歪斜、眼睑闭合不全，发现异常及时通知医生，并遵医嘱用药。周围性面瘫者，做好患者眼部护理，给予滴眼液、涂抗生素眼药膏、睡眠时佩戴眼罩覆盖等护理措施；注意饮食温度，防止烫伤，每次进食后漱口，以防食物残留发生口腔炎。

2）眩晕：询问患者有无眩晕、自觉物体旋转或平衡失调等症状，如出现上述症状，及时通知医生，遵医嘱使用止晕药物；同时嘱患者卧床休息，减少活动；如需活动时，由护士或家属陪伴，防止患者跌倒。

3）切口感染：严密监测患者体温变化；观察切口敷料有无渗液，如有渗液，观察渗出物的颜色、性质和渗出面积；观察耳部有无异常疼痛、流水等症状，如有异常及时通知医生，并配合处理。

4）颅内并发症：包括颅内血肿、脑脊液耳漏或鼻漏、脑膜膨出及脑实质损伤等，护士应严密观察患者的意识情况、双侧瞳孔是否等大等圆、对光反射是否存在，患者有无脑膜刺激征、颅内压增高的表现以及耳部、鼻腔渗出物的性状等，如有异常及时通知医生，并协助处理。

（6）术后健康指导

1）一般指导：执行耳鼻咽喉头颈外科术后常规健康指导要点。

2）安全指导：全身麻醉术后观察患者有无乏力、头晕等症状，首次下床时，应指导其渐进活动，防止虚脱摔倒，并教会患者使用床旁呼叫系统。老年人活动时应注意地面湿滑，防止摔倒；患儿注意不要随处跑动，以免撞伤。

3）用药指导：遵医嘱使用抗生素、抗水肿等药物，告知患者药物名称、作用、使用时间及用法。

4）出院指导：嘱患者注意保暖，避免上呼吸道感染；告知患者复查时间，如出现听力下降、耳痛、耳部流脓、面瘫等症状，及时就诊；指导患者适当锻炼，勿剧烈活动，耳部勿进脏水；保持良好的心理状态，避免情绪激动。

（田梓蓉　任晓波）

第三节　鼻中隔偏曲矫正术患者围术期护理

【概述】

鼻中隔偏曲矫正术,最早出现于 1750 年,目前临床沿用的鼻中隔矫正手术方法为 1900 年 Killian 首创,即鼻中隔黏膜下切除术。此后,鼻中隔矫正术出现许多改良方法。1954 年日本学者高桥良基于鼻整形的原则,提倡在黏膜下切除形态异常的鼻中隔的鼻中隔矫正术,取代传统的鼻中隔黏膜下切除术,手术中只切除少量软骨和骨,恢复正常的鼻呼吸功能。

1.适应证

(1)矫正鼻中隔偏曲。

(2)鼻腔鼻窦鼻内窥镜手术中的鼻中隔偏曲处理。

(3)骨性鼻中隔肥厚的处理。

(4)鼻中隔结节性肥厚的处理。

(5)与外鼻畸形相关的鼻中隔偏曲的处理。

(6)某些经鼻手术的鼻中隔前置处理。

2.禁忌证

(1)鼻腔或鼻窦有急性感染者。

(2)梅毒、结核病患者。

(3)血友病有严重出血倾向者。

(4)年龄未满 16 岁,鼻部发育尚未完全者。

【围术期护理要点】

1.术前护理

(1)一般护理:执行耳鼻咽喉头颈外科术前一般护理要点。

(2)做好专科评估:了解患者鼻部症状(有无鼻塞、嗅觉减退、鼻出血、反身性头痛等),术前有鼻出血者,评估出血的色、质、量,术前皮肤准备遵从医嘱。

(3)完善术前专科检查:如鼻内窥镜检查、鼻窦 CT 等。

(4)饮食护理:给予清淡、易消化的温凉饮食,避免辛辣刺激及过热、过烫的食物。

(5)心理护理:合理运用沟通技巧,与患者进行有效沟通,使患者了解手术、做好充分的心理准备,从而使患者轻松地度过术前阶段,并能够主动地进行术前准备。

2.术中护理与配合

(1)一般护理:执行耳鼻咽喉头颈外科术中一般护理要点。

(2)物品准备:患者进行静脉输液和麻醉诱导时,准备无菌鼻内窥镜器械台。铺无菌鼻内窥镜器械台的步骤:无菌大单放置于治疗车上,戴无菌手套将无菌大单展开平铺,构成一个无菌台面(图12-3),将手术所需无菌物品(无菌鼻内窥镜 0°、30°,剥离子、黏膜刀、小球刀、软骨刀、三关节钳、咬骨钳、鼻中隔吸引器、单纯电凝刀、导光束、摄像头、马达

线）。整齐的摆放在上面并固定,将台上缆线
的另一端顺延到台下,连接到电视监视系统
上,待开机。

（3）麻醉选择:可选择局部麻醉或全身麻
醉,选择的原则依据患者情况及病变的程度和
范围。

（4）体位护理:患者取仰卧位或半坐位。

（5）术中配合注意事项

1）手术开始时,将电视监视系统摆放在便
于手术医生进行操作的最佳位置,将无菌鼻内

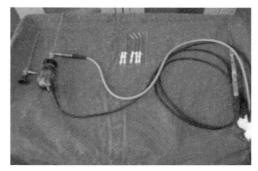

图 12-3　鼻内窥镜手术无菌台面

窥镜台摆放在手术医生一侧,固定,逐一打开电视监视系统,将光亮度、白平衡、摄像头焦
距调到最佳状态,使视野清晰,切割吸引器开启,首先调节到双向的切割黏膜状态,术中随
时根据需要调整切割吸引器的方向及转数。

2）术中,由助手医生将已消毒好的鼻科显微器械根据手术需要,放置在手术托盘和
无菌器械台上;手术接近尾声时,准备术腔填塞物品,并将物品费用记录到病历的临时医
嘱单上。

3）手术结束后,将缆线接头从电视监视系统上拔掉,进行清洁灭菌,将监视系统移至
指定位置。

（6）病情观察:做好患者生命体征的观察,尤其是呼吸、血压和血氧的变化,出现异
常,及时通知医生处理。

3. 术后护理

（1）一般护理:执行耳鼻咽喉头颈外科术后一般护理要点。

（2）做好专科评估:①鼻腔分泌物的评估,密切观察患者鼻腔分泌物的颜色、性质和
量,有少量渗血,可给予患者冰袋冷敷前额;患者鼻腔不停有鲜血渗出或伴有鲜血从口中
大量吐出时为活动性出血,应及时通知医生进行处理。②鼻腔填塞物的评估,观察鼻腔填
塞物固定是否牢固。

（3）体位护理:麻醉未清醒前给予去枕平卧位,头偏向一侧;2 h 后,遵医嘱为患者肩
下垫枕;4 h 后,常规给予半卧位。

（4）饮食护理:术后 4 h,指导患者进温凉、清淡、易消化的饮食,避免进食酸、辣、刺激
性及过热的食物,以免引起切口出血。疾病恢复期禁烟酒,选择含有丰富维生素、蛋白质
的饮食。

（5）鼻部护理:鼻腔留置硅胶管的患者,应及时吸出导管内分泌物,保持导管通畅;填
塞期间保持患者口鼻湿润,用双层湿纱布遮盖口鼻,气候干燥时可用加湿器;保持鼻面部
清洁,鼻腔周围皮肤给予红霉素软膏涂抹;有畏光流泪不适症状的患者,应遮挡强光,减少
对眼的刺激,注意休息。

（6）疼痛护理:术后患者出现头部轻微疼痛或鼻部胀痛,可使用冰袋局部冷敷;疼痛
不可耐受的患者,遵医嘱使用止痛药或镇痛泵。

（7）并发症的观察和护理如下。

1）鼻部并发症:观察有无术腔粘连闭塞、窦口闭锁,观察患者临床表现并倾听其主

诉,防止鼻中隔穿孔的发生。

2)脑脊液鼻漏:术后密切观察患者鼻腔切口渗出物的颜色、性质等,如有异常及时通知医生,防止脑脊液鼻漏的出现。

3)感染:监测患者体温变化,若体温持续升高,或患者主诉切口异常疼痛,鼻腔分泌物性质发生改变应及时通知医生予以处理。

(8)术后健康指导如下。

1)一般指导:执行耳鼻咽喉头颈外科术后常规健康指导要点。

2)安全指导:全身麻醉术后,患者首次下床时,应指导其渐进活动,防止虚脱摔倒,并教会患者使用床旁呼叫系统。

3)鼻腔填塞期间的指导:告知患者术后鼻腔填塞的目的及可能带来的不适,如鼻塞、呼吸方式改变、口唇干燥、眼睛畏光流泪等;告知患者鼻腔填塞物一般于术后24~48 h取出,填塞期间避免剧烈活动、情绪激动,尽量避免打喷嚏、用力擤鼻涕、咳嗽等。

4)鼻腔冲洗指导:教会患者鼻腔冲洗器的使用,指导患者正确进行鼻腔冲洗,鼻中隔术后,一般鼻腔冲洗较晚,约为术后1周或遵医嘱。

5)出院指导:指导患者出院后避免挤压、碰撞鼻部,冬春季外出时应戴口罩,减少对鼻黏膜的刺激;注意保暖,避免上呼吸道感染;告知患者复查时间;指导患者适当参加锻炼,勿剧烈活动,2个月内避免游泳。

(田梓蓉　任晓波)

第四节　鼻内窥镜鼻窦手术患者围术期护理

【概述】

鼻内窥镜手术是指在光学系统和监视系统支持下,应用鼻内窥镜及其特殊手术器械,经鼻腔进路施行鼻腔、鼻窦、鼻眶、颅底区域手术的技术。根据不同部位的疾病种类,鼻内窥镜有多种形式,但总体说,是以鼻内窥镜鼻窦手术为基础而发展的。

1.手术方式　有两种基本术式。

(1)Messerklinger术式:该术式是由前向后的术式。是最常用的术式。其基本程序是首先切除钩突,进而由前向后开放筛泡、切除中鼻甲基板开放后组筛窦、切除筛蝶板开放蝶窦。切除鼻囟门扩大上颌窦自然口、开放额隐窝。可在上述程序完成后进行,亦可穿插在上述程序中进行。

(2)Wigand术式:该术式是由后向前的术式。其基本程序是首先切除中鼻甲后半部显露蝶窦口,进而切除蝶窦前壁,然后由后向前循序开放后组筛窦和前组筛窦,最后开放额窦口和切除鼻囟门扩大上颌窦自然口。由于此术式要牺牲中鼻甲,且有一定难度,故一般少被采用。但若病变仅局限于后筛和蝶窦(孤立性蝶窦炎),可采用此术式。

2.适应证

(1)急性化脓性鼻、鼻窦炎合并眶部并发症者。

（2）慢性化脓性鼻、鼻窦炎，经保守治疗仍复发者。

（3）鼻腔和鼻窦息肉、囊肿、良性肿瘤及部分恶性肿瘤。

（4）鼻-鼻窦真菌病。

（5）鼻窦异物等。

3. **禁忌证**　高血压、严重心肺功能不全者，有出血倾向者。

【**围术期护理要点**】

1. 术前护理

（1）一般护理：执行耳鼻咽喉头颈外科术前一般护理要点。

（2）做好专科评估：了解患者鼻部症状（有无鼻塞、流脓涕、嗅觉障碍、局部痛及头痛、视觉障碍等），头痛者应评估头痛的部位、疼痛的性质、疼痛的时间等。

（3）完善术前专科检查：如鼻内窥镜检查、鼻阻力、鼻声反射、鼻窦 CT 等。

（4）饮食护理：给予清淡、易消化的温凉饮食，避免辛辣刺激及过热、过烫的食物。

（5）心理护理：鼻窦手术，患者一般关心预后及症状改善情况，术前针对患者问题做好相关解释工作，消除患者疑虑；精神过度紧张或失眠者，适当应用镇静剂。

2. 术中护理与配合

（1）一般护理：执行耳鼻咽喉头颈外科术中一般护理要点。

（2）物品准备：患者进行静脉输液和麻醉诱导时，准备无菌鼻内窥镜器械台。铺无菌鼻内窥镜器械台的步骤：无菌大单放置于治疗车上，戴无菌手套将无菌大单展开平铺，构成一个无菌台面，将手术所需无菌物品（无菌鼻内窥镜 0°、30°、70°，筛窦钳 0°、45°、90°，黏膜咬切钳 0°、30°、蝶窦咬切钳、额窦咬切钳、咬骨钳、咬切钳、上颌窦钳、额骨探针、刮匙、镰状刀、剥离子、下鼻甲剪、导光束、摄像头、马达线）整齐地摆放在上面并固定，将台上缆线的另一端顺延到台下，连接到电视监视系统上，待开机。

（3）麻醉选择：依据患者情况及病变的程度和范围，可选择局部麻醉或全身麻醉。

（4）术中配合注意事项及病情观察：同"鼻中隔偏曲矫正术"。

3. 术后护理

（1）一般护理：执行耳鼻咽喉头颈外科术后一般护理要点。

（2）专科护理：同"鼻中隔偏曲矫正术"。

（3）并发症的观察与护理如下。

1）眶及眶周并发症：观察患者有无视力下降、视野缺损、眼球运动障碍、眶周青紫、眼睑肿胀等表现。

2）鼻部并发症：观察有无术腔粘连闭塞、窦口闭锁。

3）颅内并发症：观察患者鼻腔渗出物的性状、有无脑膜刺激征、颅内压增高表现、体温有无异常变化等；观察患者的意识、瞳孔大小、对光反射等。

4）感染：监测患者体温变化，若体温持续升高，或患者主诉切口异常疼痛，鼻腔分泌物性质发生改变应及时通知医生予以处理。

（4）术后健康指导如下。

1）一般指导：执行耳鼻咽喉头颈外科术后常规健康指导要点。

2）用药指导：遵医嘱使用抗生素、糖皮质激素、黏液促排剂及喷鼻药物等，告知患者药物名称、作用、使用时间及方法等，注意观察用药后反应。

3)鼻腔冲洗指导:教会患者鼻腔冲洗器的使用,指导患者正确进行鼻腔冲洗。

4)出院指导:指导患者出院后避免挤压、碰撞鼻部,冬春季外出时应戴口罩,减少对鼻黏膜的刺激;注意保暖,避免上呼吸道感染;告知患者复查时间;指导患者适当参加锻炼,勿剧烈活动,2个月内避免游泳。

(田梓蓉　任晓波)

第五节　扁桃体摘除及腺样体刮除术患者围术期护理

【概述】

扁桃体摘除术包括扁桃体剥离术(为常用方法,一般在局部麻醉下进行,对不能合作的儿童可用全身麻醉。麻醉后,用扁桃体钳牵拉扁桃体,以弯刀切开腭舌弓游离缘及腭咽弓部分黏膜。继而用玻璃器分离扁桃体包膜,然后自上而下游离扁桃体,最后用圈套器套切其下级根蒂,扁桃体即被完整切除)和扁桃体挤切术(一般全身麻醉下进行,手术可分为快速挤切术和无血挤切术。快速挤切时,手术者持挤切刀从扁桃体下级套入,再转动刀环,将扁桃体后面及上级套进,以另一手拇指将扁桃体全部压入刀环内。随即收紧刀柄,以迅速、果断、有力的扭转拽拔动作,摘下扁桃体)。

腺样体刮除术,指将腺样体刮匙放入鼻咽顶后壁,将腺样体刮除。现国内很多医院多采用在内镜直视下以腺样体切割刀头行腺样体切除术。也可采用内镜下射频消融术,其优点是直视下操作避免邻近组织损伤,同时射频技术还有止血功能。如腺样体肥大患者,同时合并扁桃体肥大则两个手术同时进行。

1.适应证

(1)慢性扁桃体炎反复急性发作或多次并发扁桃体周围脓肿。

(2)扁桃体过度肥大,妨碍吞咽、呼吸功能及语言含糊不清者。

(3)慢性扁桃体炎已成为引起其他内脏器官病变的病灶,或与邻近组织器官的病变相关联。

(4)扁桃体角化症及白喉带菌者,经保守治疗无效时。

(5)各种扁桃体良性肿瘤,可连同扁桃体一并切除;对恶性肿瘤则应慎重选择适应证和手术范围。

2.禁忌证

(1)慢性扁桃体炎发作时,一般不施行手术,宜在炎症消退后2~3周切除扁桃体。

(2)造血系统疾病及有凝血机制障碍者,一般不做手术。

(3)全身性疾病,如肺结核、风湿性心脏病、关节炎等,病情尚未稳定时暂缓手术。未经控制的高血压患者,不宜手术,以免出血。

(4)在脊髓灰质炎及流感等呼吸道传染病流行季节或流行地区,以及其他急性传染病流行者,不宜手术。

(5)妇女月经期间和月经前期、妊娠期,不宜手术。

（6）患者家属中免疫球蛋白缺乏或自身免疫病的发病率高,白细胞计数特别低者,不宜手术。

【围术期护理要点】

1. 术前护理

（1）一般护理:执行耳鼻咽喉头颈外科术前一般护理要点。

（2）做好专科评估:了解患者扁桃体情况(单侧、双侧,扁桃体肿大的分度,有无炎症等)。

（3）饮食护理:给予清淡、易消化的温凉饮食,避免辛辣刺激及过热、过烫的食物。

（4）心理护理:合理运用沟通技巧,与患者进行有效沟通,使患者了解手术、做好充分的心理准备,从而使患者轻松地度过术前阶段,并能够主动地进行术前准备。

2. 术中护理与配合

（1）一般护理:执行耳鼻咽喉头颈外科术中一般护理要点。

（2）物品准备:根据患者性别、年龄挑选开口器,协助术者上好开口器后固定。如采用腺样体切割刀头或低温等离子射频消融系统切除腺样体时,内镜、鼻窦手术动力切削系统准备及仪器配合方法同鼻内窥镜鼻窦手术;使用低温等离子消融系统时,还需根据术式需要挑选刀头,刀头冲水口连接生理盐水,刀头、脚控踏板插口端与主机相连后开机,调控能量。

（3）麻醉选择:选择全身麻醉。

（4）体位护理:患者取仰卧位。

（5）术中配合注意事项如下。

1）需要收集资料的患者将工作站连接好(工作站连接:将工作站的数据线,与电视监视系统的图像处理器上的视频接口连接),术中随时根据需要,采集照片及录像资料。患者手术中的资料记录在工作站内,便于术后学习和交流。

2）特殊器械,需要事先灭菌备用,保证手术进行过程中随时能够使用。

（6）病情观察:做好患者生命体征的观察,尤其是呼吸、血压和血氧的变化,出现异常,及时通知医生处理。

3. 术后护理

（1）一般护理:执行耳鼻咽喉头颈外科术后一般护理要点。

（2）做好专科评估:评估患者口腔分泌物情况,嘱患者术后及时吐出口腔内分泌物,并密切观察渗血的颜色、性质和量,可给予患者冰袋冷敷颈部;患者口腔不停有鲜血渗出或伴有鲜血从口中大量吐出时为活动性出血,应及时通知医生进行处理。

（3）体位护理:麻醉未清醒前给予去枕平卧位,头偏向一侧;2 h后,遵医嘱为患者肩下垫枕;4 h后,常规给予半坐卧位。

（4）饮食护理:扁桃体摘除术后,患者因进食疼痛,而进食较少,应加强饮食宣教,强调尽早合理饮食的重要性,鼓励进食;必要时,遵医嘱给予患者静脉补充液体。

（5）疼痛护理:根据患者术后切口不同程度的疼痛,与患者进行交流,分散其注意力;疼痛不可耐受者,可使用冰袋局部冷敷,必要时根据病情使用止疼药或镇痛泵。

（6）并发症的观察和护理

1）出血:原发性出血,参见咽喉科疾病手术一般护理常规术后护理的出血并发症观察与护理;继发性出血,常发生于术后1周左右,多与进食不当有关(因此时切口表面白膜开始脱落),嘱患者进食应谨慎,以免发生出血。

2)感染:密切观察患者体温变化及切口恢复情况,如有异常,及时通知医生。

(7)健康指导如下。

1)一般指导:执行耳鼻咽喉头颈外科术后常规健康指导要点。

2)用药指导:遵医嘱使用抗生素和营养药物等,告知患者药物名称、作用、使用时间及方法等,注意观察用药后反应。

3)饮食指导:行扁桃体摘除术的患者进行应遵循以下顺序,全身麻醉术后4 h内禁食、禁水,4 h后可进冷流质饮食,减少渗血,缓解疼痛;术后1~3 d可进温凉半流质饮食;术后4~6 d进温凉半流食;术后7~14 d渐进温凉软食;14 d周后根据情况进食普食。禁食辛辣、刺激性食物;向患者及家属强调术后饮食的重要性,切不可随意饮食,以免引起出血。

4)出院指导:术后一个月或遵医嘱门诊复查,若出现出血、发热等情况,应及时来院就诊,以免延误病情。

（田梓蓉　任晓波）

参 考 文 献

[1]黄选兆,汪吉宝.实用耳鼻咽喉科头颈外科学[M].北京:人民卫生出版社,1998.

[2]韩德民.鼻内窥镜外科学[M].北京:人民卫生出版社,2001.

[3]孔维佳.耳鼻咽喉头颈外科学[M].北京:人民卫生出版社,2005.

[4]韩杰.眼耳鼻咽喉头颈外科特色护理技术[M].北京:科学技术文献出版社,2011.

第十三章

口腔颌面外科手术患者围术期护理

第一节 口腔颌面外科手术特点与护理要点

【概述】

口腔颌面外科学是一门以研究口腔器官(牙、牙槽骨、唇、颊、舌、腭、咽等)、面部软组织、颌面诸骨(上颌骨、下颌骨、颧骨等)、颞下颌关节、唾液腺以及颈部某些疾病的防治为主要内容的学科。口腔颌面外科包括的疾病如下。

1.先天性疾病 如先天性唇、腭裂。

2.唾液腺疾病 如腮腺炎、下颌下腺炎、腮腺囊肿、腮腺肿瘤、颌下腺肿物等。

3.口腔颌面部肿瘤 如淋巴管瘤、血管瘤、牙龈瘤、面部神经纤维瘤、舌癌、唇癌、颊癌、颌骨恶性肿瘤等。

4.口腔颌面部损伤 如上下颌骨骨折、颧骨及颧弓骨折、眼眶骨折等。

5.其他 如颌面部间隙感染、阻生牙拔除术、颞下颌关节疾病、三叉神经痛、颌面部畸形等。

【物品准备】

1.器械、敷料

(1)腭裂器械:主包、副包、4件手术衣。常用于唇裂、腭裂等手术。

(2)腮腺器械:主包、副包、4件手术衣。常用于腮腺浅叶或深叶切除术、颈部淋巴结清扫、甲状腺、颌下腺、颈部肿物、面部神经纤维瘤等手术。

（3）上下颌骨器械与口动力器械：主包、副包、4件手术衣。常用于舌癌、上下颌骨骨折、颧骨及颧弓骨折、眼眶骨折、复杂智齿拔除等手术。

2.耗材：15、10号刀片，皮管，1号、4号、7号丝线，手套、消毒纱球、小方纱敷料、纱垫、10 ml注射器、球后针头、小圆针、小角针等。

3.其他：灯柄、止血材料、2%利多卡因、盐酸肾上腺素、金霉素眼药膏、贴膜（眼睛）油纱。

【手术体位】

仰卧位，头偏向健侧，适用于（左或者右侧）腮腺浅叶或深叶切除术（左侧或者右侧）颈部淋巴结清扫，（左侧或者右侧）颌下腺或颈部肿物或面部神经纤维瘤等手术（图13-1）。

仰卧位，肩胛下垫以肩垫，使患者颈部抬高后仰，适用于甲状腺手术（图13-2）。

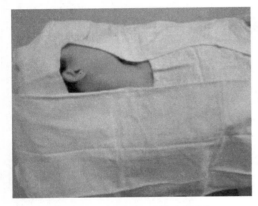

图13-1　仰卧位，头偏向健侧

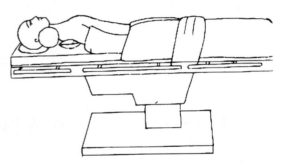

图13-2　仰卧位，肩胛下垫以肩垫

【麻醉方式】

根据手术方式和患者情况可选择全身麻醉、局部麻醉、气管内插管全身麻醉。

【围术期护理要点】

1.术前一般护理要点

（1）术前评估：包括基础评估和专科评估。基础评估包括病情、年龄、生命体征、营养状况、睡眠、大小便情况、月经情况、自理能力、皮肤情况、既往病史、药物过敏史、异常化验指标及检查结果、患者心理状况及对疾病和手术的认知程度。专科评估包括与疾病相关的、需要动态观察护理的相关指标，具体内容根据疾病特点、观察要点在各论中详述。

（2）术前宣教：良好的术前指导可减轻患者的紧张心理、使患者了解手术的相关知识，取得患者的配合，可促进患者康复，减少并发症的发生。宣教内容包括手术目的、方法、麻醉方式、围术期可能出现的情况及配合方法，各种引流目的意义；与手术室护士配合做好术前访视，介绍手术室的环境及流程。

（3）术前常规准备：包括个人卫生、手术区域的皮肤准备、手术部位的标记、皮试、呼吸道准备、胃肠道准备及身份识别标志等。

（4）术前护理指导：有效咳痰方法、床上排尿排便、床上翻身、指导饮食。

（5）心理护理：根据患者的年龄、文化程度、心理状况等给予心理护理，以提高患者适应环境能力，消除紧张焦虑情绪。

（6）效果评价：对患者的教育效果进行评价，做好交接班，保证护理的连续性。

2.术中一般护理要点

（1）术晨准备如下。

1）环境及物品准备：检查手术间环境，温度（22～24 ℃）与湿度（40%～60%）适宜；手术所用仪器设备、物品处于正常备用状态且达到灭菌效果；依据术者的操作习惯和特殊器械要求，对手术间进行合理布局，保证手术的顺利完成。

2）做好术前访视：对患者的基本情况、既往史、手术史及现病史及患者目前状态、存在的风险（如压疮的风险等）进行正确的评估，并据此做好患者入室前的各项准备工作。

（2）入室后麻醉前的护理如下。

1）一般护理：做好核对（患者一般信息、手术部位和手术方式），将患者接入手术间，注意保温和保护患者的隐私，适当约束，防止坠床。

2）心理护理：主动安慰和抚触患者以减轻等待麻醉期间焦虑紧张的心理，缓解患者的陌生感和无助感。

（3）手术配合如下。

1）安放手术体位：由手术医生、麻醉医生、巡回护士共同协作完成。充分暴露术野，根据术前评估、手术方式、时间等对患者的皮肤进行再评估，对压疮的好发部位进行减压保护，同时捋顺各种管路、保证手术的顺利进行。

2）执行手术安全核查制度：由手术医生、麻醉医生和巡回护士共同完成。核查内容包括患者信息，手术部位、手术方式、手术物品、器械等。核查时间分别在实施麻醉前、手术开始前、患者离室前及关闭体腔、间隙、切口前；缝合切口后对手术器械、敷料等进行全面清点核对，及时准确记录。

3）麻醉管路护理：由于口腔头部手术体位铺单的特殊性，注意麻醉管路的暴露与固定，防止脱管。注意麻醉管路的通畅，勿挤压。

4）眼睛护理：由于脸部消毒，为患者做好眼部保护，涂金霉素眼药膏，贴好眼贴膜，查看无缝隙，防止因眼睑闭合不全消毒液流入造成眼烧伤。

（3）术中护理配合原则如下。

1）一般原则：关注手术进程，注意力要集中，熟悉手术步骤，主动、准确供应术中所需物品。妥善保管切下的标本，术后及时交给医生。配合重大手术时提前做好应急准备。

2）无菌原则：严格执行无菌操作，做好无菌监督，保护无菌区域不被污染，严格控制手术间人数。

3）患者监测与保护：密切观察患者生命体征、受压部位，良侧肢体保护，同时注意保暖。对清醒的患者做好心理安抚，保持手术间的安静，避免讲与手术无关的话语。

4）离开手术室前护理：患者离开手术室前再次做好核查与评估，特别是患者皮肤完整性，管路连接是否正确、通畅、固定有效。

5）手术护理记录：做好手术护理记录，确保准确规范。与病房护士做好交接。

3. 术后一般护理要点

(1)术后一般评估:包括基础评估和专科评估。基础评估包括麻醉方式、手术方式、术中情况;观察意识状态、生命体征及病情变化、舒适卧位、肢体温度、呼吸道管理、切口有无渗出、渗血、引流管的类型、是否通畅,固定是否有效、引流液的颜色、性质、量,皮肤情况、疼痛等。专科评估内容见各论,并做好记录。

(2)做好急救准备:一般术后可出现休克、出血、感染高热等并发症,当病情危重变化时及时发现并通知主管或值班医生,同时作紧急处理。

(3)术后健康指导:根据评估结果采取相应的护理措施,指导患者做好术后功能锻炼、自我照护等,以期提高患者的生活质量。如术后咳嗽技巧、术后切口保护技巧、舒适体位以及疼痛护理、压疮高危患者皮肤保护措施、唇腭裂、舌癌术后功能锻炼等。在营养补充上应根据手术患者的具体病情、营养需求给予专业的指导。

(4)心理护理:根据患者术后心理评估给予针对性的心理护理。

(5)出院指导:一般在出院前 1~2 d 内完成,包括出院后用药指导;康复指导;定期复查;如有异常情况出现及时就医等。

(王秋莉　胡宇坤　周玉虹)

第二节　先天性腭裂修复术患者围术期护理

【概述】

先天性腭裂修补术的基本原则是:利用裂隙附近的组织瓣封闭裂隙、增加软腭长度,缩小咽腔,将移位组织结构复位,以达到恢复腭部的正常生理功能。

1. 适应证　三瓣腭裂修复术、腭咽肌瓣法咽成形术、咽后壁组织瓣法咽成形术等。

(1)三瓣法腭裂修复术:适用于软腭长度不足。

(2)腭咽肌瓣法咽成形手术:适用于咽腔前后距离短、横径宽而腭咽弓发育较好者;腭咽弓发育良好,无扁桃体炎症和咽侧窝无粘连。

(3)咽后壁组织瓣法咽成形术:适用于腭咽闭合不全,如软腭过短或软腭活动度差、软腭与咽后壁间距长;软腭裂孔无法用其他方法关闭。

2. 禁忌证　①年龄小于 12 个月的患儿;②呼吸道感染发烧患儿;③营养状况差,发育欠佳或血红蛋白过低者;④面部、口周及耳鼻喉部有炎症者;⑤胸腺增大患儿,由于应激反应能力差,因麻醉、手术等刺激易发生心跳停搏等意外;⑥扁桃体过大可能影响手术后呼吸者。

【围术期护理要点】

1. 术前护理

(1)一般护理:执行口腔颌面外科术前一般护理要点。

(2)做好专科评估:评估裂隙程度,了解患者有无呼吸道感染。注意患者的保暖,防止感冒,以免影响手术。面部、口周及耳鼻喉部有炎症时先给予治疗;扁桃体过大可能影响手术后呼吸者,应请耳鼻喉科医生先摘除;保持口腔鼻腔清洁。

(3)完善术前专科检查:术前进行全面体检。包括体重、营养状况、心肺情况;有无上呼吸道感染;注意有无先天性心脏病、胸腺有无肥大,血、尿常规检查;出血、凝血时间。

(4)饮食指导:如患者为幼儿,入院后指导患儿父母改变喂养方式,停用奶瓶或吸吮母乳,立即改用汤匙喂食,以免患儿手术后无法适应进食方式改变,术前晚进清淡饮食。

(5)心理护理:多与患者及家属交谈,消除顾虑和恐惧心理,避免情绪激动。精神过度紧张或失眠者,适当应用镇静剂或安眠药物。

2.术中护理与配合

(1)一般护理:执行口腔颌面外科术中一般护理要点。

(2)物品准备:腭裂器械、小方纱敷料等。

(3)麻醉选择:根据患者病情及医嘱可选择全身麻醉。

(4)手术体位:协助医生摆好手术体位,一般患儿采取肩部垫高,头轻度后仰体位,保持患者头、颈、肩在同一水平面上,颈下垫棉布卷以避免颈部悬空致颈椎损伤。对脸部消毒的患者做好眼部保护,防止因眼睑闭合不全消毒液流入造成眼烧伤。较小患儿采用四肢约束,固定床旁两侧。

(5)术中配合注意事项如下。

1)特殊器械准备:应根据手术特点提前备好精细器械,如组织拉钩、精细剪、精细镊等。

2)口腔消毒液的配置:消毒液遵照医嘱配置,用小方纱敷料消毒口腔。

3)特殊器械使用及维护要点:精细剪、精细镊的清洗,察看尖、牙完整性。

4)麻醉管路护理:由于口腔头部手术体位铺单的特殊性,注意麻醉管路的暴露与固定,防止脱管。注意麻醉管路的通畅,勿挤压。

(6)腭裂器械摆台:见图13-3。

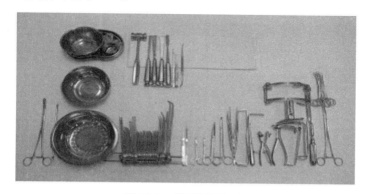

图13-3 腭裂器械摆台

3.术后护理

(1)一般护理:执行口腔颌面外科术后一般护理要点。

(2)做好专科评估:了解患者口腔内敷料有无渗血、腭护板固定是否适宜。准确记录生命体征。如发现呼吸困难,立即判断原因,及时采取有效措施,保持呼吸道通畅,预防感冒,防止因咳嗽或哭闹而影响创口愈合。

(3)卧位:全身麻醉尚未清醒前,取平卧位,头偏向一侧,保持呼吸道通畅;清醒后适当抬高床头,减轻颌面部水肿。

(4)饮食护理:术后清醒后遵医嘱给予冷流食,注意过热可使手术部位血管扩张,加重创口渗血。严格用汤匙喂养,禁用奶瓶和吮吸母乳,勿吃硬东西,以免创口裂开。

(5)做好急救准备:床旁备气管切开包,以备发生窒息时抢救使用。

(6)术后并发症的观察和护理

1)咽喉部水肿:由于气管内插管的创伤和压迫,以及手术对咽部的损伤,造成呼吸和吞咽困难,严重者发生窒息。术后给予适量激素,可以减轻或防止发生喉头水肿。如发生上述情况时,应行床旁抢救,立即做气管切开。

2)出血:腭裂术后大出血并不多见,但在幼儿患者,虽有少量出血,也能引起严重后果。

3)创口裂开或穿孔:患者进流食,减少幼儿患者哭闹;有些较小的术后穿孔,可自行愈合。腭裂术后穿孔不论大小,都不要急于立即再次手术,因组织脆弱血供不足,缝合后常会再次裂开,在术后8~12个月行二期手术。

(7)术后健康指导如下。

1)一般指导:执行口腔颌面外科术后常规健康指导要点。

2)用药指导:腭裂术后后常规给予适量激素和抗生素静脉输入。

3)康复指导:腭裂修复术后1~2个月,必须进行语音训练;按摩软腭可以软化瘢痕组织和增加软腭长度,术后2个月开始,进行方法是鼓励患者自己用拇指由硬腭后缘向腭垂(悬雍垂)轻轻按摩;练习发"啊"音,此法可以抬高软腭,使腭垂与咽后壁接触。出院后1个月内勿食坚硬食物,术后3个月复诊。

(王秋莉　胡宇坤　周玉虹)

第三节　先天性唇裂修补术患者围术期护理

【概述】

唇裂是颌面部最常见的一种先天性畸形。唇裂可分为单侧唇裂和双侧唇裂。根据裂隙程度的大小,可造成不同程度的功能障碍(咀嚼、吸吮、吞咽)和外貌缺陷。通过唇裂修复术治疗可恢复其外形及功能。

1.适应证

(1)单侧唇裂整复术:适用于单侧唇裂患者。

(2)双侧唇裂整复术:适用于双侧唇裂畸形较重,组织缺损多,组织移位较明显。

2.禁忌证　①营养状况差,发育欠佳或血红蛋白过低者。②2周内有上呼吸道感染、腹泻或传染病史者。③面、唇部皮肤、黏膜有感染、湿疹或破损者。④扁桃体过大可能影响手术后呼吸者。⑤胸腺增大患儿,由于应激反应能力差,因麻醉、手术等刺激易发生心跳停搏等意外。

【围术期护理要点】

1. 术前护理

（1）一般护理：执行口腔颌面外科术前一般护理要点。

（2）做好专科评估：评估裂隙程度，了解患者有无呼吸道感染。注意患者的保暖，防止感冒，以免影响手术。面部、口周及耳鼻喉部有炎症时先给予治疗；扁桃体过大可能影响手术后呼吸者，应请耳鼻喉科医生先摘除；保持口腔鼻腔清洁。

（3）完善术前专科检查：术前进行全面体检。包括体重、营养状况、心肺情况；有无上呼吸道感染及消化不良；面部有无湿疹、疥疮、皮肤病；注意有无先天性心脏病，胸腺有无肥大，血、尿常规检查。

（4）饮食指导：幼儿患者，入院后指导患儿父母改变喂养方式，停用奶瓶或吸吮母乳，立即改用汤匙喂食，以免患儿手术后无法适应进食方式改变；术前晚进清淡饮食，术前晚遵医嘱给予禁食、禁水。

（5）心理护理：多与患者及家属交谈，消除顾虑和恐惧心理，避免情绪激动。精神过度紧张或失眠者，适当应用镇静剂或安眠药物。

2. 术中护理与配合

（1）一般护理：执行口腔颌面外科术中一般护理要点。

（2）物品准备：腭裂器械、小方纱敷料等。

（3）麻醉选择：根据患者病情及医嘱可选择全身麻醉。

（4）手术体位：协助医生摆好手术体位，一般患者儿童采取肩部垫高，头轻度后仰体位，保持患者头、颈、肩在同一水平面上，颈下垫棉布卷以避免颈部悬空致颈椎损伤。对脸部消毒的患者做好眼部保护，防止因眼睑闭合不全消毒液流入造成眼烧伤。患儿较小者采用四肢约束，固定床旁两侧。

（5）术中配合注意事项如下。

1）特殊器械准备：应根据手术特点提前备好精细器械，如组织拉钩、精细剪、精细镊等。

2）口腔消毒液的配置：消毒液遵照医嘱配置，用小方纱敷料消毒口腔。

3）特殊器械使用及维护要点：精细剪、精细镊的清洗，察看尖、牙完整性。

3. 术后护理

（1）一般护理：执行口腔颌面外科术后一般护理要点。

（2）做好专科评估：了解患者敷料有无渗血、唇弓固定是否适宜。准确记录生命体征。如发现呼吸困难，立即判断原因，及时采取有效措施，保持呼吸道通畅。

（3）卧位：全身麻醉尚未清醒前，取平卧位，头偏向一侧，保持呼吸道通畅；清醒后适当抬高床头，减轻面部水肿。

（4）饮食护理：术后清醒后遵医嘱给予冷流食。严格用汤匙喂养，禁用奶瓶和吮吸母乳，勿吃硬东西，以免创口裂开，预防感冒，防止因咳嗽而影响创口愈合。

（5）术后并发症的观察与护理如下。

1）创口裂开：唇裂术后切口裂开是唇裂手术早期最严重的并发症。虽然发生率较低，但一旦发生则严重影响手术效果。防止幼儿患者术后哭闹，给予爱抚，如果创口裂开，不要急于立即再次手术,因组织脆弱血供不足,缝合后常会再次裂开,术后择期行二期手术。

(6)术后健康指导如下。

1)一般指导:执行口腔颌面外科术后常规健康指导要点。

2)用药指导:腭裂术后常规给予适量激素和抗生素静脉输入。

3)康复指导:拆线后可继续用唇弓 10~14 d,避免唇部碰伤。出院后 1 个月内勿食坚硬食物,术后 3 个月复诊,如发现唇、鼻部修复仍有缺陷,可考虑二期修复;防止患儿跌倒及碰撞切口,以免切口裂开;切口若有出血、裂开、感染等症状,及时来院就诊。

(王秋莉 胡宇坤 周玉虹)

第四节 腮腺(肿瘤)切除术患者围术期护理

【概述】

腮腺肿瘤是口腔颌面外科常见的疾病,在颌面部肿瘤中发病率非常高。腮腺切除术是腮腺外科最常用的手术,是治疗腮腺肿瘤的首选方法。由于腮腺处于颜面部位,神经分布异常复杂,血运比较丰富,给手术本身带来较大的难度和危险性,术前术后护理也比较复杂。

1.适应证

(1)保留面神经的腮腺部分或全部切除术:适用于腮腺浅叶和深叶的良性肿瘤和腮腺低度恶性肿瘤,面神经尚未受累。即使是良性肿瘤,包膜不完整,常有复发,故手术原则应从包膜外正常组织进行,同时切除部分或整个腺体。

(2)不保留面神经的腮腺全部切除术:适用于腮腺恶性肿瘤复发或高度恶性的腮腺肿瘤完全侵犯面神经总干;来自其他组织的恶性肿瘤侵犯面神经总干和腮腺时。

2.禁忌证   ①有其他严重疾病者,老年人合并严重心、肺、肝、肾、内分泌等器官功能损害不能耐受手术者;②合并妊娠者。

【围术期护理要点】

1.术前护理

(1)一般护理:执行口腔颌面外科术前一般护理要点。

(2)做好专科评估:了解腮腺大小活动度,边界是否清楚,与浅表组织有无粘连,准备术区需要备皮的范围。

(3)完善术前专科检查:完善腮腺 B 超、CT 或 MRI 检查。老年患者还应进一步完善心肺功能、肝肾功能、血糖等检查。保持口腔清洁。

(4)饮食指导:一般腮腺患者术前给予清淡、易消化的饮食,宜少量多餐,均衡饮食。保证术前营养;禁用对中枢神经有兴奋作用的浓茶、咖啡等刺激性饮料,戒烟、酒,勿进食富含粗纤维的食物以免增加肠蠕动而导致腹泻。

(5)心理护理:多与患者交谈,消除顾虑和恐惧心理,避免情绪激动。精神过度紧张或失眠者,适当应用镇静剂或安眠药物。

2. 术中护理与配合

(1)一般护理:执行口腔颌面外科术中一般护理要点。

(2)物品准备:腮腺包、引流球、小方纱敷料等。

(3)麻醉选择:根据患者病情及医嘱可选择颈丛麻醉、全身麻醉或局部麻醉加颈丛阻滞麻醉。

(4)手术体位:协助医生摆好手术体位,采取肩颈部垫高,头轻度后仰偏向健侧体位,保持患者头、颈、肩在同一水平面上,颈下垫棉布卷以避免颈部悬空致颈椎损伤。对脸部消毒的患者做好眼部保护,防止因眼睑闭合不全消毒液流入造成眼烧伤。

(5)术中配合注意事项如下。

1)特殊器械准备:较复杂的甲腮腺手术除准备常规器械、敷料外,还应根据手术特点提前备好精细器械,如组织拉钩、精细剪、精细镊、蚊式钳等

2)面神经保护:当面神经分离出来时,给予术者盐水纱布,用于擦拭创面,避免面神经损伤。

3)术中快速病理要求:术中需送快速冰冻病理时应提前备好标本袋,认真核对标本袋外的患者信息与病历信息是否相符;送检的标本袋内切忌添加生理盐水和标本固定液,以免影响冰冻标本的送检;接到回报结果后及时报告术者。

4)术中用药:对于皮下麻药配置,遵医嘱给予严格配置,两人核对,防止危象发生。

5)口腔消毒液的配置:消毒液遵照医嘱配置,用小方纱敷料消毒口腔。

6)耳朵护理:在外耳道塞入棉球,防止消毒液流入耳腔,造成损伤。

(6)特殊器械使用及维护要点如下。

1)特殊器械准备:应根据手术特点提前备好精细器械,如组织拉钩、精细剪、精细镊等。

2)特殊器械使用及维护要点:精细剪、精细镊的清洗,察看尖、牙完整性。

(7)腮腺手术器械摆台:见图13-4。

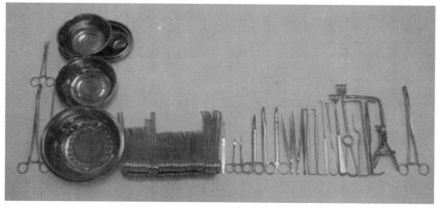

图13-4 腮腺手术器械摆台

3. 术后护理

（1）一般护理：执行口腔颌面外科术后一般护理要点。

（2）做好专科评估：了解患者有无面瘫，敷料有无渗血、固定是否适宜，有无面部、唇部的麻木感或眼睑闭合不全。准确记录生命体征、特别是血压、脉搏和血氧饱和度。如发现眼睑闭合不全，应注意眼的保护，给予戴眼罩，金霉素眼膏涂敷，以防暴露性角膜炎。

（3）卧位：麻醉未清醒前给予去枕平卧位，头偏向一侧。清醒后适当抬高床头，取头高30°斜坡位，以利于呼吸及引流液排出。限制头颈部过度活动。

（4）饮食护理：术后给予清淡半流食，禁食酸辣刺激性食物，以防涎液潴留，影响创口愈合。

（5）保持颈部切口引流通畅：保持负压引流球负压有效、引流通畅，注意观察引流液的颜色和量，准确记录。若引流液量较多或颜色鲜红时，应及时通知医生做相应处理。

（6）特殊药物的应用：一般腮腺手术后患者遵医嘱给予阿托品片饭前 0.5 h 口服，抑制腺体分泌，促进切口愈合；面神经损伤者给予维生素 B_{12} 等营养神经药口服或肌内注射。

（7）术后并发症的观察和护理如下。

1）面神经麻痹：是腮腺术后最常见的并发症，可给予口服维生素 B_1、维生素 B_{12} 等药物治疗，也可进行理疗，同时让患者配合肌功能训练，如皱眉、鼓气、眨眼等。

2）涎瘘：同样为腮腺切除术后的常见并发症，多发生在术后 1 周左右，临床表现为进食后切口处有无色清亮液体渗出。预防涎瘘的措施除术中彻底缝合残余腺体及加压包扎外，要及时观察切口情况，局部加压包扎，指导患者清淡饮食；餐前 0.5 h 给阿托品口服或肌内注射，以抑制腺体分泌。

（8）术后健康指导如下。

1）一般指导：执行口腔颌面外科术后常规健康指导要点。

2）用药指导：阿托品片饭前 0.5 h 口服，抑制腺体分泌，促进切口愈合；面神经损伤者给予维生素 B_{12} 等营养神经药口服或肌内注射。

3）康复指导：向患者解释各种术后并发症的防治方法，手术时面神经未损伤，但由于机械刺激，术后出现暂时性面神经麻痹，经用维生素 B_1、维生素 B_{12} 等药物治疗以及物理疗法，可逐渐恢复。如因恶性肿瘤面神经确实不能保存而引起睑裂闭合不全，应给予戴眼罩，金霉素眼膏涂敷，以防暴露性角、结膜炎。

（王秋莉　胡宇坤　周玉虹）

第五节　颌下腺及颌下肿物摘除术患者围术期护理

【概述】

颌下腺腺体摘除术，适用于颌下腺反复感染或继发慢性颌下腺炎、腺体萎缩，已失去摄取及分泌功能者。对于颌下腺导管切开取石术后 6 个月，行颌下腺功能测定，功能明显低下者，结合临床表现，亦可考虑行腺体摘除术。

1．适应证

（1）颌下腺切除术：适用于以下情况。①结石位于下颌下腺内或下颌下腺导管后部、腺门部；②下颌下腺反复感染或继发慢性硬化性下颌下腺炎、腺体萎缩，已失去摄取及分泌功能者；③腺体功能低下，纤维成分增多，虽无明显不适，但可扪及发硬的腺体。

（2）颌下腺导管结石摘除术：适用于颌下腺导管口或导管口附近的结石，颌下腺内结石。

2．禁忌证 ①有其他严重疾病者，老年人合并严重心、肺、肝、肾、内分泌等器官功能损害不能耐受手术者；②合并妊娠者。

【围术期护理要点】

1．术前护理

（1）一般护理：执行口腔颌面外科术前一般护理要点。

（2）做好专科评估：了解患者进食情况，询问患者是否反复发作，有无面瘫史，导管口黏膜有无红肿。

（3）完善术前专科检查：完善颌下腺 X 射线和 B 超检查，明确结石单发还是多发，是否在口底段导管内，术前明确诊断，排除颌下腺肿瘤的可能性。老年患者还应进一步完善心肺功能、肝肾功能、血糖等检查。保持口腔清洁。

（4）饮食指导：一般颌下腺患者术前给予清淡、易消化的饮食，宜少量多餐，均衡饮食。保证术前营养；禁用对中枢神经有兴奋作用的浓茶、咖啡等刺激性饮料，戒烟、酒，勿进食富含粗纤维的食物以免增加肠蠕动而导致腹泻。

（5）心理护理：多与患者交谈，消除顾虑和恐惧心理，避免情绪激动。精神过度紧张或失眠者，适当应用镇静剂或安眠药物。

2．术中护理与配合

（1）一般护理：执行口腔颌面外科术中一般护理要点。

（2）物品准备：颌下腺器械包、负压引流球或者引流条、小方纱敷料等。

（3）麻醉选择：根据患者病情及医嘱可选择颈丛麻醉、全身麻醉或局部麻醉加颈丛阻滞麻醉。

（4）手术体位：协助医生摆好手术体位，采取肩颈部垫高，头轻度后仰偏向健侧体位，保持患者头、颈、肩在同一水平面上，颈下垫棉布卷以避免颈部悬空致颈椎损伤。对脸部消毒的患者做好眼部保护，防止因眼睑闭合不全消毒液流入造成眼烧伤。

（5）术中配合注意事项如下。

1）特殊器械准备：较复杂的颌下腺手术除准备常规器械、敷料外，还应根据手术特点提前备好精细器械，如组织拉钩、精细剪、精细镊、蚊式钳等。

2）神经保护：当神经分离出来时，给予术者湿干的盐水纱布，用于擦拭创面，避免面神经损伤。

3）术中快速病理要求：术中需送快速冰冻病理时应提前备好标本袋，认真核对标本袋外的患者信息与病历信息是否相符；送检的标本袋内切忌添加生理盐水和标本固定液，以免影响冰冻标本的送检；接到回报结果后及时报告术者。

4）术中用药：对于皮下麻药配置，遵医嘱给予严格配置，两人核对，防止危象发生。

5）口腔消毒液的配置：消毒液遵照医嘱配置，用小方纱敷料消毒口腔。

（6）特殊器械使用及维护要点如下。

1）特殊器械准备：应根据手术特点提前备好精细器械，如组织拉钩、精细剪、精细镊等。

2）特殊器械使用及维护要点：精细剪、精细镊的清洗，察看尖、牙完整性。

3.术后护理

（1）一般护理：执行口腔颌面外科术后一般护理要点。

（2）做好专科评估：观察切口肿胀情况及敷料包扎松紧度，密切观察切口渗出情况，准确记录生命体征、特别是血压、脉搏和血氧饱和度。如发现呼吸困难，应立即判断原因，及时采取有效措施，保持呼吸道通畅。

（3）卧位：麻醉未清醒前给予去枕平卧位，头偏向一侧。清醒后适当抬高床头，取头高30°斜坡位，以减轻面部水肿。

（4）饮食护理：术后给予清淡半流食，禁食酸辣刺激性食物，以防涎液潴留，影响创口愈合。

（5）保持颈部切口引流通畅：保持负压引流球负压有效、引流通畅，注意观察引流液的颜色和量，准确记录。若引流液量较多或颜色鲜红时，应及时通知医生做相应处理。

（6）特殊药物的应用：一般颌下腺手术后患者遵医嘱给予阿托品片饭前 0.5 h 口服，抑制腺体分泌，促进切口愈合；面神经损伤者给予维生素 B_{12} 等营养神经药口服或肌内注射。

（7）术后并发症的观察和护理如下。

1）面神经麻痹：向患者解释各种术后并发症的防治方法，手术时面神经未损伤，但由于机械刺激，术后出现暂时性面神经麻痹，经用维生素 B_1、维生素 B_{12} 等药物治疗以及物理疗法，可逐渐恢复。

2）呼吸困难和窒息：是术后最危急的并发症，较少见，多发生在术后 24～48 h 内。术后密切观察患者是否出现进行性呼吸困难、烦躁、发绀，甚至窒息等。如因切口内出血引起者，患者可出现颈部肿胀，引流口渗出鲜血等。发生上述情况时，应行床旁抢救、及时拆除缝线，敞开切口，去除血肿；如情况仍无改善，应立即做气管切开，待患者情况好转后，再送手术室做进一步检查处理。

（8）术后健康指导如下。

1）一般指导：执行口腔颌面外科术后常规健康指导要点。

2）用药指导：阿托品片饭前 0.5 h 口服，抑制腺体分泌，促进切口愈合；面神经损伤者给予维生素 B_{12} 等营养神经药口服或肌内注射。

3）康复指导：向患者解释各种术后并发症的防治方法，手术时面神经未损伤，但由于机械刺激，术后出现暂时性面神经麻痹，经用维生素 B_1、维生素 B_{12} 等药物治疗以及物理疗法，可逐渐恢复。

（王秋莉　胡宇坤　周玉虹）

第六节　舌癌切除与修复术患者围术期护理

【概述】

舌癌切除与修复术,指舌癌舌部分或大部分切除后,舌缺损修复,前臂桡侧游离皮瓣移植舌重建术,额瓣转移舌重建术,舌骨下肌瓣转移舌及口底重建术。

1.适应证

(1)前臂桡侧游离皮瓣移植舌重建术:适用于舌大部分及口底部分缺损。

(2)额瓣转移舌重建术:因肿瘤需舌和口底部分或大部分切除者。

(3)舌骨下肌瓣转移舌及口底重建术:颈部同时已做颈清扫术,颈外动脉系统未受损害;颈部皮肤易拉拢、缝合者。

2.禁忌证　①老年并发严重动脉硬化;②前臂皮肤明显瘢痕;前臂区血管被长期用于输注抗生素或化学药物治疗药;③颈外动脉已做结扎或切除;④甲状腺动脉已做过化学药物治疗;⑤有其他严重疾病者,老年人合并严重心、肺、肝、肾、内分泌等器官功能损害不能耐受手术者。

【围术期护理要点】

1.术前护理

(1)一般护理:执行口腔颌面外科术前一般护理要点。

(2)做好专科评估:了解患者波及舌肌以及舌体运动受限程度,张口受限和进食情况;查看患者前臂皮肤有无瘢痕,颈外动脉系统有无受损,口腔卫生情况,常规口腔洁治。

(3)完善术前专科检查:完善口腔颌面部CT或MRI、颈部淋巴结B超检查,术前明确诊断,老年患者还应进一步完善心肺功能、肝肾功能、血糖等检查。保持口腔清洁。

(4)饮食指导:一般舌癌患者术前给予清淡、易消化的饮食,宜少量多餐,均衡饮食。患者给予高热量、高蛋白和富含维生素的食物,加强营养支持,保证术前营养;禁用对中枢神经有兴奋作用的浓茶、咖啡等刺激性饮料,戒烟、酒,勿进食富含粗纤维的食物以免增加肠蠕动而导致腹泻。

(5)心理护理:多与患者交谈,尤其是术后影响张口、语言和进食,患者对愈后十分担心,因而产生恐惧,针对性患者心理,消除顾虑和恐惧心理,避免情绪激动。精神过度紧张或失眠者,适当应用镇静剂或安眠药物。

2.术中护理与配合

(1)一般护理:执行口腔颌面外科术中一般护理要点。

(2)物品准备:上下颌骨器械包、口动力锯、负压引流球、小方纱敷料等。

(3)麻醉选择:根据患者病情及医嘱可选择全身麻醉鼻插。

(4)手术体位:协助医生摆好手术体位,采取肩颈部垫高,头轻度后仰偏向健侧体位,保持患者头、颈、肩在同一水平面上,颈下垫棉布卷以避免颈部悬空致颈椎损伤。对脸部消毒的患者做好眼部保护,防止因眼睑闭合不全消毒液流入造成眼烧伤。

（5）术中配合注意事项

1）特殊器械准备：较复杂的舌癌手术除准备常规器械、敷料外，还应根据手术特点提前备好精细器械，如组织拉钩、精细剪、精细镊、蚊式钳等。

2）神经保护：当神经分离出来时，给予术者湿干的盐水纱布，用于擦拭创面，避免面神经损伤。

3）术中快速病理要求：术中需送快速冰冻病理时应提前备好标本袋，认真核对标本袋外的患者信息与病历信息是否相符；送检的标本袋内切忌添加生理盐水和标本固定液，以免影响冰冻标本的送检；接到回报结果后及时报告术者。

4）口唇保护：当上开口器时，给予术者油纱条，用于擦拭口唇，避免口唇损伤撕裂。

5）术中用药：对于皮下麻药配置，遵医嘱给予严格配置，两人核对，防止危象发生。

6）口腔消毒液的配置：消毒液遵照医嘱配置，用小方纱敷料消毒口腔。

（6）特殊器械使用及维护要点如下。

1）特殊器械准备：应根据手术特点提前备好精细器械，如组织拉钩、精细剪、精细镊等。

2）特殊器械使用及维护要点：精细剪、精细镊的清洗，察看尖、牙完整性，口动力锯片牙齿的完整性。

3. 术后护理

（1）一般护理：执行口腔颌面外科术后一般护理要点。

（2）做好专科评估：密切观察移植皮瓣颜色，术后 48 h，每 1～2 h 观察 1 次，注意皮瓣有无肿胀及颜色变化，发现异常及时处理。切口肿胀情况及敷料包扎松紧度，密切观察切口渗出情况，准确记录生命体征、特别是血压、脉搏和血氧饱和度。观察气道情况，如发现呼吸困难，应立即判断原因，及时采取有效措施，保持呼吸道通畅。

（3）卧位：麻醉未清醒前给予去枕平卧位，头偏向一侧。清醒后适当抬高床头，取头高 30°斜坡位或半卧位，有利于防止水肿，减轻缝线张力。有游离皮瓣，采取平卧制动 3～5 d，防止皮瓣痉挛。

（4）饮食护理：术后放置胃管，鼻饲全流食，直至拆线，给予高营养、高热量的鼻饲饮食。自胃管滴入要素饮食时，滴速不易过快，以免引起患者胃肠不适及腹泻；遵医嘱给予注入帮助消化药物。

（5）保持颈部切口引流通畅：保持负压引流球负压有效、引流通畅，注意观察引流液的颜色和量，一般术后 12 h 内引流液不超过 250 ml，若引流液量较多或颜色鲜红时，应及时通知医生做相应处理。

（6）特殊药物应用：术后常规应用抗凝药物和扩血管药物静脉滴注低分子右旋糖酐 500～1 000 ml 和静脉补液加丹参，保证组织瓣供血通畅，减少血栓。

（7）术后并发症的观察和护理如下。

1）呼吸困难和窒息：多由于舌根口底部水肿、血肿，并发呼吸道梗阻。临床表现为进行性呼吸困难、烦躁、发绀，甚至发生窒息。如因切口内出血引起者，有颈部肿胀，引流口渗出鲜血等。发生上述情况时，应行床旁抢救、及时拆除缝线，敞开切口，去除血肿；如情况仍无改善，应立即做气管切开，待患者情况好转后，再送手术室做进一步检查处理。

2）皮瓣静脉栓塞：术后发现皮瓣颜色发紫，应及时报告医生再次手术。在皮瓣边缘刚开始发紫时,可在 4~6 h 内行手术,去除静脉回流障碍,再行手术,术后辅以高压氧治疗,利于组织瓣成活。

3)乳糜瘘:术后引流液颜色逐渐变淡,由暗红逐渐到淡红。引流液为乳白、牛奶状时,应立即报告医生拔除负压引流管,局部加压包扎。

(8)术后健康指导如下。

1)一般指导:执行口腔颌面外科术后常规健康指导要点。

2)用药指导:术后常规应用抗凝药物和扩血管药物,静脉滴注低分子右旋糖酐 500~1 000 ml 和静脉补液加丹参,保证组织瓣供血通畅,减少血栓。

3)康复指导:肢体锻炼,术后 2~3 d 护士即可为患者做被动运动。去除引流管和敷料后,增加上臂和肩部功能锻炼。语言功能的锻炼,在语言训练师指导下进行。吞咽功能的锻炼,拔除胃管后,先让患者进流质饮食,评估患者耐受力,循序渐进,流食、半流食、固体食物。

(王秋莉　胡宇坤　周玉虹)

第七节　上颌骨恶性肿瘤切除术患者围术期护理

【概述】

上颌骨切除术,根据肿瘤的性质、破坏的范围和程度,可分别做上颌骨部分切除术、上颌骨次全切除术及上颌骨全切术。

1.适应证

(1)上颌骨次全切除术:适用于上颌的良性肿瘤、分化较高的腭部鳞状细胞癌、未侵及上颌窦的早期牙龈及牙槽突部癌。

(2)典型的上颌窦截除术:适用于良性肿瘤已破坏一侧上颌骨;恶性肿瘤已侵及上颌窦或原发于上颌窦的恶性肿瘤。

(3)上颌骨扩大切除术:适用于上颌骨晚期恶性肿瘤破坏上颌窦上壁及上颌窦后壁。

2.禁忌证　①已侵及上颌窦腔引起窦壁破坏,或恶性程度较高的肿瘤,如分化较差的腺癌、恶性黑色素瘤;②有其他严重疾病者,老年人合并严重心、肺、肝、肾、内分泌等器官功能损害不能耐受手术者;患者处在急性感染期;③下颌骨恶性肿瘤广泛侵犯周围组织已无法切净或已有远处转移或患者已呈恶病质,重要内脏器官功能障碍者。

【围术期护理要点】

1.术前护理

(1)一般护理:执行口腔颌面外科术前一般护理要点。

(2)做好专科评估:了解患者口腔卫生情况,常规口腔清洁,呋喃西林溶液漱口。

(3)完善术前专科检查:完善上颌骨 CT 或 MRI 检查,术前明确诊断,老年患者还应进一步完善心肺功能、肝肾功能、血糖等检查。保持口腔清洁。

(4)饮食指导:一般患者术前给予清淡、易消化的饮食,宜少量多餐,均衡饮食。患者给予高热量、高蛋白和富含维生素的食物,加强营养支持,保证术前营养;禁用对中枢神经有兴奋作用的浓茶、咖啡等刺激性饮料,戒烟、酒,勿进食富含粗纤维的食物以免增加肠蠕动而导致腹泻。

(5)心理护理:多与患者交谈,尤其是术后影响张口和进食,患者对愈后十分担心,因而产生恐惧,针对性患者心理,消除顾虑和恐惧心理,避免情绪激动。精神过度紧张或失眠者,适当应用镇静剂或安眠药物。

2.术中护理与配合

(1)一般护理:执行口腔颌面外科术中一般护理要点。

(2)物品准备:上下颌骨器械包,负压引流球,小方纱敷料等。

(3)麻醉选择:根据患者病情及医嘱可选择颈丛麻醉、全身麻醉或局部麻醉加颈丛阻滞麻醉。

(4)手术体位:协助医生摆好手术体位,采取肩颈部垫高,头轻度后仰偏向健侧体位,保持患者头、颈、肩在同一水平面上,颈下垫棉布卷以避免颈部悬空致颈椎损伤。对脸部消毒的患者做好眼部保护,防止因眼睑闭合不全消毒液流入造成眼烧伤。

(5)术中配合注意事项如下。

1)特殊器械准备:较复杂的颌下腺手术除准备常规器械、敷料外,还应根据手术特点提前备好精细器械,如组织拉钩、精细剪、精细镊、蚊式钳,大小不等刮勺,碘仿纱条等

2)口唇保护:当上开口器时,给予术者油纱条,用于擦拭口唇,避免口唇损伤撕裂。

3)术中快速病理要求:术中需送快速冰冻病理时应提前备好标本袋,认真核对标本袋外的患者信息与病历信息是否相符;送检的标本袋内切忌添加生理盐水和标本固定液,以免影响冰冻标本的送检;接到回报结果后及时报告术者。

4)术中用药:对于皮下麻药配置,遵医嘱给予严格配置,两人核对,防止危象发生。

5)口腔消毒液的配置:消毒液遵照医嘱配置,用小方纱敷料消毒口腔。

6)麻醉管道护理:因患者头部辅料遮挡,注意管路的放置与暴露,防止管道脱管的发生。

(6)特殊器械使用及维护要点如下。

1)特殊器械准备:应根据手术特点提前备好精细器械,如组织拉钩、精细剪、精细镊等。

2)特殊器械使用及维护要点:精细剪、精细镊的清洗,察看尖、牙完整性以及锯片牙齿完整。

3.术后护理

(1)一般护理:执行口腔颌面外科术后一般护理要点。

(2)做好专科评估:密切观察切口肿胀情况及敷料包扎松紧度,密切观察切口渗出情况,准确记录生命体征、特别是血压、脉搏和血氧饱和度。观察气道情况,保持气道通畅,如发现呼吸困难,应立即判断原因,及时采取有效措施,保持呼吸道通畅。

(3)卧位:麻醉未清醒前给予去枕平卧位,头偏向一侧。清醒后适当抬高床头,取头高30°斜坡位或半卧位,有利于防止水肿。

(4)饮食护理:术后放置胃管,鼻饲全流食,直至拆线,给予高营养、高热量的鼻饲饮

食。自胃管滴入要素饮食时,滴速不易过快,以免引起患者胃肠不适及腹泻;遵医嘱给予注入帮助消化药物。

(5)保持颈部切口引流通畅:保持负压引流球负压有效、引流通畅,注意观察引流液的颜色和量,若引流液量较多或颜色鲜红时,应及时通知医生做相应处理。

(6)术后并发症的观察和护理如下。

1)呼吸困难和窒息:多由于颌骨摘除引起口底部水肿、血肿,并发呼吸道梗阻。临床表现为进行性呼吸困难、烦躁、发绀,甚至发生窒息。如因切口内出血引起者,有颈部肿胀,引流口渗出鲜血等。发生上述情况时,应行床旁抢救、及时拆除缝线,敞开切口,去除血肿;如情况仍无改善,应立即做气管切开,待患者情况好转后,再送手术室做进一步检查处理。

2)切口感染:严格无菌操作,进行细菌培养及药物敏感试验,及时更换抗生素。

3)出血:观察有无出血情况,若有,与术中止血不妥有关,应重行填塞纱布条。注意血压情况,如血压下降迟迟未升应考虑血容量不足,补以血液或液体。若发生出血性休克,多为术中止血不彻底,须重新打开切口,寻找出血点,彻底止血后再填塞,并进行抗休克治疗。

(7)术后健康指导如下。

1)一般指导:执行口腔颌面外科术后常规健康指导要点。

2)用药指导:术后常规应用抗生素。

3)康复指导:张口训练,循序渐进。吞咽功能的锻炼,拔除胃管后,先让患者进流质饮食,评估患者耐受力,循序渐进,进食流食、半流食、固体食物,张口训练。

(王秋莉　胡宇坤　周玉虹)

第八节　下颌骨恶性肿瘤切除术患者围术期护理

【概述】

下颌骨切除术,根据肿瘤的性质、破坏的范围和程度,可分别做下颌骨部分切除术、下颌骨次全切除术及下颌骨全切术。

1.适应证

(1)下颌骨部分切除术:适用于位于下颌体、下颌角、下颌升支部或颏正中部的临界瘤;牙龈癌以侵袭下颌骨,但范围较局限。

(2)一侧下颌骨切除术:适用于下颌骨良性肿瘤已侵及一侧下颌体及升支部分;位于下颌体及升支部的临界瘤,病灶已接近中线者;下颌骨原发性恶性肿瘤未超过中线,无远隔内脏器官转移者。

(3)全下颌骨切除术:适用于临界瘤或良性瘤已侵及全下颌骨;双侧下颌体部恶性肿瘤均已侵及双侧下颌升支及下牙槽血管神经束。

2.禁忌证　①下颌骨恶性肿瘤广泛侵犯周围组织已无法切净或已有远处转移或患者

已呈恶病质,重要内脏器官功能障碍者。②有其他严重疾病者,老年人合并严重心、肺、肝、肾、内分泌等器官功能损害不能耐受手术者;患者处在急性感染期。

【围术期护理要点】

1. 术前护理

(1)一般护理:执行口腔颌面外科术前一般护理要点。

(2)做好专科评估:了解患者口腔卫生情况,常规口腔洁治,呋喃西林溶液漱口。

(3)完善术前专科检查:完善上颌骨 CT 或 MRI 检查,术前明确诊断,老年患者还应进一步完善心肺功能、肝肾功能、血糖等检查。保持口腔清洁。

(4)饮食指导:一般患者术前给予清淡、易消化的饮食,宜少量多餐,均衡饮食。患者给予高热量、高蛋白和富含维生素的食物,加强营养支持,保证术前营养;禁用对中枢神经有兴奋作用的浓茶、咖啡等刺激性饮料,戒烟、酒,勿进食富含粗纤维的食物以免增加肠蠕动而导致腹泻。

(5)心理护理:多与患者交谈,尤其是术后影响张口和进食,患者对愈后十分担心,因而产生恐惧,针对患者心理,消除顾虑和恐惧心理,避免情绪激动。精神过度紧张或失眠者,适当应用镇静剂或安眠药物。

2. 术中护理与配合

(1)一般护理:执行口腔颌面外科术中一般护理要点。

(2)物品准备:上下颌骨器械包、口动力锯、负压引流球、小方纱敷料等。

(3)麻醉选择:根据患者病情及医嘱可选择颈丛麻醉、全身麻醉或局部麻醉加颈丛阻滞麻醉。

(4)手术体位:协助医生摆好手术体位,采取肩颈部垫高,头轻度后仰偏向健侧体位,保持患者头、颈、肩在同一水平面上,颈下垫棉布卷以避免颈部悬空致颈椎损伤。对脸部消毒的患者做好眼部保护,防止因眼睑闭合不全消毒液流入造成眼烧伤。

(5)术中配合注意事项如下。

1)特殊器械准备:较复杂的颌下腺手术除准备常规器械、敷料外,还应根据手术特点提前备好精细器械,如组织拉钩、精细剪、精细镊、蚊式钳,大小不等刮勺,碘仿纱条等。

2)口唇保护:当上开口器时,给予术者油纱条,用于擦拭口唇,避免口唇损伤撕裂。

3)术中快速病理要求:术中需送快速冰冻病理时应提前备好标本袋,认真核对标本袋外的患者信息与病历信息是否相符;送检的标本袋内切忌添加生理盐水和标本固定液,以免影响冰冻标本的送检;接到回报结果后及时报告术者。

4)术中用药:对于皮下麻药配置,遵医嘱给予严格配置,两人核对,防止危象发生。

5)口腔消毒液的配置:消毒液遵照医嘱配置,用小方纱敷料消毒口腔。

6)麻醉管道护理:因患者头部辅料遮挡,注意管路的放置与暴露,防止管道脱管的发生。

(6)特殊器械使用及维护要点如下。

1)特殊器械准备:应根据手术特点提前备好精细器械,如组织拉钩、精细剪、精细镊等。

2)特殊器械使用及维护要点:精细剪、精细镊的清洗,察看尖牙完整性以及锯片牙齿是否完整。

3.术后护理

(1)一般护理:执行口腔颌面外科术后一般护理要点。

(2)做好专科评估:密切观察切口肿胀情况及敷料包扎松紧度,密切观察切口渗出情况,准确记录生命体征、特别是血压、脉搏和血氧饱和度。观察气道情况,保持气道通畅,如发现呼吸困难,应立即判断原因,及时采取有效措施,保持呼吸道通畅。

(3)卧位:麻醉未清醒前给予去枕平卧位,头偏向一侧。清醒后适当抬高床头,取头高30°斜坡位或半卧位,有利于防止水肿。

(4)饮食护理:术后放置胃管,鼻饲全流食,直至拆线,给予高营养、高热量的鼻饲饮食。自胃管滴入要素饮食时,滴速不易过快,以免引起患者胃肠不适及腹泻;遵医嘱给予注入帮助消化药物。

(5)保持颈部切口引流通畅:保持负压引流球负压有效、引流通畅,注意观察引流液的颜色和量,若引流液量较多或颜色鲜红时,应及时通知医生做相应处理。

(6)术后并发症的观察和护理如下。

1)呼吸困难和窒息:多由于颌骨摘除引起口底部水肿、血肿,并发呼吸道梗阻。临床表现为进行性呼吸困难、烦躁、发绀,甚至发生窒息。如因切口内出血引起者,有颈部肿胀,引流口渗出鲜血等。发生上述情况时,应行床旁抢救、及时拆除缝线,敞开切口,去除血肿;如情况仍无改善,应立即做气管切开,待患者情况好转后,再送手术室做进一步检查处理。

2)切口感染:严格无菌操作,进行细菌培养及药物敏感试验,及时更换抗生素。

3)出血:参加第七节相关内容。

(7)术后健康指导如下。

1)一般指导:执行口腔颌面外科术后常规健康指导要点。

2)用药指导:术后常规应用抗生素。

3)康复指导:张口训练,循序渐进。吞咽功能的锻炼,拔除胃管后,先让患者进流质饮食,评估患者耐受力,循序渐进,进食流食、半流食、固体食物,张口训练。

(王秋莉 胡宇坤)

第九节 上、下颌骨骨折切开复位内固定术患者围术期护理

【概述】

上、下颌骨骨折切开复位内固定术主要用于上、下颌骨骨折的手术治疗。

1.适应证

(1)手术切开复位:有软组织伤口的开放性骨折,颌骨复杂性骨折或有错位愈合的陈旧性骨折

(2)冠状切口入路:主要用于面中部诸骨骨折的显露。

(3)耳屏前切口:主要用于颧骨颧弓和髁突颈骨折的显露。

（4）下颌下切口：主要用于下颌角、髁突基部和下颌支骨折的显露，也是颌面部常用切口。

（5）局部小切口：眶下缘和颧弓骨折。

（6）口内前庭沟切口：口内切口的使用越来越广泛，配合其他切口可以达到很好效果。

2.禁忌证　①有其他严重疾病者，老年人合并严重心、肺、肝、肾、内分泌等器官功能损害不能耐受手术者。②患者处在急性感染期。

【围术期护理要点】

1.术前护理

（1）一般护理：执行口腔颌面外科术前一般护理要点。

（2）做好专科评估：了解患者口腔卫生情况，常规口腔洁治，呋喃西林溶液漱口，评估患者张口和咬合情况。

（3）完善术前专科检查：完善颌面部三维 CT 或 MRI 检查，老年患者还应进一步完善心肺功能、肝肾功能、血糖等检查。保持口腔清洁。

（4）饮食指导：一般患者术前给予清淡、易消化的饮食，宜少量多餐，均衡饮食。患者给予高热量、高蛋白和富含维生素的食物，加强营养支持，保证术前营养；禁用对中枢神经有兴奋作用的浓茶、咖啡等刺激性饮料，戒烟、酒，勿进食富含粗纤维的食物以免增加肠蠕动而导致腹泻。

（5）心理护理：多与患者交谈，尤其是术后影响张口、语言和进食，患者对愈后十分担心，因而产生恐惧，针对性患者心理，消除顾虑和恐惧心理，避免情绪激动。精神过度紧张或失眠者，适当应用镇静剂或安眠药物。

2.术中护理与配合

（1）一般护理：执行口腔颌面外科术中一般护理要点。

（2）物品准备：上、下颌骨器械包，口动力锯，负压引流球，小方纱敷料等。

（3）麻醉选择：根据患者病情及医嘱颈丛麻可选择全身麻醉鼻插管。

（4）手术体位：协助医生摆好手术体位，采取肩颈部垫高，头轻度后仰偏向健侧体位，保持患者头、颈、肩在同一水平面上，颈下垫棉布卷以避免颈部悬空致颈椎损伤。对脸部消毒的患者做好眼部保护，防止因眼睑闭合不全消毒液流入造成眼烧伤。

（5）术中配合注意事项如下。

1）特殊器械准备：手术除准备常规器械、敷料外，还应根据手术特点提前备好骨刀、骨锉、骨蜡、油纱等。

2）口唇保护：当上开口器时，给予术者油纱条，用于擦拭口唇，避免口唇损伤撕裂。

3）术中快速病理要求：术中需送快速冰冻病理时应提前备好标本袋，认真核对标本袋外的患者信息与病历信息是否相符；送检的标本袋内切忌添加生理盐水和标本固定液，以免影响冰冻标本的送检；接到回报结果后及时报告术者。

4）术中用药：对于皮下麻药配置，遵医嘱给予严格配置，两人核对，防止危象发生。

5）口腔消毒液的配置：消毒液遵照医嘱配置，用小方纱敷料消毒口腔。

6）麻醉管道护理：因患者头部辅料遮挡，注意管路的放置与暴露，防止管道脱管的发生。

7）公司器械管理：台上台下清点，遵医嘱给予型号，两人核对。防止误差的发生。

（6）特殊器械使用及维护要点如下。

1）特殊器械准备：应根据手术特点提前备好口动力等。

2）特殊器械使用及维护要点：察看好锯片牙齿完整性。

（7）上、下颌骨手术摆台：见图 13-5。

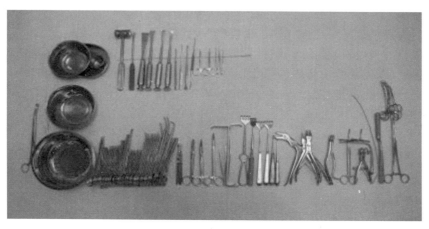

图 13-5 上、下颌骨手术摆台

3. 术后护理

（1）一般护理：执行口腔颌面外科术后一般护理要点。

（2）做好专科评估：加强术后观察和护理，密切监测体温、呼吸、心率、血压、血氧饱和度等生命体征的变化，做好及时准确的护理记录。密切观察切口，术后 24 h 严密观察敷料渗血情况及局部肿胀情况。保持切口敷料干燥清洁，严格无菌操作。保持呼吸道通畅，鼓励有效咳嗽，及时吸出口腔、鼻腔及气管内套管的分泌物，给予湿化，保持气道黏膜湿润，定时雾化吸入，每日清洗气管内套管，更换气管切开处油纱。带管时间长的患者需 4 h 松气囊 1 次，放气囊时间为 3 ~ 5 min。

（3）卧位：麻醉未清醒前给予去枕平卧位，头偏向一侧。清醒后适当抬高床头 30°，以减轻面部水肿，利于口腔分泌物排出。

（4）饮食护理：手术当日禁食，静脉内补液。术后 1 ~ 2 周留置胃管，给予高热量、高蛋白的鼻饲饮食。鼻饲液要少量多餐，每次 200 ml，温度适宜，营养全面。

（5）术后并发症的观察和护理如下。

1）呼吸困难和窒息：是术后最危急的并发症，多发生在术后 24 ~ 48 h 内。术后密切观察患者是否出现进行性呼吸困难、烦躁、发绀，甚至窒息等。如因切口内出血引起者，患者可出现颈部肿胀，口腔渗出鲜血等。发生上述情况时，应行床旁抢救、应立即做气管切开，待患者情况好转后，再送手术室做进一步检查处理。

2）感染、骨愈合不良、神经损伤，遵医嘱给予抗生素、糖皮质激素、止血及营养神经药物，注意观察用药后反应。

（6）术后健康指导

1）一般指导：执行口腔颌面外科术后常规健康指导要点。

2）保持呼吸道通畅：骨折患者返回病房时，经鼻置气管插管未拔，带管期间首先要保持气道通畅，无痰液堵塞，定时雾化吸入，保持气道湿化，以便痰液吸出；插管口处覆盖无菌湿纱布，保持气道的湿润及通畅，及时吸痰；带管时间长的患者需 4 h 松气囊 1 次，放气囊时间为 3~5 min。

3）口腔护理：护士在行口腔护理时一定遵循口腔冲洗的原则，用 1∶5 000 呋喃西林液及生理盐水反复冲洗口腔，再用持物镊进行牙齿、口腔黏膜的擦洗，动作要轻柔，以不损伤口内切口为宜；患者能自行漱口后，督促患者及时漱口。

4）康复指导：保持口腔清洁，颌骨骨折固定期，勿食坚硬食物，限制面部大幅度运动，挤压碰撞患处，以免骨折块移位；拆除固定装置后，指导患者循序渐进地进行张口练习；定期来院复查，观察固定是否松动。

（王秋莉　胡宇坤）

参 考 文 献

[1]刘清洁,熊志忠.口腔科护理学[M].北京:人民卫生出版社,1997.

[2]邱蔚六,张震康.口腔颌面外科学[M].北京:人民卫生出版社,2004.

[3]毛天球.颌面外科手术与技巧[M].北京:人民军医出版社,2005.

[4]赵佛容.口腔科护理学[M].上海:复旦大学出版社,2009.

[5]何丽,李丽霞,李冉.手术体位安置及铺巾标准流程[M].北京:人民军医出版社,2014.

[6]何丽,董鑫,许多朵.手术器械识别与优化组配[M].北京:人民军医出版社,2014.

[7]何丽,李丽霞,徐淑娟.手术护理规范化管理与教学[M].北京:人民军医出版社,2014.

第十四章

整形外科手术患者围术期护理

第一节　整形外科手术特点与护理要点

【概述】

整形外科发展到现在，已经分成两个专科，即再造整形外科（reconstructive plastic surgery）和美容整形外科（aesthetic plastic surgery）。再造整形外科是对那些被烧伤、创伤、感染、先天性缺损和肿瘤根治手术后破坏了的体表器官或部位进行再造，使其达到正常或近似正常的形态和功能的外科；美容整形外科是使正常的体表器官或部位经过手术变得比正常更好、更美。现代著名整形外科大师米拉德教授说："美容外科是整形外科高度发展的尖端学科。"

"正常"与"不正常"的界限有时很难截然划分，而所有再造外科的手术结果，在形态上又都应该是美的，所以美容整形外科与再造整形外科有时也不可能截然分开。美容整形外科毕竟还是整形外科发展出来的一个专科。

整形外科，尤其是美容整形外科，其治疗对象是体表畸形和不美。体表畸形大多很明显，这个特点使这一专科与其他专科医学有所不同。其疾病容易诊断，并且患者是主动到医院找医生做手术的。特别是美容整形外科手术，是人们社交活动的需要，职业的需要，生活的需要，心理治疗的需要，生活习俗改变的需要。但是医患之间对美学认知的不同，往往容易造成对手术后结果的分歧，因此会发生纠纷。

【物品准备】

1. 器械、敷料

(1)眼部整形普通器械包:大单、手术衣。常用于颜面普通整形手术。

(2)眼部整形精细器械包:显微外科器械、大单、手术衣。常用于眼部精细手术。

(3)鼻整形器械包:隆鼻器械、手术衣。常用于鼻部整形手术。

(4)整形普通器械包:大单、无菌盆、手术衣。常用于各种整形手术。

2. 常用耗材:11 号、15 号、22 号刀片,美容整形专用套针,1 号、4 号、7 号 10 号丝线,美容专用针带线、弹力绷带、引流管、引流袋、纱垫、敷贴等。

3. 其他:剥离器、隆鼻器、睑缘测量器、双极电凝、无菌灯把等。

【麻醉方式与手术体位】

麻醉方式,整形外科手术涉及全身,手术内容包罗万象,变化多端。根据受术者的年龄、手术部位的不同选择不同麻醉方式,如基础麻醉、静脉麻醉等,以及手术体位,如侧卧位、俯卧位等。美容整形手术多属体表手术,故多选用局部麻醉。手术体位多为仰卧位。

【围术期护理要点】

1. 术前一般护理要点

(1)术前评估:包括基础评估和专科评估。基础评估包括病情、年龄、生命体征、营养状况、睡眠、大小便情况、月经情况、自理能力、皮肤情况、既往病史、药物过敏史、异常化验指标及检查结果、患者心理状况及对疾病和手术的认知程度。专科评估包括评估患者的心理、生理和病理状态,与疾病相关的指标,心理状况,主要包括外表、定向力、情绪、感情、思维过程、判断力和洞察力。患者心理状况在美容外科尤为重要,患者对美容手术抱有不切实际的幻想或要求不切合实际者,术前对这类患者进行确认并对其进行适当教育。做好患者心理疏导,解除患者心理障碍。具体内容根据疾病特点、观察要点在各论中详述。

(2)术前宣教:良好的术前指导可减轻患者的紧张心理、使患者了解手术的相关知识,取得患者的配合,可促进患者康复,减少并发症的发生。术前几日要注意休息,避免劳累,尤其术前日晚休息好,必要时可口服睡觉药协助睡眠。嘱患者术前日晚饮食宜清淡,禁止饮酒。男性患者术前 2 周禁烟。女性患者避开生理周期,因为这期间做手术,手术出血多,手术愈合效果差。

(3)术前常规准备:包括个人卫生、手术区域的皮肤准备、手术部位的标记、皮试、呼吸道准备、胃肠道准备、体位训练。

(4)术前护理指导:特殊手术体位适应性练习、有效咳痰方法、床上排尿排便、床上翻身、指导饮食。

(5)心理护理:根据患者的年龄、文化程度、心理状况等给予心理护理,以提高患者适应环境能力,消除紧张焦虑情绪。

(6)对患者的教育效果进行评价,做好交接班,保证护理的连续性。

2. 术中一般护理要点

(1)术晨准备如下。

1)环境及物品准备:检查手术间环境,温度(22~24 ℃)与湿度(40%~60%)适宜;手术所用仪器设备、物品处于正常备用状态且达到灭菌效果;依据术者的操作习惯和特殊器械要求,对手术间进行合理布局,保证手术的顺利完成。

2)做好术前访视,对患者的基本情况、既往史、手术史及现病史及患者目前状态、存在的风险(如压疮的风险等)进行正确的评估,并据此做好患者入室前的各项准备工作。

(2)入室后麻醉前的护理如下。

1)做好核对(患者一般信息、手术部位和手术方式),将患者接入手术间,注意保温和保护患者的隐私,适当约束,防止坠床。

2)做好心理护理,主动安慰和抚触患者以减轻等待麻醉期间焦虑紧张的心理,缓解患者的陌生感和无助感。

(3)手术配合如下。

1)安放手术体位:由手术医生、麻醉医生、巡回护士共同协作完成。充分暴露术野,根据术前评估、手术方式、时间等对患者的皮肤进行再评估,对压疮的好发部位进行减压保护,同时捋顺各种管路、保证手术的顺利进行。

2)执行手术安全核查制度:由手术医生、麻醉医生和巡回护士共同完成。核查内容包括患者信息、手术部位、手术方式、手术物品、器械等。核查时间分别在实施麻醉前、手术开始前、患者离室前及关闭体腔、间隙、切口前;缝合切口后对手术器械、敷料等进行全面清点核对,及时准确记录。

3)术中护理配合原则如下。

A.关注手术进程,注意力要集中,熟悉手术步骤,主动、准确供应术中所需物品。妥善保管切下的标本,术后及时交给医生。配合重大手术时提前做好应急准备。

B.严格执行无菌操作,做好无菌监督,保护无菌区域不被污染,严格控制手术间人数。

C.密切关注患者,观察患者生命体征、受压部位,良侧肢体保护,同时注意保暖。对清醒的患者做好心理安抚,保持手术间的安静,避免讲与手术无关的话语。

D.患者离开手术室前再次做好核查与评估,特别是患者皮肤完整性,管路连接是否正确、通畅、固定有效。

E.做好护理记录,确保准确规范。与病房护士做好交接。

3.术后一般护理要点

(1)术后一般评估:包括基础评估和专科评估。基础评估包括麻醉方式、手术方式、术中情况;观察意识状态、生命体征及病情变化、舒适卧位、肢体温度、呼吸道管理、切口有无渗出、渗血、引流管的类型、是否通畅,固定是否有效、引流液的颜色、性质、量,皮肤情况、疼痛等。保持手术区域无菌,制动,减轻水肿,防止血肿形成。专科评估内容见以下各节,注意做好记录。

(2)做好急救准备:一般术后可出现休克、出血、感染高热、吻合口瘘等并发症,当病情危重变化时及时发现并通知主管或值班医生,同时做紧急处理。

(3)术后健康指导:根据评估结果采取相应的护理措施,指导患者做好术后功能锻炼、自我照护等,以提高患者的生活质量。如术后咳嗽技巧、术后切口保护技巧、舒适体位以及疼痛护理。在营养补充上应根据手术患者的具体病情、营养需求给予专业的指导。注意适当休息,根据患者手术程度和手术部位,减少其活动给予适当休息。四肢或关节部位的手术需要制动,以利于切口愈合。口周、面颈部位手术需要禁食者,给予静脉补液治疗,做好基础护理。

(4)心理护理:根据患者术后心理评估给予针对性的心理护理。加强与患者的有效沟通和心理疏导,解除其焦虑心理,引导患者做一些力所能及的事情,分散其注意力,以利于手术切口的愈合。注意在与患者沟通的过程中避免使用能够产生暗示的言语。

(5)出院指导:一般在出院前1~2 d内完成,包括出院后用药指导;康复指导;定期复查;如有异常情况出现及时就医等。

【并发症】

美容整形外科常见并发症有出血、血肿、过敏反应、血清肿、色素减退、组织坏死、色素沉着、切口裂开、切口感染、接触性皮炎、单纯瘢痕形成、瘢痕扩大、瘢痕收缩、肥厚性瘢痕和瘢痕疙瘩、红斑、瘙痒、神经损伤、缝线反应、排出缝线及其脓肿等。不管出现何种反应或并发症都及时与手术医生取得联系,以使患者得到及时有效处理。

(杨　玥)

第二节　下睑袋修复术患者围术期护理

【概述】

眼睑皮肤是人体最薄皮肤之一,眼睛又是处于人体最显露的部位,所以眼睑皮肤的老化症状最容易被察觉和受到人们的重视。

由于下睑皮肤、眼轮匝肌、眶隔退变松弛及张力减退,眶脂肪移位、脱垂等改变,可导致下睑组织不同程度的膨隆或下垂,形成下睑眼袋,简称眼袋或睑袋。通常发生于40岁以后的中老年人,男女均可发生。青年人下眼睑出现臃肿,通常是眼轮匝肌肥厚所致,并没有眼轮匝肌及下眼睑皮肤的松弛和眶脂的疝出,故一般不称作睑袋。

1. 适应证

(1)心理正常,要眼睑美容的患者。

(2)下睑皮肤松弛者。

(3)眶隔弹性降低,眶隔脂肪膨出者。

(4)眼轮匝肌肥厚,且松弛者。

(5)下睑睫毛内翻者。

2. 禁忌证

(1)要求保留眼轮匝肌完整者。

(2)内眼及眼周有感染性疾病者。

(3)高血压及出血性疾病、糖尿病者。

(4)有过敏体质和瘢痕体质者。

【围术期护理要点】

1. 术前护理

（1）一般护理：执行整形外科术前一般护理要点。

（2）做好专科评估：眼袋整形术多为中老年人，术前询问老年病史。

（3）完善术前专科检查：老年患者进一步完善心肺功能、肝肾功能、血糖等检查。

（4）饮食护理：嘱患者术前清淡、易消化的均衡饮食。戒烟、酒。术前日禁用对中枢神经有兴奋作用的浓茶、咖啡等刺激性饮料，保证充足睡眠。

（5）心理护理：多与患者交谈，消除顾虑和恐惧心理，避免情绪激动。精神过度紧张或失眠者，适当应用镇静剂或安眠药物。

2. 术中护理与配合

（1）一般护理：执行整形外科术中一般护理要点。

（2）物品准备：眼部整形包、双极电凝器等。

（3）麻醉选择：采用局部麻醉，0.5%～1% 利多卡因+1∶200 000 肾上腺素 2～3 ml 做标志线皮下和眶脂区浸润。

（4）手术体位：协助患者取仰卧舒适体位，尽量使患者放松。保持患者头、颈、肩在同一水平面上，颈下垫棉布卷以避免颈部悬空致颈椎损伤。

（5）术中配合注意事项如下。

1）术中与患者进行有效的言语交流，做好心理疏导。减轻患者紧张情绪。例如在允许时可以与患者聊聊天，握住患者的手给予其安全感。

2）随时观察患者变化和术中出血情况，询问患者是否有不适感，以便了解患者状况。

3）医生去除患者眼部脂肪时，患者会有眼心反射的不舒适感，及时与患者解释清楚消除紧张情绪，使其与手术医生做好术中配合。

3. 术后护理

（1）一般护理：执行整形外科术后一般护理要点。

（2）专科护理如下。

1）手术后应注意休息，尽量少看书、电脑、电视，有利于消肿。

2）术后当天可以用冰袋冷敷手术区 2～3 h，以减轻或防止术后出血和肿胀。

3）术后尽量不做低头向下的动作，如低头系鞋子、捡东西等动作，防止术区出血、肿胀。

4）睑袋手术创口较深，出血不易被察觉，如若出现疼痛并伴有肿胀加剧，要及时到医院就医处理。

5）术后 5～7 d 拆线，拆线后手术区可以做热敷以促进循环有利于术区消肿。

6）口服消炎药 3 d 以预防感染。

（3）卧位：平卧位、侧卧位。

（4）饮食护理：清淡、高维生素、易消化饮食。

（5）术后并发症的观察和护理如下。

1）水肿、溢泪：一般发生在术后数天，症状随局部水肿消退而消失。

2）血肿：可以发生在皮下、肌肉下和眶隔内。发生眶隔内出血，必须及时打开眶隔清除凝血块和制止出血点。

3）下睑凹陷：重新进行填充。

4）下睑退缩：退缩明显需切开眶隔进行松解。

5）眼睛干燥：睑裂轻度闭合不全所致，一般数月后随着瘢痕松解，症状会逐渐好转和消退。这期间白天滴眼药水，睡前涂眼膏。

6）感染：较为少见，一旦发生，后果严重。

7）睑球脱离、下睑外翻：最常见并发症，容易发生在巨大型睑袋受术者或老年性皮肤弹性差的受术者。所以术前一定做好患者术前评估。

（6）术后健康指导如下。

1）一般指导：执行整形外科外科术后常规健康指导要点。

2）患者如出现溢泪，不要紧张，是切口水肿和收缩，机械性干扰泪液排放而产生，一般发生在术后数天，症状可随局部水肿消退而消失。

3）术后短期内患者可能会出现眼睑闭合不全，使眼睛干燥，可让患者白天滴眼药水，睡前涂眼膏加以保护。一般数月后，症状会逐渐好转和消退。

（杨　玥）

第三节　　额肌筋膜悬吊上睑下垂整复术患者围术期护理

【概述】

上睑的皮肤是全身最薄的皮肤，厚度为 0.6 mm 至数毫米，范围为上睑的游离缘至眉区。上睑的上提为上睑提肌和 Müller 肌的运动结果，一般上睑提肌起到大力睁开眼睑，而 Müller 肌维持眼睑处于睁开状态。此两肌或支配两肌的神经损伤均可导致不同程度的上睑下垂。上睑下垂可分为：先天性上睑下垂和后天性上睑下垂。

1. 分类

（1）先天性上睑下垂　绝大多数是由于上睑提肌发育不全或支配它的运动神经即动眼神经发育异常、功能不全所致。少数病例是由于上睑提肌外角和内角以及上横韧带太紧或是有过多的纤维黏附于眶隔后壁，从而限制了上睑提肌的运动。

（2）后天性上睑下垂

1）外伤性上睑下垂：多见于单侧。

2）神经源性上睑下垂。

3）肌原性上睑下垂：多见于重症肌无力患者。

4）老年性上睑下垂。

5）机械性上睑下垂：上睑肿瘤，重症沙眼等都可使上睑重量增加，引起上睑机械性下垂。

6）假性上睑下垂：由于眶内容量减少，上睑缺乏支撑而下垂。

7）其他：睑皮肤松弛症。

2. 适应证　矫正上睑下垂的手术方法很多，额肌筋膜悬吊术是其中之一。额肌筋膜悬吊术适用任何上睑下垂,特别是重度上睑下垂患者。但要注意额肌应有功能存在。额肌是上睑提肌的协同肌,是提高上睑的重要肌肉,所以对上睑提肌肌力小于 4 mm、下垂量达 4 mm 以上的重度上睑下垂,上睑提肌无法利用,只有利用额肌作为上提眼睑的动力。但是对于进行性重症肌无力,或是周围性面瘫,额肌肌力消失的病例,此法是不能施行的。

3. 禁忌证

(1)严重肝、肾、心、脑疾病,孕妇和严重血液疾病患者。

(2)女士处于月经期间。

(3)有精神病疾患,心理障碍或要求过高或不符合实际者。

(4)有过敏体质和瘢痕体质者。

(5)手术部位有皮肤炎症病灶者。

【围术期护理要点】

1. 术前护理

(1)一般护理:执行整形外科术前一般护理要点。

(2)做好专科评估:判断上睑下垂的性质、类型、程度。

(3)完善术前专科检查:术前上睑功能测定。

1)上睑下垂程度的测定。

2)上睑提肌的肌力测定。

3)上直肌功能测定。

4)根据体征和药物来排除有无重症肌无力。

5)上睑有无迟滞现象。

(4)饮食护理:术前清淡、易消化的均衡饮食。戒烟、酒。术前日禁用对中枢神经有兴奋作用的浓茶、咖啡等刺激性饮料,保证充足睡眠。

(5)心理护理:多与患者交谈,消除顾虑和恐惧心理,避免情绪激动。精神过度紧张或失眠者,适当应用镇静剂或安眠药物。

(6)术前 2 d 用抗生素眼药水点眼,同时做好术前常规准备工作。

2. 术中护理与配合

(1)一般护理:执行整形外科术中一般护理要点。

(2)物品准备:眼部整形包、双极电凝器等。

(3)麻醉选择:采用局部麻醉,0.5%~1% 利多卡因+1∶200 000 肾上腺素 2~3 ml 做标志线皮下浸润。

(4)手术体位:协助患者取仰卧舒适体位,尽量使患者放松。保持患者头、颈、肩在同一水平面上,颈下垫棉布卷以避免颈部悬空致颈椎损伤。

(5)术中配合注意事项如下。

1)术中做好患者心理疏导,减轻患者紧张情绪,使患者能配合号医生手术。

2)随时观察患者变化和术中出血情况,询问患者是否有不适感,以便了解患者状况。

3. 术后护理

(1)一般护理:执行整形外科术后一般护理要点。

(2)专科护理如下。

1)手术后应注意休息,尽量少看书、电脑、电视,有利于消肿。

2)术后当天可以用冰袋冷敷手术区 2 ~ 3 h,以减少或防止术后出血和肿胀。

3)术区放置引流条患者注意观察引流处出血情况,询问患者术区是否有胀痛感,如果胀痛持续加重及时通知医生,防止术后出血压迫视神经,造成失明。

4)术后 5 ~ 7 d 拆线,拆线后手术区可以做热敷以促进循环有利于术区消肿。

5)术后包扎外敷料之压力应加在眉区而不是眼部,询问患者包扎外敷料之压力是否正确。

6)术后 48 h 去除外敷料,清洁外眼,每晚睡前涂眼膏,持续到睑裂可以完全闭合。

7)口服消炎药 3 d 以预防感染。

(3)卧位:平卧位、侧卧位

(4)饮食护理:清淡、高维生素、易消化饮食。

(5)术后并发症的观察和护理如下。

1)矫正不足:第二次矫正手术应在术后 3 ~ 6 个月,肿胀彻底消退后进行。

2)矫正过度:上睑下垂矫正后,睑缘超过角膜上缘,为矫正过度,是由于额肌瓣分离不足引起。处理:沿原切口切开,额肌瓣分离加长即可。

3)睑裂闭合不全:睡前一定涂上眼膏,以防止角膜干燥,上皮脱落,引发暴露性角膜炎,严重者视力下降,甚至导致失明。

4)睑内翻、倒睫:是由于额肌瓣固定在睑板的位置太高(在睑板上缘)引起。直接刺激角膜,使角膜上皮脱落或擦伤。须及早手术调整额肌瓣固定位置,移到睑板中上 1/3 处,解除睑缘内翻后,倒睫亦随之消失。

5)睑缘外翻、睑球分离:甚至穹隆结膜脱垂,是由于悬吊时固定在睑板的位置偏低造成。小睑裂综合征患者做内外眦开大术后,再做额肌瓣悬吊术,容易产生穹隆结膜脱垂,使眼球活动受限,甚至角膜干燥变性,角膜上皮脱落等一系列眼球病变。须及早再次手术,沿原来切口切开,分离出悬吊的额肌瓣或阔筋膜,使睑板形态恢复正常,待睑结膜和穹隆结膜肿胀消退后再做第二期手术,把额肌瓣固定在睑板的中上 1/3,如有穹隆结膜脱垂,必须将穹隆结膜顶与上睑皮肤固定 2 针。

6)上睑下垂矫正错误:双眼睑裂有大小,常见于一侧为重睑,另一侧为单睑的个体,前者睑裂大,后者睑裂小,而将睑裂小的误认为上睑下垂,其实为正常眼,只需作重睑术即可。单侧上睑退缩患者,睑裂于睁眼时上睑缘超过瞳孔上缘,睑裂大的是病侧,另一侧睑裂较小的为正常,由于诊断错误,将正常眼做了上睑下垂悬吊手术,造成双眼睁眼对睑裂过大。必须及时矫正,将正常睑裂复位,上睑退缩眼做上睑提肌延长术。

7)睑缘有成角状畸形、上睑皱襞不对称、睑球分离或弧度不佳:如呈三角眼畸形(睑缘的弧形线上有凹迹)是由于额肌瓣固定在睑板的位置偏左或偏右,或由于固定的面积过小而引起睑板变形。须重新手术切开调整额肌瓣附着于睑板的位置。

8)感染、血肿:一旦发生感染、血肿应立即请医生进一步检查处理。

9)失明或眼球穿通伤:术后外敷料包扎不当,压力加于睑裂闭合不全且暴露之角膜上,故加强对患者的询问及时纠正外敷料包扎压力位置,及暴露角膜的保护。

10)暴露性角膜炎:为预防并发症的发生,遵医嘱于术后 2 个月内常规白天点人工泪液,晚上睡前涂眼药膏,严重者应立即寻求医生帮助。

（6）术后健康指导如下。

1）一般指导：执行整形外科外科术后常规健康指导要点。

2）术后短期内患者可能会出现眼睑闭合不全，使眼睛干燥，可让患者白天滴眼药水，睡前涂眼膏加以保护。

3）上睑迟滞现象，是手术后不可避免要发生的，无有效防治方法。下视时低头将有所帮助。

（杨　玥）

第四节　鼻翼缺损鼻唇沟皮瓣转移修复术患者围术期护理

【概述】

鼻成形术是整形外科最具挑战性的手术之一。鼻整形外科医生必须熟悉鼻深部解剖，具有通过鼻面部分析决定手术方案的能力，并掌握处理骨骼、软骨和软组织的外科技术。同时为使鼻成形术后效果与面部其他部分协调，医生要结合审美运用这些外科技术。

鼻部可分为外部皮肤和软组织、深部支架（骨性和软骨性），以及韧带支撑结构。鼻部的皮肤不是一致的，鼻部不同节段，皮肤的厚度、活动度和皮脂腺性状不同。上 2/3 的皮肤相对较薄，下 1/3 的皮肤相对较厚。上 2/3 也相对容易移动，皮脂腺也比下 1/3 少。这种皮肤特征的差异也存在于不同人种之间。鼻部有许多肌肉，但有两块肌肉在鼻成形术中最为重要——前鼻孔张肌和鼻中隔降肌，前者维持外鼻孔扩张状态，后者过度活动时可缩短上唇并能改变鼻尖突度。外鼻的血供可分为来自眼动脉的分支和来自面动脉的分支。

鼻翼缺损可因烧伤、创伤、感染、切除肿瘤、先天性畸形等所致。修复鼻翼缺损的手术方法一般需要根据鼻翼缺损的具体情况决定。

1. 适应证

（1）鼻翼组织全层缺损面积较大，鼻唇沟皮肤较松弛，其附近皮肤组织正常时，采用鼻唇沟皮瓣修复鼻翼缺损是一种简便易行的好方法。

（2）面部其他区域也有创伤或瘢痕者。

2. 禁忌证

（1）年轻、鼻唇沟皮肤较紧张者。

（2）拒绝接受此法修复者。

（3）局部炎症感染时，暂不能修复。

（4）有过敏体质和瘢痕体质者。

【围术期护理要点】

1. 术前护理

（1）一般护理：执行整形外科术前一般护理要点。

（2）完善术前专科检查：择期手术患者进一步完善心肺功能、肝肾功能、血糖等检查。

（3）饮食护理：嘱患者术前清淡、易消化的均衡饮食。戒烟、酒。术前日禁用对中枢神经有兴奋作用的浓茶、咖啡等刺激性饮料，保证充足睡眠。

（4）心理护理：多与患者交谈，消除顾虑和恐惧心理，避免情绪激动。精神过度紧张或失眠者，适当应用镇静剂或安眠药物。

2. 术中护理与配合

（1）一般护理：执行整形外科术中一般护理要点。

（2）物品准备：眼部整形包、双极电凝器、额镜与头灯、单齿拉钩等。

（3）麻醉选择：手术可在局部浸润麻醉或全身麻醉下进行。手术中需要注意的是，精细操作是保障皮瓣良好血供的关键。

（4）手术体位：协助患者取仰卧舒适体位，尽量使患者放松。保持患者头、颈、肩在同一水平面上，颈下垫棉布卷以避免颈部悬空致颈椎损伤。

（5）术中配合注意事项：随时观察患者变化和术中出血情况，询问患者是否有不适感，以便了解患者状况。

3. 术后护理

（1）一般护理：执行整形外科术后一般护理要点。

（2）专科护理如下。

1）手术后应注意休息，尽量少看书、电脑、电视。

2）患侧鼻孔内以无菌支持物支撑或碘仿纱条填塞。

3）无特殊情况，手术后10 d左右即可拆线。二次修整手术必须在手术后6个月或更长时间进行。

4）术后鼻腔内应留置橡皮管3个月以上，以防鼻孔缩窄。

5）注意皮瓣血供情况，密切观察皮瓣颜色变化，有无苍白、肿胀等，出现不良反应及时通知医生给予处理，并做好记录。

（3）卧位：平卧位、侧卧位。

（4）饮食护理：清淡、高维生素、易消化饮食。

（5）术后并发症的观察和护理如下。

1）皮瓣不成活或部分成活：术后密切观察皮瓣血运及皮瓣温度，疑有异常及时通知医生给予相应处理。

2）血肿：与手术损伤、术中出血有关，可以自行消退。

（6）术后健康指导如下。

1）一般指导：执行整形外科外科术后常规健康指导要点。

2）专科指导：术后应用蝶形胶布或唇弓减张，拆线后局部继续减张3~5 d。术后24 h可暴露切口，用3%过氧化氢清洗干净，涂上4%硼酸乙醇，2~3次/d。

（杨　玥）

第五节　隆鼻术患者围术期护理

【概述】

鼻子位于面部的中央。理想的外鼻长度为面部长度的1/3,理想的外鼻宽度(两个鼻翼外侧缘之间的距离)为一眼的宽度,为面部宽度的1/5。外形是颜面中央隆起而且底朝下的三角形锥状器官。鼻的功能主要是呼吸,它也是嗅觉器官和发音系统的重要组成部分。鼻子是表现面部特征最重要的器官。它必须与面部骨骼和其他器官协调一致,特别是上、下颌骨,牙弓和上唇,鼻子的形状由鼻软骨、鼻骨及面部的其他支撑结构决定。理想的鼻子应表现为鼻背直,起自前额后在睑板上缘水平有一个小的凹陷,鼻背应该窄;在自然光线下,可见两条分开的平行线(或者是轻度内凹)从眉部一直延伸到鼻端,鼻尖应该轻度突出,鼻小柱与上唇成角90°～100°。

隆鼻术是指通过在鼻部填充自体、异体组织或组织代用品以垫高外鼻,达到改善鼻部容貌的手术。隆鼻手术切口有鼻小柱切口、鼻腔内切两种术式,其中鼻腔内切口(靠近鼻小柱一侧)因切口隐蔽、外表看不到痕迹而被普遍采用。中国人的鼻子多表现为鼻根部低平,起点下移(在睑板上缘水平以下)鼻尖突出不明显,由于鼻中部发育尚可,有时可见鼻中部呈驼峰状。在这种情况下,垫高鼻尖和鼻根部可以达到目的,必要时可用骨锉去掉凸出的鼻骨和鼻软骨后放入鼻假体或者是自体软骨支架。

鼻假体应选择非透明的,置入层次不应过浅,以免术后出现植入物透光现象。

1.适应证

(1)鼻根低平鼻:鼻根低平,眼距显宽,鼻体显短,似比例失调。

(2)低鼻:指从鼻根到鼻尖部,整个鼻梁都比较低。

(3)直鼻:鼻梁高度尚可,但形态笔直,最高点未位于鼻尖,形态笔直,缺乏应有的锥体感。

(4)鞍鼻:其鼻背高度低于正常值,鼻梁的骨和软骨部分多半凹陷,但鼻尖向上,形状如马鞍。

(5)鼻尖低垂鼻:鼻尖低垂,鼻最高点位于鼻背。

(6)波浪鼻:鼻背中轴线上有两处凹陷,使鼻中轴线不完整流畅。

(7)鼻孔横卧鼻:由于鼻端发育不良,导致鼻孔未竖立呈"八"字,鼻翼显宽大扁平,常见于唇裂术后继发鼻畸形。

(8)朝天鼻:鼻孔向上翻,好像鼻孔朝天一样。

(9)大鼻孔鼻:鼻孔大,显得面部特别不匀称。

(10)大鼻子头鼻:鼻子头硕大,鼻头和鼻梁不成比例。

(11)鼻梁短小鼻:鼻梁短小,好像只有鼻子头一样。

(12)隆鼻失败:做过隆鼻手术,因失败导致鼻子难看者;

2.禁忌证

(1)年龄过小(<16岁)。

（2）面及鼻部有感染灶,如毛囊炎、疖肿、痤疮、上呼吸道感染等炎症。

（3）为防止感染,妇女月经期不能做手术。

（4）患有传染性疾病。

（5）对手术效果期望值过高。精神状态不稳定或对填冲材料有疑虑者。

（6）鼻部皮脂腺丰富或有酒糟鼻。

（7）有过敏体质和瘢痕体质者。

3.充填材料的选择:常用的充填材料有医用固体硅橡胶、自体骨及软骨、异体软骨、高分子聚乙烯。

【围术期护理要点】

1.术前护理

（1）一般护理:执行整形外科术前一般护理要点。

（2）做好专科评估:术前与就医者在手术方法、材料选择、术后效果等方面达成共识,测量鼻部各种数据,做好充分的准备。

（3）完善术前专科检查:仔细检查鼻部皮肤,有无过敏、鼻部急、慢性感染性疾病等迹象。进一步完善心肺功能、肝肾功能、血糖等检查。

（4）饮食护理:嘱患者术前清淡、易消化的均衡饮食。戒烟、酒。术前日禁用对中枢神经有兴奋作用的浓茶、咖啡等刺激性饮料,保证充足睡眠。

（5）心理护理:多与患者交谈,消除顾虑和恐惧心理,避免情绪激动。精神过度紧张或失眠者,适当应用镇静剂或安眠药物。

（6）用药护理:隆鼻手术前2~3周停用阿司匹林等可以抑制正常凝血功能的药物。

2.术中护理与配合

（1）一般护理:执行整形外科术中一般护理要点。

（2）物品准备:眼部整形包、双极电凝器、隆鼻器等。

（3）麻醉选择:采用局部麻醉,0.5%~1%利多卡因+1∶200 000肾上腺素2~3 ml。

（4）手术体位:协助患者取仰卧舒适体位,尽量使患者放松。保持患者头、颈、肩在同一水平面上,颈下垫棉布卷以避免颈部悬空致颈椎损伤。

（5）术中配合注意事项

1）随时观察患者变化和术中出血情况,询问患者是否有不适感,以便了解患者状况。

2）仔细检查、核对假体效期、包装的完整性。

3.术后护理

（1）一般护理:执行整形外科术后一般护理要点。

（2）专科护理如下。

1）术后2~3 d,嘱患者卧床休息,头部抬起45°,并局部冷敷减轻术后肿胀。

2）观察切口处敷料是否有渗血并及时更换,保证切口清洁。

3）术后24~48 h换药,术后7 d拆线。

4）口服抗生素3 d,疼痛时可以口服镇痛药。

5）术后初期用冰袋做局部冷敷,可减轻术后肿胀等,术后第5天开始,应做局部热敷,以促进恢复。

（3）饮食护理：手术当天建议患者进流质饮食，然后进软食，手术后2周内要避免吃需要很多唇部运动的食物。

（4）术后并发症的观察和护理：隆鼻术有一特殊并发症就是假体的排异反应，排异反应有近期出现的，如3个月出现的，也有迟发的，如1年或更长时间才出现的。有的患者排异反应出现时自身没有症状，只是鼻部发红。当出现排异反应时，只能将假体取出。

（5）术后健康指导

1）一般指导：执行整形外科外科术后常规健康指导要点。

2）告知患者鼻子可能显得肿胀、上翻，感觉鼻尖麻木这些都是正常的，会随时间消失。正常感觉恢复需要3~6个月。

3）术后3周内患者要限制活动，3周后患者可逐渐恢复正常活动。

4）告知患者4周以内不要对鼻部进行任何骚扰和受压，包括按摩、按压、推动、戴眼镜。

5）术后4~6周内严禁任何可能会对鼻部造成直接损伤的碰撞性运动或活动。

6）术后如长期不适，应及时到医院与医生联系。

7）隆鼻手术后2~4周，禁止戴眼镜。在5d左右要保持抬头的姿势，即使在躺着的时候也要用2~3床被子垫高头部或者背部，这样有助于尽快消肿。

（杨　玥）

第六节　杯状耳复合组织瓣上旋术患者围术期护理

【概述】

杯状耳外形好像在耳轮缘穿了一条绳子，将其收紧似的，又称为环缩耳、卷曲耳、垂耳，是一种介于招风耳和小耳之间的先天性畸形，约占各种先天性耳畸形的10%。双侧性较多见，但左右不一定对称，有一定的遗传性。

1.杯状耳的特征　有以下4个主要特征。

（1）耳郭卷曲，轻者只是耳轮的自身折叠，重者则整个耳郭下垂，盖住耳道口。

（2）耳郭前倾，亦即招风耳，但与单纯的招风耳畸形有所不同。耳舟、三角窝多变窄但并不消失。

（3）耳郭变小，主要是耳郭长度变短。耳郭上部分位置前移，使耳轮移位于耳屏垂线的前面。严重者整个软骨支架和皮肤均减少，因此局部整形不能使其恢复正常大小。

（4）耳郭位置低，严重者较明显，且常伴有颌面畸形。

2.适应证　杯状耳畸形对容貌影响较大，还会影响戴眼镜，一般皆应手术整形。杯状耳整形一般6岁后即可手术，双侧可在一次手术中完成。耳郭下垂遮盖住外耳道口者，宜及早手术以免影响听力。伴有严重颌面部畸形应从整体考虑制订全面治疗方案。杯状耳手术治疗的原则是设法增加耳轮和耳舟的长度，以使拳曲的耳郭复位。手术的方法有多种，应根据畸形的程度选用。

（1）"V-Y"法：适用于轻度者 I 型杯状耳，仅有耳轮缘紧缩者。

（2）软骨瓣法：适用于中、重度者 I 型杯状耳耳轮缘轻度紧缩伴耳郭上部耳软骨自行折叠者。

（3）混合皮瓣法：适用于 II 型杯状耳耳轮和耳舟均有不同程度的缺失或畸形。

（4）耳甲复合组织瓣上旋法：适用于耳郭上半部缺损较严重的杯状耳。

3.禁忌证

（1）有传染性疾病或其他身体炎症者。

（2）患有高血压和糖尿病的患者，应该在初诊时翔实向医生告知病情，以便应诊大夫确认手术方案。

（3）有过敏体质和瘢痕体质者。

【围术期护理要点】

1.术前护理

（1）一般护理：执行整形外科术前一般护理要点。

（2）做好专科评估：术前与就医者在手术方法、术后效果等方面达成共识，做好充分的准备。

（3）完善术前专科检查：全面了解病史，查体，根据麻醉和手术需要做好各项必要的辅助检查。拍摄耳郭正面、侧面、斜面和后面照片作为手术前后参考对照。仔细检查耳部情况，特别是对听力的影响。

（4）饮食护理：嘱患者术前清淡、易消化的均衡饮食。戒烟、酒。术前日禁用对中枢神经有兴奋作用的浓茶、咖啡等刺激性饮料，保证充足睡眠。

（5）心理护理：多与患者交谈，消除顾虑和恐惧心理，避免情绪激动。精神过度紧张或失眠者，适当应用镇静剂或安眠药物。应实事求是地向患者及家属说明手术目的、治疗方法、手术步骤、效果及术中、术后应注意的事项，使其对疾病有正确的认识和充分的思想准备，并积极配合。

（6）术前准备如下。

1）术前进行常规准备，剃除头发并清洗干净。

2）将受术耳清洗干净，特别是有皱褶处、耳窝、凹陷部位。

2.术中护理与配合

（1）一般护理：执行整形外科术中一般护理要点。

（2）物品准备：耳部整形包、双极电凝器等。

（3）麻醉选择：静脉麻醉。

（4）手术体位：仰卧位，头偏向一侧。

（5）术中配合注意事项：随时观察患者变化和术中出血情况，以便了解患者状况。手术过程中要严格注意无菌操作，预防感染发生，一旦感染，耳郭软骨感染就可能造成菜花耳的畸形。

3.术后护理

（1）一般护理：执行整形外科术后一般护理要点。

（2）专科护理

1）嘱患者避免剧烈活动，保护好手术耳，避免受压。

2）常规应用抗生素3~5 d,术后10 d打开外敷料,拆线。

3）观察切口处敷料是否有渗血并及时更换,保证切口清洁。

（3）饮食护理:普通饮食。

（4）术后并发症的观察和护理如下。

1）感染:术后如果发生局部剧烈胀痛伴体温升高、耳周淋巴结肿大等症状,预示发生了较广泛感染,应及时打开敷料检查,控制感染,防止耳软骨炎的发生,必要时拆除部分缝线进行引流。

2）皮片、皮瓣坏死:发现皮肤坏死,立即解除局部压力,及时清创,创造创面愈合的有利条件。如软骨外露,只有待创面清洁后用局部皮瓣修复。

3）畸形复发:需要再次手术重新修复。

（5）术后健康指导如下。

1）一般指导:执行整形外科外科术后常规健康指导要点。

2）术后早期避免剧烈活动,保护好手术耳,避免受压、碰撞等外伤。

（杨　玥）

第七节　耳郭缺损再造术患者围术期护理

耳郭位于头颅两侧,左右对称,其上端与眉上端的水平线齐平,下端位于经过鼻底的水平线上,与颅侧壁构成大约30°角。

耳郭分前外侧面和后内侧面,两侧面的皮肤中间夹以薄而具有弹性的软骨支架。耳郭前外侧面皮肤很薄,皮下组织少,与软骨膜紧密粘连;后内侧面的皮肤稍厚,与软骨间有少量较松的皮下组织相隔,因此较为松动。耳郭软骨由黄色弹性纤维软骨板组成,其表面不平,形状与耳郭外形相似,仅耳垂处无软骨。耳垂在耳郭的最下端,无软骨组织,仅由皮肤及皮下脂肪组织构成。耳郭的血液供应十分丰富,来自颈外动脉的颞浅动脉、耳后动脉和枕动脉。颞浅动脉分出3~4个耳前支,供给耳郭前面、耳和外耳道一部分血液。

1.耳郭缺损的原因　主要有先天性和获得性两种。

（1）先天性耳郭缺损　是先天性耳郭畸形之一,其原因与遗传,以及母亲怀孕期间受到梅毒、病毒,特别是风疹病毒的感染,孕妇服用某些药物或患有代谢性、内分泌紊乱等疾病,或接触某些化学物质及放射线等有关,均可导致胎儿耳发育的畸形。先天性原因引起的往往不单纯是耳的畸形,还伴有外耳道、中耳及其他结构的异常。

（2）获得性耳郭缺损　系由于外伤或感染等原因所致,其特点是局部皮肤常有瘢痕,血供、弹性、松弛度等较差,不能做较薄的皮下广泛剥离,不易形成能容纳植入支架组织的宽阔而较松弛的腔穴,因此,往往难于清晰显示支架上所雕刻的轮廓形态。但其即使缺损严重,亦多残存部分耳甲和外耳道,使再造耳郭易于取得外形较好的效果。

2.耳郭再造术的基本原则　施行全耳郭再造术。再造耳郭的皮肤来源,首先利用耳后乳突区皮肤,不够时可行皮肤扩张或其他方法。耳郭支架,可用自体软骨或其他材料。

支架雕刻成耳郭外形极为重要。耳郭缺损的修复,可以参照全耳郭再造术的基本原则,并结合缺损的部位、大小和局部组织情况等,选用适合的手术方法和组织移植进行修复。

耳郭缺损均需进行耳郭部分或全部再造。但值得注意的是,耳郭再造术是一个困难、复杂的手术,虽然现在能够做到使再造耳郭的形状和正常耳郭相似,但由于正常耳郭的软骨属于弹性软骨,而肋软骨是透明软骨,不含弹性纤维,因此再造耳郭的柔软度和弹性还不能和正常耳郭完全匹配。对于要求行耳郭再造术,并能理解手术的困难,对结果有抱现实态度的受术者皆可进行耳郭再造术,否则要慎重。

3.适应证与手术时机选择

(1)先天性小耳畸形,宜在 6 岁以上(15 岁左右为宜)。

(2)因外伤、肿瘤切除,感染等原因致获得性耳郭缺损,宜在创面愈合后 3~6 个月。

(3)双侧小耳畸形、伴外耳道闭锁者,应先考虑进行外耳道成形及鼓室成形,再考虑行耳郭成形术。

(4)小耳畸形伴小颌畸形时,宜先行下颌延长术后再行耳郭再造术。

4.禁忌证年幼(6 岁以下)或年老体弱全身情况不良者;手术区皮肤有急性炎性病变,如毛囊炎、疖肿等,须在炎症消退后手术;因损伤或手术切除致耳郭缺失时间不到半年;局部有残余肿瘤者;耳后无健康皮肤可利用。

5.耳郭再造术方法　多分为二期完成。

(1)第一期为 Ⅰ 期手术——扩张器植入术:包括先将残耳修理、耳垂成形、耳颞部皮肤扩张器埋置,并注水扩张。

(2)第二期为 Ⅱ 期手术——耳郭再造术:即全耳郭成形术,包括取肋软骨、耳郭支架雕刻、埋入耳郭支架、筋膜包绕、耳郭竖起后耳后植皮等步骤。

以下分别介绍两期围术期护理。

一、Ⅰ期手术——扩张器植入术

【概述】

扩张器植入术,又称组织扩张术,是通过在组织深面埋植扩张器并使之扩张,以达到扩大其被覆组织面积的一种技术。广泛应用的是皮肤组织的扩张,其原理是通过向扩张囊内注射液体,增加扩张囊的体积,进而增大局部皮肤软组织的表面张力,促使皮肤各层组织和表皮细胞的分裂增殖、细胞间隙增大,从而增加皮肤面积,以获得额外的皮肤组织进行组织修复和器官再造。

耳后乳突区无毛发皮肤面积量有限,且此处皮肤本来就很薄,不能进行无限量扩大。根据拟再造耳郭大小、位置及局部皮肤情况,设计扩张器埋入的位置及范围,并选择扩张器的形状、容量。应用过大的扩张器只会把后上方的毛发及颈部皮肤也扩大,对再造耳郭并无帮助。一般选择 100~140 ml 容量、小圆形或小肾形的扩张器。手术可在全身麻醉下或神经阻滞加局部浸润麻醉下进行。

【围术期护理要点】

1.术前护理

(1)一般护理:执行整形外科术前一般护理要点。

（2）做好专科评估：术前与就医者在手术方法、术后效果等方面达成共识，做好充分的准备。制订合理的治疗计划，包括埋植部位的选择，扩张皮瓣的设计，治疗计划、时间、费用等。

（3）完善术前专科检查：测量健侧耳郭的大小、位置，预制出耳郭形态的胶片，经消毒后，待手术时使用。如患者为双耳郭畸形，则应按其父母的正常耳郭做出胶片。

（4）饮食护理：嘱患者术前清淡、易消化的均衡饮食。戒烟、酒。术前日禁用对中枢神经有兴奋作用的浓茶、咖啡等刺激性饮料，保证充足睡眠。

（5）心理护理：消除顾虑和恐惧心理，避免情绪激动。精神过度紧张或失眠者，适当应用镇静剂或安眠药物。与患者或其家长说明手术方法，分几期完成，以及每期手术所达到的目的，所需时间等。

（6）术前准备如下。

1）术前进行常规准备，按全身麻醉术前常规准备。患者做好个人清洁卫生，剃除头发并清洗干净。手术区备皮。

2）将受术耳清洗干净，特别是有皱褶处、耳窝、凹陷部位。

3）扩张器的准备：①手术前根据患者具体情况确定扩张器大小和形状。②扩张器的检查，使用前必须对扩张器进行严格的检查，包装是否完整，扩张器的消毒灭菌日期，使用有效期，批号，大小。③同型号扩张器要留有备用，防止术中损坏，以便替换。

2. 术中护理与配合

（1）一般护理：执行整形外科术中一般护理要点。

（2）物品准备：耳部整形包、双极电凝器等。

（3）麻醉选择：静脉麻醉。

（4）手术体位：仰卧位，头偏向一侧。

（5）扩张器植入术中配合：手术步骤包括耳垂转位成形、残耳修理、水囊皮肤扩张器埋置，并缝合切口，需放置负压吸引管一根。

1）协助患者与舒适体位，并充分暴露手术视野。

2）术中再次对扩张器进行严格的检查，包装的完整性，扩张器的消毒灭菌日期，使用有效期，批号，大小是否与患者使用一致。

3）扩张器打开后，首先要检查扩张器有无破损，仔细观察扩张器的外观有无划痕或孔眼，粘连处有无开胶或缝隙。

4）向注射壶内注入适量空气后将扩张器浸入水中，反复挤压检查是否有气泡出现。由于一些细小的破损只有在较大压力下才能发现，最好注满空气后再用力挤压，以确保扩张器安全可靠。检查合格后将气体抽空，置于容器内进行备用。

3. 术后护理

（1）一般护理：执行整形外科术后一般护理要点。

（2）专科护理如下。

1）手术后保持负压引流通畅，引流瓶要有容量标记，方便观测引流量和了解引流液的性状。

2）一般情况下引流管于手术后第2~3天拔除，术后7 d拆线。

3）在耳后乳突区置放扩张器的患者，一般手术后即能起床活动。引流瓶选择重量轻、携带方便、密封性好、无菌可靠的。

4）如患者出现疼痛剧烈，引流出的血液较多且呈鲜红色，立刻通知医生进行处理。

5）嘱患者避免剧烈活动，保护好扩张器，以免碰破。

6）术后避免患侧卧位，以免扩张器受压破裂。

7）观察切口处敷料是否有渗血并及时更换，保证切口清洁。

（3）饮食护理：普通饮食。

（4）术后并发症的观察和护理：术后如果发生局部剧烈胀痛伴体温升高、耳周淋巴结肿大等症状，预示发生了较广泛感染，应及时打开敷料检查，控制感染，必要时拆除部分缝线进行引流。

（5）术后出院指导如下。

1）拆线后每周一、三、五早8点携带"注水单"回院注水。开始用4号针头经皮肤向注射板内注入无菌生理盐水，每次5～10 ml，注射时须观察皮肤表面颜色，如张力太大导致皮肤苍白，可致缺血性皮肤坏死，故应适当减少注水量。一般每周2～3次，共注射至70 ml左右，并填写注水记录单，二期住院后请将注水单交给医生，停止注射2周后，收入院行Ⅱ期手术。

2）拆线后正确佩戴耳罩，保护扩张的皮肤。

3）拆线后切口如有结痂不得强行揭掉，需自行脱落。

4）扩张注水以及养皮期间预防感冒，避免因为发热造成感染。

5）扩张的皮瓣避免磕、碰及蚊、虫叮咬。切勿抓挠皮肤。

二、Ⅱ期手术——耳郭再造术

【概述】

一般患者在完成皮肤扩张、原位维持扩张器1个月后，经扩张的皮肤已变得很薄，表面的毛细血管清晰可见，此时即可行耳郭再造术。

【围术期护理要点】

1. 术前护理

（1）一般护理：执行整形外科术前一般护理要点。

（2）手术前的准备：男性患者术前剃除头发，女性患者剃除发际以上8 cm头发。做好术区清洁。剃除取肋软骨处的汗毛，操作轻柔，避免划伤。

（3）完善各项检查：如血、尿常规检查、胸片、心电图等。

2. 术中护理与配合

（1）一般护理：执行整形外科术中一般护理要点。

（2）物品准备：耳部整形包、双极电凝器等。

（3）麻醉选择：静脉麻醉。

（4）手术体位：仰卧位，头偏向一侧。

（5）手术步骤与配合：术中严格无菌操作，按手术步骤配合术者主要做好以下工作。

1）先取肋软骨及取皮，多在右侧第7、8肋软骨间做梭形皮肤切口，先取下3.0 cm×5.0 cm全厚皮片供使用。然后分出肋软骨全长以及前部融合部，切取第7、8肋软骨。注意勿损伤壁层胸膜,以防气胸的发生。缝合胸壁肌肉及皮肤。

2)将切取的肋软骨雕刻成耳郭软骨支架,注意耳轮要够长,刻出舟状窝、三角窝及对耳轮,并用钢丝将其固定在一起。

3)将耳部皮肤扩张器取出(放入时切口后下沿长),将耳郭软骨支架植入,其耳轮尾部插入耳垂内,沿耳轮上外缘 3~5 mm 处切开乳突表面筋膜,将软骨支架深面的筋膜分离,将耳郭向前竖起,耳后创面游离植皮,间断缝合后打包包扎,留置引流管一根。

3. 术后护理

(1)耳郭再造二期手术时,儿童宜在全身麻醉下进行手术,按全身麻醉护理常规。成年患者可在局部麻醉下手术,给予局部麻醉护理常规。术后抗感染治疗 1 周。

(2)软骨支架埋入后,局部要保持恒定的压力,包扎松脱,应及时纠正。并应保持干燥。

(3)手术后引流管外接负压装置,保持负压引流通畅,一般当天可引流出较多的积血,以后减少至仅为渗液。术后持续负压吸引 3~5 d。

(4)胸部切口包扎后加胸带固定,以减轻疼痛。要鼓励患者咳嗽,防止肺部感染。观察胸部术区外敷料是否干燥,无特殊情况 1 周后间断拆除胸部缝线。术后胸带不得私自拆除,为避免切口出血包扎要紧。

(5)头部敷料 12 d 左右去除,拆除再造耳郭及乳突区缝线。拆线后戴耳罩保护一段时期。术后 12 d 左右拆线。拆线时请带好免缝胶布及瘢痕抑制药物,按照医生要求每天涂抹 2~3 次。耳部敷料保持整洁。未拆线时,嘱患者不做剧烈活动,尤其是儿童。不能患侧卧位,特别是儿童夜间睡眠时。

(6)饮食要求:手术后次日可以进食容易消化柔软的食物。喝水后若无恶心、呕吐症状,过 1 h 后可以进流食,如牛奶、果汁等,注意进食速度不宜过快,量不宜过大,温度适中。避免过硬及辛辣刺激的食物。

(7)疼痛的护理:可根据病情服用止痛药或在术前安装止痛泵。

(8)采取舒适体位:进食后根据需要摇高床头以利于呼吸,将枕头垫于背部或腰部。起身困难时可以采用结实的皮带或绷带拴在床尾起到助力作用。

(9)术后 24 h 需下床活动,活动量以耐受为宜,循序渐进。

(10)注意保护再造耳,避免外伤。半年内避免过度压迫再造耳。睡觉时勿挤压患侧耳朵,可以平躺、侧躺或半卧位。

(11)注意术后并发症,如血肿、感染、双耳明显不对称及皮肤、皮瓣坏死、软骨支架边缘外露等。一经发现应及时报告医生处理。

(12)术后健康指导如下

1)一般指导:执行整形外科外科术后常规健康指导要点。

2)专科指导:①再造耳后防冻、防晒、防碰撞、防挤压、防抓挠。②拆线后 1 个月回院复查。③拆线后再造的耳郭若皮肤上有痂皮切勿强行撕扯,湿润后轻拭,必要时由医生处理。无暴露切口且切口清洁,2 周后可以清洗再造耳。④胸部切口以弹性敷料固定,保持 6 个月。⑤如果发现钛丝脱出、软骨外露等异常情况时,及时来院就诊。⑥保持身体健康,减少感冒的发生。

3）耳罩的使用：①佩戴方法，先戴耳罩后固定松紧带。②摘脱方法，先脱掉松紧带后去耳罩。

（杨　玥）

第八节　手部瘢痕挛缩整复植皮术患者围术期护理

【概述】

手是人类特有的劳动器官，也是人体最复杂和精细的感觉器官和形态器官，有人体的"第二视觉""第二面部"之称。足见其功能和形态上的重要性。由于人类在日常工作活动中必须使用双手，所以难免发生各种原因造成的手的损伤。其中手的烧伤在临床上较为常见。

1. 手的姿势和功能

（1）休息位：睡眠和麻醉下，手的肌肉、肌腱、骨关节处于自然的平衡状态，呈半握拳状。

（2）功能位：是指手发挥其最大功能的体位。手的功能位对临床治疗具有重要意义，通常手部背侧植皮和指关节融合均置于此位置。

（3）保护位：亦称"手内肌亢进位"或"未来功能位"。该体位使掌指关节的韧带处于最大紧张位，主要目的是防止手内肌挛缩。

（4）手的功能：除捏持、弹拨和触摸等精细功能外，还包括提拉、握、推、夹、搓、扭、拧等功能。临床工作中判断手外伤治疗效果理想与否，均采用上述功能位标准。

2. 手的皮肤

（1）手背面的皮肤：为有毛皮肤，角质层透明层薄，移动性好。临床上，手背皮肤缺损时应以游离植皮为主，不应勉强拉拢缝合，同时游离植皮后应将手保持在功能位或半握拳位，以防止手术后移植皮肤量不足而影响治疗效果。

（2）手掌面的皮肤：为无毛皮肤，有较厚的角质层。由于手掌皮肤较特殊，所以手掌皮肤的缺损很难满意用身体其他部位的皮肤来代替。

手的皮肤对手的功能和形态极为重要，同时对深层组织也很重要。

手部的瘢痕以造成功能障碍为主。如手背部的瘢痕挛缩，时间稍久即可引致掌指关节背屈及拇指内收畸形，造成所谓的"爪形手"，可使手部功能几乎完全丧失。因此，手部瘢痕挛缩畸形的治疗不能等到瘢痕软化和瘢痕处于静止状态后再做治疗，必须适时地早期治疗。手的瘢痕挛缩时间过长（超过半年）常出现手部肌腱、骨关节、韧带的继发病变，不仅给治疗带来困难，而且影响手的预后效果。手部瘢痕挛缩畸形有多种的治疗方法，但要根据患者具体情况选择最佳手术方案。通常是择期手术，多采取全身麻醉。

【围术期护理要点】

1. 术前护理

（1）一般护理：执行整形外科术前一般护理要点。

（2）做好专科评估：术前与就医者在手术方法、术后效果等方面达成共识，做好充分的准备。制订合理的治疗计划。

（3）完善术前专科相应的检查。

（4）饮食护理：嘱患者术前清淡、易消化的均衡饮食。戒烟、酒。术前日禁用对中枢神经有兴奋作用的浓茶、咖啡等刺激性饮料，保证充足睡眠。

（5）心理护理：要与患者做好沟通，使患者对手术后有良好的认识，做好心理疏导，以及手术后的康复锻炼。

（6）术前准备

1）术前进行常规准备，患者做好个人清洁卫生，手术区备皮。

2）供皮区术前以清洗为主，每日 1 次；女性及儿童，除头皮外，供区不必强调剃毛；头皮剃发应在手术之日进行，切忌划破。

3）手术时供皮区忌用碘酊消毒，以 75% 乙醇消毒为妥。

4）对无创口的受区应清洁洗涤 3 d，尤其是将行瘢痕切除的受区，还要用汽油或松节油清除凹凸不平瘢痕的污垢。防止术中污染，造成感染的潜在危险性。

5）肉芽创面术前局部使用一定浓度的抗生素溶液湿敷换药，能使肉芽平实、渗出物减少。

2. 术中护理与配合

（1）一般护理：执行整形外科术中一般护理要点。

（2）物品准备：普通整形包、双极电凝器等。

（3）麻醉选择：静脉麻醉。

（4）手术体位：仰卧位，协助患者于舒适体位，并充分暴露手术视野。

3. 术后护理

（1）一般护理：执行整形外科术后一般护理要点。

（2）专科护理如下。

1）常规全身麻醉手术后护理。

2）密切观察患者供区、受区有无渗血或出血，量和颜色。持续渗血时，通知医生给予处理。

3）观察患者手部术区外敷料包扎的松紧度，过紧影响血液循环，过松起不到打包包扎作用。保持石膏托、夹板固定稳固，防止移位及预防或矫正畸形。加强患肢邻近关节的功能锻炼，防止关节强直。

4）患者清醒后，询问患者手部术区自觉症状，是否有胀痛或疼痛加剧，以便了解循环状况。患肢体位要求高于心脏水平。应用镇痛药，减轻疼痛。

5）术后严密观察手部末梢血运情况。每 2 h 巡视患者，触摸手部术区包扎外露的指端温度是否正常，观察颜色是否红润，如指端发凉且颜色苍白或暗紫色，立即通知医生。

6）注意皮肤的清洁，定期换药，保护新生皮肤。手术区更换敷料在 5～7 d 后进行，这期间注意观察植皮区有无异味、疼痛加剧。注意克氏针的保护，防止感染、脱落及移位。

（3）饮食护理：普通饮食。

（4）术后健康指导

1）一般指导：执行整形外科外科术后常规健康指导要点。

2）术后康复治疗，植皮后的理疗、功能支架的应用及功能训练时取得良好效果的重要环节，术后治疗应坚持3～6个月。

3）14 d拆线后，及时使用合适的弹力手套或弹力绷带，每日加压包扎，坚持半年以上，以预防或减轻瘢痕增生的程度。包扎前可涂些瘢痕膏。有皮肤破损停止使用，愈合后再用。

4）坚持温水(38～39 ℃)洗手，洗手前将水盆进行消毒处理，每天2次，每次30 min。有软化瘢痕的作用。

5）做好关节伸屈、旋转等功能锻炼，活动初期，范围不要过大，用力不要过猛，循序渐进地增加活动量。采取对抗挛缩的方向体位。

（杨　玥）

参 考 文 献

[1]宋儒耀,方彰彬.美容整形外科学[M].北京:北京出版社,2002.
[2]王炜.整形外科学[M].杭州:浙江科学技术出版社,1999.

第十五章

妇产科手术患者围术期护理

第一节　妇产科手术特点与护理要点

【概述】

妇产科是以手术为主要方法治疗外阴、阴道、子宫、卵巢、输卵管的肿瘤及外伤等疾病的临床学科。妇产科与外科基础知识联系紧密,如外科感染、肿瘤、休克、无菌原则、输血、体液平衡、肠内外营养等。妇产科包括以下疾病。

1. 外阴疾病　如外阴肿瘤等。

2. 阴道疾病　如阴道癌等。

3. 子宫疾病　如子宫肌瘤、子宫肉瘤、子宫颈癌等。

4. 卵巢及输卵管疾病　如卵巢囊肿、卵巢癌、输卵管癌等。

5. 盆底功能障碍及生殖器官损伤疾病　如阴道前后壁膨出、子宫脱垂等。

6. 妇科急症　如外阴阴道外伤、异位妊娠或黄体破裂等所致的腹腔内出血等。

7. 其他　如滋养细胞疾病等。

【物品准备】

1. 器械、敷料

(1) 妇科手术器械包:腹单包、盆碗包、手术衣包。常用于经腹子宫切除手术(图15-1)。

(2) 脱垂手术器械包:腹单包、盆碗包、手术衣包、阴道拉钩、窥阴器。常用于阴式子宫切除手术(图 15-2)。

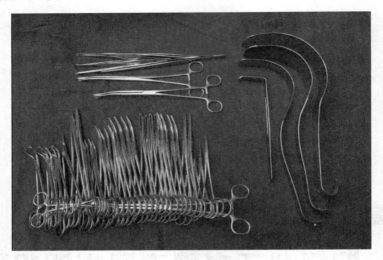

图 15-1　妇科手术器械

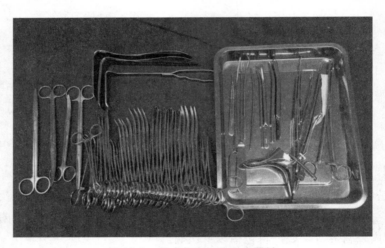

图 15-2　阴式子宫切除手术器械

(3)广泛手术器械包:腹单包、盆碗包、手术衣包。常用于广泛子宫切除手术(图 15-3)。

(4)剖宫产手术器械包:腹单包、盆碗包、手术衣包、婴儿器械、产钳包。常用于剖宫产手术(图 15-4)。

2.常用耗材　20 或 22 号刀片、套针,1-0、2-0、3-0、1 号丝线,0 号、1 号、3-0 号可吸收缝线,电刀笔、吸引器管、引流管、引流袋、敷贴等。

3.其他　吻合器、无菌灯把、吸引器等。

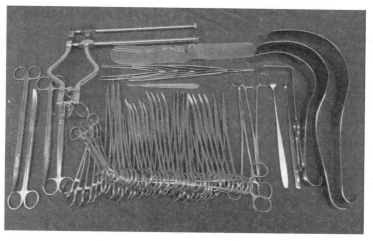

图 15-3　广泛子宫切除手术器械

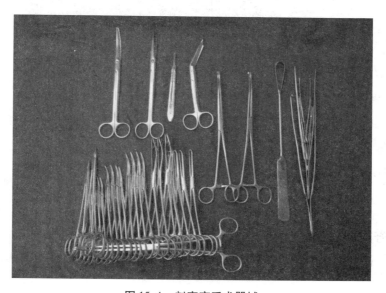

图 15-4　剖宫产手术器械

【手术体位】

1.仰卧位　适用于腹部手术,患者仰卧于手术床上,调节手术床各部位的角度,形如人体的自然弯曲,尽可能扩大患者与手术床的接触面积,手臂固定于搁手板上,外展角度不超过90°。下肢约束带固定于患者膝关节上方5 cm,松紧度以能顺利通过成人手指1指为宜(图15-5)。广泛子宫切除术头低脚高位(约15°),剖宫产手术向左侧卧倾斜10°～15°。

2.截石位　适用于阴式手术,全身麻醉前摆放体位。患者仰卧,臀部位于手术床摇折处,臀下垫中号软垫,以便手术操作。穿上袜套,两腿屈髋屈膝置于腿架上,腿架高度以患者身高为准,屈髋90°～100°,屈膝90°～100°,适度外展,两腿之间的跨度为45°,腘窝处垫软枕,外用约束带固定(图15-6)。

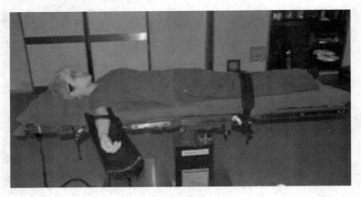

图15-5　仰卧位

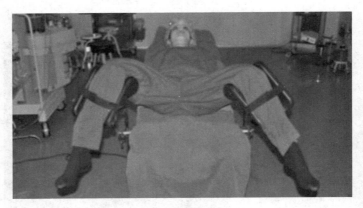

图15-6　截石位

【麻醉方式】

根据手术种类和患者情况选择全身麻醉、连续硬膜外麻醉、腰麻与硬膜外联合麻醉、局部麻醉等。

【围术期护理要点】

1. 术前一般护理要点

(1)术前评估:一般评估包括病情、年龄、生命体征、营养状况、睡眠、大小便情况、月经情况、婚育情况、自理能力、皮肤情况、既往病史、药物过敏史、异常化验指标及检查结果、患者心理状况及对疾病和手术的认知程度。

(2)术前宣教:良好的术前指导可减轻患者的紧张心理、使患者了解手术的相关知识,取得患者的配合,可促进患者康复,减少并发症的发生。宣教内容包括手术目的、方法、麻醉方式、围术期可能出现的情况及配合方法,各种引流目的意义;与手术室护士配合做好术前访视,介绍手术室的环境及流程。

(3)术前常规准备:包括个人卫生、手术区域的皮肤准备、手术部位标记、肠道准备、阴道准备、体位训练、身份识别标识、留置尿管等。遵医嘱积极处理术前合并症,如贫血、高血压、糖尿病等内科合并症的治疗。吸烟患者劝其戒烟。

（4）术前护理指导：有效咳痰方法、床上排尿排便、床上翻身、肢体活动、饮食等。

（5）心理护理：根据患者的年龄、文化程度、手术方式、心理状况等给予心理护理，同时加强对其丈夫或父母的心理疏导，充分发挥社会支持系统的作用，消除紧张焦虑情绪。

（6）评价患者的教育效果，监测生命体征，做好交接班，保证护理的连续性。

2. 术中一般护理要点

（1）术晨准备如下。

1）环境及物品准备：检查手术间环境，温度（22～24 ℃）与湿度（40%～60%）适宜；手术所用仪器设备、物品处于正常备用状态且达到灭菌效果；依据术者的操作习惯和特殊器械要求，对手术间进行合理布局，保证手术的顺利完成。

2）做好术前访视，对患者基本情况、既往史、手术史、现病史及患者的心理状况、皮肤准备情况、存在的风险（如压疮等）等进行正确的评估，做好患者入室前的各项准备工作。

（2）入室后麻醉前的护理如下。

1）做好核对（患者信息、手术部位和手术方式），将患者接入手术间，注意保温和保护患者的隐私，适当约束，防止坠床。

2）做好心理护理，主动安抚患者以减轻等待麻醉期间焦虑紧张的心理，缓解患者的陌生感和无助感。

3）根据手术及患者病情建立静脉通路、吸氧并安放心电监护仪，监测生命体征。

（3）手术配合如下。

1）安放手术体位：由手术医生、麻醉医生、巡回护士共同协作完成。充分暴露术野，根据术前评估、手术方式、时间等对患者的皮肤进行再评估，对压疮的好发部位进行减压保护，同时合理安放各种管路、保证手术的顺利进行。

2）执行手术安全核查制度：由手术医生、麻醉医生和巡回护士三方分别在实施麻醉前、手术开始前、患者离开手术室前共同完成，核查内容包括患者身份、手术部位、手术方式等方面。严格执行 Time-out 制度，保证对正确的患者，在正确的手术部位，实施正确的手术。

由手术医生、刷手护士、巡回护士在手术前、关闭体腔前、关闭体腔后、缝合皮肤后对所有手术中使用的器械、敷料、刀片、缝针等物品进行分类清点，坚持点唱原则，并在使用前后检查完整性。

（4）术中护理配合原则如下。

1）关注手术进程，注意力要集中，熟悉手术步骤，主动、准确供应术中所需物品。配合重大手术时提前做好应急准备，妥善处理突发事件。

2）保持手术间的封闭状态，控制手术间人数，保持安静，避免讲与手术无关的话题。

3）严格执行并监督参加手术人员的无菌操作，保护手术区域的无菌状态。

4）密切关注患者，观察患者生命体征、病情变化、尿管引流情况、受压部位，同时注意保暖及两侧肢体保护。

5）手术中注意保持患者皮肤干燥，避免消毒液、冲洗液等浸湿床单，防止压疮及意外灼伤。

6）认真核对手术中用药、输血，妥善保管并标记切下的标本，术后及时交给医生。

7)患者离开手术室前再次做好核查与评估,特别是患者皮肤完整性,管路连接是否正确、通畅、固定有效,协助医生包扎切口。

8)准确规范书写护理记录,与病房护士做好交接。

3.术后一般护理要点

(1)术后一般评估:包括基础评估和专科评估。基础评估包括麻醉方式、手术方式、术中情况;观察意识状态、生命体征,静脉管路及其液体输入情况,引流管的类型、通畅、固定情况,引流液的颜色、性质及量,手术切口有无渗出,全身皮肤和黏膜、疼痛情况等。专科评估内容见各论。

(2)做好急救准备:一般术后可出现休克、出血、感染高热等并发症,当病情危重变化时及时发现并做紧急处理。

(3)术后健康指导:根据评估结果采取相应的护理措施,指导患者做好术后功能锻炼、自我照护等,如术后咳嗽技巧、术后切口保护技巧、舒适体位以及疼痛护理、保留导管护理、饮食卧位指导、床上、下床活动技巧、压疮高危患者皮肤保护措施等等。

(4)心理护理:根据患者术后心理评估给予针对性的心理护理。

(5)出院指导:一般在出院前 1~2 d 内完成,包括出院后用药指导;康复指导;复查时间地点;常见异常情况及其处理等。

(刘金萍 王 静 李 兰)

第二节 腹式子宫全切除术患者围术期护理

【概述】

腹式子宫全切除术是指单纯切除宫体和宫颈,是妇科最常施行的手术,腹式手术暴露良好,有利于切除巨大盆腔肿块、盆腔恶性肿瘤、子宫附件病变、盆腔感染或广泛粘连性病变。

1.适应证

(1)子宫肌瘤等良性疾病须切除子宫,宫颈有严重病变,年龄较大的妇女。

(2)早期子宫恶性肿瘤,如子宫内膜癌、宫颈原位癌。

(3)盆腔炎性包块、结核性包块等经保守治疗无效者。

(4)严重功能性子宫出血,经药物治疗无效,年龄近更年期。

(5)严重子宫内膜异位症、子宫腺肌病,保守无效且无生育要求者。

2.禁忌证 合并全身其他疾病,如严重心血管疾病、呼吸系统疾病、出血性疾病等不能耐受麻醉者。

【围术期护理要点】

1.术前护理评估

(1)一般护理:执行妇产科术前一般护理要点。

（2）阴道准备：入院后协助医生取阴道分泌物化验除外阴道炎症，术前 3 d 遵医嘱行阴道灌洗，术前日给予阴道宫颈涂碘，刮宫后及有阴道出血患者禁行阴道灌洗，术前 3 d 给予阴道宫颈涂碘。

（3）消化道准备：一般手术前日灌肠 1～2 次，或口服导泻剂，使患者能排便 3 次以上。预计手术可能涉及肠道时，肠道准备应从术前 3 d 开始，患者于手术前 3 d 进食无油无渣半流质饮食，并按医嘱给予肠道抑菌药物。

（5）术日晨准备

1）了解患者有无不宜手术的情况，如月经来潮、突然体温升高、感染等，及时通知医生。

2）膀胱准备：术前指导患者排空膀胱，遵医嘱导尿并留置尿管。

2. 术中护理与配合

（1）一般护理：执行妇产科术中一般护理要点。

（2）麻醉选择：全身麻醉或连续硬膜外麻醉。

（3）手术体位：平卧位。

（4）术中配合注意事项如下。

1）因阴道与外界相通，切开阴道之前要垫好湿纱垫，以免阴道内分泌物溢出，污染手术野。

2）切下子宫时，用血管钳夹紧碘伏棉球消毒阴道残端，注意清点棉球数量，每次 1 个。

3）接触阴道或宫颈的器械要隔离，单独放置，防止污染手术区域。

4）手术结束后提醒医生及时取出阴道内的纱布，不可遗漏于患者阴道内。

5）手术过程中，经常用湿纱布垫擦拭带血的器械，保持器械清洁。

6）使用电刀时，应适当遮盖患者的身体，不可与金属物品接触。负极板的安放要选择易于观察、肌肉血管丰富和皮肤清洁干燥的区域，粘贴牢靠，以防手术中患者变换体位时负极板移位灼伤皮肤。

3. 术后护理

（1）一般护理：执行妇产科术后护理要点。

（2）阴道分泌物的观察：子宫全切术后患者阴道残端有切口，应注意观察阴道分泌物的性质、量、颜色，以便判断阴道残端切口的愈合情况。由于受阴道残端缝线反应的影响，术后有少许浆液性阴道分泌物属正常现象。

（3）阴道引流管的观察：术后注意合理固定引流管，一般 24 h 内引流液不超过 200 ml，性状应为淡血性或浆液性，引流量逐渐减少，根据引流量，一般术后 2～3 d 拔除引流管。

4. 并发症的观察与护理

（1）腹胀：术后腹胀多因术中肠管受到激惹使肠蠕动减弱所致。指导患者避免术后呻吟、抽泣、憋气等可咽入大量不易被肠黏膜吸收的气体加重腹胀。通常术后 48 h 恢复正常肠蠕动，排气后腹胀即可缓解。如果术后 48 h 肠蠕动仍未恢复正常，在排除麻痹性肠梗阻、机械性肠梗阻的可能后，采取针刺足三里、肛管排气、按医嘱穴位或肌内注射新斯的明等促进排气。

（2）术后切口疼痛：患者切口疼痛多在麻醉作用消失后，切口疼痛逐渐加剧，在手术后 24 h 内最为明显，以后逐渐减轻，翻身活动、咳嗽时因腹壁震动和牵拉，疼痛会加重。因此在活动前或咳嗽前用双手轻轻按压切口两侧，可减轻疼痛，腹带包扎松紧适宜，也可起到上述作用。

（3）恶心、呕吐：患者手术后恶心、呕吐的原因主要有两点。①麻醉的不良反应，刺激胃黏膜。②手术操作中牵拉内脏，一般无须特殊处理。待麻醉作用消失后，症状可自行消失。呕吐时患者头要偏向一侧，口腔内呕吐物及时清理以免误吸。

（4）术后体温高：术后由于机体对手术创伤的反应，患者体温可略升高，临床称为外科热或吸收热。一般不超过 38.5 ℃，1～2 d 后逐渐恢复正常，无须特殊治疗，密切观察即可。

（5）便秘：术后患者的便秘症状主要由于活动量小，肠功能恢复慢，饮食不合理所致。为防止便秘，指导患者术后要多饮水，一般每日 2 000 ml 左右，多吃蔬菜、水果，少食脂肪类食物，根据病情，早期下床活动。

（6）泌尿系统并发症的观察与护理如下。

1）尿潴留：停尿管后为患者提供隐蔽的排尿环境，协助调整体位和姿势，适当增加液体入量，通过听流水声等方法帮助患者排尿。如上述措施无效则应导尿，一次导尿量不要超过 1 000 ml，以免患者因腹压骤然下降引起虚脱。留置导尿管，每 3～4 h 开放 1 次，使膀胱功能逐渐恢复。

2）尿路感染：老年、术后必须长期卧床以及过去有尿路感染的患者容易发生泌尿系统感染。保留尿管期间应嘱患者多饮水，保持尿管通畅，避免打折、牵拉等，每日行会阴部擦洗 2 次，保持清洁，预防感染。术后出现尿频、尿痛，并有高热等症状者，应按医嘱做尿培养，确定是否有泌尿系统感染。

（7）切口血肿、感染、裂开：切口出血多、压痛明显、肿胀、检查有波动感，应考虑为切口血肿。遇到异常情况，护士应及时报告医生，协助处理。少数患者，尤其年老体弱或过度肥胖者，可出现切口裂开的严重并发症。此时患者自觉切口部位轻度疼痛，有渗液从切口流出；更有甚者腹部敷料下可见大网膜、肠管脱出。护士在通知医生的同时应及时用无菌治疗巾覆盖包扎，并送手术室协助处理。

5. 健康指导

（1）一般指导：执行妇产科术后常规健康指导要点。

（2）心理：保持心情舒畅，避免紧张、焦虑、急躁等情绪。

（3）饮食：清淡易消化高蛋白饮食，尽量避免刺激性强的食物，多进食水果蔬菜以保持大便通畅，避免用力排便引起的切口裂开。

（4）活动：适当卧床休息，有阴道流血时应多卧床休息，避免久站久坐、频繁下蹲、提拉重物或从事重体力劳动。

（5）沐浴时间：开腹手术出院后包裹腹带 2 周左右，如无切口渗血、渗液、红肿、发热等情况出现，2 周后即可撤除腹带和敷料，可淋浴，注意切口处仍需保持清洁干燥，禁止盆浴 1～2 个月。

（6）预防感染：未经医生同意避免性生活和阴道冲洗，以免影响阴道切口愈合，并引起感染。

（7）定期复查：出院后无异常情况定期门诊复查，如出现异常阴道出血、腹痛，手术切口渗血渗液、红肿、裂开等情况及时就诊。

（刘金萍　杨宝琴　王　静）

第三节　子宫下段剖宫产术患者围术期护理

【概述】

剖宫产是指通过腹壁和子宫壁切口娩出存活的胎儿及其附属物的手术，按其在子宫上切口的术式可分为：子宫下段横切口剖宫产、子宫下段纵切口剖宫产及古典式剖宫产。因子宫下段横切口出血少，愈合好，感染发生低，再次妊娠子宫旧切口破裂发生率低等优点，现已成为剖宫产常规切口。

1.适应证

（1）头盆不称。

（2）相对头盆不称及产力异常者。

（3）妊娠合并症及并发症者。

（4）过期妊娠儿、珍贵儿、早产儿、临产后出现胎儿窘迫等。

2.禁忌证　死胎及胎儿畸形。

【围术期护理要点】

1.术前护理评估

（1）一般护理：执行妇产科术前一般护理要点。

（2）配合医生向患者解释行剖宫产术的必要性，交代注意事项及意义，安抚患者的情绪。

（3）留置尿管：遵医嘱于术前30 min留置尿管，导尿管插入的长度需适宜，晚期妊娠由于子宫增大使膀胱向腹腔方向推移，同时孕妇常因体内激素的作用及增大子宫压迫下腔静脉，尿管插入深度应达8～10 cm，否则可能致使导尿效果不佳。

（4）确定血型和交叉配血准备，根据病情及医嘱准备足够的血量。

（5）进手术室前须听取胎心音1次，并报告主治医师或手术者。

2.术中护理与配合

（1）一般护理：执行妇产科术中一般护理要点。

（2）手术物品

1）一次性物品：吸引管2根，婴儿吸痰管1根。

2）仪器：吸引器2台，婴儿吸氧装置1套。

3）药物：缩宫素。

（3）麻醉选择：首选硬膜外和腰麻联合麻醉，胎儿急需娩出或无麻醉条件时可选择局部麻醉。

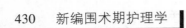

（4）手术体位：仰卧位，左侧倾斜10°～15°，对于心脏病、呼吸功能不全的患者可采用半仰平卧位。

（5）术中配合注意事项如下。

1）术前用物除常规备好剖宫产的各种用物外，还应备好新生儿窒息抢救复苏的急救物品、器械，并将热摄床预热，做好胎儿出生后的保暖。如为多胞胎，须根据胎儿数量准备抢救用物及仪器设备。

2）胎儿娩出前，应将手术区域清理干净，防止胎儿娩出后误被器械扎伤。

3）及时更换清理宫腔的纱布、使用过的器械、手套，防止子宫内膜异位症的发生。

4）心脏病及羊水过多的产妇手术前应备好沙袋，胎儿娩出或破水后以无菌腹带包裹加压。

5）在胎儿娩出前，密切观察产妇生命体征变化，防止仰卧位低血压综合征的发生。

6）关闭子宫前，洗手护士与巡回护士共同清点所有物品，以防遗留在宫腔内。

3. 术后护理

（1）一般护理：执行妇产科术后一般护理要点。

（2）卧位及休息：去枕平卧6 h，2 h后即可翻身活动，6 h后产妇通常取半卧位，这样有利于恶露排出，减轻腹部切口的张力及增加肺活量，还有利于排痰，防止肺部感染。鼓励患者尽早下床活动，以增加肠蠕动，促进胃肠功能恢复。为了保证产妇的睡眠，可指导产妇学会和婴儿同步休息。

（3）观察生命体征、子宫复旧情况：产妇从手术室回病房后应立即测量血压、脉搏、呼吸，并查看输液管路及尿管是否通畅，并妥善固定，观察子宫收缩及阴道流血情况。其后每30 min测量生命体征，观察子宫收缩及阴道流血情况，直至平稳。如出血量超过300 ml以上，需认真查找原因，并配合医生给予子宫收缩剂、止血药物。一般剖宫产术后第1天，子宫底应平脐，如果检查子宫底在脐上，且质软，说明子宫收缩不好，有出血的危险，应及时给予处理。

（4）饮食的护理：术后6 h内应暂时禁食、禁水，以免造成呛咳、呕吐，引起窒息。术后6 h至胃肠功能恢复以前，指导产妇进食流质，胃肠功能恢复后进食高营养、高蛋白、富含丰富维生素易消化的半流质或普通饮食。但应避免牛奶、豆浆等易产气食物，忌食生冷、辛辣等刺激性食物。

（5）会阴部的护理：每天用温水冲洗会阴部2次，保持清洁干燥，并根据恶露量及时更换消毒会阴垫；注意保持尿管通畅，观察尿液的颜色、量。

（6）手术切口护理：指导患者咳嗽、咳痰的正确方法，防止切口裂开。为患者系好腹带，以加压包扎，预防渗出。密切观察切口有无红肿、跳痛或触痛，敷料有无渗血及渗液。

（7）乳房护理：产妇应穿大小适宜的胸罩，以支持增大的乳房，减轻不适感，每次哺乳前，产妇应洗净双手，用湿热毛巾擦净乳房。哺乳时，护士应进行喂养方面知识和技能的指导，预防乳房肿胀或乳头皲裂。产妇因病或其他原因不能哺乳者，应及时退奶。

（8）健康知识宣教：包括个人卫生、饮食、活动和休息、母乳喂养知识、新生儿护理及性生活、避孕指导等。

（9）并发症的观察与护理如下。

1）产后出血：产后出血是指剖宫产后24 h内出血量超过1 000 ml者，是分娩期的严重并发症,是产妇死亡的重要原因之一。产后 2 h 是出血的高峰期,应密切观察子宫收缩情况,准确评估出血量。如果阴道流血量多,或患者出现面色苍白、出冷汗或寒战、打哈欠,血压下降、脉搏细弱等症状应及时通知医生,配合治疗及抢救。

2)感染:产后常见感染为产褥感染、呼吸道感染、泌尿系感染等。

A. 密切观察患者生命体征及病情变化,注意恶露的量、颜色、性状及气味,有无高热、恶心、呕吐、腹胀、腹痛等产褥感染症状,有无咳嗽、咳痰、尿频、尿急、尿痛、排尿困难等呼吸道及泌尿系感染症状。

B. 保持病室安静、清洁、空气新鲜,注意保暖,加强营养,给予高蛋白、高热量、高维生素易消化饮食,以增加抵抗力。鼓励多饮水,保证液体入量。

C. 保持会阴部清洁,尿管通畅,防止逆行感染。指导患者多活动、深呼吸,及时咳出痰液,取半卧位,以利恶露引流及炎症局限。

D. 遵医嘱及时完成各项化验检查,合理使用抗生素,进行对症及支持治疗。

(10)术后健康指导如下。

1)一般指导:执行妇产科术后常规健康指导要点。

2)应继续保证合理的营养。

3)适当的活动和休息,合理安排家务及婴儿护理。

4)居室应定时通风换气,保持室内空气流通,温、湿度适宜。

5)注意个人卫生和会阴部清洁。

6)坚持母乳喂养。

7)禁性生活和盆浴 6~8 周,注意避孕。

8)产后 42 d 产妇和婴儿到妇幼保健部门健康检查,必要时随诊。

(刘金萍　杨宝琴　王　静　李　兰)

第四节　广泛子宫切除术患者围术期护理

【概述】

广泛子宫切除术又称根治性子宫切除术,手术范围应包括全子宫及其附件切除,主韧带至少切除 3 cm 以上或近盆壁处切除,宫骶韧带切除 3 cm 以上或分离靠近直肠处切除,阴道切除 3~4 cm,并连同阴道旁组织一起切除。总之,是要切除足够多的宫颈旁和阴道旁组织,尽可能切断癌细胞的转移途径而达到根治目的。

1.适应证

(1)适用于宫颈癌Ⅰb~Ⅱa期(包括合并妊娠或产后)。

(2)Ⅰa期中有脉管浸润及融合性浸润者。

2.禁忌证

(1)年龄在 65 岁以上,又有其他不良因素者。

(2)体质虚弱或伴有心、肺、肝、肾等内脏器官疾病者。

（3）盆腔有炎症或子宫内膜异位症,且有广泛粘连者。

（4）宫颈旁有明显浸润,或膀胱、直肠已有转移的Ⅱa期以上患者。

（5）过分肥胖者。

【围术期护理要点】

1. 术前护理　同腹式子宫全切除术。

2. 术中护理与配合

（1）一般护理:执行妇产科术中一般护理要点。

（2）物品准备:自动拉钩、长电刀笔。

（3）麻醉选择:全身麻醉。

（4）手术体位:头低平卧位或平卧位。

（5）注意事项如下。

1）手术开始前,注意检查患者的导尿情况,避免压迫导尿管。

2）手术时间较长,注意患者受压部位的皮肤的保护。

3）手术中注意保管好病理标本,及时写好病理标签,注明左右侧。

4）术中分离主韧带、输尿管时,易发生盆底静脉出血,巡回护士应密切观察患者生命体征,遵医嘱及时应用止血药物。

5）关闭腹腔前,遵医嘱应用温盐水冲洗腹腔。

6）其他同经腹子宫全切除术。

3. 术后护理

（1）一般护理:执行妇产科术后一般护理要点。

（2）患者术后留置尿管需保留7～14 d,期间应指导患者做盆底肌肉锻炼,拔管前3 d夹闭尿管,每3～4 h开放1次,以训练膀胱反射功能,预防尿潴留。

（3）尿管拔除后4～6 h督促协助患者自行排尿,排尿后测膀胱残余尿,如大于100 ml,须重新留置导尿管。

（4）患者卧床时间较长,卧床期间应指导患者进行床上肢体活动,预防长期卧床并发症的发生。

（5）其他护理同本章第一、二节术后护理。

（6）并发症的观察与护理如下。

1）出血:术后24 h内出血为早期出血,术后5 d以后出血为晚期出血。

A. 生命体征的观察:在体温、呼吸、脉搏、血压4项生命体征中,主要是观察脉搏和血压,其中脉搏最为重要。失血量在400 ml左右时,患者的脉搏增快,血压可维持正常,甚至反射性增高,如果血压下降,说明失血量至少800 ml。

B. 引流管的观察:注意保持引流管通畅,观察患者引流液的量及性质,如果引流液为浓稠血性,量大于100 ml/h,提示有活跃的腹腔内出血。

C. 尿液观察:尿量反映患者体液平衡及肾灌注量,如果有内出血和休克,肾小球灌注不足,尿量减少、尿色深,术中和术后输液量较多,术后尿量应保持在100 ml/h左右。

D. 局部体征观察:注意观察腹部切口或引流口有无渗血,腹围有无进行性增大,阴道有无出血,准确估计出血量。

E. 动态观察患者血常规及凝血功能,严格按医嘱要求留取各项血标本,血红蛋白每下降 10 g/L，提示体内失血至少 200 ml。

F.护理：及时用 18 F 或 20 F 留置针建立 2～3 条静脉通路，遵医嘱输血补液治疗，持续心电监护及氧气吸入，注意保暖，给予休克体位，准确监测记录尿量及出血量，做好手术准备。

2）感染：术后感染的主要表现是发热，术后 48 h 之内，体温不超过 38.5 ℃ 为吸收热，但超过这一时间及幅度，应考虑感染。

A.术后 48 h 之内的发热为早期发热，应首先考虑呼吸道感染，注意观察患者有无鼻塞、流涕、咳嗽、咳痰等呼吸道感染症状。

B.术后 48 h 至 5 d 的发热为中期发热，术后 5 d 以后的发热为晚期发热。感染的原因一般为泌尿系感染、盆腔感染、切口感染、阴道残端感染等。注意观察有无尿急、尿频、尿痛，切口有无红肿及渗液、异常疼痛，阴道分泌物的量、性质、气味有无异常等。

C.护理：密切观察患者体温变化，每 4 h 测量体温 1 次，遵医嘱留取血、尿、分泌物标本并及时送检。嘱患者进食高蛋白、高热量、高维生素易消化饮食，多饮水，保证液体入量。按医嘱要求合理使用抗生素，给予物理降温，保持会阴部清洁，勤换会阴垫，避免逆行感染。

3）下肢深静脉血栓：患者出现不明原因的低热，下肢疼痛、肿胀，腓肠肌压痛等症状，行彩色多普勒超声检查可确诊。

A.观察患者双下肢皮温、皮色、足背动脉搏动有无异常，定时测量腿围，掌握下肢肿胀及疼痛情况。

B.指导患者患肢抬高、制动，避免热敷、按摩，防止血栓脱落，同时密切观察有无肺栓塞症状，如胸闷、憋气等。

C.遵医嘱使用抗凝药物，并随时观察尿液、大便颜色，皮肤、黏膜、牙龈有无出血倾向。

4）肠梗阻：术后患者出现呕吐、腹痛、腹胀，排气、排便停止等症状，听诊肠鸣音减弱，腹部立位 X 射线检查可确诊。

A.遵医嘱给予禁食、禁水，胃肠减压、胃肠外营养及静脉补液治疗，及时留取化验标本。

B.合理固定胃肠减压，保持通畅，密切观察患者症状及引流液量、性状、颜色等。

4.健康指导　执行妇产科术后健康指导要点。心理、饮食、活动、沐浴、预防感染、复查等方面的指导同第二节"腹式子宫全切除术"的健康指导。

（1）随访：治疗后 2 年内应每 3 个月复查 1 次；3～5 年内每 6 个月复查 1 次；第 6 年开始每年复查 1 次。

（2）如果需接受化学药物治疗或放射治疗，在出院后身体恢复过程中注意以下几点。

A.心理：患者及家属应以科学的态度面对疾病，保持情绪的稳定，避免不良精神刺激。

B.营养：饮食要求高蛋白质、高维生素、低脂肪及易消化，多食新鲜蔬菜水果。

C.正确合理用药，严格遵医嘱服药。

D.适度锻炼，注意休息。避免去人群密集的场所，防止感染。

E.保持口腔卫生，饭后漱口，软毛牙刷刷牙。

F.注意个人卫生，每日用温水清洁外阴。

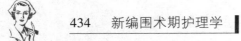

G.特别指导:指导患者正确掌握化学药物治疗期间全程用药及间歇时间,定期门诊检测血常规及肝肾功能等。

(刘金萍　杨宝琴　王　静)

第五节　阴式子宫切除术、阴道前壁和后壁修补术患者围术期护理

【概述】

阴式子宫切除术是经阴道切除病变子宫的一种术式。此术与腹部子宫切除相比,手术对患者的损伤较轻,术后恢复快,但手术野狭窄,操作不方便。

1.适应证　子宫脱垂、阴道前后壁松弛。

2.禁忌证　盆腔粘连、子宫活动度差、疑合并恶性肿瘤患者。

【围术期护理要点】

1.术前护理

(1)一般护理:执行妇产科术前一般护理要点。

(2)做好专科评估:专科评估包括以下内容。

1)了解患者有无产程过长、阴道助产、盆底组织撕裂伤及慢性咳嗽、便秘等病史。术前如有咳嗽应待治愈后手术,以免术后咳嗽增加腹压,影响切口愈合。

2)评估患者阴道脱出物的大小,有无溃疡、出血、感染,卧床休息后能否还纳,有无排便、排尿异常等。脱垂的子宫应还纳至阴道内,以丁字带兜住,嘱患者减少下床活动,防止摩擦破溃。对已有溃疡或炎症的子宫脱垂患者应先治疗溃疡或炎症再进行手术。

3)了解患者有无影响摆放膀胱截石位的骨关节疾病,有无下肢的静脉血栓、感觉或运动障碍、皮肤病变等。

(3)饮食指导:术前3 d进食无油无渣半流质饮食,术前24 h进流质饮食,术前6 h禁食,4 h禁水。

(4)皮肤准备:术前备皮,备皮范围包括上至耻骨联合上10 cm,两侧至腋中线,下至外阴部、肛门周围、臀部及大腿上1/3内侧面。备皮后洗净皮肤。

(5)阴道准备:入院后即行1∶5 000高锰酸钾溶液坐浴,每日2次,每次20 min。术前3 d行阴道准备,每日用碘伏溶液消毒宫颈及阴道,操作时注意动作轻柔。

(6)肠道准备:术前3 d口服肠道抗生素,术前日口服导泻剂或行肥皂水灌肠,术日晨清洁灌肠。

(7)膀胱准备:嘱患者去手术室前排空膀胱,根据手术需要,术中、术后留置尿管。

2.术中护理与配合

(1)一般护理:执行妇产科术中一般护理要点。

(2)物品准备:7×20三角针,0号可吸收缝线,大凡士林纱布,碘仿纱条数根,14号双腔气囊导尿管,引流袋,5 ml和10 ml注射器若干,截石位体位架1套。

（3）麻醉选择:连续硬膜外麻醉或全身麻醉。

（4）手术体位:截石位。

（5）手术配合注意事项如下。

1)体位摆放:患者术中予以膀胱截石位,头低臀高,注意使臀部下移,超过床缘10 cm左右,以利于手术野的暴露。手术过程中观察患者体位,一旦发生变化应及时纠正,同时提醒助手注意站立的姿势,不要将双手、身体或使用拉钩暴露手术野时压迫患者腿部,注意观察患者下肢的血液循环及皮肤的温度、颜色、张力等情况。手术结束时应缓慢放平下肢,以预防截石体位改变时发生的循环系统并发症。

2)阴式手术视野较小,对手术灯光要求高,应根据手术医生的要求随时调整无影灯的方向,更好地显露手术野,以确保手术的顺利进行。

3)术后填塞阴道的凡士林纱布、碘仿纱布用量较大,须提前备足。

4)手术结束后,及时清洁会阴部血迹,保持皮肤清洁。

5)根据手术需要需在阴道内填塞纱布以压迫止血时,巡回护士应在手术护理记录及术中特殊情况说明中详细记录。

3. 术后护理

（1）一般护理:执行妇产科术后一般护理要点。

（2）术后体位及活动指导:术后患者应以平卧位为宜,禁止半卧位,以降低外阴、阴道张力,促进切口愈合。手术后尽早活动,以改善下肢血液循环,预防静脉血栓。下肢感觉恢复以前,协助患者被动运动,完成屈伸下肢、趾曲、背曲、足内外翻、足踝环转等动作,每小时一次,每次5~10 min。患者肢体功能逐渐恢复后,鼓励患者主动进行足背屈曲及双下肢肌肉收缩活动。术后2 h帮助患者翻身、叩背、深呼吸。

（3）会阴部护理:注意观察阴道填塞纱布有无渗血,局部皮肤的颜色、温度、湿度,阴道分泌物的量、性质、颜色及有无异味。保持会阴部清洁、干燥,勤换会阴垫,每日行会阴擦洗2次,预防感染。

（4）尿管护理:术后注意密切观察尿色、尿量,保持尿管通畅,避免受压、打折,因保留尿管时间较长,指导患者多饮水,进行盆底肌肉锻炼,拔尿管前应训练膀胱功能,拔尿管后嘱患者尽早排尿,膀胱残余尿超过100 ml应保留尿管。

（5）肠道护理:为防止大便对切口的污染及排便时对切口的牵拉,应控制患者首次排便的时间,遵医嘱给予患者抑制肠蠕动药物。术后5 d切口拆线后给予缓泻剂使大便软化,避免排便困难。

4. 并发症的观察与护理

（1）术后切口疼痛:患者切口疼痛多在麻醉作用消失后,切口疼痛逐渐加剧,在手术24 h内最为明显,以后逐渐减轻,可视其疼痛程度,遵医嘱给予止痛药物治疗。

（2）泌尿系统症状:术后密切观察有无尿频、尿急、尿痛、排尿困难等尿路感染及尿潴留情况。

1)尿潴留:拔除留置尿管前,通过腹肌收缩训练或仰卧位缩肛夹紧运动,定时夹闭开放尿管等方法训练膀胱恢复收缩力;停尿管后鼓励患者定期坐起来排尿,通过听流水声、温开水冲洗、轻轻按摩下腹部等方法诱导排尿。不鼓励患者大量快速饮水,防止膀胱急速充盈导致尿潴留。

2）尿路感染：保留尿管期间应嘱患者多饮水，保持尿管通畅，避免打折、牵拉等，每日行会阴部擦洗 2 次，保持清洁，预防感染。术后出现尿频、尿痛、高热等表现者，应按医嘱做尿培养，确定是否有泌尿系统感染。

（3）便秘：术后患者的便秘症状主要由于卧床时间长、活动量小，肠功能恢复慢，饮食不合理所致。为防止便秘，指导患者术后要多饮水，一般每日 2 000 ml 左右，多吃蔬菜、水果，少食脂肪类食物，根据病情，早期下床活动。

5. 健康指导

（1）一般指导：执行妇产科术后常规健康指导要点。

（2）避免增加腹压：向患者讲解腹压增加会影响切口愈合，应避免长时间下蹲、用力排便、咳嗽及提拉 5 kg 以上重物等增加腹压的动作。

（3）指导患者养成规律排便的习惯，多食富含粗纤维的食物，保持排便通畅，进行缩肛运动，锻炼盆底肌肉。

（4）嘱患者保持会阴部清洁，一般休息 3 个月，禁止性生活及盆浴。出院后 1 个月到门诊检查恢复情况，于术后 3 个月再次到门诊复查，经医生检查切口完全愈合方可恢复性生活。如有异常情况随时就诊。

（刘金萍　杨宝琴　王　静）

第六节　妇科患者腹部手术围术期护理

【概述】

手术是治疗妇科疾病非常重要的环节之一，随着麻醉学、输血、输液、水与电解质平衡知识及手术方式、手术技巧、手术缝合材料的改进和预防感染等措施的进步，已为临床外科手术治疗提供了有力的保证。对于妇科术前患者一定要了解手术适应证，充分的术前准备和术后全面的正确护理，预防和及时消除可能发生的并发症，对于术后顺利康复至关重要。

妇科腹部手术按手术缓急程度，可分为择期手术、限期手术和急诊手术。按手术范围区分，有剖腹手术、附件切除术、次全子宫切除术、全子宫切除术、次全子宫及附件切除术、全子宫及附件切除术、宫颈癌根治术、剖宫产等。子宫切除术也可经阴道施行。

1. 手术适应证　子宫本身及附件有病变，或因附件病变而不能或不必要保留子宫者，恶性肿瘤或性质不明的下腹部肿块，诊断不清的急腹症以及困难的阴道分娩等。

2. 手术禁忌证　严重的心血管疾患和心功能障碍，肺功能低下，弥漫性腹膜炎，妊娠 4 个月以上，凝血机制障碍或血液病，身体衰竭，大量腹水、内出血或休克，多次肠道手术或严重粘连手术史，有其他较严重的内科疾患（如甲亢、糖尿病等），传染性疾病等。

【围术期护理要点】

1. 术前相关性检查

（1）体检：对于妇科住院患者应进行全面的体检及护理，了解患者的生长发育情况、营养状况及生命体征,包括体温、脉搏、呼吸、血压等。心、肺、肝、脾、胃及四肢和神经系统功能有无异常情况,嘱患者注意保暖,预防感冒。化验检查尿常规、粪常规,白带常规+白念珠菌+阴道加德纳菌检查;人乳头瘤病毒(human papilloma virus,HPV)核酸检测;抽取空腹静脉血检查血常规、凝血时间、出血时间、血糖、肝功能、肾功能、电解质、肿瘤标志物、梅毒及人类免疫缺陷病毒(human immunodeficiency virus,HIV)等;子宫颈刮片细胞学检查或子宫颈活检;阴道镜检查;胸部 X 射线和心电图检查、彩色超声,必要时进行 CT 检查,并对患者详细讲解各项检查的注意事项及配合点,以防拖延检查的完成时间。对贫血患者(血红蛋白<80 g/L,血浆蛋白<35 g/L 者),应在贫血及血浆白蛋白情况改善后再行手术,同时给予高热量、富含铁质的饮食或予以输全血或血浆、血白蛋白等进行对症治疗。

(2)高风险评估:主要是评估患者有无合并内科疾病,如糖尿病、肝疾病、胃肠疾病、高血压或冠心病等,排除围生期的风险。

2. 相关性药物应用

(1)抗生素的应用:术前预防性应用抗生素,一般在切皮前 30 ~ 60 min 应用,因为绝大多数抗生素可在静脉注射后 30 min 达到有效血药浓度;若手术时间超过 4 h,可重复给药 1 次,在用药时护士应密切观察患者的药物作用、不良反应等。

(2)镇静药的应用:应该避免术前常规应用镇静药物以减少焦虑。评估患者心理及睡眠情况,必要时睡前口服镇静药,协助患者睡眠。护士一定做好防坠床/跌倒评估及宣教,按医嘱做好记录。

3. 术前护理

(1)术前评估:评估患者病情、配合情况、自理能力、心理状况、生命体征、饮食、睡眠,以及既往史、家族史、月经史、生育史,患者对疾病的认知程度等。术前 4 周停止吸烟、饮酒。

(2)心理护理:患者常见的心理问题,如抑郁、焦躁、自卑、悲观失望,甚至出现轻生念头。心理护理可帮助患者缓解不良的心理反应,使患者保持平静的心情接受手术,以积极的态度与医护人员合作,有利于取得最佳的手术效果。

护理人员应热情接待新患者,介绍病区环境、医疗水平及主管医生和护士,介绍与其同病室病友相认识,使她们尽快熟悉新环境和新朋友。术前应耐心向患者讲解相关的知识及治疗措施的效果,消除患者因担心术后影响性生活而出现的紧张、焦虑、恐惧心理;介绍手术、麻醉情况及手术前后注意事项,使患者安心配合手术治疗。

(3)术前指导:包括以下内容。

1)术前护理人员应指导患者学会胸式呼吸,老年患者还应学习咳嗽和排痰,训练患者做胸式深呼吸运动和有效咳痰。指导患者双手按住肋部或切口两侧,以限制腹部活动的幅度,深吸气后再用力咳痰,重复训练,直至患者掌握为止。预防发生术后坠积性肺炎。

2)疼痛对患者是一种伤害性刺激。强烈疼痛可使患者血压升高、心跳加快、心律失常、呼吸急促、出汗、肌肉紧张、恶心、呕吐。严重地影响患者手术的恢复,增加术后并发症的发生。术前指导患者如何应对术后的疼痛,如何使用自控式镇痛泵,减少或避免并发症的发生。

3)指导患者掌握翻身、起床和活动的技巧,鼓励术后早期活动,以利术后康复。术后早期活动是避免下肢静脉血栓形成的有效方法。

4)术前应指导患者在床上练习使用便器。

(4)术前准备:手术前日的准备如下。

1)皮肤准备:手术前日进行皮肤准备(术前淋浴更衣,建议用含有氯己定成分沐浴液洗澡,保持皮肤清洁干燥。如果必须去除毛发,最好用剪毛的方法或脱毛剂去除)。脐部用棉签(或含有络合碘棉签)清洁后再用乙醇棉签擦拭。整个皮肤准备过程中护理人员动作要轻柔,切忌损伤患者表皮,以免微生物侵入而影响手术,同时注意患者隐私保护。

2)手术前日抽血做血型鉴定及交叉配血试验;根据需要做抗生素过敏试验。

3)手术前晚及手术当日清晨测量生命体征,注意有无月经来潮、上呼吸道感染等,如有上述情况应及时与医生取得联系。

4)阴道准备:术前日为患者冲洗阴道2次,在第二次冲洗后在宫颈口及阴道穹隆部涂甲紫,为手术切除宫颈标记之用。行次全子宫切除术,卵巢囊肿剥除术及子宫肌瘤剥除术时不需要涂甲紫。阴道流血及未婚者不做阴道冲洗。阴道冲洗时护士动作要轻柔,注意遮挡患者。

5)胃肠道准备:妇科一般手术患者肠道准备于术前日开始。手术前日清洁肠道,可口服20%甘露醇250 ml加生理盐水250 ml导泻,也可用0.1%肥皂水灌肠,服药或洗肠后护士注意观察患者的反应,如服药后8 h左右患者仍无排便,要给予1%肥皂水洗肠1次。术前8 h禁止由口进食,术前4 h严格禁水。

妇科恶性肿瘤患者,特别是卵巢癌患者,由于肿瘤组织有可能侵犯肠道,术中要剥离癌组织或切除病变部位的部分肠管,因此肠道准备从术前3 d开始。术前3 d进半流食,口服阿莫西林1.0 g,每日2次,口服20%的甘露醇250 ml加生理盐水250 ml,每日1次。患者于术前2 d进半流饮食。术前日禁食,静脉补液,继续口服阿莫西林及甘露醇,并行清洁洗肠。

手术当日清晨清洁灌肠,至排泄物中无粪渣。对年老、体弱者做清洁灌肠应按其承受能力而定,警惕腹泻导致脱水。

6)膀胱准备:手术前为患者置保留尿管,导尿时注意无菌操作,见尿后固定尿管。

7)有静脉血栓栓塞症风险患者,应该在术前开始使用低分子肝素或肝素,并与机械方法联合应用。

8)其他:术前要了解患者有无药物过敏史,遵医嘱做药物过敏实验。进入手术室前患者要摘下义齿、发卡及首饰等并妥善保管,遵医嘱给予术前药物,核对患者姓名、床号、手术带药及手术名称,将患者及病历交给手术室接手术人员。

9)床单位准备:手术后患者病房保持安静舒适,护士应进行手术患者床单位的准备,铺好麻醉床,备好监护仪、听诊器、弯盘、吸氧用物、引流瓶等,必要时准备胃肠减压器等。

4. 术中护理与配合

(1)一般护理:执行妇科腹部术中一般护理要点。

(2)巡回护士的配合与护理:配合与护理工作如下。

1)麻醉配合:严格执行查对制度,查对患者姓名、性别、住院号、手术部位及标有患者信息的腕带。检查手术区皮肤准备是否符合要求。常规于患者健侧上肢建立静脉通道,协助麻醉医生在全身麻醉下行双腔气管插管和做好桡动脉、深静脉的穿刺。

2)体位护理:协助手术医生摆好患者体位,尽量做到安全、舒适、保暖,避免术中受凉而诱发感染。

3)术中配合:密切观察病情,保持输液、输血通畅,注意观察术中的出血情况,根据病情调节输液速度,防止输液速度过快引起肺水肿,保持吸氧及吸引的通畅。

（3）器械护士的配合:护士应熟悉手术步骤、备齐所需器械用物,特别重要的是在处理血管时的配合,以防万一有难以控制的出血时,协助手术医生钳夹大血管。

5.术后护理

（1）接患者回病室:护士与麻醉医生之间妥善交接患者情况,向麻醉医生详细了解术中情况,检查骶尾部皮肤受压情况,对使用电极板的患者要察看与电极板接触的皮肤情况,预防电极板接触不良或电极板放置部位不妥致局部皮肤受损。

（2）体位:患者在麻醉复苏室清醒后返回病房。全麻患者取软枕平卧位,头偏向一侧,防止呕吐物进入气管。硬膜外麻醉及腰麻患者根据术中麻醉情况及医嘱,需要时取去枕平卧位,防止术后头痛。

（3）术后一般护理:术后一般护理包括以下内容。

1)生命体征的观察:手术后 24 h 内病情变化快,护士要密切观察生命体征的变化,及时测量生命体征并准确记录。全麻未清醒的患者还应注意观察瞳孔、意识及神经反射。每 15～30 min 测量一次直至血压平稳后,改为每 4 h 一次,以后每日测量体温、脉搏、呼吸、血压 3～4 次,直至正常后 3 d。

2)尿量的观察:妇科腹部手术患者一般均置保留尿管,术后要妥善固定、保持通畅,勿折、勿压,注意观察尿量及性质,如发现尿液为鲜红色则考虑有可能损伤输尿管或膀胱;术后尿量至少每小时在 50 ml 以上,如尿量过少,应检查导尿管是否堵塞、脱落、打折、被压,排除上述原因后,要考虑患者是否入量不足或有内出血休克的可能,及时通知医生及早处理。

常规妇科手术于术后第一天晨拔除尿管,妇科恶性肿瘤及阴道手术患者保留尿管的时间要根据患者的病情及手术情况而定。在保留尿管期间,每日冲洗会阴及尿道口 2 次,定期更换尿袋,严格执行无菌技术,防止逆行感染。

在拔除尿管的前 1～2 d,将尿管夹闭定时开放,一般 3～4 h 开放一次,夜间应持续开放,以训练和恢复膀胱功能,必要时拔除尿管后测残余尿。

3)引流管的观察和护理:妇科腹部手术后多置阴道引流和(或)腹腔引流,目的是引流出腹腔及盆腔内渗血、渗液、防止感染及观察有无内出血和吻合口愈合情况。应保持引流管的通畅,观察引流液的性质及量,术后 24 h 内若引流液每小时大于 100 ml 并为鲜红色时,应考虑有内出血须立即报告医生,同时保证静脉通路通畅,必要时测量腹围,以估计有无腹腔内出血及出血量。注意保持引流管适宜的长度。引流管及引流瓶应每日更换并要严格无菌操作,冲洗会阴每日 2 次,同时每日测体温 3 次,以及早发现感染征兆。

每日应认真记录引流液的量及性状,如患者同时有多支引流时,引流管上要有标记并分别记录,切忌混淆。如发现引流液为脓性且患者体温升高,则考虑有感染;如引流量逐渐增加,色淡黄要分析是否有漏尿,报告医生给予处理。一般情况下 24 h 引流液小于 10 ml 且患者体温正常可考虑拔除引流管。

4)其他:检查静脉输液通路是否通畅、腹部切口及麻醉穿刺部位敷料有无渗血、阴道有无出血、全身皮肤情况。腹部压沙袋 6 h,防止出血。值班护士要向手术医生及麻醉医生询问术中情况,包括术中出血量,手术范围,术后有无特别护理要求并做好记录。做胃肠减压的患者及时接通负压吸引器调节适当的压力。

5)术后止痛:应该采用多种模式方案实现有效镇痛,以减轻患者痛苦。一般情况下,可与患者交谈分散其注意力,减少室内噪音,创造良好休息环境,使患者能安静休息减轻痛苦。术后 12～24 h 患者应半坐卧位,其不仅有利于引流防止感染,而且半卧位时腹肌松弛张力下降可减轻切口疼痛,由于膈肌下降,有利于呼吸及排痰,减少肺部并发症的发生。

6)术后恶心、呕吐及腹胀的观察和护理:一般术后呕吐无须处理,使患者头偏向一侧,嘴边接好弯盘,及时清理呕吐物,清洁口腔,保持床单位干净整齐。严重的呕吐要通知医生给予药物治疗。

术后腹胀是由于肠管暂时麻痹而使过多气体积于肠腔而又不能从肛门排出造成。术后要劝慰患者不要呻吟、抽泣,未排气之前不要食用奶制品及甜食,以免增加肠内积气。鼓励、帮助患者早期活动,以促进肠蠕动恢复,防止肠粘连。

通常术后 48 h 可恢复正常肠蠕动,一经排气,腹胀可减轻。48 h 后若患者仍未排气,腹胀严重应及时查找原因,排除肠梗阻后,可给予肛管排气或艾灸等处理,刺激肠蠕动恢复,以减轻症状。

7)饮食护理:一般妇科腹部手术后 6～8 h 可进流质饮食,忌食牛奶及甜食,肛门排气后可进半流食,排便后开始进普食。进行胃肠减压的患者均应禁食。术后患者注意加强营养,增加蛋白质及维生素的摄入,促进切口愈合。

8)术后 7 d 拆线,年老、体弱或过度肥胖者切口愈合的难度较大,应延长拆线时间或间断拆线。

6. 出院健康指导

(1)饮食:应进食高蛋白、高热量、高维生素的饮食,但应逐步增加食量。多吃新鲜蔬菜和水果。

(2)休息与活动:术后多休息,有足够的睡眠。逐渐增加活动时间及活动量,活动量的大小应以患者的耐受力而定,应尽力而行。手术半月后可开始运动,运动内容有散步,保健操,太极拳等。

(3)症状观察:注意切口愈合情况。若切口出现红肿、硬结、疼痛或发热等症状及时来院就医。全子宫切除术后 7～14 d,阴道可有少量粉红色分泌物,这是阴道残端肠线溶化所致,为正常现象,无须处理,适当休息即可。如阴道出血量多如月经量,应及时就诊。切口拆线后可淋浴。

(4)其他:全宫切除术后 3 个月内禁止性生活及盆浴。子宫肌瘤剔除术、卵巢囊肿剔除术及宫外孕手术后 1 个月内禁止性生活及盆浴。妇科腹部手术患者出院后应在 1 个月至 1 个半月来医院复查。

7. 术后重症患者的护理　妇科腹部术后进行重症监护对减少并发症、提高治愈率起着重要的作用,尤其是对高危产妇,如妊娠合并重度子痫前期、子痫、心脏病、多脏器功能障碍、术中术后大出血、羊水栓塞等。

(1)循环系统监护及护理如下。

1)仪器使用的监护:动态心电图、血压、血氧饱和度监护仪,经皮血氧监护仪、无创血压测定仪、温度计、微量输液泵等。

2）监护项目及观察：如观察心率、心律、动脉压、中心静脉压、血氧饱和度，取得循环系统生理数据后，决定正性强心药物、血管扩张药及补充血容量的选用，以维持正常循环功能。

（2）呼吸系统监护及护理如下。

1）监测指标观察：呼吸频率、呼吸音、胸廓运动、呼吸功能测定、动脉血气分析等。

2）呼吸机的使用：妊娠合并内外科疾病或术中、术后出现严重产科并发症，患者表现呼吸功能受损、血流动力学不稳定者可使用呼吸机辅助呼吸。呼吸机的功能调节包括频率、潮气量、呼、吸气时间比、氧浓度、持续正压通气、呼气末正压通气、同步间隙指令通气及间隙正压通气。同时需要有良好的气道温湿化装置。待患者血流动力学稳定、胸廓运动适中、呼吸音清晰、动脉血气分析指标正常［$PaCO_2$ 4.00～4.67 kPa（30～35 mmHg），PaO_2 10.67～20.00 kPa（80～150 mmHg），pH 值 7.35～7.45，HCO_3^- 22～27 mmol/L，碱剩余±3］时方可撤离。

（3）器官功能的监测及护理：妊娠合并各种内科疾病或术中、术后发生严重产科并发症的患者可能出现全身多器官功能受损，术后应进行脏器功能的监测，如血常规、尿常规、肝肾功能、凝血功能、心肌酶学以及尿量、24 h 出入量等，及时了解病情变化并做出对症处理。

（李　兰）

参 考 文 献

[1]谢幸,苟文丽.妇产科学[M].8 版.北京:人民卫生出版社,2013.

[2]楼鲁萍,王小芳.手术室专科护士实践手册[M].北京:化学工业出版社,2013.

[3]赵体玉.洁净手术部(室)护理管理与实践[M].武汉:华中科技大学出版社,2010.

[4]马建中,荣秋华,刘冬华.洁净手术部护理工作手册[M].北京:军事医学科学出版社,2010.

[5]郑修霞.妇产科护理学[M].5 版.北京:人民卫生出版社,2012.

[6]吴鸣.协和妇产科肿瘤手册[M].北京:人民卫生出版社,2012.

[7]吴欣娟,张晓静.北京协和医院医疗常规:临床护理常规[M].北京:人民卫生出版社,2012.

[8]梁新玲.浅谈子宫下段剖宫产术的护理[J].工企医刊,2011,24(5):75-76.

[9]王芬,宋丹丹,张明利,等.妇科手术患者麻醉前后截石位摆放的护理探讨[J].临床护理杂志,2014,13(2):50-52.

[10]米琴,田彦霞.手术体位损伤原因及预防[J].中国伤残医学,2013,21(11):461-462.

[11]罗莹洁.剖宫产 70 例术中观察与护理[J].实用医技杂志,2009,16(3):232-233.

[12]景飞.阴式子宫切除术及阴道前后壁修补术围术期护理[J].现代医药卫生,2009,25(16):2508-2509.

[13]梅向华,汪琼.阴式全子宫切除术的手术配合[J].实用医学杂志,2010,26(18):3445.

第十六章

微创手术患者的护理

第一节　微创外科手术特点与护理要点

【概述】

　　微创外科是指以最小的侵袭或损伤达到最佳外科疗效的一种新的外科技术。微创外科发展至今已有 100 多年的历史,早在 1901 年德国 Kelling 首先用膀胱镜观察狗的腹腔,但是直到 1987 年法国医生 Mouret 用腹腔镜作胆囊切除术获得成功后,"微创外科"的新概念才逐渐被大家广泛的接受和认可。现在,除腹腔镜外科手术外,胸腔镜外科、内镜外科、介入治疗等也被列入到"微创外科"中,随着医学和高新技术的发展,"微创外科"的内涵还可能会不断扩大、丰富和完善。

　　现阶段的微创外科主要指以腔镜外科及(或)内镜外科替代传统外科,达到微创、高效、省时、节用的目的,它包括一切利用微小切口和微小创伤的外科治疗手段,如 B 超或 CT 引导下穿刺或注射、射频、冷冻、热凝及微波等治疗技术,以及各种放射介入治疗等。微创外科广泛应用于外科范围内的各大、小专科,刺激了大量专用器械,如内镜超声仪、超声刀、微型穿刺设备和手术器械、各类腔内切割与吻合器等的问世。如今微创手术数量超过手术总数的一半,其适用比率非常高,在泌尿外科、小儿外科、脑外科及眼科等专科中得到成功应用。

　　1. 优点

　　(1)多角度"视察",效果直观:腔镜可在不牵动附近内脏器官的前提下从不同角度和方向检查,甚至可以看到一些很深的位置,达到直观检查的效果,无漏诊,无误诊。

(2)手术创伤小,恢复快:腔镜手术在密闭的盆、腹腔内进行,内环境干扰小。患者受到的创伤远远小于开腹手术,术后疼痛轻,恢复健康快,无并发症和后遗症。

(3)住院时间短:手术由专业医师操作,短时间即可完成治疗,不影响正常生理功能,术后即可恢复正常工作、生活。

(4)腹部美容效果好:传统手术瘢痕呈长线状,腔镜手术切口瘢痕小,适合女性美容需要。

(5)减轻患者负担:手术为微创性,用药少,费用低,恢复快,无须住院,减轻患者负担。

2.缺点

(1)腔镜设备昂贵操作较复杂。需要腔镜外科再培训,对手术医师有技术要求。

(2)术前难以估计手术时间,特殊情况需要术中改为开腹手术。

(3)腔镜手术在特殊情况下手术危险增加。

3.微创外科的适应证 主要以腹腔镜微创外科、机器人辅助下微创外科、骨关节镜、膀胱镜等手术方式为主。

(1)腹腔镜:腹腔镜的应用范围正在逐步扩大。可以应用在肝胆外科的胆囊切除、胆管切开取石、胆管癌切除、脾切除、肝叶切除术等;普通外科的胃癌根治术、阑尾切除术、左(右)半结肠切除术、直肠癌根治术、疝修补术等;妇产科卵巢囊肿剥除、盆腔粘连松解、输卵管通液、子宫肌瘤切除、宫颈息肉切除术等;泌尿外科精索静脉曲张结扎、盆腔淋巴结清扫、肾切除、膀胱全切、前列腺癌根治、肾囊肿去顶等;同时还应用于一些诊断性的疾病,如慢性腹痛、外科急腹症的诊断及处理、腹部外伤的诊断、腹部肿瘤的诊断与分期、诊断性的活体组织检查等。

(2)机器人辅助下微创外科:机器人辅助下微创外科是近几年的新兴技术,但发展迅速,目前主要应用于心脏外科、泌尿外科、普通外科等科室的微创治疗中。

(3)骨关节镜:骨关节镜主要应用于膝骨性关节炎、膝关节半月板损伤、膝关节交叉韧带损伤、膝关节游离体、膝关节滑膜炎及不明原因的膝关节炎等;髓核镜主要应用于椎间盘突出导致的各种程度临床症状的治疗等。

(4)膀胱镜、肾镜、输尿管镜:此类手术主要用于泌尿系疾病的手术治疗及检查等。

【物品准备】

1.仪器、器械、敷料

(1)常规仪器:各类腔镜系统(包括高清晰度摄像与显示系统、全自动高流量气腹机、冲洗吸引装置、录像和图像储存设备)。

(2)特殊仪器:超声刀(ultrasonic knife)、结扎束高能电刀(Ligasure™血管封闭系统)、双极电凝器、手辅助器等。

(3)基本器械:各类腔镜手术基本器械(气腹针)、气腹管、5~12 mm 套管穿刺针(Trocar)、转换器、分离钳、无损伤肠道抓钳和持钳、剪刀、持针器、血管夹与施夹器、牵开器与腹腔镜拉钩、血管吊带、荷包钳、吸引器、冲洗管等,开腹器械、直肠会阴器械(用于直肠癌根治造瘘术)、阴道冲洗器械(用于女患者直肠手术)。

(4)敷料:主包、副包、大单包、中单包、治疗巾、手术衣。

2. 常用耗材　11号、22号刀片,1、4、7号丝线,纱布、纱垫、引流管、引流皮片、引流袋、切口敷料等。

3. 其他　超声刀头、各种型号血管夹、标本袋、各种型号的肠道切割缝合器、闭合器和圆形吻合器、无菌灯把等。

【手术体位】

1. 仰卧分腿位　适用于普通外科腹部手术。

2. 仰卧位　适用于妇产科腹部手术。

3. 截石位　适用于肿瘤位于降结肠下段、乙状结肠上段或拟行腹会阴联合根治术时,或妇产科盆腔类手术。

4. 仰头仰卧位　适用于腹腔镜下甲状腺手术。

5. 侧卧位　适用于胸外科、泌尿外科肾手术。

6. 俯卧位　适用于骨科椎间盘镜手术。

【麻醉方式】

根据手术方式和患者情况可选择局部麻醉、硬膜外麻醉、气管插管全身静脉复合麻醉。

【围术期护理要点】

1. 术前一般护理要点

(1)术前评估:包括基础评估和专科评估。基础评估包括病情、年龄、生命体征、营养状况、睡眠、大小便情况、月经情况、自理能力、皮肤情况、既往病史、药物过敏史、异常化验指标及检查结果、患者心理状况及对疾病和手术的认知程度。专科评估包括与疾病相关的、需要动态观察护理的相关指标,具体内容根据疾病特点、观察要点在各论中详述。

(2)术前宣教:良好的术前指导可减轻患者的紧张心理、使患者了解手术的相关知识,取得患者的配合,可促进患者康复,减少并发症的发生。宣教内容包括手术目的、方法、麻醉方式、围术期可能出现的情况及配合方法,各种引流目的意义,介绍微创手术的方法及优势;与手术室护士配合做好术前访视,介绍手术室的环境及流程。

(3)术前常规准备:包括个人卫生、手术区域的皮肤准备、手术部位的标记、皮试、呼吸道准备、胃肠道准备、体位训练及身份识别标志、留置胃管、尿管等。

(4)术前护理指导:特殊手术体位适应性练习、有效咳痰方法、床上排尿排便、床上翻身、指导饮食。

(5)心理护理:根据患者的年龄、文化程度、心理状况等给予心理护理,以提高患者适应环境能力,消除紧张焦虑情绪。

(6)效果评价:对患者的教育效果进行评价,做好交接班,保证护理的连续性。

2. 术中一般护理要点

(1)术晨准备如下。

1)做好术前访视:对患者的基本情况、既往史、手术史、现病史及患者目前状态、存在的风险(如压疮的风险等)进行正确的评估,并据此做好患者入室前的各项准备工作。

2)环境及物品准备:检查手术间环境,温度(22~24 ℃)与湿度(40%~60%)适宜;手术所用仪器设备、物品处于正常备用状态且达到灭菌效果;依据术者的操作习惯和特殊器械要求,对手术间进行合理布局,保证手术的顺利完成。

（2）入室后麻醉前的护理如下。

1）一般护理:做好三方核对(由手术医生、麻醉医生、巡回护士共同核对并签字),将患者接入手术间,注意保温和保护患者的隐私,适当约束,防止坠床。

2）心理护理:主动安慰和抚触患者以减轻等待麻醉期间焦虑紧张的心理,缓解患者的陌生感和无助感。

3）建立外周静脉通路,选取较粗大的外周血管进行套管针穿刺并妥善固定(避免影响手术区)。

（3）手术配合如下。

1）进行二次三方核对(由手术医生、麻醉医生、巡回护士共同核对并签字)。

2）安放手术体位:由手术医生、麻醉医生、巡回护士共同协作完成。充分暴露术野,根据术前评估、手术方式、时间等对患者的皮肤进行再评估,对压疮的好发部位进行减压保护,同时将顺各种管路、保证手术的顺利进行。

3）执行手术安全核查制度:由手术医生、麻醉医生和巡回护士共同完成。核查内容包括患者信息,手术部位、手术方式、手术物品、器械等。核查时间分别在实施麻醉前、手术开始前、患者离室前及关闭体腔、间隙、切口前;缝合切口后对手术器械、敷料等进行全面清点核对,及时准确记录。

4）术中护理配合原则如下。

A. 一般原则:关注手术进程,注意力集中,熟悉手术步骤,主动、准确供应术中所需物品。妥善保管切下的标本,术后及时交给医生并送检。配合重大手术时提前做好应急抢救准备。

B. 无菌原则:严格执行无菌操作,做好无菌监督,保护无菌区域不被污染,严格控制手术间人数。

C. 监测与保护:密切观察患者生命体征、受压部位,保护肢体,同时注意保暖。对气管插管全身麻醉患者尤其加强气腹的护理,选择适度的气腹压力,安全的充气流通,加强气道管理,动态监测血气结果;对清醒的患者做好心理安抚,保持手术间的安静,避免讲与手术无关的话语。

D. 离开手术室前护理:患者离开手术室前做好清点工作,特别要注意腔镜器械上各螺丝及零部件是否完整,确保无缺失;并再次进行三方核对(由手术医生、麻醉医生、巡回护士共同核对并签字);完成评估,特别是患者皮肤完整性,管路连接是否正确、通畅、固定有效。

E. 手术护理记录:做好手术护理记录,确保准确规范。手术医生、麻醉医生、巡回护士共同送患者至病房,与病房护士做好交接。

F. 仪器器械维护:对手术使用各类仪器进行登记并送回仪器间,各类器械初步清洗后送返器械室,两人核对后及时清洗保养并消毒备用。

3. 术后一般护理要点

（1）术后一般评估:包括基础评估和专科评估。基础评估包括麻醉方式、手术方式、术中情况;观察意识状态、生命体征及病情变化、舒适卧位、肢体温度、呼吸道管理、切口有无渗出和渗血、引流管的类型及是否通畅,固定是否有效,引流液的颜色、性质、量,皮肤情况、疼痛等。专科评估内容见以下各节,并做好记录。

(2)做好急救准备:一般术后可出现休克、出血、感染高热、吻合口瘘等并发症,当病情危重变化时及时发现并通知主管或值班医生,同时做紧急处理。

(3)腹腔镜术后并发症的观察和护理如下。

1)皮下气肿:皮下气肿是腹腔镜手术特有的并发症,主要原因是术中气腹压力过高,腹内持续正压,CO_2经腹内手术区被分离撕裂的腹膜破损区进入皮下形成气肿。患者回病房后,应注意观察患者皮温及皮下有无肿胀,按压时是否有捻发感或握雪感,少量气体可自行吸收,无须处理。若为大量气体时则作抽气、吸氧等紧急处置。

2)戳孔并发症:包括感染、异物残留、戳孔疝、出血、肿瘤种植等。术后应加强对切口的观察,换药时严格无菌操作,发现异常及时报告医生处理。

3)肩部疼痛:发生率为35%~40%,主要与CO_2气腹术后残留CO_2气体刺激膈肌和膈神经反射所致。多发生在术后1~2 d。腹腔内CO_2全部吸收大约需要3 d,一般3~4 d后肩部疼痛可逐渐自行消失。个别症状严重者可给予口服镇痛药物,或采取头低脚高位,使下腹和下肢抬高让CO_2气体向盆腔聚集,以减少CO_2气体对肋间神经及膈肌的刺激。向患者解释清楚,消除顾虑,鼓励患者做深呼吸、床上翻身、早期下床活动,以促进CO_2气体的排出。对某些症状不典型或口服镇痛药物不能缓解者,则需要考虑其他可引起类似症状的疾病,如心肌梗死或肺栓塞等。

4)胃肠道反应:主要是恶心、呕吐等症状,大多在术后24 h内出现,其原因是麻醉药物刺激呕吐中枢、吸入麻醉药物刺激胃肠道,其次是CO_2人工气腹使腹内压力升高和形成高碳酸血症及轻度酸中毒,刺激胃肠道机械感受器和化学感受器,使传入迷走神经兴奋性增高,兴奋催吐中枢所致。术后持续氧气吸入可加速排除腹腔内残留气体,纠正高碳酸血症,减少术后恶心、呕吐的发生,对出现恶心、呕吐者注意保持呼吸道通畅,及时做好口腔护理,一般1~2 d后症状消失。

(4)术后健康指导:根据评估结果采取相应的护理措施,指导患者做好术后功能锻炼、自我照护等,以期提高患者的生活质量。如术后咳嗽技巧、术后切口保护技巧、舒适体位以及疼痛护理、压疮高危患者皮肤保护措施等等。在营养补充上应根据手术患者的具体病情、营养需求给予专业的指导。

(5)心理护理:根据患者术后心理评估给予针对性的心理护理。

(6)出院指导:一般在出院前1~2 d内完成,包括出院后用药指导;康复指导;定期复查;如有异常情况出现及时就医等。

（周玉虹　丁　玲）

第二节　普通外科腹腔镜手术患者围术期护理

【概述】

普通外科(department of general surgery)是以手术为主要方法治疗胃肠、肛肠、甲状腺和乳腺的肿瘤及外伤等其他疾病的临床学科,是外科系统最大的专科。腹腔镜手术因具有微创优势在腹部疾病治疗中的应用日益广泛,目前是在患者腰部做3个1 cm的小切口,各插入一个叫作"Trocar"的管道状工作通道,以后一切操作均通过这3个管道进行;再用特制的加长手术器械在电视监视下完成与开放手术同样的步骤,达到同样的手术效果。目前腹腔镜技术已广泛应用于普通外科的各类手术,其安全性、可行性已得到普遍认可(图16-1)。

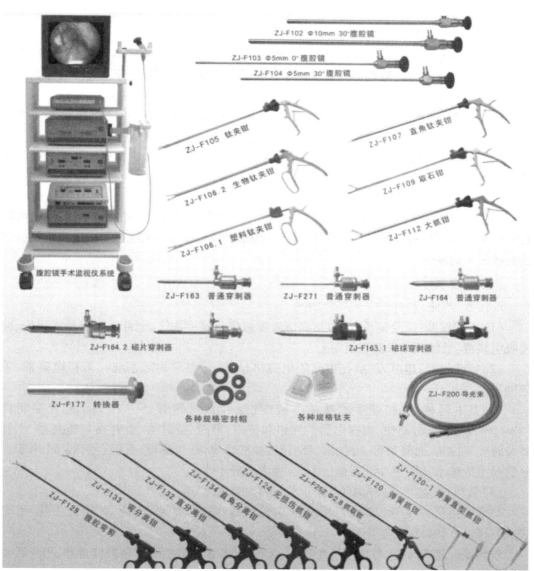

图16-1 腹腔镜系统仪器设备

1.适应证
(1)腹腔镜甲状腺手术:如内镜甲状腺次全切除术或部分切除术等。
(2)腹腔镜阑尾手术:如腹腔镜阑尾切除术等。

（3）腹腔镜结肠直肠手术：如腹腔镜右半结肠切除术、腹腔镜横结肠切除术、腹腔镜左半结肠切除术、腹腔镜乙状结肠切除术、腹腔镜直肠前切除术、腹腔镜腹会阴联合根治术等。

（4）腹腔镜胃手术：如腹腔镜远端胃切除术、腹腔镜全胃切除术、腹腔镜近端胃切除术、腹腔镜胃切除合并邻近内脏器官切除术。

（5）其他：如腹腔诊断术、腹腔镜疝修补术、腹腔镜减重手术等。

2.禁忌证

（1）严重的心、肺、肝、肾功能不全。

（2）盆、腹腔巨大肿块：肿块上界超过脐孔水平或妊娠子宫大于16孕周，子宫肌瘤体积超过孕4个月时，盆、腹腔可供手术操作空间受限，肿块妨碍视野，建立气腹或穿刺均可能引起肿块破裂。

（3）腹部疝或横膈疝：人工气腹的压力可将腹腔内容物压入疝孔，引起腹部疝的嵌顿。腹腔内容物经膈疝进入胸腔，可影响心肺功能。

（4）弥漫性腹膜炎伴肠梗阻：由于肠段明显扩张，气腹针或套管针穿刺时易造成肠穿孔的危险。

（5）缺乏经验的手术者。

（6）严重的盆腔粘连：多次手术如肠道手术、多发性子宫肌瘤剥出术等造成重要内脏器官或组织周围致密、广泛粘连，如输尿管、肠曲的粘连，在分离粘连过程中造成重要内脏器官或组织的损伤。

【物品准备】

1.仪器、器械、敷料

（1）常规仪器：腹腔镜系统（包括高清晰度摄像与显示系统、全自动高流量气腹机、冲洗吸引装置、录像和图像储存设备）。

（2）特殊仪器：超声刀、结扎束高能电刀（Ligasure™血管封闭系统）、双极电凝器、手辅助器。

（3）基本器械：腹腔镜手术基本器械（气腹针），气腹管、5～12 mm套管穿刺针（Trocar）、转换器、分离钳、无损伤肠道抓钳和持钳、剪刀、持针器、血管夹与施夹器、牵开器与腹腔镜拉钩、血管吊带、荷包钳、吸引器、冲洗管等，开腹器械、直肠会阴器械（用于直肠癌根治造瘘术）、阴道冲洗器械（用于女患者直肠手术）。

（4）敷料：主包、副包、大单包、中单包、治疗巾、手术衣。

2.常用耗材　11号、22号刀片，1、4、7号丝线，纱布、纱垫、引流管、引流皮片、引流袋、切口敷料、切口保护器等。

3.其他　超声刀头、各种型号血管夹、标本袋、各种型号的肠道切割缝合器、闭合器和圆形吻合器、无菌灯把、荷包线、可吸收线等。

【手术体位】

1.仰卧位分腿位　肿瘤位于结肠脾曲、降结肠中上段时可采用仰卧分腿位，双上肢内收，双下肢平行外展30°（以便主刀及助手站位），手术开始后调整至头低足高位。

2.截石位　适用于结直肠腔镜手术，如肿瘤位于降结肠下段、乙状结肠上段或拟行腹会阴联合根治术时可采用截石位,患者两髋关节微屈,外展 45°,膝关节屈 30°,双下肢高度低于腹部,臀部垫高,右上肢内收(以便主刀手术),左上肢据需要量内收或外展,手术开始后体位调整至头低脚高 30°。

3. 仰头仰卧位　适用于腹腔镜下甲状腺手术。患者平卧于手术床上,肩部垫肩垫,颈部垫甲状腺球,头部后仰垫头圈,双手自然垂直固定于身体两侧。

4. 微创仰卧体位　适用于胃部腔镜手术,患者平卧于手术床上,头部垫头圈,双上肢自然平放于身体两侧,并置于中单内固定,双腿外展,两腿之间角度应<90°,以站立一名助手为宜,双腿分别在腘窝处垫薄海绵垫,足跟处垫足跟保护垫,膝部用约束带固定。如有需要,患侧上肢可用支臂架外展,外展角度应<90°,并妥善固定。

5. 微创截石体位　适用于结直肠腔镜手术,患者平卧,头部垫头圈,取下腿板,固定腿架,双腿置于腿托上,垫软垫保护,约束带妥善固定,臀部垫软垫及油布,上肢自然放于身体两侧,以中单包裹固定,肩部放肩托,软垫保护,用于防止患者术中因头低脚高位而发生坠床。

【麻醉方式】

气管插管全身静脉复合麻醉。

【围术期护理要点】

1. 术前一般护理要点

(1)一般护理:执行微创外科术前一般护理要点。

(2)心理准备:对于患者来说,手术既能解除病痛,也能带来极大的心理刺激。由于对腹腔镜胃肠手术不了解,术前患者及家属对手术会产生恐惧、焦虑、紧张等心理状态。术前应加强心理调整,给患者及家属详细讲解手术的目的、必要性、方法,腹腔镜手术的优点、麻醉和手术对机体的影响,以及如何正确对待术中术后可能出现的问题。使患者心理上有充分的准备,如果术前焦虑明显,可适当给予镇静剂,以保证充足的睡眠。进行健康教育,积极做好心理护理,提高患者的心理耐受能力。

(3)全身准备:手术时创伤性的治疗手段,要使机体从组织创伤到组织愈合需要足够的营养,术前对于有贫血、低蛋白血症的患者,对手术及麻醉的耐受力较差,术中、术后易发生并发症,术前必须予以纠正,使血红蛋白提高到 90 ~ 100 g/L。低蛋白血症患者可用白蛋白,使血浆总蛋白提高到 50 g/L,以提高对手术的耐受力。

(4)术前准备:如个人卫生、手术区域皮肤准备,尤其是脐部及脐周围,用肥皂水洗干净,用汽油或液状石蜡清除。指导患者术前日中午口服泻药,术前晚进食清淡饮食,晚 22 点后开始禁食,24 点后开始禁饮。进行术前适应性训练,包括指导患者练习床上使用便器,教会患者自行调整卧位和床上翻身的方法,教会患者有效排痰的方法等。并在术前预防性应用抗生素。

(5)特殊准备如下。

1)饮食:行腹腔镜胃肠手术的患者术前 3 d 开始无渣半流质饮食,如稀饭、菜汤、藕粉等,以减少粪便,清洁肠道。有梗阻的患者禁食。术前 24 h 禁食易产气类食物,如牛奶、豆浆等。术前日中午照常进餐,晚餐进流食,如稀饭、蛋羹等少渣易消化的饮食,晚上 22 点以后开始禁食(禁食 10 ~ 12 h),24 点以后开始禁水(禁水 6 ~ 8 h),一直到术后医护人员通知可进食、进水后,方能进食、进水。

2) 肠道准备:术前日中午 12 点和晚上 19 点分别口服 50% 硫酸镁溶液 50 ml 以清洁肠道,口服硫酸镁后应多饮水,要求患者在 1 h 内喝下 2 000 ml 温水,术前日 13 点、16 点、19 点分别口服肠道抗生素(常用的药物有甲硝唑片、庆大霉素片、红霉素肠溶片等)。有肠梗阻或口服泻药排便效果不佳者遵医嘱给予清洁灌肠。

3) 留置胃管、尿管:手术前 0.5 h 为患者留置胃管,待患者入手术室行麻醉后给予留置尿管。

2. 术中护理与配合

(1)一般护理:执行微创外科术中一般护理要点。

(2)物品准备:见前述。

(3)麻醉选择:气管插管全身麻醉。

(4)手术体位:协助医生摆好手术体位,见前述。

(5)术中配合注意事项如下。

1) 手术开始前将所需设备按照手术要求摆放到位,检查仪器性能。

2) 按手术要求安置患者体位,确保体位调整不会给患者带来副损伤,尽量将患者肢体保持功能位,术中每隔 30 min 查看体位摆放情况及受压部位完整情况。

3) 密切观察患者病情及生命体征,尤其加强气腹的护理,选择适度的气腹压力,安全的充气流通,加强气道管理,动态监测血气结果。

4) 严格污染手术配合及无瘤操作,防止污染手术区。

5) 保证静脉通路通畅。

6) 严格查对制度,加强术前、术中、术后手术用物的清点,特别要注意腔镜器械上各螺丝及零部件是否完整,确保无缺失。

7) 术中标本湿盐水纱布覆盖保存,及时送检并登记。

3. 术后护理要点

(1)一般护理:执行微创外科术后一般护理要点。

(2)做好专科评估:专科评估包括以下内容。

1) 体位:患者术后清醒返回病房后,给予去枕平卧位,头偏向一侧,注意保持呼吸道通畅,防止误吸,6 h 后应取半卧位,以降低切口张力,以利于呼吸和引流。为防止肠粘连促进肠蠕动恢复,术后 6 h 开始鼓励患者床上翻身活动或坐起,如无出血、心脑疾患等禁忌者术后 24 h 即可下床活动。

2) 术后密切观察:加强心电监护、血压、脉搏及血氧饱和度检测及动脉血气分析,给予患者吸氧,腹腔镜手术患者手术台中因采用 CO_2 气腹,CO_2 弥散能力强,大量吸收入血,超过了肺呼吸排出 CO_2 的能力,因而患者表现为一种类似呼吸性酸中毒的状态,术后 CO_2 过高性酸中毒仍可维持一段时间。故术后常规给予低流通量、间断性吸氧,以提高氧分压,促进 CO_2 排出。同时密切观察呼吸运动的深浅和次数,待患者清醒后,鼓励患者深呼吸,协助翻身、拍背等促进痰液排出,保持呼吸道通畅,可适当给予祛痰剂,使痰液稀释,有利于咳出,防止肺部感染。深呼吸可有助于肺泡扩张,促进气体交换,预防术后肺炎和肺不张。深呼吸运动应先从鼻慢慢深吸气,使腹部隆起,呼气时腹肌收缩,由口慢慢呼出。

3) 术后康复与活动:手术后在床上做翻身和屈腿活动有助于血液循环防止褥疮,促进胃肠蠕动,减少肠粘连和有利于早期排气,并可减少肺部并发症和下肢静脉血栓形成。鼓励患者有效咳嗽,咳嗽时需双手放在切口两侧,向切口方向按压,以减轻切口张力和震动,使疼痛减轻。在排痰之前,先轻轻咳嗽几次,使痰液松动,再深吸气后用力咳嗽,使痰液顺利排出,根据情况遵医嘱给予氧气雾化吸入器,用于湿化痰液、促进排痰、防止肺部并发症。

4)饮食:术后常规禁食、禁水,患者肠蠕动恢复、肛门排气后应报告医生,遵医嘱拔除胃管后根据具体情况才可进食依稀少食多餐、由稀到稠的原则,通常从清流、流食、半流,最后过渡到普食。患者进食后,可给予高蛋白、高糖类、高维生素饮食。

5)CO_2气腹的影响:术中为了充分显露手术部位,腹腔内注入大量的CO_2,使腹内压增高,膈肌上升,胸腔容积和肺容积缩小,致心肺功能下降或腔静脉回流减慢,出现呼吸困难、血压下降、脉搏加快等。经腹膜及腹腔内脏高弥散吸收又可并发高碳酸血症及皮下气肿。①高碳酸血症的观察。术后严密观察患者有无疲乏、烦躁、呼吸浅慢、肌肉震颤、双手扑动等症状,如伴有$PaCO_2$升高,应考虑有高碳酸血症的可能。②皮下气肿。腹腔镜手术特有的并发症。少量皮下气肿在腹壁戳口周围,触及时有捻发音,一般无须特殊处理,待手术结束,气腹解除,多可自行吸收。若范围广泛,涉及胸腔部、腋下、面颊、眼周甚至下腹及会阴部,皮下明显握雪感受,并伴有呼吸急促和发绀等,此时如在术中应立即解除气腹,用粗针穿刺排气,同时向穿刺孔方向推压肿胀组织,尽量排除皮下积气,一般24 h后肿胀消失。如发生气胸和纵隔气肿,应行胸腔闭式引流。

6)引流管的护理:术后患者留置腹腔引流管、胃管、尿管,活动、翻身时要避免引流管打折、受压、扭曲、脱出等。引流期间妥善固定管道,标识清楚,保持引流通畅,定时挤压引流管,避免因引流不畅而造成感染,腹腔引流管引流的血性液每日更换引流袋以防感染。术后引流液的观察是重点,每日记录和观察引流液的颜色、性质和量,如在短时间内引流出大量血性液体,应警惕发生继发性大出血,同时密切观察血压和脉搏的变化,发现异常及时报告医生给予处理。

(2)并发症的观察和护理如下。

1)腹腔内出血:腹腔内出血是腹腔镜手术后最严重的并发症。如有腹腔引流管引出鲜红色液体每小时大于200 ml,连续3 h以上,并出现血压下降、心率加速、脸色苍白、出冷汗、腹部膨胀、肠鸣音消失等症状须警惕有腹腔内出血发生,同时应观察切口敷料有无渗血,立即报告医生协助处理。如行腹腔穿刺、采血常规、交叉配血、快速有效补液。术后24~48 h常因血压升高、剧烈呕吐、咳嗽引起钛夹脱落或创面渗血及小血管出血;术后7~8 d吻合口缝线脱落结痂易发生出血。因此掌握患者术后出血的诱因及时间,采取相应的预防措施是避免术后出血的关键。

2)吻合口瘘:多发生于行全直肠系膜切除术(total mesorectal excision,TME)的低位及超低位直肠前切除术后,主要与吻合口位置(<5 cm)、术前有新辅助放射治疗与化学药物治疗史、糖尿病史、吻合口张力高和血运不佳、切割缝合器和吻合器使用不当、吻合口出血等有关。因腹腔镜手术未关闭盆底腹膜,一旦早期出现吻合口瘘,易出现急性弥漫性腹膜炎;骶前脓肿反复不愈;经肛旁引流形成瘘管反复不愈。一旦出现急性弥漫性腹膜炎,应立即手术探查,行腹腔灌洗引流加肠造口。如腹膜炎较局限,可在腹腔镜下行腹腔灌洗引流加肠造口。对骶前脓肿及经肛旁放置引流形成肛瘘反复不愈合者,若>2周,应及时行肠造口;肠造口后仍不愈,在首次术后 1 个月者,开腹行骶前清创术。如腹腔及盆腔引流管引流液呈粪便样,应怀疑有肠瘘发生;若引流出尿液样液体,应警惕有输尿管损伤等。为了有效防止吻合口瘘,指导患者 7 d 内避免取端坐位或长时间下蹲位,以免增加腹压和吻合口的张力,避免增加腹压的动作,如用力咳嗽、打喷嚏或用力排便等。

3)肠梗阻:腹腔镜二氧化碳气腹导致腹膜后酸化,术中应用麻醉药等影响肠道蠕动,以及肠道内容物污染腹腔,患者术后容易发生粘连性肠梗阻,腹腔镜手术后多表现为术后早期炎症性肠梗阻,因切口小,术后与腹痛较轻,病程较开腹所致肠梗阻短。故护士应向患者说明勤翻身及早期活动的好处,协助翻身并鼓励主动翻身。逐日增加活动量,以减少粘连性肠梗阻的发生。一旦发生梗阻,立即嘱患者禁食,行胃肠减压。如为机械性肠梗阻应急诊行手术治疗。

4)乳糜漏:手术中通常在肠系膜上、下血管区损伤左、右腰干、肠干与乳糜池的概率较低,主要是损伤了其分支较粗的淋巴管也可能与肠系膜上静脉周围有较多淋巴管分布有关。乳糜漏主要表现为当患者开始进食后,腹腔引流液由少突然增加,可以呈乳白色或清水样,术后 1 个月持续腹胀,影像检查提示腹腔内大量积液,常规行引流液乳糜试验,阳性明确诊断。一旦发现乳糜漏应立即禁食,给予胃肠外营养、应用生长抑素、延迟拔除腹腔引流管,腹胀严重者可行胃肠减压。

5)其他并发症:在直肠手术并发症中,还有输尿管损伤、造口坏死及腹内疝等。这些并发症均与手术操作有直接关系。

(3)健康指导如下。

1)一般指导:执行微创外科术后健康指导要点。

2)出院前应向患者及家属详细介绍出院后有关事项,并将出院介绍信、出院证明书交给患者或家属,告知复印病历事宜、复诊时间及日常生活、锻炼中的注意事项。

3)适当做一些小运动量的户外活动,如饭后散步、下棋、打太极拳等户外活动。预防感冒,忌烟酒,尽量避免到人多的公共场所。告诫患者术后注意劳逸结合,避免过度劳累,适当进行户外活动及轻度体育锻炼,以增强体质,防止感冒及其他并发症。

4)保持心情舒畅和充足的睡眠,每晚持续睡眠应达到 6~8 h。遵医嘱按时用药,告诉患者如有异常及时来院就诊。

5)避免长期进食高脂食物,多进富含纤维的食物,保持大便通畅。多食用新鲜蔬菜、水果、大蒜、茶叶等天然抑癌食品,适当补充维生素 A、维生素 B_{12}、维生素 C、维生素 D、维生素 E 和叶酸。经常保持大便通畅。

6)有腹部外伤及腹部手术史者,应注意腹部锻炼和及时治疗,以防肠粘连的发生。

7)术后患者,应定期复查,有条件者应长期坚持给予扶正抗癌中药巩固治疗,预防复发。并辅以化学药物治疗、免疫治疗、中药治疗以及其他支持治疗。

（刘　娜　丁　玲　周玉虹）

第三节　胸腔镜手术患者围术期护理

【概述】

电视辅助胸腔镜手术(video-assisted thoracoscopic surgery,VATS)是一种在电视影像监视引导下辅助完成一系列手术操作的胸部微创手术,具有手术切口小、术后疼痛轻、并发症少、恢复快、住院时间短等优点。VATS手术创伤小,在一定程度上维持了机体生理和免疫功能内环境的稳定性,特别适用于肝肾功能障碍、心肺功能不佳等的年老体弱患者。VATS现已有了飞跃的发展,由于其"微创"特点,可明显改善患者术后的生活质量。

1. 适应证

(1)成熟和公认的适应证包括:肺楔形切除术、肺叶切除、肺活检、纵隔囊肿或良性肿瘤切除术、肺减容术、性质不明结节切除、早期肺癌切除、肺大疱切除、胸膜摩擦、胸膜切除或胸膜固定、交感神经切除术、Heller肌层切开术、平滑肌瘤切除术、纵隔活检、胸膜肿瘤活检术、早期胸腔积液处理。

(2)发展和成熟中的适应证包括:双肺叶切除、射频消融术、肺癌分期、巨大肺大疱切除、内脏神经切除、胸段迷走神经切除术、纵隔破裂诊断。

(3)正在研究和探索中的适应证包括:全肺切除术、神经源性肿瘤切除、食管癌切除术、食管穿孔修补术、动脉导管结扎、胸腺瘤或胸腺切除术、胸部创伤诊断和胸部刺伤处理。

2. 相对禁忌证

(1)以往有胸内手术史,胸内解剖结构不清晰的患者。

(2)胸部平片上有胸膜增厚的迹象,肺间质碳化征象的患者。

(3)痰抗酸杆菌阳性的患者。

(4)抗凝血治疗患者。

【物品准备】

1. 仪器、器械、敷料

(1)常规仪器:胸腔镜系统(包括高清晰度摄像与显示系统、冲洗吸引装置、录像和图像储存设备)。

(2)特殊仪器:超声刀、电外科系统。

(3)器械:胸腔镜手术器械(5 mm、10 mm、11 mm套管穿刺针Trocar)、无创抓钳、分离钳、剪刀、持针器、施夹器、牵开器与爪型拉钩、推结器、胸膜活检钳、冲洗吸引器、冲洗管、气腹管等)、胸腹腔镜手术基本器械、开胸器械。

(4)敷料:主包、副包、大单包、中单包、治疗巾、手术衣。

2. 常用耗材　10号、11号、22号刀片,1、4、7号丝线,纱布、纱垫、胸腔引流管、引流袋、切口敷料等。

3. 其他　血管夹、标本袋、腔内直线切割器(肺楔形切除术)、支气管缝合器、血管缝合器、直线缝合切割器（肺叶切除术）、圆形吻合器（食管切除术）、切口保护圈、无菌液状石蜡（吻合食管时润滑食管）、无菌鞋带（提拉食管进行游离）等。

【手术体位】

1. 先左侧卧后平卧位　用于左颈部食管胃吻合手术。将塑形体位垫摆放成"簸箕"状置于手术台上，上放海绵垫，再使用负压吸引少量抽气，固定塑形体位垫。患者侧卧于塑形体位垫上，患侧在上，头部垫头圈，气垫放气，用手前后轻轻拍打塑形体位垫至手术所需体位时，再次抽气变硬成行，中单包裹塑像垫，两臂自然前伸，放置于手板及支臂架上，用海绵垫保护并用约束带固定，髋部用约束带固定，下推弯曲90°，上腿伸直，两膝间垫海绵垫。吻合时，塑型垫放气，将患者摆放成平卧位，双上肢自然平放于身体两侧，并置于中单内固定，双腿分别在腘窝处垫薄海绵垫，足跟处垫足跟保护垫，膝部用约束带妥善固定。

2. 先平卧后左侧卧位　用于胸腔内食管胃吻合手术。将塑形体位垫摆放成"簸箕"状置于手术台上，上放海绵垫，再使用负压吸引少量抽气，固定塑形体位垫，将患者摆放成平卧位，双上肢自然平放于身体两侧，并置于中单内固定，双腿分别在腘窝处垫薄海绵垫，足跟处垫足跟保护垫，膝部用约束带妥善固定。吻合时，患者侧卧于塑形体位垫上，患侧在上，头部垫头圈，气垫放气，用手前后轻轻拍打塑形体位垫至手术所需体位时，再次抽气变硬成行，中单包裹塑像垫，两臂自然前伸，放置于手板及支臂架上，用海绵垫保护并用约束带固定，髋部用约束带固定，下推弯曲90°，上腿伸直，两膝间垫海绵垫，踝部垫足跟保护垫。

3. 侧卧位　用于肺切除手术。将塑形体位垫摆放成"簸箕"状置于手术台上，上放海绵垫，再使用负压吸引少量抽气，固定塑形体位垫。患者侧卧于塑形体位垫上，患侧在上，头部垫头圈，气垫放气，用手前后轻轻拍打塑形体位垫至手术所需体位时，再次抽气变硬成行，中单包裹塑像垫，两臂自然前伸，放置于手板及支臂架上，用海绵垫保护并用约束带固定，髋部用约束带固定，下推弯曲90°，上腿伸直，两膝间垫海绵垫。后纵隔和食管病变切除术患者身体应前倾约30°，前纵隔病变切除术患者身体后倒约30°。

【麻醉方式】

双腔支气管插管全身麻醉。

【围术期护理要点】

1. 术前护理

（1）一般护理：执行微创外科术前一般护理要点。

（2）心理护理：术前向患者做好解释工作，缓解患者紧张及顾虑情绪。使患者对治疗有全面的了解，树立治疗信心，以便积极地配合手术治疗。

（3）术前禁烟：应向吸烟的患者讲清吸烟可使呼吸道黏膜纤毛运动减弱、迟缓，降低对其肺部的净化作用，增加气道阻力，为此要求患者在术前两周停止吸烟，减少分泌物，减轻术后痛苦，防止肺部并发症。

（4）控制感染：如患者吸烟史长，气管炎症状较重，呼吸道有感染者，应给予抗生素及雾化吸入等治疗，控制好感染后再施行手术。

（5）给予高热量、高蛋白、高维生素、清淡、易消化的饮食，宜少量多餐，均衡饮食。

（6）协助医生完善术前检查，了解患者基本情况，如有无药物过敏、凝血功能障碍、心律不齐、心房颤动、心力衰竭等。

（7）术前指导及解释如下。

1）对患者手术的卧位、饮食、输液、给氧、雾化吸入、胸腔引流及疼痛、术后患者活动的方法及要求等,给予详细介绍和具体指导。

2）呼吸功能锻炼:①腹式呼吸训练,指导患者做腹式呼吸,即一只手轻捂胸部,另一只手轻捂腹部,然后吸气,感觉到放在腹部的手起伏较大,然后缓慢呼气。②缩唇呼吸,用鼻深吸气,然后用口呼气,呼气时口唇收拢,作吹口哨样,缓慢将气体呼出。③有效咳嗽训练,教患者深吸气,屏气数秒后用力咳嗽,咳嗽时应引起胸腔震动,将气管内的痰液排出。

（8）准备血液:术前日抽血送到血库做血型交叉配合实验,操作中严格执行查对制度。

（9）肠道准备:术前日遵医嘱服用缓泻药或灌肠。

（10）手术前日遵医嘱进行皮肤准备,并洗澡、更衣、卫生整顿,对行动不便者,应协助擦洗,术前 10 h 禁食,4 h 禁水。

（11）术日晨准备如下。

1）测量生命体征,如发现患者发热、女患者月经来潮,应立即报告医生,择期手术。

2）嘱患者取下假牙、发夹及贵重物品交给家属保管。

3）肌内注射术前常规用药。

4）将患者的病历、X 射线片、输液液体及药品与手术室护士交接,并协助平卧于手术车上,送到病区门口。

2. 术中护理与配合

（1）一般护理:执行微创外科术中一般护理要点。

（2）物品准备:见前述。

（3）麻醉选择:双腔支气管插管全身麻醉。

（4）手术体位:协助医生摆好微创侧卧、平卧联合手术体位。

（5）术中配合注意事项如下。

1）手术开始前将所需设备摆放到位,检查仪器性能。

2）按手术要求安置患者体位,确保体位调整不会给患者带来副损伤,注意尽量将患者肢体保持功能位,术中 30 min 查看体位摆放情况及受压部位完整情况。

3）密切观察病情及生命体征,加强气道管理。

4）严格污染手术配合及无瘤操作,防止污染手术区。

5）食管手术需术中变换体位,要特别注意保护切口,避免污染切口及手术器械。

6）保证静脉通路通畅。

7）严格查对制度,加强术前、术后手术用物的清点,特别要注意腔镜器械上各螺丝及零部件是否完整,确保无缺失。

8）术中标本湿盐水纱布覆盖保存,及时送检并登记。

3. 术后护理

（1）一般护理:执行微创外科术后一般护理要点。

（2）做好专科评估:专科评估包括以下内容。

1）卧位:麻醉未清醒前给予去枕平卧位,头偏向一侧。清醒后垫枕并适当抬高床头,取头高30°斜坡位,以利于呼吸及渗出液的引流。

2)加强术后观察和护理:密切监测体温、呼吸、心率、血压、血氧饱和度等生命体征的变化并做好及时准确的记录。如体温高、脉搏快、血压高、血氧饱和度低等,应立即报告医生,遵医嘱给予相应处理并记录。

3)保持呼吸道通畅:①患者清醒后鼓励其深呼吸及有效咳嗽,注意观察并记录痰的性质及量。②给予雾化吸入,以湿化呼吸道,稀释痰液,易于痰液咳出。③生命体征平稳后,协助患者排痰的方法,患者取半卧位,操作者站在患者患侧,手掌呈杯状,用手腕的力量叩击健侧肺叶,从下到上、从外向内;嘱患者先深呼吸再用力咳嗽。当患者咳嗽时,轻按切口,减小胸廓运动,减轻疼痛以利有效咳嗽,从而促进肺复张。也可在患者咳嗽的同时捻压胸骨上窝处气管以刺激咳嗽排痰,如患者体弱无力且痰液黏稠无法自行有效咳嗽时,或意识障碍者必要时可行鼻导管气管吸痰。

4)氧气吸入:根据病情给予鼻导管、面罩及呼吸机辅助呼吸。一般为鼻导管吸氧,氧流量为 2～4 L/min。

5)密切观察切口:观察敷料有无渗出。

6)保持胸腔引流管通畅:①经常检查引流管接头部的连接和固定情况,防止松动、脱落、扭曲。②注意水柱波动的幅度,水封瓶引流应确保引流管口在水面以下 2～3 cm 处,随时注意防止瓶身倾斜或破碎;更换引流瓶内盐水时应夹闭引流管,防止管口露出液面,气体进入或液体倒流造成气胸或胸腔感染。注意塑料引流袋液体是否有破损漏气。③经常挤压胸腔引流管,注意观察引流液的颜色、量、性质。如引流液鲜红、浓稠,每小时超过300 ml;或每小时超过 200 ml,持续 5 h,且血压、脉搏、呼吸不稳定,说明有活动性出血,应及时报告医生,同时做好手术止血准备。

7)尿管护理:保持导尿管固定在位,引流通畅,避免受压、扭曲。严格无菌操作,防止尿路感染。

8)防止心力衰竭及肺水肿:心肺功能较差的患者,应准确记录出入量,严格控制输液速度,以防发生心力衰竭或急性肺水肿。

9)口腔护理:每天协助患者早晚刷牙,每餐后漱口。做好口腔护理能使口腔内的细菌减少,减少肺部感染机会。

10)饮食指导:手术当日禁食,第 2 天可视情况逐渐进食半流质、普食。早期宜进食清淡易消化的半流质,逐渐增加高蛋白、高热量、维生素丰富的饮食,如新鲜水果、蔬菜等。增加营养摄入,同时应注意多进粗纤维饮食,保持大便通畅。

11)根据患者病情,协助并鼓励其早期活动。如桥式运动及患侧上肢内旋、外展、上举等运动,以利肺部复张、胃排空及更有效地引流。

12)病室环境要求:要注意病房内空气新鲜,每天开窗通风,并减少陪护及探视人员,以免增加外源性感染。

(2)术后并发症的观察和护理如下。

1)皮下气肿:认真检查有无漏气存在是预防该并发症的关键,治疗:少量可自行吸收,若长时间持续漏气,应考虑胸腔闭式引流术,必要时负压引流等保守方法为主,多可短期内自愈。

护理措施:注意胸痛与呼吸困难的关系、呼吸频率、咳嗽的性质等,发生皮下气肿时,随时观察患者的皮肤气肿程度、患者主诉憋气与否及血氧饱和度情况。认真、及时做好记录。遵医嘱给予中至高流量吸氧,不仅能改善患者缺氧状况,还能加快皮下气肿的吸收。

2)喉返神经损伤:表现为声音嘶哑或失音。应认真向患者做好解释安慰工作,应用促进神经恢复的药物并配合理疗。

3)肺部感染:主要是由于术后疼痛不敢咳嗽,不能有效排除呼吸道分泌物,其次就是吸烟、合并慢性肺部疾病(COPD、哮喘等)、机械通气、营养不良、肥胖、年老体弱、手术时间长等比较常见的原因。

护理措施:①有效镇痛,加强呼吸道护理,及时清除呼吸道分泌物,避免引起下呼吸道阻塞。②麻醉清醒后即开始鼓励患者咳嗽、排痰、叩背、桥式运动。③保持室内空气清新,控制探陪人员。加强抗感染治疗,选择敏感抗生素。④雾化吸入,适量加入抗生素,使痰液稀薄易于咳出并控制感染。⑤对于气管切开或机械通气患者,尤应加强呼吸道护理,严格无菌技术,吸入湿化氧气。⑥改善全身营养状况。

4)胸腔内出血:一般发生在术后 12 h 内,临床表现多为心率逐渐增快、血压下降、面色苍白和四肢发冷,有时可表现口渴、心悸、呼吸困难等。若不及时发现与处理,则可发展为不可逆的失血性休克而死亡。

护理措施:尽快止血补液,预防低血容量的发生。

5)急性呼吸道梗阻(痰栓):主要原因是痰液过多或排痰不畅使痰液干燥变成痰痂,黏附在气管壁内,多层痰痂叠加在一起形成痰栓,引起气管堵塞,而引起急性呼吸道梗阻。

护理措施:遵医嘱给予雾化吸入,协助叩背、咳痰。

6)急性肺栓塞:是内源性和外源性栓子阻塞肺动脉及其分支,引起肺循环和呼吸功能障碍为主要临床和病理生理特征的临床综合征。肺栓塞是开胸术后最严重和凶险的并发症。应迅速建立静脉通路,及时对症及溶栓、抗凝治疗。

7)肺不张:由于疼痛使患者不敢咳嗽、呼吸减弱,致使分泌物停留,并可继发肺部感染。是术后最常见的并发症,严重影响呼吸功能,造成术后呼吸功能不全,甚至出现呼吸困难。

护理措施:遵医嘱给予吸氧、雾化吸入、祛痰清肺仪治疗,指导并协助有效咳嗽,鼓励早期活动。

8)肺水肿:由于患者术中、术后输入过多液体,使得血浆蛋白被稀释、胶体渗透压降低,水分很快进入肺间质及肺泡内,还有手术创伤、感染等因素引起血管活性物质释放,增加毛细血管通透性、左心衰竭等而引起肺水肿。临床表现多为呼吸困难、端坐呼吸、咳嗽、躁动不安,典型症状是咳出大量泡沫状或血性痰液。

护理措施:严格控制输液量及输液速度,给予半坐位,吸氧,必要时面罩加压给氧,增加肺泡内压力,减少毛细血管外渗。遵医嘱给予缓解气管痉挛、强心、利尿的药。总之要积极防治病因,减轻心肺负担及增强心脏功能。

(3)健康指导如下。

1)一般指导:执行微创外科术后常规健康指导要点。

2)心理护理:指导患者正确面对疾病和治疗,保持精神愉快和心态平和。

3)休息:劳逸结合,适当休息和运动以促进器官功能的恢复。

4)饮食:给予高热量、高蛋白、高维生素、清淡、易消化的饮食以利于切口的愈合和维持机体代谢需要。

5）避免不良的饮食及生活习惯,戒烟酒。

6）预防上呼吸道感染,避免去人多、空气污浊的地方,外出可戴口罩,减少感染机会。

7）如有声音嘶哑,音调变低,出院后应继续行理疗、针灸,以促进恢复。

8）1 个月不能淋浴,只能用清洁毛巾擦拭切口周围皮肤,1 个月以后视切口情况再进行淋浴。

9）指导患者按医嘱选择术后治疗方案,定期门诊复查,及时了解病情变化。

（靳海荣　丁　玲　周玉虹）

第四节　泌尿外科腹腔镜手术患者围术期护理

【概述】

泌尿系统和男性生殖系统因其位于腹膜外和腹膜后,没有天然的体腔存在或仅为一潜在腔隙,且器官和组织表面没有完整的浆膜覆盖等解剖特性,腹腔镜技术在该领域的应用一直停滞不前。早期多局限在简单的探查性范畴,直到 20 世纪 90 年代初,美国Clayman 率先完成腹腔镜肾切除术,腹腔镜技术在泌尿外科领域得到迅猛发展。目前,腹腔镜技术在泌尿外科广泛应用,从单纯器官切除术到复杂的保留和重建手术,从上尿路手术到位于盆腔深部的下尿路手术,都可在腹腔镜下完成。近年,随着设备、技术以及理念的进步,泌尿外科在标准腹腔镜手术的基础上,诞生了手助腹腔镜手术、单孔腹腔镜手术、经自然腔道内镜技术及机器人辅助腹腔镜手术等。

1.适应证

（1）腹腔镜肾上腺手术:如肾上腺切除术等。

（2）腹腔镜肾手术:如肾囊肿去顶术、根治性肾切除术、根治性肾输尿管全长切除术、活体供肾切取术、保留肾单位手术、重复肾切除术、肾蒂周围淋巴管结扎术等。

（3）腹腔镜输尿管手术:如肾盂成形术、输尿管切开取石术、输尿管再植术、下腔静脉后输尿管矫形术等。

（4）腹腔镜前列腺手术:如根治性前列腺切除术等。

（5）腹腔镜膀胱手术:如腹腔镜根治性膀胱切除术、腹腔镜膀胱部分切除术等。

（6）其他:如腹膜后淋巴结清扫术、盆腔淋巴结清扫术、精索静脉曲张高位结扎术等。

2.禁忌证

（1）绝对禁忌证:严重心肺疾病,不能耐受麻醉;未纠正的凝血功能障碍;未控制的感染性疾病;腹部广泛粘连。

（2）相对禁忌证:腹部手术史;过度肥胖;慢性阻塞性肺部疾病;难以代偿的高碳酸血症。

【物品准备】

1. 仪器、器械、敷料

(1)常规仪器:腹腔镜系统(包括高清晰度摄像与显示系统、冲洗吸引装置、气腹系统、录像和图像储存设备)。

(2)特殊仪器:超声刀设备、结扎束高能电刀(Ligasure™血管封闭系统)、电烧分离器。

(3)基本器械:腹腔镜手术基本器械、腹腔镜手术器械(气腹针)、11 mm 套管穿刺针(Trocar)、抓钳、分离钳、剪刀、持针器、施夹器、牵开器与爪型拉钩、推结器、冲洗吸引器、冲洗管等,泌尿开腹器械。

(4)敷料:主包、副包、大单包、中单包、治疗巾、手术衣。

2. 常用耗材　11 号、22 号刀片,1、4、7 号丝线,纱布、纱垫、腹腔引流管、引流袋、切口敷料等。

3. 其他　血管夹、标本袋、腔内直线切割器、支气管缝合器、血管缝合器、直线缝合切割器、圆形吻合器、可吸收线、单猪尾支架。

【手术体位】

1. 微创半侧卧手术体位　适用于经腹途径行肾上腺和上尿路手术。患者平卧于手术床上,患侧腰下垫体位垫抬高45°～60°,头部垫头圈,两臂自然前伸,放置于手板及支臂架上,用海绵垫保护并用约束带固定,下腿自然弯曲,上腿伸直,两膝间垫海绵垫。下肢用胶布连接手术床进行固定。

2. 微创完全健侧卧位(折刀位)　适用于经腹膜后入路手术,患者侧卧于手术床上,腰部垫枕,升高腰桥充分延伸肋弓与髂嵴之间的距离,头部和健侧肩下腋窝区垫软枕,健侧下肢屈曲90°,患侧下肢伸直,两膝间垫软枕,肘、踝关节部位垫软枕,用约束带在骨盆和膝关节处固定体位。

3. 臀部垫高位　适用于输尿管下段、精索静脉、膀胱和前列腺手术,患者平卧于手术床上,臀部用体位垫垫高,头部垫头圈,双上肢自然平放于身体两侧,并置于中单内固定,腘窝处垫薄海绵垫,足跟处垫足跟保护垫,膝部用约束带固定。

4. 微创仰卧位　适用于腹膜外途径前列腺根治术、膀胱全切术等盆腔手术,患者平卧于手术床上,头部垫头圈,双上肢自然平放于身体两侧,并置于中单内固定,腘窝处垫薄海绵垫,足跟处垫足跟保护垫,膝部用约束带固定。术中可根据情况适当抬高床尾,形成头低脚高 15°～20°体位。

【麻醉方式】

气管插管,全身麻醉。

【围术期护理要点】

1. 术前护理要点

(1)一般护理:执行微创外科术前一般护理要点。

(2)进行健康教育,积极做好心理护理,提高患者的心理耐受能力。①加强与患者的感情联系,与患者建立良好的护患关系,建立互信,为以后各阶段实施心理护理打下基础。②向患者介绍腹腔镜手术的可行性、可靠性及科学性,腹腔镜手术的特点和优点,介绍医务人员的技术水平,以及成功案例,帮助患者消除对手术的紧张、焦虑、恐惧的心理。③取得患者家属的配合,主动做好患者的工作,使患者有安全感和信任感,能正确的接受腹腔镜手术。

(3)协助医生做好辅助检查,了解患者一般状况,评估患者的手术耐受能力,及时用药纠正营养不良、高血压、糖尿病等情况,明确手术适应证、禁忌证。对于腹腔镜肾上腺切除患者,如原发性醛固酮增多症患者,术前应调整血钾,控制其血压;嗜铬细胞瘤患者术前应用肾上腺受体阻滞剂,扩容并控制血压;皮质醇症患者术前补充肾上腺皮质激素。对一侧肾切除患者应充分评估对侧的肾功能。结核病患者至少抗结核治疗2周以上。

(4)做好术前准备,如个人卫生、手术区域皮肤准备,尤其是脐部及脐周围,用肥皂水洗干净,用汽油或液状石蜡清除污物。指导患者术前日中午口服泻药,术前晚进食清淡饮食,晚8点后开始禁食,10点后开始禁饮。进行术前适应性训练:指导患者练习床上使用便器,教会患者自行调整卧位和床上翻身的方法,教会患者有效排痰的方法等。并在术前预防性应用抗生素。

(5)特殊准备:行腹腔镜全膀胱切除、尿流改道术患者,术前2~3 d行肠道准备,从低渣饮食、半流质饮食过渡到全流质饮食,口服肠道抗生素(如新霉素),静脉补充营养。术前日晚及术日晨清洁灌肠,留置胃管。术前常规备血。腹腔镜根治性前列腺切除术患者,术前3 d开始口服抗生素进行肠道准备,术前晚清洁灌肠,术日晨留置胃管。

2.术中护理与配合

(1)一般护理:执行微创外科术中一般护理要点。

(2)物品准备:见前述。

(3)麻醉选择:气管插管全身麻醉。

(4)手术体位:协助医生摆好手术体位。

(5)术中配合注意事项如下。

1)手术开始前将所需设备按照手术要求摆放到位,检查仪器性能。

2)按手术要求安置患者体位,确保体位调整不会给患者带来副损伤,尽量将患者肢体保持功能位,术中30 min要查看体位摆放情况及受压部位完整情况。

3)密切观察患者病情及生命体征,尤其加强气腹的护理,选择适度的气腹压力,安全的充气流通,加强气道管理,动态监测血气结果。

4)严格污染手术配合及无菌操作,防止污染手术区。

5)保证静脉通路通畅。

6)严格查对制度,加强术前、术后手术用物的清点,特别要注意腔镜器械上各螺丝及零部件是否完整,确保无缺失。

7)术中标本湿盐水纱布覆盖保存,及时送检并登记。

3.术后护理要点

(1)一般护理:执行微创外科术后一般护理要点。

(2)做好专科评估:专科评估包括以下内容。

1)卧位:麻醉清醒前采取去枕平卧位,头偏向一侧,注意保持呼吸道通畅,防止误吸,完全清醒后改为半卧位,以利于呼吸,减轻腹部切口的张力和疼痛,术后尽早采取半卧位,利于预防术区积液及感染。保留肾单位手术患者术后需卧床72 h,以预防继发性出血。

2）加强术后观察和护理：术后严密监测生命体征、血氧饱和度变化；常规低流量吸氧，以提高氧分压，促进 CO_2 排出；准确记录出入量，维持水、电解质及酸碱平衡。对原发性醛固酮增多症患者，术后需重点观察血压和电解质变化。嗜铬细胞瘤患者术后仍有急性低血压的危险，尤其在体位变化时，应持续监测血压；检测血糖水平，及时发现低血糖。库欣综合征患者，术后有可能出现急性肾上腺功能不全，要严格按照计划补充皮质激素，定期复查电解质和血糖。

3）引流管及切口的护理：妥善固定管道，标识清楚，保持通畅，避免管道打折、扭曲、堵塞，并定时顺向挤压引流管预防堵管；每日更换引流袋，并向患者及家属交代在床上翻身或下床活动时，引流袋不能高于引流口的位置；观察记录各引流管的颜色、性质和量。保持切口敷料清洁干燥，如有渗出及时更换。腹膜后引流管 24 h 引流量小于 10 ml 时给予拔除，术后若有持续的吻合口漏尿则应适当延长置管时间，待吻合口愈合后再拔管。腹腔镜输尿管手术，术中放置双"J"管，术后导尿管保留 6～7 d，双"J"管留置 4～6 周后经膀胱镜取出。根治性前列腺切除患者，术后 2～4 周拔除尿管。全膀胱切除患者术后需留置多种管道，应严格做好各管道的护理。

4）饮食：麻醉清醒后即可拔除胃管，待胃肠功能恢复后，肛门排气或排便后开始予以流质饮食，并根据情况逐渐过渡到正常饮食。嘱患者术后以高蛋白、高热量、易消化、富含多种维生素的食物为主。每餐进食应适量，避免进食过量而产生不良后果。

（3）术后并发症的观察和护理如下。

1）术后继发出血：常因钛夹位置不佳或脱落，术中组织渗血及血管损伤所致。术后应严密观察生命体征变化，每 30 min 测血压、脉搏、呼吸、血氧饱和度 1 次，平稳后改成 1 次/h，并做好记录，注意观察 24 h 尿量、尿色，观察切口引流管通畅情况，是否有堵塞、扭曲，观察引流液颜色变化、量的变化，如发现引流管有大量鲜红色液体流出或有血压下降、脉搏细快症状，应及时向医生汇报并做处理，警惕大出血的发生。由于肾组织比较脆弱，愈合坚实需要较长时间，保留肾单位手术患者术后要卧床 72 h，术后 2 周内勿过多活动。

2）粘连性肠梗阻：腹腔镜二氧化碳气腹导致腹膜后酸化，术中应用麻醉药等影响肠道蠕动，以及肠道内容物污染腹腔，患者术后容易发生粘连性肠梗阻，故护士应向患者说明勤翻身及早期活动的好处，协助翻身并鼓励主动翻身。术后患者若出现腹胀、呕吐，应及时向医生汇报，尽快给予胃肠减压。

3）与 CO_2 气腹相关并发症：腹腔镜手术需要 CO_2 建立人工气腹，需 CO_2 术中长时间高压灌注，术后有不同程度的酸中毒。CO_2 刺激膈肌引起肩痛，压力过大可引起皮下气肿，严重者可至中隔气肿。术后要积极主动询问手术医生术中的情况，并密切观察患者有无呼吸困难、咳嗽、胸痛、呼吸频率及呼吸深度的改变，术后保持有效的低流量吸氧以提高氧分压，促进 CO_2 排出，患者清醒后鼓励患者深呼吸及有效咳嗽。

4）尿漏：泌尿外科手术中，肾盂成形手术以及肾盂输尿管切开取石手术常伴随有尿漏症状的发生，尿漏现象多是由于腹腔镜手术中对肾盂输尿管切口的缝合不当造成。术后要保持引流管通畅，注意观察引流液的性状及量的变化，保持尿管引流通畅，观察尿液的量、颜色的变化及患者有无发热，感染等情况。对于乳糜漏患者无须特殊处理，延长拔管的时间禁食、禁水，给予肠外营养多数可自愈，若仍不能愈合可局部向引流管中灌入甘露醇处理，保留 1～2 h 放出。

5)腹腔内脏器官损伤:腹腔镜视野较小,腹腔内肠管损伤是腹腔入路常见的并发症,因此术后护理应注意观察患者有无腹痛、腹胀、有无肛门排气等,一旦发现肠麻痹、腹膜炎体征,应立即告知医生查明原因,及时做出处理,如考虑术中有肠管损伤而未发现,应立即手术探查。

6)腹膜损伤:腹膜损伤是泌尿外科腹腔镜手术常见的并发症,这种并发症也是腹膜后入路手术方式的特有的并发症,其多见于组织分离时,腹膜损伤一般不会出现严重的后果。对腹膜损伤的患者,术后密切观察患者有无腹胀、腹痛、恶心、呕吐、肛门排气排便停止等症状。嘱患者禁食、禁水2d以上,至正常恢复排气后给予半流质饮食。给予监护血压、心率、血氧、脉搏,按时测体温,如有异常及时通知医生,给予正常补液,密切观察患者病情变化。

(4)出院康复指导如下。

1)一般指导:执行微创外科术后常规健康指导要点。

2)出院前向患者及家属详细介绍出院后有关事项,并将有关资料交给患者或家属,指导患者遵医嘱定期复查,不适随诊。

3)加强营养,多食易消化及含纤维素、蛋白质高的食物,避免辛辣刺激食物,预防便秘,必要时应用缓泻剂。同时多饮水,防止泌尿系感染。

4)保持心情舒畅,注意劳逸结合,避免过度劳累,适当进行户外活动及轻度体育锻炼,以增强体质,防止感冒及其他并发症,戒烟,禁酒。

5)泌尿系结石患者注意调整膳食结构,多饮水,平时可多活动,如散步、慢跑等,以利于预防泌尿系结石的复发。

6)出院后留置双"J"管患者,置管期间注意休息,应避免四肢、腹部同时伸展、突然下蹲、重体力劳动和剧烈运动,防止双"J"管滑脱或移动;指导患者遵医嘱按时返院在膀胱镜下拔管,定时进行泌尿系B超检查和腹部平片检查。

7)尿流改道术后腹部佩戴造瘘袋者,应学会自我护理。避免造瘘袋的边缘压迫造口,保持造口周围皮肤清洁、干燥,正确掌握换袋方法,定时更换尿袋,及时倾倒袋内尿液,防止尿液反流致逆行感染。定期更换造瘘袋,清除黏液及沉淀物。

8)给予用药指导。如肾结核患者继续规范的抗结核治疗,避免应用有肾毒性的药物。

(周秀彬　丁　玲　周玉虹)

第五节　输尿管镜手术患者围术期护理

一、输尿管镜气压弹道碎石术

【概述】

输尿管镜气压弹道碎石术,指在输尿管镜下,将压缩气体产生的能量驱动碎石机手柄内的子弹体,子弹体脉冲式冲击结石而将结石击碎。气压弹道碎石的能量主要集中在结石上,对组织几乎没有损伤。

1.适应证

(1)输尿管结石以上尿路轻中度积水,结石梗阻部位输尿管无炎性病理改变,周围无粘连。

(2)输尿管中下段结石,结石下方尿路无梗阻。

(3)输尿管肾盂交界处结石。

2.禁忌证

(1)泌尿系急性感染。

(2)尿道狭窄。

(3)有盆腔外伤、手术、放射治疗史。

(4)结石以下输尿管有狭窄。

(5)前列腺增生,特别是中叶增生。

【物品准备】

1.仪器、器械、敷料

(1)常规仪器:腹腔镜仪器(高清晰度摄像与显示系统、冲洗吸引装置、录像和图像储存设备)。

(2)特殊仪器:激光仪及 X 射线机。

(3)基本器械:输尿管镜器械、镜下异物钳。

(4)敷料:大孔巾、一次性敷料包、手术衣。

2.常用耗材　纱布、油布、16 号双腔导尿管、引流袋、20 ml 注射器。

3.其他　盐酸奥布卡因凝胶、3 000 ml 无菌生理盐水、排水管、冲洗装置超滑导丝或斑马导丝。

【手术体位】

仰卧截石位:患者平卧,头部垫头圈,床尾下垂 90°,床两侧固定支腿架,分别放置双腿并加软垫保护,用约束带妥善固定,双上肢自然下垂于身体两侧以中单包裹固定,身体骨隆突处垫柔软海绵垫。臀部垫软垫及油布。

【麻醉方式】

硬膜外麻醉或全身复合静脉麻醉。

【围术期护理要点】

1.术前护理要点

(1)一般护理:执行微创外科术前一般护理要点。

(2)术前向患者做好解释工作,缓解患者紧张及顾虑情绪。使患者对治疗有全面的了解,以便积极地配合。

(3)给予高热量、高蛋白、高维生素、清淡、易消化的饮食,宜少量多餐,均衡饮食。

(4)协助医生做好辅助检查,了解患者双肾功能,尿路形态以及输尿管走向,粗细,有无畸形。如有肾功能不全的患者应给予低盐低脂饮食,注意观察出入量变化,有异常及时报告医生。

(5)术前 24 h 遵医嘱做过敏试验,常规术前备皮、备血,术前 6 h 禁食、禁水,排空大便,术前灌肠,手术当天拍定位片,了解结石所在位置。

(6)术前 3 d 遵医嘱常规使用抗生素预防感染,对于尿常规异常和尿培养阳性的病例,应待感染控制后实施输尿管镜术。

2. 术中护理要点

(1)一般护理:执行微创外科术中一般护理要点。

(2)物品准备:见前述。

(3)麻醉选择:硬膜外麻醉或气管插管全身麻醉

(4)手术体位:协助医生摆好仰卧截石位。

(5)术中配合注意事项如下。

1)手术开始前将所需设备按照手术要求摆放到位,检查仪器性能。

2)按手术要求安置患者体位,确保体位调整不会给患者带来副损伤,术中每隔 30 min 查看体位摆放情况及受压部位完整情况。

3)手术开始后,密切观察患者病情及生命体征,特别是防止因大量冲洗而造成患者体温过低。

4)密切观察术中冲洗情况,防止因大量冲洗而污染手术区,合理使用油布进行防护。

5)保证静脉通路通畅。

6)严格查对制度,加强术前、术中、术后手术用物的清点。

3. 术后护理要点

(1)一般护理:执行微创外科术后一般护理要点。

(2)做好专科评估:专科评估包括以下内容。

1)卧位:麻醉未清醒前给予去枕平卧位,头偏向一侧。清醒后适当抬高床头,取头高 30°斜坡位 2 ~ 3 d,以利于呼吸及尿液的引流。

2)密切观察尿液色、量、性状,一般术后患者尿液为不同程度的淡红色,做好不同时段尿液颜色的对比,及早判断有无出血,并准确记录尿量,若出血明显,及时报告医生处理。同时注意尿中是否有泥沙样结石,用滤纸滤出,根据需要可做结石成分分析。

3)留置尿管期间每天消毒尿道口 2 次,定期更换引流袋,预防尿路感染。术后无尿路感染和血尿者 3 ~ 5 d 即可拔除导尿管。

4)嘱患者导尿管拔除后养成及时排尿的习惯,避免憋尿,多饮水,2 000 ~ 3 000 ml/d。

5)食用富含纤维素食物,预防便秘;避免剧烈咳嗽等增加腹压的动作。

6)留置双"J"管者,一般 2 ~ 4 周拔除。双"J"管为植入体内的异物,应观察患者有无膀胱刺激征、血尿、尿液反流、双"J"管移位等情况。

7)加强术后观察和护理:密切监测体温、呼吸、心率、血压、血氧饱和度等生命体征的变化并做好及时准确的记录。给予吸氧。

8)饮食:手术当日禁食,静脉内补液。术后 1 ~ 2 d,排气后进流质饮食或半流质饮食。

9)血尿:是操作过程中尿路系统黏膜损伤所致,应嘱患者多饮水,遵医嘱行抗感染和止血治疗,注意防治休克,肉眼血尿大多 3 d 内消失。

10)肾绞痛:术后肾绞痛是由于输尿管水肿、术中器械刺激黏膜所致,应向患者解释原因,减轻患者心理压力及负担,嘱其放松紧张情绪,同时密切观察疼痛变化,及时通知医生根据医嘱行解痉、镇痛治疗,减轻疼痛,增强治疗依从性。

11)感染:可能与尿路已存在感染或与输尿管逆行插管刺激有关,一般应用抗生素治疗即可。感染性休克和尿源性败血症是输尿管镜术后最严重的并发症,常见于输尿管梗阻合并感染或脓肾,术前最好先经皮肾造瘘,待感染控制后再行输尿管镜手术,严密观察体温变化,遵医嘱有效抗感染治疗,指导患者摄入足够营养以增强抵抗力。

(3)健康指导如下。

1)一般指导:执行微创外科术后常规健康指导要点。

2)心理护理:指导患者正确面对疾病和治疗,保持精神愉快和心态平和。

3)休息:劳逸结合,短期内避免剧烈活动,适当休息和运动以促进器官功能的恢复。

4)饮食:给予高热量、高蛋白、高维生素、清淡、易消化的饮食以利于维持机体代谢需要。

5)留置双"J"管出院的患者防止管道脱落或上下移动,按时回医院拔除双"J"管。

6)指导患者观察尿色、量,发现异常及时就诊,定期复查。

7)嘱患者多饮水,2 000 ~ 3 000 ml/d,以增加尿量,减少尿中物质沉淀;可服大量食醋、果汁,酸化尿液,防止尿液沉淀;少饮浓茶、咖啡,少食豆制品、菠菜、动物内脏等,防止结石复发。

8)嘱患者定期复查。

二、输尿管镜钬激光碎石术

【概述】

输尿管镜钬激光碎石术,指运用钬激光产生的能量使光纤末端与结石之间的水汽化,形成微小的空泡,并将能量传至结石,使结石粉碎成粉末状。水吸收了大量的能量,减少了对周围组织的损伤。同时钬激光对人体组织的穿透深度很浅,仅为 0.4 mm。因此在碎石时可以做到对周围组织损伤最小,安全性极高。钬激光碎石与常用的体外冲击波碎石、气压弹道碎石相比,具有很强的安全性以及广泛的适用性,使泌尿系结石的治疗迈上了一个新台阶。

1. 适应证

(1)输尿管中下段结石,结石嵌顿时间较长,考虑局部有肉芽组织增生的。

(2)输尿管上段的中上 1/3 结石可以使用顺行输尿管镜术,上段的下 1/3 可行逆行输尿管镜钬激光碎石术。

2. 禁忌证　同输尿管镜气压弹道碎石术。

【物品准备】

1. 仪器、器械、敷料

(1)常规仪器:腹腔镜仪器(高清晰度摄像与显示系统、冲洗吸引装置、录像和图像储存设备)。

(2)特殊仪器:激光仪及 X 射线机。

(3)基本器械:输尿管镜器械、镜下异物钳。

（4）敷料：一次性敷料包、手术衣。

2. 常用耗材　纱布、16 号双腔导尿管、引流袋、20 ml 注射器。

3. 其他　盐酸奥布卡因凝胶、3 000 ml 无菌生理盐水、排水管。

【手术体位】

仰卧截石位：患者平卧，头部垫头圈，床尾下垂 90°，床两侧固定支腿架，分别放置双腿并加软垫保护，用约束带妥善固定，双上肢自然下垂于身体两侧以中单包裹固定，身体骨隆突处垫柔软海绵垫。臀部垫软垫及油布。

【麻醉方式】

局部麻醉、硬膜外麻醉或全身复合静脉麻醉。

【围术期护理要点】

1. 术前护理要点　同输尿管镜气压弹道碎石术。

2. 术中护理要点

（1）患者取膀胱截石位，常规消毒铺巾后置集水桶，腔镜手术工作台，铺巾后将工作台推至手术台底端，于阴囊平面或女性尿道外口下方铺条巾加油布，使其下垂至水槽内。经尿道直视下插入输尿管镜，向输尿管管口插入导丝或输尿管导管，在其引导下插入输尿管镜。采用钬激光碎石后取出或推入肾盂内再行体外冲击波碎石术（extracorporeal shock wave lithotripsy，ESWL）。手术结束时，视情况留置输尿管导管或双"J"管，必要时同时留置内支架管和外支架管。

（2）术后进行腹部平片、静脉尿路造影及 B 超等检查复查。若复查结果显示石街消失，则为成功；若复查显示石街减少但仍有残留或部分结石冲入肾盂，则为失败，需再次行 ESWL 或二次手术取尽结石。

3. 术后护理要点　同输尿管镜气压弹道碎石术。

（胡智飞　丁　玲　周玉虹）

第六节　经皮肾镜碎石取石术患者围术期护理

【概述】

经皮肾镜碎石取石术，是通过经皮肾造瘘术所建立的通道在肾镜直视下碎石取石。是目前治疗上尿路结石的重要手段之一，与体外冲击波碎石术（ESWL）以及传统的开放手术比较，具有结石清除率高、损伤小、恢复快、住院时间短、并发症少等优点。

1. 适应证

（1）肾多发结石：铸型或鹿角形结石，经开放手术后复发性结石。

（2）体外冲击波碎石术后石街或肾内残留结石。

（3）部分输尿管上段结石在 L_4 以上，梗阻严重或结石长轴大于 1.5 cm。

（4）部分肾盏结石及憩室结石。

2.禁忌证

(1)全身重要内脏器官的功能异常失代偿。

(2)结石合并同侧肾肿瘤。

(3)有出血性疾病。

(4)脊柱侧弯或过度肥胖使操作困难。

(5)长期服用阿司匹林及华法林等药物者,必须停药4周左右并复查出凝血状态后方可考虑手术。

【物品准备】

1.仪器、器械、敷料

(1)常规仪器:高清晰度摄像与显示系统穿刺引导设备(B超或X射线透视机)、肾镜、碎石设备(气压弹道碎石、超声震荡碎石、钬激光碎石等仪器,压力灌注泵)。

(2)基本器械:经皮肾镜器械、无菌镊子管。

(3)敷料:主包、副包、大单包、中单包、手术衣。

2.常规耗材 11号刀片、带角针丝线、纱布、纱垫、油布、切口保护膜、防水围裙、腹腔引流管、引流袋、双"J"管、切口敷料等。

3.其他 导尿物品(双腔尿管16号、18号)、3-0角针线、10 ml注射器、输尿管导管、双猪尾支架、穿刺器套装、利多卡因凝胶、头皮针、3 000 ml无菌盐水等。

【手术体位】

1.截石位 患者平卧,头部垫头圈,取下腿板,固定腿架,双腿置于腿托上,垫软垫保护,约束带妥善固定,臀部垫软垫及油布,上肢自然放于身体两侧,以中单包裹固定。

2.俯卧位 患者俯卧于手术床上,头部垫头圈,肩部及髋部软垫保护,双手放于头部两侧支臂架上,软垫保护,约束带妥善固定,调节手术床尾放低至腰部水平位,软垫保护膝关节及足尖,约束带妥善固定。

【麻醉方式】

静脉复合全身麻醉或气管插管全身麻醉,或硬膜外麻醉。

【围术期护理要点】

1.术前护理要点

(1)一般护理:执行微创外科术前一般护理要点。

(2)术前向患者做好解释工作,缓解患者紧张及顾虑情绪。使患者对治疗有全面的了解,以便积极地配合。

(3)给予高热量、高蛋白、高维生素、清淡、易消化的饮食,宜少量多餐,均衡饮食。

(4)遵医嘱积极控制尿路感染,行尿培养检查。

(5)协助医生做好辅助检查,了解结石位置与积水的情况,以及肾结构及功能,可行CT尿路造影或磁共振尿路造影检查,从三维图像上选择穿刺点。

(6)泌尿系结石常合并为感染性结石,术前常规行尿培养检查,如并发尿路感染者,术前即应给予抗生素治疗,待感染控制后再行肾镜取石术。对脓肾并发结石者,应先行肾造瘘引流7～10 d,并应用抗生素治疗。术前30 min及术后均给予抗生素治疗。

(7)术前24 h遵医嘱做过敏试验,常规术前备皮、备血,术前6 h禁食、禁水,清洁灌肠。

2. 术中护理要点

(1)一般护理:执行微创外科术中一般护理要点。

(2)物品准备:见前述。

(3)麻醉选择:见前述。

(4)手术体位:协助医生摆好手术体位。采取先截石后俯卧联合位。

(5)术中配合注意事项如下。

1)手术开始前将所需设备按照手术要求摆放到位,检查仪器性能。

2)按手术要求安置患者体位,确保体位调整不会给患者带来副损伤,术中每隔30 min 查看体位。

3)做好专科评估:摆放情况及受压部位完整情况。

4)手术开始后,密切观察患者病情及生命体征,特别是防止因大量冲洗而造成患者体温过低。

5)密切观察术中冲洗情况,防止因大量冲洗而污染手术区,合理使用油布进行防护。

6)保证静脉通路通畅。

7)严格查对制度,加强术前、术后手术用物的清点。

3. 术后护理要点

(1)一般护理:执行微创外科术后一般护理要点。

麻醉未清醒前给予去枕平卧位,头偏向一侧,给予吸氧。清醒后适当抬高床头,取头高30°斜坡位 2～3 d,以利于呼吸及尿液的引流。

(2)做好专科评估:专科评估包括以下内容。

1)密切观察尿液色、量、性状,一般术后患者尿液为不同程度的淡红色,做好不同时段尿液色的对比,及早判断有无出血,并准确记录尿量,若出血明显,及时报告医生处理。同时注意尿中是否有泥沙样结石,用滤纸滤出,根据需要可做结石成分分析。

2)术后夹闭造瘘管 2 h 左右,注意翻身时避免造瘘管脱出。

3)术后绝对卧床 72 h,术后第 2 天拍片了解有无结石残留及双"J"管,肾造瘘管的位置,如有结石残留,可在术后 5～7 d 进行二期肾镜碎石或体外冲击波碎石治疗。

4)留置尿管期间每天消毒尿道口 2 次,定期更换引流袋,预防尿路感染。术后无尿路感染和结石残留者 3～5 d 即可拔除导尿管,5～7 d 拔除造瘘管,拔管前夹闭造瘘管 24 h,观察患者有无异常反应。

5)嘱患者导尿管拔除后养成及时排尿的习惯,避免憋尿,多饮水,2 000～3 000 ml/d。

6)食用富含纤维素食物,预防便秘,避免剧烈咳嗽等增加腹压的动作。

7)留置双"J"管者,一般 4 周拔除。双"J"管为植入体内的异物,应观察患者有无膀胱刺激征、血尿、尿液反流、双"J"管移位等情况。

8)加强术后观察和护理:密切监测体温、呼吸、心率、血压、血氧饱和度等生命体征的变化并做好及时准确的记录。

9)饮食:手术当日禁食,静脉内补液。术后 1～2 d,排气后进流质饮食或半流质饮食。

（3）术后并发症的观察和护理如下。

1）出血：经皮肾镜最常见的并发症之一，主要与经皮肾穿刺损伤血管、集合系统刺穿和撕裂及感染等因素有关。应密切观察患者的面色、意识以及血压、心率、血氧饱和度的变化。术后所有患者均有不同程度的血尿，观察肾造瘘管及尿管引流量及颜色变化，如发现肾造瘘管引流液呈鲜红色且逐渐加深，或引流血尿>200 ml/h，应考虑到出血的可能。可行持续膀胱冲洗，如尿色仍鲜红色，可急诊行肾动脉栓塞术。

2）感染：主要与尿路感染、感染性结石、肾盂内压力高、灌注液吸收、损伤周围内脏器官导致感染、术后引流不畅有关。术后注意保持肾造瘘管通畅，若肾造瘘管引流不畅，严格消毒后应给予生理盐水 5 ml 低压冲洗。发热时应及时补充营养和水分，鼓励患者多饮水，必要时静脉补充液体和电解质；对于出汗较多者，及时更换衣裤及床单位，年老体弱者退热时易出现虚脱现象，应密切监测生命体征。

3）尿外渗：尿液从筋膜鞘和肾实质之间渗入肾周，或因筋膜鞘脱出，冲洗液直接进入肾周。术后观察患者有无腹胀、腹痛等情况，注意观察有无血块、碎石堵塞造瘘管，询问患者术侧肾周有无胀痛等症状，警惕尿漏导致腹膜炎的发生。及时更换敷料，保持清洁干燥，延迟 7~10 d 拔除造瘘管。

（3）健康指导如下。

1）一般指导：执行微创外科术后常规健康指导要点。

2）心理护理：指导患者正确面对疾病和治疗，保持精神愉快和心态平和。

3）劳逸结合，适当休息和运动以促进器官功能的恢复，3 个月内避免剧烈活动及重体力劳动，避免突然弯腰及下蹲动作。

4）给予高热量、高蛋白、高维生素、清淡、易消化的饮食以利于切口的愈合和维持机体代谢需要。

5）指导患者多饮水，每日 2 000 ml 以上，多食含粗纤维丰富的食物，预防便秘。

6）讲解留置双"J"管的注意事项及不良反应，如出现尿色鲜红、肾区胀痛、发热等症状及时来院就诊。

7）术后 1 个月来院行膀胱镜下拔除双"J"管。

8）嘱患者定期复查。

（胡智飞 丁 玲 周玉虹）

第七节 椎间盘镜髓核摘除术患者围术期护理

【概述】

椎间盘镜髓核摘除术吸取了传统后路椎板间隙开窗技术与内镜下微创技术的优点，通过一系列扩张通道来完成手术入路的建立，并通过 1.6~1.8 cm 微创工作通道来完成过去只有通过开放手术才能完成的椎板开窗、小关节切除、神经根管减压及椎间盘切除术。具有手术切口小，椎旁肌肉损伤轻，出血少和术后恢复快等优点。

1. 适应证

(1) 初期适应证

1) 单侧神经根性症状,单节段单纯侧方型腰椎间盘突出或脱出。

2) 单侧神经根性症状,单节段单纯旁中央型腰椎间盘突出或脱出。

(2) 中期适应证

1) 单侧或双侧根性症状,单节段中央型腰椎间盘突出症。

2) 伴有局限性腰椎管狭窄和侧隐窝狭窄的腰椎间盘突出症。

3) 伴有后纵韧带钙化或纤维软骨板骨化得腰椎间盘突出症。

4) 巨大的腰椎间盘突出或脱出伴马尾神经损伤综合征。

(3) 后期适应证

1) 多间隙腰椎间盘突出症伴单侧或双侧神经根症状者。

2) 腰椎间盘突出合并多阶段腰椎管狭窄症。

3) 极外侧型腰椎间盘突出症。

4) 复发腰椎间盘突出症翻修术。

2. 禁忌证　有其他严重疾病者,合并严重心、肺、肝、肾、内分泌等器官功能损害不能耐受手术者。

【物品准备】

1. 仪器、器械、敷料

(1) 常规仪器:C 型臂 X 射线机或 3D 手术中成像系统(包括高清晰度摄像与显示系统、彩色视屏打印机)、低温等离子射频系统。

(2) 特殊仪器:C 型臂 X 射线机、内镜系统、骨科体位垫。

(3) 基本器械:椎间盘镜器械,椎间盘镜头,镊子罐、椎间盘镜补充器械,髓核摘除基本器械、穿刺针、各型号扩张管(5.3 mm、9.4 mm、12.8 mm、14.6 mm、16.8 mm)、各型号髓核钳、各型号刮勺、椎板咬钳、神经钩、带鞘小尖刀、拉钩型吸引管、环钻。

(4) 敷料:一次性辅料包或主包、副包、大单包、中单包、治疗巾、手术衣。

2. 常用耗材　11 号刀片、无菌纱布,2 ml、5 ml、10 ml 注射器,输血器(术中冲洗)、吸引管、敷料等。

3. 其他　亚甲蓝、2% 利多卡因、庆大霉素、盐酸肾上腺素、3 000 ml 无菌生理盐水、金霉素眼膏(保护患者眼角膜)、支臂架。

【手术体位】

俯卧位(使用手术床腰桥及体位垫达到病变椎体的显露)。

【麻醉方式】

局部麻醉、硬脊膜外间隙阻滞麻醉、气管插管全身麻醉。

【围术期护理要点】

1. 术前护理要点

(1) 一般护理:执行微创外科术前一般护理要点。

(2) 术前向患者做好解释工作,缓解患者紧张及顾虑情绪。使患者对治疗有全面的了解,以树立自信心,使其消除紧张,积极主动地配合治疗。

(3)术前体位训练如下。

1)术前训练侧卧位,指导患者患侧朝上,双下肢屈髋屈膝,躯体稍向腹侧倾,以利手术需要。

2)示范术后卧位时必须进行的功能练习,如双下肢踝关节、膝关节屈伸锻炼,有利于术后及时观察双下肢感觉及运动等恢复情况。

3)训练预防神经根粘连的直腿抬高和恢复肌力的腰背肌锻炼。

(4)给予高热量、高蛋白、高维生素、清淡、易消化的饮食,宜少量多餐,均衡饮食。

(5)完善术前检查,如血常规、尿常规、凝血功能检查(4项)、血清学检查(8项)、心电图、胸片等。

(6)术前训练床上排大小便,对术后恢复排便功能至关重要,防止术后尿潴留及便秘。

(7)术前24 h遵医嘱做过敏试验,常规术前备皮、备血,术前6 h禁食、禁水。

2.术中护理要点

(1)一般护理:执行微创外科术中一般护理要点。

(2)物品准备:见前述。

(3)麻醉选择:局部麻醉、硬脊膜外间隙阻滞麻醉、气管插管全身麻醉。

(4)手术体位:协助医生摆好俯卧手术体位。手术床上摆放弓形架,上置海绵,按患者高、体重等个体差异调整支架宽度及高度,患者俯卧于弓形体位架上,切口对准弓形架中部,头偏向一侧,垫头圈,双上肢放于头部两侧支臂架上,软垫保护,约束带妥善固定,膝下、小腿上垫海绵垫,踝部垫软垫,约束带固定小腿部。

(5)术中配合注意事项如下。

1)手术开始前将所需设备按照手术要求摆放到位,检查仪器性能。

2)按手术要求安置患者体位,正确的体位摆放可确保穿刺针正确无误的进入病变组织,同时,尽量将患者肢体保持功能位,确保不会给患者带来副损伤。注意保护患者眼睛不受压、保证呼吸通畅。术中每隔30 min查看体位摆放情况及受压部位完整情况。

3)手术开始后,密切观察病情,加强体位管理。

4)密切观察患者生命体征。

5)严格无菌操作原则,防止污染手术区。

6)严格查对制度,加强术前、术后手术用物的清点。

7)术中标本湿盐水纱布覆盖保存,及时送检并登记。

3.术后护理要点

(1)一般护理:执行微创外科术后一般护理要点。

(2)做好专科评估:专科评估内容如下。

1)卧位:患者由手术室接回病房,应用3人搬运法按照平轴滚动原则将患者平移至病床上。依据人体力学原理,防止患者肢体过度屈伸,保持各关节、韧带稳定,预防并发症发生,促进功能恢复。麻醉未清醒前给予去枕平卧位,禁止翻身,以利于患者切口压迫止血及保护腰部。

2)去枕平卧4~6 h后可给予患者翻身:翻身是患者术后最早的活动,保持肩、胸、腰、臀一致,避免脊柱扭曲,同时给予肢体局部按摩,防止压疮发生。协助患者轴线翻身,翻身过程中和翻身后要注意保持整个脊柱在同一条力线和冠状面上,避免扭转。

3)密切观察患者生命体征:密切监测体温、呼吸、心率、血压、血氧饱和度等生命体征的变化;观察穿刺点渗血情况及双下肢感觉、运动、疼痛、麻木、肌力情况。同时给予抗生素预防感染。

4)心理护理:部分腰椎间盘手术后患者可出现腰、腿痛的"反跳"现象,甚至出现手术后一段时间内剧烈的神经根性痛和麻木,这是由于手术中神经根的牵拉,神经根减压后短暂缺血再灌流损伤,以及神经根周围的创伤后炎性反应,组织增生和局部瘢痕形成等因素导致。患者可出现精神依赖性腰腿痛症状,即出现患者临床症状的好坏与患者精神状态明显相关的特性。因此,手术后应耐心地进行心理指导和手术相关知识宣教,告知患者其为正常手术后反应,其症状和体征会缓解和改善。

(2)术后并发症的观察和护理如下。

1)脑脊液漏:如患者引流量较多,引流液为淡血清样液体,同时患者出现头痛、呕吐等低颅压症状,应立即汇报医生。对于合并椎管狭窄的患者,由于狭窄的椎管内多有粘连,手术操作易损伤硬脊膜,造成脑脊液漏,故对此类患者应格外关注。如确定存在脑脊液漏,应加强补液,若出现较小的硬膜破裂时,可采用棉片填塞或生物蛋白胶修补,放置引流以及术后头低脚高位卧床等方法;若破损较大,应及时转为开放手术修补。

2)切口内血肿形成:术后应密切观察切口局部情况,如果血量少,切口肿胀,同时出现下肢及会阴部疼痛、麻木无力、排尿困难,切勿观察等待,尽快报告医生处置,以防止出血造成血肿压迫硬膜或血肿机化粘连,导致手术效果不良。

3)椎间隙感染:椎间隙感染是椎间盘术后严重的并发症,一旦感染将导致手术失败。多出现在术后1周内,其主要表现为突然出现腰部剧痛,呈痉挛性疼痛,且向臀、腹、髂嵴、腹股沟放射,直腿抬高试验阳性,患者可有强迫体位,体温升高,红细胞沉降率加快,一般止痛药无效。由于手术中使用C型臂X射线机定位,手术时间略长,加之使用设备、器械较多,可能增加切口感染机会。术后应监测体温,如体温>38.5 ℃,患者出现剧烈腰痛,且向臀、腹放射,应特别注意切口是否有红肿、振动即痛、不敢活动、腰肌痉挛等感染特点。可给予物理或药物降温,嘱患者绝对卧床,腰部和双下肢制动,适度骨盆牵引以降低椎间隙压力,减轻疼痛,同时给予抗生素治疗。

4)神经节(背根)挫伤:术中因牵拉挫伤脊髓神经或深部血肿,均可造成脊髓神经损伤,最常见的临床症状是同侧感觉迟钝。若出现原下肢疼痛、麻木不消失或加重,应及时报告医生,对症处理。

(3)健康指导如下。

1)一般指导:执行微创外科术后常规健康指导要点。

2)饮食:因患者需要一定时间卧床,易致便秘等问题,指导适当调整饮食结构,做到营养齐全,粗细搭配。嘱患者多吃富含维生素的食物,如水果、蔬菜、优质蛋白质、纤维素及含矿物质丰富的食物,并注意少食多餐,以利于消化吸收,防止便秘发生。

3)功能锻炼:包括以下内容。

A. 术后6 h即可进行协助锻炼直腿抬高锻炼,患者平卧,保持躯干不动,膝关节伸直,抬高角度以患者感到腰部、臀部或下肢有痛感并产生抵抗为止,以后逐渐增加直腿抬高的角度和次数。每次左右腿抬高各10次,逐渐增加次数。通过锻炼使神经根牵拉松弛,促进神经根的血液循环,减轻炎性反应,有利于水肿消退,尽快恢复神经功能,同时股四头肌及腰骶肌也得到锻炼。

B.腰背肌锻炼,术后第2天开始腰背肌锻炼,使腰背肌肉形成强有力的夹板作用,有效地维持腰椎的稳定性,减少腰背衰弱综合征的发生。锻炼时要根据患者体质和体形选择合适的锻炼方法及运动的频率,锻炼开始时,动作要轻,以防不正确的锻炼产生不良反应。腰背肌的锻炼方法如下。

五点支撑法:患者仰卧,利用头部、双肘和双足为支撑点使全身呈弓形撑起。

四点支撑法:患者仰卧,利用头部、双肘和双足为支撑点使背、腰、臀部向上抬起悬空成桥状。

三点支撑法:患者仰卧,双手交叉于胸前,利用头顶和双足部为支撑点,使全身呈弓形撑起。

飞燕点水法:患者俯卧位,以腹部为支撑点,头后仰及两手后伸,将上身与两腿同时抬离床面,便成反弓状,形似飞燕。

锻炼应根据病情、性别、体质而定。

C.下床活动应指导正确姿势,以防患者用力不当造成腰肌扭伤加重症状,因为大部分患者术前卧床时间长,突然坐起站立,可能会出现体位性低血压的症状,出现眩晕、心慌等不适,经过休息会自然缓解,早期下床活动避免因长时间卧床引起的诸多并发症,如肺部感染,泌尿系感染和结石,便秘,静脉血栓形成。行走时应有人保护防止发生意外,行走时间不宜过久,保持上身直,双手扶住腰部防扭伤。功能锻炼可增强腰背肌力,对脊柱内外平衡起到较好作用。

4)休息:劳逸结合。嘱患者3个月内以卧床休息为主,活动时应佩戴腰围保护腰椎,注意腰部保暖、防寒、防潮,可做游泳、快步行走、慢跑等运动。

5)嘱患者术后3个月、半年、1年、2年复查。

（苏晓静　丁　玲　周玉虹）

第八节　膝关节镜手术患者围术期护理

【概述】

膝关节镜手术是关节镜微创外科的重要组成部分。膝关节镜检查可以在直视下了解关节内部病变,对于临床诊断与治疗有非常重要的意义。膝关节镜手术主要适用于膝骨性关节炎、膝关节半月板损伤、膝关节交叉韧带损伤、膝关节游离体、膝关节滑膜炎及不明原因的膝关节炎等。在关节疾病发展过程中,可多次进行关节镜检查,通过拍照、录像或滑膜活检,可取得其他诊断法所难以得到的资料,对诊断、治疗和预后判断均有极大帮助(图16-2)。

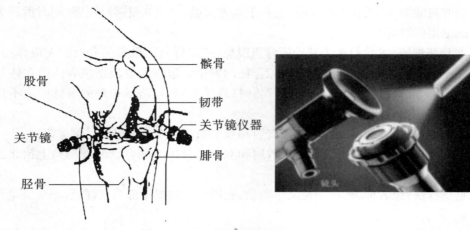

图 16-2　关节镜及应用

前交叉韧带(anterior cruciate ligament,ACL)损伤是当今膝关节外科研究的热点之一,ACL 损伤多见于非接触性减速运动、跳跃或剪切动作。ACL 断裂可以导致关节不稳,并可引起关节内关节软骨及半月板的继发性损害。典型表现为关节肿胀、疼痛、伸屈活动受限,肢体表面肿痛,关节不稳。早期重建有助于避免继发膝关节骨关节炎和半月板损伤,ACL 损伤的治疗目的是减少或消除关节不稳,重建患膝的功能性稳定。

半月板损伤的病因可分为慢性退行性撕裂和急性外伤性撕裂,前者与老龄化和反复慢性损伤有关,后者多见于青年人运动损伤,临床主要表现为膝关节疼痛。以往人们认为半月板是一个可有可无的组织,半月板损伤后传统采用开放手术进行半月板切除术,切口大,瘢痕明显。有大量证据显示半月板切除后关节内继发退行性变,而膝关节镜手术具有切口小,视野广,术后创伤反应轻、痛苦小,术后功能恢复快的特点,可对半月板损伤进行有效的治疗。

关节镜下行半月板手术应根据损伤情况可选用不同的术式,如半月板缝合、部分切除、次全切除和完全切除。半月板部分切除术适用于桶柄样撕裂、纵行及斜行撕裂;全切除术适合于半月板横断或水平撕裂。

1.适应证

(1)诊断:①非感染性关节炎的鉴别。从观察到的关节滑膜的充血和水肿、软骨损伤的程度以及关节内有无晶体物等病理改变,可协助区别类风湿性关节炎、骨关节病及晶体性关节炎。②了解膝关节半月板损伤的部位、程度和形态。③膝关节交叉韧带及腘肌腱止点损伤情况。④了解关节内软骨损害情况,有无关节内游离体等,以确诊骨关节病,尤其长期髌骨软骨软化症。⑤分析慢性滑膜炎的病因,如色素沉着绒毛结节性滑膜炎。⑥膝关节滑膜皱襞综合征及脂肪垫病变的诊断。⑦关节滑膜活检。

(2)治疗:对膝关节的一些病变,在明确诊断后,可在关节镜监视下用特殊器械进行手术,而取得满意效果。如关节灌洗清创术、膝关节撕裂半月板部分或全部切除术、半月板边缘斯裂缝合术、前交叉韧带重建术、滑膜皱襞切除术、关节内粘连松解术、胫骨平台或髁间嵴骨折修整术及关节内游离体摘除术等。此外,四肢大关节的类风湿性关节炎疾病可行滑膜切除术。

2. 禁忌证　绝对禁忌证是关节僵直,因为它妨碍关节镜的操作。对近期内做过关节造影者,由于有继发化学性滑膜炎的可能。如在造影后 1 周内行关节用检查可得出假阳性结果。有出血性疾病患者术中出血虽可用大量生理盐水冲洗,从而获得良好视野进行诊断,但术后可发生大量关节积血。以上两点,在选择关节镜检查时应特别注意。

【物品准备】

1. 仪器、器械、敷料

(1)全套关节镜设备:光导纤维,直径 4 mm、30°广角关节镜镜头,冷光源、摄像头、刨削刀头、手柄、穿刺锥、半月板探钩、半月板缝合器、手枪钻手柄、电刀、止血带等。

(2)特殊仪器:摄像成像系统、监视器、电动刨削系统、磨钻、射频汽化仪、计算机辅助影像系统、双管和单管导向套筒、冲洗泵等。

(3)基本器械:刀柄、线剪、组织钳、血管钳、骨膜剥离子、骨锤、老虎钳、髓核钳、刮勺、拉钩、半月板锉、输液架(2.4 m)和前交叉韧带重建预张力工作平台全套器械等。

(4)交叉韧带重建器械:胫骨钻头、股骨钻头、导针、定位器把手、前交叉韧带胫骨定位器、前交叉韧带胫骨定位器把手、钻孔偏移矫正器、开口肌腱剥离器、闭口肌腱剥离器、测深尺等。

(5)半月板缝合手术敷料包:一次性手术敷料包、一次性手术衣、头部单、足部单、中单、侧单、集液袋、治疗巾、洞巾、药杯等。

2. 常用耗材

(1)普通耗材:一次性吸引器管、一次性"Y"形管、刀片、手套、纱布、注射器、一次性负压引流装置、半月板带针缝合线、缝线、吸引器、手术贴膜、三通接头等。

(2)高值耗材:一次性等离子刀头、一次性刨削刀头、韧带固定螺钉、韧带固定锚钉、手术缝合线 X997 等。

3. 其他　3 000 ml 生理盐水(4 袋备用)、盐酸肾上腺素注射液、抗血栓压力带、卡盘支具等。

【手术体位】

1. 半月板缝合术体位　即平卧下肢下垂体位,患者平卧,下肢下垂 90°,患侧膝关节屈曲 90°,小腿自然下垂,上肢安放于身体两侧,患侧上肢使用支臂板外展安放,使用束手带以及软垫保护妥善固定,躯干部使用中单固定,上方放托盘。

2. 交叉韧带重建术体位　平卧位,患肢下距离床尾约 10 cm 处使用抗牵引柱,调节使患侧脚掌蹬于上方,使患侧膝关节屈曲成 30°,膝关节外侧使用侧挡板对抗,防止手术操作中膝关节向外倾斜。上肢安放于身体两侧,患侧上肢使用支臂板外展安放,使用束手带以及软垫保护妥善固定,躯干部使用中单固定,上方放托盘。

【麻醉方式】

1. 半月板缝合术　一般采用局部麻醉,也可根据患者全身情况使用全身麻醉或硬脊膜外间隙阻滞麻醉。局部麻醉药配制方法:2% 利多卡因 20 ml+生理盐水 40 ml+肾上腺素 6 滴。

2. 交叉韧带重建术　根据患者全身情况使用全身麻醉或硬脊膜外间隙阻滞麻醉。

【围术期护理要点】

1. 术前护理要点

（1）一般护理：执行微创外科术前一般护理要点。

（2）术前评估患者：包括健康史、外伤史及相关因素、身体状况、患肢活动情况，了解病变的持续时间和严重程度，对日常活动和运动的影响。了解外伤时间、方式、伤后患肢疼痛特点，是否做过治疗，患肢活动度情况，局部皮肤情况，有无局部皮下淤血，患肢末梢血运情况。

（3）心理护理：目前在关节镜下行半月板手术多采用局部麻醉，应向患者做好术前宣教，告诉患者手术不影响进食及活动，缓解患者对手术恐惧、紧张、焦虑的情绪。前交叉韧带损伤多见于运动或外伤，此类患者较年轻，多为独生子，正处在高中或大学学习阶段，外伤后由于患肢活动受限，影响上学及运动，对术后效果不了解，患者及家属易产生焦虑，因此要做好健康宣教，做好心理护理，缓解患者紧张情绪，教会患者功能锻炼的方法。

（4）术前常规准备：协助患者做好术前相关检查工作，做好术前饮食、备皮、洗澡更衣、手术部位标识、戒烟等。术前备皮应重点注意局部皮肤情况，如有破损及时告知术者，以防止术后感染的发生。患肢活动受限或疼痛，要做好生活护理，并且评估疼痛情况，根据疼痛评分给予相应处理措施。

（5）指导患者康复训练：告知患者康复训练计划，教会患者辅助行走器具的使用方法，患肢有肌肉萎缩者术前即开始练习肌肉力量，准备好患肢抬高枕，教会患者床上翻身方法。

（6）术前日对患者进行访视，了解患者身体及心理状况；介绍手术室的环境及手术相关注意事项；针对局部麻醉的麻醉方式及手术基本过程给予讲解，使患者以良好的心态接受手术。

2. 术中护理要点

（1）一般护理：执行微创外科术中一般护理要点。

（2）物品准备：见前述。

（3）麻醉选择：见前述。

（4）手术体位：协助医生摆好手术体位。

（5）术中配合注意事项如下。

1）手术开始前将所需设备按照手术要求摆放到位，检查仪器性能。

2）按手术要求安置患者体位，术中注意体位正确摆放，保护好受压部位，保持床单的平整、清洁、干燥，以防术中皮肤压疮，确保体位调整不会给患者带来损伤，术中每隔30 min查看体位摆放情况及受压部位完整情况。

3）如手术在局部麻醉下进行，提前配制局部麻醉药（2%利多卡因20 ml+生理盐水40 ml+肾上腺素6滴）及灌注液（生理盐水3 000 ml+肾上腺素1支）。

4）术中持续灌注冲洗，手术铺单完成后使用集液袋以便防止术中漏水，造成术区污染，注意观察灌注液体以及吸引器通畅情况。

5）手术开始后，密切观察患者病情及生命体征。

6）保证静脉通路通畅。

7）严格查对制度，加强术前、术后手术用物的清点。

3. 术后护理要点

（1）一般护理：执行微创外科术后一般护理要点。

（2）做好专科评估：专科评估包括以下内容。

1）卧位：局部麻醉下进行手术者，术后卧位无特殊要求；其他麻醉后去枕平卧 6 h。

2）患肢护理：严密观察患肢感觉血运情况，术后抬高患肢，高于心脏 20 ~ 30 cm，利于静脉回流，减轻水肿；术后使用弹力绷带或抗血栓压力带加压包扎，注意保持平整，防止卷曲形成止血带样作用导致局部血液循环障碍；局部给予冷敷 12 ~ 24 h，可减轻疼痛及减少局部积液的产生。如有积液发生，请经治医生看患者，必要时给予关节腔穿刺抽吸积液。

3）基础护理：局部麻醉患者术后自由体位，可下地活动，但 48 h 内以卧床为主，减少患肢肿胀。半月板缝合及交叉韧带重建患肢，患肢需佩戴支具，患者下地活动防止摔伤，使用双拐辅助行走。保持患者床单位整洁，鼓励咳嗽，如有尿管者，术后第 1 天即拔除尿管，鼓励患者多饮水，防止泌尿系感染。满足患者生活所需，协助晨晚间护理及进餐。

4）切口的观察护理：观察切口渗出情况，及时给予换药，防止感染。

5）引流管的护理：交叉韧带重建术后切口放置引流管，避免术后血肿发生，应妥善固定引流管，严防脱出，防止引流液倒流，最好使用防反流引流器。观察引流液量及性质，24 h 引流量小于 50 ml 可考虑拔管。引流器应 24 h 更换 1 次。

6）体温护理：交叉韧带重建术多使用内固定，异物刺激易引起滑膜增生，引起体温升高，因此术后要严密观察体温变化，如有体温升高，要及时根据医嘱给予降温处理。

7）支具的护理：术后应佩戴支具保护患肢，尤其活动及下地行走时，教会患者正确使用支具。

（3）康复训练计划如下。

1）术后即开始踝泵练习：此练习可加强肌肉力量，促进积液吸收，防止下肢深静脉血栓的发生。患者用力把膝关节伸直、踝关节背屈到最大限度，再努力收缩大腿和小腿肌肉至少 5 s，然后再向下屈曲踝关节，做绷脚运动，达到最大限度时停留 5 s，每组 10 次，每 2 h 一次，可根据患者具体情况酌情增减。

2）直腿抬高练习：术后第 3 天开始练习。用力伸直膝关节，并使踝关节背屈，然后缓慢将整条腿抬高 30°，维持几秒后缓慢将腿放下，完全放松。练习应分组进行，每组 10 次，每天 4 ~ 6 组或根据患者具体情况酌情增减。

3）半月板缝合术后康复计划如下。

第 1 个月康复计划：术后加压包扎并抬高患肢，给予夹板支具固定。如半月板体部损伤，术后 4 周开始部分负重，负重 1/3 ~ 1/2，损伤在前、后角，术后带支具可以立即负重。膝关节活动度，术后第 1 周被动屈膝到 90°，第 2 周到 100°，第 3 周到 110°，第 4 周到 120°。膝关节主动活动度在术后 4 周内应在 90° 以内。

术后第 2 个月康复计划：半月板体部损伤的患者，患肢从部分负重逐渐过渡到完全负重（术后 6 周）。肌力练习，重点进行伸屈膝关节 0° ~ 30° 的练习，然后屈膝 30° 半蹲练习。术后 2 个月患膝可以完全负重，屈膝超过 120°，并可以主动练习屈膝活动。运动员术后 3 个月可以开始训练。

4）前交叉韧带重建术后第 1 周支具固定在完全伸膝位，第 2 周开始进行渐进的膝关节活动度训练，第 3 周开始本体感受器训练。术后 6 周，开始向前匀速慢跑训练；术后 3

个月内,在下地负重时需用可调节支具。术后3个月,开始侧向跑步和后退步训练;术后6个月,开始向前变速跑步训练。

5)膝关节活动度(range of motion,ROM)训练及负重:前交叉韧带重建患者在术后2周内伸屈活动度达0°~90°,但行走时锁定在0°,渐进性负重,开始时扶拐50%负重,逐渐增加负重重量,但要避免长时间站立、行走;术后2~6周,ROM伸屈达到0°~125°,支具活动范围调至0°~60°,可耐受范围内逐步增加负重,间断扶拐步行以恢复正常步态,当步行无痛时可去掉拐杖;术后6~14周,ROM恢复正常。后交叉韧带重建术后0~6周ROM伸屈达到0°~90°,坐位练习ROM,4周时屈曲至60°,6周时屈曲至90°,在健肢帮助下主动伸直至0°,术后2周内扶拐足尖着地逐步负重,术后第4周50%负重,第6周75%负重;术后6~12周,ROM伸屈达到0°~130°,扶拐在可耐受范围内逐步增加负重,步态正常后去拐,术后12~20周,ROM恢复正常。

(4)健康指导如下。

1)一般指导:执行微创外科术后常规健康指导要点。

2)做好出院指导,应详细向患者及家属介绍如何办理出院手续及出院带药,并交代出院后有关事项,并将有关资料交与患者或家属,告知患者术后1个月复查,以保证良好的关节活动度。

3)指导患者掌握功能锻炼方法,加强股四头肌收缩和直腿抬高练习,随着肌力的增强,可逐渐加大活动度,但练习时应注意个体差异,避免过度疲劳。

4)嘱患者出院后休息3~4周,日常生活自理,可适当户外活动,但避免长时间站立或行走。

5)指导患者按医嘱服药,药物宜饭后服用,以减少对胃的刺激。

6)注意保持切口干燥,切口完全愈合方可洗澡。

7)术后3周内关节腔都有可能出现肿胀、关节腔内积液,告知患者如出现上述情况可适当减少活动量,多卧床休息,并做好股四头肌收缩练习,以利于肿胀消退及积液吸收。如关节肿胀经休息后仍不能缓解,并出现红、肿、热、痛现象,嘱患者立即到医院就诊。

8)注意观察体温变化,如有体温过高及时就诊。

9)根据医嘱进行康复训练,如为运动员则应加强康复训练,以达到伤前运动水平。

10)教会患者支具的调节及佩戴方法。

(董晓艳　朱娟丽　丁　玲　周玉虹)

第九节　妇产科腹腔镜手术患者围术期护理

【概述】

妇产科腹腔镜手术近年来发展迅速,目前已逐渐成为许多妇科良性疾病如卵巢良性肿瘤、异位妊娠、子宫内膜异位症、盆腔炎等首选的手术方式。在妇科恶性肿瘤如子宫内膜癌、子宫颈癌、卵巢癌中的应用亦逐渐开展。腹腔镜手术具有手术创伤小,无碍美观的手术切口,术后更快恢复正常活动等特点。但手术后并发症不容忽视,手术前充分的准备和手术后精心的护理对预防和及时处理腹腔镜手术并发症,促进患者术后尽快恢复具有重要作用。

1. 适应证

(1)诊断:子宫内膜异位症的早期诊断、正确分期;了解盆腹腔肿块的性质、部位或取活检;不孕不育患者诊治;恶性肿瘤复发二次探查术;疑为生殖器官畸形者;协助宫腔镜手术。

(2)治疗:宫外孕的手术治疗;子宫肌瘤的手术治疗;输卵管或卵巢良性肿瘤切除术;附件切除术;子宫穿孔修补术;节育环外游取环术;盆腔粘连分解术;不孕症;子宫复位术;计划生育手术者;子宫内膜异位症的治疗;辅助生育手术;恶性肿瘤手术等。

2. 禁忌证

(1)严重心肺功能不全,不能耐受者。

(2)盆腔肿块过大,超过脐水平者。

(3)凝血系统功能障碍。

(4)腹腔或膈肌疝。

(5)肠胃明显胀气。

(6)弥漫性腹膜炎或腹腔大出血。

(7)晚期弥漫性腹膜炎,腹腔广泛粘连。

(8)患者情况严重不宜做腹腔镜手术时。

【物品准备】

1. 仪器、器械、敷料

(1)常规仪器:腹腔镜系统(包括高清晰度摄像与显示系统、冲洗吸引装置、气腹系统、录像和图像储存设备)。

(2)特殊仪器:超声刀设备、Ligasure™血管封闭系统、肌瘤钻仪器(用于子宫肌瘤)超声刀设备、高频电刀系统。

(3)基本器械:妇科腔镜基本手术器械、会阴冲洗器械、子宫旋切器械及肌瘤钻(用于子宫肌瘤)、腹腔镜器械、(气腹针)、气腹管,10 mm、12 mm、5 mm 套管穿刺器(Trocar),肠钳、分离钳、剪刀、持针器、输卵管钳、爪钳、勺钳、举宫器、电凝勾、冲洗管等)。

(4)敷料:主包、副包、中单包、治疗巾、手术衣等。

2. 常用耗材　11 号刀片、纱布、盆腔引流管、引流袋、切口敷料等。

3. 其他　可吸收缝线等。

【手术体位】

1. 平卧位　适用于未婚手术患者,患者平卧于手术床上,头部垫头圈,双上肢自然平放于身体两侧,并置于中单内固定,足跟处垫足跟保护垫,腘窝处垫软垫,膝关节处用约束带妥善固定。

2. 截石位　适用于已婚手术患者,患者平卧,头部垫头圈,取下腿板,固定腿架,双腿置于腿托上,垫软垫保护,约束带妥善固定,臀部垫软垫及油布,上肢自然放于身体两侧,以中单包裹固定,肩部放肩托,软垫保护,用于防止患者术中因头低脚高位而发生坠床

（图 16-3）。

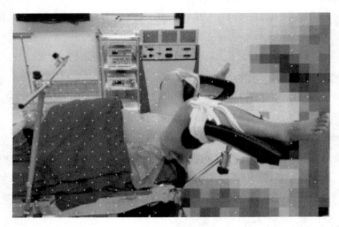

图 16-3　截石位

【麻醉方式】

气管插管全身麻醉。

【围术期护理要点】

1. 术前护理

（1）一般护理：执行妇产科术前护理常规。

（2）做好专科评估：详细询问月经史、婚育史，评估患者是否有月经来潮，评估有无高血压、糖尿病病史及慢性咳嗽、便秘等；评估患者的体重是否正常及用药史。

（3）脐部护理：与传统的开腹手术不同，腹腔镜手术路径为腹壁组织结构薄弱处——脐孔。该部位凹陷于体表，皮肤娇嫩，不易清洗，特别利于细菌的滋生，常规的皮肤准备方法已不能满足腹腔镜手术的要求。依照润肤油→肥皂水→过氧化氢→碘伏的操作程序，尽量减轻棉签对脐孔皮肤的刺激，可保证脐孔术野皮肤的无损伤及无菌性，对预防术后切口感染具有重要的临床意义。

（4）皮肤护理：备皮范围上起乳根，下至耻骨联合、会阴部、两侧至腋中线及大腿前上1/3。

（5）阴道护理：手术前 24 h 给予 0.5% 碘伏纱球阴道擦洗 3 次，以清洁阴道，防止手术后发生逆行性感染。

（6）肠道护理：术前日中午 11 点口服复方聚乙二醇电解质散，口服温开水 2 000 ml。

（7）饮食护理：术前日中午正常饮食，晚餐可食米粥，22 点至次日手术前禁食、禁水。

（8）术日晨留置胃管（卵巢恶性肿瘤）。

（9）心理护理：手术患者在治疗过程中均有不同程度的心理应激：紧张、恐惧、对手术治疗效果持怀疑态度等，有很多不能自行满足的心理需求。因此，心理护理应贯穿整个治疗护理过程中，术前日应充分与患者交谈、沟通，减轻其心理压力，交待手术前后注意事项，教会患者手术后咳嗽、排痰、翻身及床上解小便的目的、方法，以缓解患者紧张及顾虑情绪，取得患者积极的配合。手术当日麻醉清醒时，及时传递信息，满足患者的需求。针对患者的不同需求及层次进行相应的健康教育,可有效降低患者的应激反应,为手术创造一个良好的条件。

2.术中护理与配合

(1)一般护理:执行妇产科腹腔镜术中一般护理要点。

(2)物品准备:见前述。

(3)麻醉选择:见前述。

(4)手术体位:协助医生摆好手术体位。

(5)术中配合注意事项如下。

1)手术开始前将所需设备按照手术要求摆放到位,检查仪器性能。

2)按手术要求安置患者体位,确保体位调整不会给患者带来副损伤,尽量将患者肢体保持功能位,术中每隔30 min查看体位摆放情况及受压部位完整情况。

3)密切观察患者病情及生命体征,尤其加强气腹的护理,选择适度的气腹压力,安全的充气流通,加强气道管理,动态监测血气结果。

4)严格污染手术配合及无瘤操作,防止污染手术区。

5)保证静脉通路通畅。

6)严格查对制度,加强术前、术中、术后手术用物的清点,特别要注意腔镜器械上各螺丝及零部件是否完整,确保无缺失。

7)手术过程中注意保暖、注意保护女性患者隐私。

8)术中标本湿盐水纱布覆盖保存,及时送检并登记。

3.术后护理

(1)一般护理:执行妇产科腹腔镜术后常规护理及全身麻醉术后常规护理。

(2)基础护理:患者手术后回病房,应予平卧位,头偏向一侧,麻醉清醒后可枕枕头并床上翻身。协助患者翻身时避免出现拖、拉、拽等动作,防止各种引流管脱落。有盆腹腔引流患者术后给予半卧位,以利于引流。患者卧床期间,保持床单位清洁、平整和卧位的舒适,对营养不良、老年及长期的患者应做好皮肤护理,防止发生压疮。经常巡视病房,满足患者生活上的需要,做好晨、晚间护理工作,口腔护理、雾化吸入、会阴冲洗2次/d,以防各种并发症的发生。

(3)病情观察:由于腹腔镜手术是在CO_2气腹下完成,术中大量吸收CO_2易出现高碳酸血症、血流动力学的改变等。因此,术后应对患者进行心电监测及血氧饱和度测定,给予持续低流量吸氧;同时密切观察生命体征变化,尤其是血压和脉搏的变化情况,以早期发现有无腹腔内出血和术后感染。

(4)阴道出血护理:手术后患者阴道会有少量血性分泌物流出,给予会阴冲洗,1~2次/d,保持会阴部清洁。如阴道流血过多,应密切观察患者的生命体征,并及时通知医生处理。

(5)腹胀护理:患者手术后应适当做床上、床下活动,尽早肛门排气,促进肠蠕动的恢复。术后24 h由护士协助患者床上坐起,并根据患者实际情况协助床下活动,观察患者手术后腹胀的程度,对于3 d以上尚未排气或腹部胀气严重的患者应给予相应的指导并通知医生及时处理。

(6)引流管护理:应保持各种引流管的固定、通畅。根据术式不同术后患者留置的管道可包括腹腔引流管、阴道"T"形引流管、胃管、尿管等,应分别标明,避免混淆,并详细记录各种引流管中引流液的颜色、性质及量。护士应定时巡视,防止引流管发生打折、扭曲,避免出现堵塞、脱落等现象。

(7)腹部切口护理:保持腹部切口的干燥,观察腹腔镜手术部位有无渗血、渗液。由于腹壁切口小,最多皮内缝合1~2针,因此,如敷料浸湿应及时更换,并注意腹腔液的颜色和量以与术后出血相鉴别。

(8)疼痛护理:指导患者深呼吸放松,转移注意力,及时进行疼痛评估,一般患者疼痛较轻。

(9)饮食护理:患者术后6 h,如无恶心、呕吐,可适当饮少量温开水,以便促进肠蠕动的尽早恢复,术后24 h可进食清流,排气后进食半流或普食。进食后需注意食品的种类和量,要少量多餐,应以易消化、高营养、高维生素的食品为主,防止发生便秘。患者未排气前禁止食用牛奶及含糖类的食品及饮料,防止增加肠胀气。留置胃管的患者手术后禁食、水,定时观察胃液的颜色及性状,排气后根据医嘱进食,并观察患者进食后的反应,如出现反酸、恶心、呕吐等胃部不适症状时,应暂予禁食,并通知医生,查明原因,避免发生肠梗阻。

(10)预见性护理:盆腔手术后卧床有下肢静脉血栓形成风险,卧床期间护士应协助患者勤翻身,指导四肢活动,并配合按摩,鼓励下床适当活动。

(11)术后并发症的观察和护理如下。

1)出血的护理:出血是腹腔镜术后一种较严重的并发症。因此,术后24 h内护理人员应密切观察穿刺孔的渗血情况和生命体征的变化,以便及早发现并及时处理腹腔内出血。若患者出现生命体征改变,如面色苍白、血压下降、脉搏细速、意识不清、切口敷料渗血增多或阴道出血过多,色泽鲜红,应考虑有术后出血的可能。应立即协助患者采取平卧位、给予患者氧气吸入、备好急救用物、迅速建立静脉通路、呼叫值班医生、遵医嘱正确给药、及时补充血容量、快速做好血标本采集、备皮、配血等术前准备。

2)肩背酸痛的护理:这是腹腔镜术后常见的一种并发症。可能是由于术中CO_2气体残留积聚膈下刺激膈神经反射所致,可持续数小时或数天。护理人员在患者手术24 h后,可用双手在腹壁轻轻加压,将CO_2气体排出。肩痛发生时,患者可取膝胸卧位,让CO_2气体上升向盆腔聚集,以减少对膈肌的刺激,或协助进行按摩、遵医嘱新斯的明肌内注射后穴位封闭,也可使用开塞露等缓泻剂及肛管排气,可以有效地缓和肩膀、后颈胀痛的现象。护理人员应及时评估患者疼痛的程度,报告医生并积极配合处理,减轻患者因疼痛引起的不适症状。

3)皮下气肿的护理:这是腹腔镜手术的特有并发症。由于腹腔内压力增高,气体从气针处分散于皮下或致气腹时直接灌入皮下所致,压之有捻发音。护理人员可协助患者予被动运动,床上翻身、活动,增加血液循环。一般二氧化碳能自动吸收、消失,无须特殊处理。

4)直立性低血压的护理:直立性低血压会造成严重的临床后果,发生原因可能与多方面因素有关。直立性低血压对患者的危害不在于低血压本身,而在于低血压造成的晕厥、跌倒、急性心肌梗死或原有心脏病加重及急性脑血管意外等。同时,围术期患者出现跌倒损伤等意外情况也是发生医疗护理纠纷的重要因素之一。护士应通过逐渐抬高床头,对抗性动作练习,首次起床前组合动作练习,有效促进脑血管对血流的自动调节、增加对低灌注压的耐受力;通过肌肉有节奏收缩练习,有效加强血液回心速度;避免下肢血管床迅速过度扩张,使患者脑组织对缺血有一逐步适应过程,有效降低腹腔镜手术后患者直立性低血压的发生,提高围术期护理质量。

(12)术后健康指导如下。

1)一般指导:执行妇产科术后常规健康指导要点。

保持室内卫生清洁、定时通风换气;多食营养均衡的食品,如肉类、蛋类、新鲜的蔬菜和水果;避免重体力劳动,多注意休息,适当参加户外活动,需劳逸结合,保持良好的精神、心理状态。

2)专科指导:注意个人卫生,保持会阴部清洁,可洗淋浴,全子宫切除术3个月后可洗盆浴,遵医嘱1~3个月内禁止性生活;注意观察有无下腹部疼痛及超过月经量的阴道流血,如出现上述情况应及时到医院就诊。

3)康复指导:出院后避免腹压增加,如久坐、久蹲、久站或负重过久。积极治疗咳嗽,并保持大便通畅,必要时可口服泻药。

4)随诊指导:交待随访的目的、时间及联系方式,患者出院后遵医嘱到门诊复查术后康复情况。

（王 晶 丁 玲 周玉虹）

参考文献

[1]王杉.外科与普通外科诊疗常规[M].北京:中国医药科技出版社,2013.

[2]陈凛,李涛,梁美霞,等.腹腔镜胃癌切除术[M].北京:人民军医出版社,2013.

[3]池畔,李国新,杜晓辉.腹腔镜结直肠肿瘤手术学[M].北京:人民卫生出版社,2013.

[4]郑民华.普通外科腹腔镜手术操作规范与指南[M].北京:人民卫生出版社,2009.

[5]赵静轩,韩忠福.外科疾病护理[M].北京:北京医科大学·中国协和医科大学联合出版社,1997.

[6]李辉.胸外科学[M].北京:北京医科大学·中国协和医科大学联合出版社,2009.

[7]何建行.微创胸外科手术与图谱[M].广州:广东科技出版社,2005.

[8]张旭.泌尿外科腹腔镜手术学[M].北京:人民卫生出版社,2008.

[9]巫向前.临床专科护理:下册[M].上海:上海科学技术教育出版社,2006.

[10]霍光莹,张树云.经皮肾镜与输尿管肾镜取石术[M].北京:学苑出版社,1989.

[11]刘玉杰,王岩,王立德.实用关节镜手术学[M].北京:人民军医出版社,2006.

[12]刘玉杰,敖英芳,陈世益.膝关节韧带损伤修复与重建[M].北京:人民卫生出版社,2008.

[13]王社芬,矫向前.常见病种环节护理模式与实践[M].北京:人民军医出版社,2010.

[14]胥少汀,葛宝丰,徐印坎.实用骨科学[M].2版.北京:人民卫生出版社,2003.

[15]邢更彦,赵斌.关节外科围术期处理与康复[M].北京:人民卫生出版社,2011.

[16]孙育红.手术室护理操作指南[M].北京:人民军医出版社,2011.

[17]刘玉杰,王岩.实用关节镜手术学[M].北京:人民军医出版社,2011.

[18]张稚君,马志英.手术室工作全书[M].北京:北京科学技术出版社,2001.

[19]刘芳.手术室护理技术规范与手术配合[M].北京:科学技术文献出版社,2011.

[20]陈卫民,梁盛佳,林灵等.腹腔镜直肠癌手术疗效评价的临床研究[J].腹腔镜外科杂志,2013,18(4):291.

[21]刘明,朱刚.泌尿外科腹腔镜基本理论及技术培训[J/CD].中华腔镜泌尿外科杂志(电子版),2008,2(4):354-357.

[22]叶章群,张旭,陈忠.腹腔镜在泌尿外科的应用[J].临床泌尿外科杂志,2001,16(3):99-100.

[23]马潞林,那彦群.减少腹腔镜手术并发症,推动我国腹腔镜泌尿外科发展[J].中国微创外科杂志,2004,4(2):89-90.

[24]袁玉慧.腹腔镜技术在泌尿外科中的应用护理效果分析[J].大家健康,2012,2(2):38-39.

[25]徐忠华,顾刚利,闫磊.腹腔镜在泌尿外科手术中的应用进展[J].腹腔镜外科杂志,2012,2(17):84-85.

[26]刘晓芬,游正莉,廖私文,等.腹腔镜围术期的心理护理[J].江西医药,2008,43(12):1464-1465.

[27]刘英,陈静,王飞.腹腔镜手术围术期的健康教育[J].中国医药指南,2013,11(3):360-361.

[28]张付华.泌尿外科腹腔镜并发症的护理[J].临床医学,2010,30(2):126-127.

[29]赖晋晋.泌尿外科腹腔镜手术并发症的原因分析及预防措施[J].当代医学,2013,19(4):58-59.

[30]刘淑芹,杨丽敏,宋义菊,等.泌尿外科腹腔镜手术并发症的观察与护理[J].吉林医学,2008,29(22):2031-2032.

[31]曹用立,张沛泳,朱继峰,等.泌尿外科腹腔镜手术并发症临床分析[J].实用医学杂志,2008,24(8):1396-1397.

[32]杜春燕.泌尿外科腹腔镜手术并发症原因分析及护理干预[J].浙江医学教育,2013,12(3):37-38.

[33]王志刚,刘玉杰.局麻关节镜监视下半月板缝合术[J].解放军医学杂志,2005,30(3):263-265.

[34]朱娟丽,张明学.关节镜下肩袖损伤修复术的手术配合[J].军医进修学院学报,2009,30(5):617-618.

[35]齐玮,刘玉杰.关节镜下Inside-out缝合法修复半月板横行损伤[J].军医进修学院学报,2010,31(6):5237-525.

[36]王惠芳,王予彬.关节镜下半月板缝合术后康复计划的设计与临床初步应用[J].中华物理医学杂志,1997,19(2):83-85.

[37]练国爱,陈嵘,罗琼,等.局麻膝关节镜手术的护理配合体会[J].当代护士旬刊,2006(S1):46-47。

[38]史素玲,沈陵,李斌.妇科腹腔镜手术患者心理需求调查与护理[J].河南科技大学学

报(医学版),2002,20(3):255-256.

[39]杨秋兰.妇科腹腔镜术前术后的护理[J].实用医学杂志,2000,16(1):81.

[40]林春花.腹腔镜下妇科手术体位并发症及护理对策[J].现代中西医结合杂志,2008,17(20):3216-3217.

[41]王晶,石兴苗,高超.综合护理措施预防腹腔镜术后直立性低血压的效果[J].中华现代护理杂志,2012,18(30):3631-3634.

[42]SINHA R,GURWARA A K, GUPTA S C. Laparoscopic surgery using spinal anesthesia[J]. Jsls Journal of the Society of Laparoendoscopic Surgeons,2007, 12(2):133-138.

第十七章

器官移植手术患者围术期护理

【概述】

　　器官移植又叫脏器移植,是指用手术的方法将整个保持活力的器官移植到自体或另一个体体内的某一部位的移植术。我国器官移植技术从 1964 年成功开展肾移植技术至今,人体器官移植技术取得显著成绩,目前我国可进行肾、肝、心脏、肺、脾、胰腺、小肠、睾丸、骨髓等器官移植。器官移植的特点:移植物在移植过程中始终保持着活力;移植术中即吻合了血管,建立了移植物和宿主间的血液循环;若为同种异体移植,则术后不可避免地会出现排斥反应。

【物品准备】

　　1. 手术室环境准备　　选用两间相邻的百级层流手术间分别作为受体手术室和供体的修整室。严格执行消毒隔离制度,一切物品表面用 1 000 mg/L 含氯消毒剂擦拭。于术前 30 min 开启层流空调系统。

　　2. 器官修整器械物品准备　　器官修整包、不锈钢盆、灌注管路、灌注液、冲洗液等。

　　3. 受体手术器械物品的准备　　各种器官移植专用手术包、各种型号血管缝线若干、负压吸引、温血仪、框架拉钩、腹腔自动拉钩、氩气电刀、除颤器、电热毯等。

【手术体位】

　　根据不同的移植手术,给予不同的手术体位,并充分暴露手术野。

【麻醉方式】

根据手术方式可采用静吸复合全身麻醉、全凭吸入麻醉或全凭静脉麻醉均可。

【围术期护理要点】

围术期护理按普通外科护理内容外,进行如下护理。

1. 术前一般护理要点

(1)术前评估:包括以下内容。

1)全身和营养状态的评估:见表 17-1。

表 17-1　主要营养状况评估指标

评估指标	指标评价
人体测量	
体重与理想体重的百分比	全面评估营养状况
三角肌皮皱厚度	由于上臂无水钠潴留,指标较客观
上臂周径	由于上臂无水钠潴留,指标较客观
血清检测指标	
白蛋白	反映肝蛋白质合成水平,指标客观
转铁蛋白	更好地反映肝蛋白质合成能力
免疫学指标	
血淋巴细胞计数	正常参考值百分数:20%~40%;绝对值:$(1.1~3.2)\times 10^9$。降低表明免疫功能降低
皮肤迟发性变态反应试验	较正确评估患者免疫状态
氮平衡指标	
肌酐–身高比值	反映机体氮平衡状态

2)心、肺、肾等重要内脏器官功能评估:见表 17-2。

表 17-2　内脏器官功能评估

脏器功能评估	检查项目
心功能	普通心电图、超声心动、冠状动脉 CT;必要时冠状动脉造影、心脏放射性核素检查
肺功能	胸片、胸 CT、磁共振成像、肺功能、动脉血气分析;必要时纤维支气管镜检查、痰液检查
肾功能	尿液检查、尿蛋白定量;血肌酐、尿素氮检查;肾超声;必要时肾穿刺活检

3)感染性疾病评估:见表 17-3。

表 17-3　感染状态评估

感染状态	检查项目
病毒感染	病毒全项、巨细胞病毒、乙型肝炎病毒、丙型肝炎病毒、梅毒、人类免疫缺陷病毒
细菌感染	结核菌素试验、结核抗体
真菌与寄生虫	白色念珠菌、隐球菌、疟疾、弓形虫
疫苗接种	百白破疫苗、流感疫苗、麻疹疫苗、甲/乙型肝炎疫苗、脊髓灰质炎疫苗

4)社会心理、经济状态等方面的综合评估:评估精神、心理疾病史,目前社会心理学状态及应对机制,有无药物滥用史,家庭、社会支持系统情况,对移植一般知识的认同和掌握情况。

(2)术前指导:戒烟、自理能力训练、饮食指导、讲解术后监护及各种管道的重要性,以取得患者配合。

1)戒烟:对有吸烟史患者,术前绝对禁烟 2 周,让患者明白吸烟的危害,了解术前术后积极控制呼吸道感染,预防呼吸道并发症的重要性。

2)自理能力训练:深呼吸训练、有效咳痰训练、增加肺活量训练、叩背训练、手术体位适应性训练、床上排便训练、术后下床活动训练。

(3)心理护理:患者心理复杂,既有绝处逢生的喜悦又有担心手术技术、疾病预后的焦虑、抑郁甚或恐惧。一方面,护士应态度温和、技术娴熟,以取得患者的信赖,为实施心理疏导打下良好基础;另一方面应恰当地向患者讲明术前准备配合及注意事项;帮助患者了解移植手术、排斥反应、免疫抑制剂的不良反应;自理能力训练的必要性及康复的过程和相关医学知识,使患者树立信心,术前具有良好的情绪和精神准备耐心等待手术。

2.术中一般护理要点

(1)术前做好皮肤准备,肠道准备,血制品准备,术中药品准备。

(2)术中配合:器官移植手术除常规器械、巡回护士准备及手术配合外还需器官修整护士进行供体器官修整手术所需物品、仪器、药品的准备,并配合供体器官修整手术。

(3)术中患者护理如下。

1)观察生命体征,及时发现手术出现的有关问题:患者生命体征和氧饱和度,麻醉的深、浅对于手术顺利进行极为重要。术前和术中均应密切配合麻醉师进行监测。保持输液、输血管路的通畅;根据手术及麻醉情况调节输液速度,防止速度过快引起肺水肿;术中配合麻醉师注意呼吸评估,特别注意患者的呼吸频率、深度和节律的观察。

2)用药护理:移植手术术中用药种类繁多,过程复杂,各期用药应准确、有序、到位,防止用药错误。①为保证术中用药准确、及时、到位,应挑选一名反应敏捷、认真负责的高年资护士专人负责。根据麻醉医嘱备齐常规液体,各类药品及抢救设备。②按医嘱给药,密切关注手术进展,及时、准确给药,各期用药应详细记录并注意药物的配伍禁忌。③严格执行查对制度,配药及输血时两人仔细核对。术中口头医嘱多,必须大声复述,确认无误后方可给药。各种安瓿、血袋应保留至手术结束以备查。

3)术中注意各种管路的观察及保护并准确记录出入量。

3. 术后护理要点

（1）一般护理：监护病房护士与手术室护士交接患者情况。交接应有秩序、有计划地进行，包括麻醉方法、麻醉情况、手术经过、移植术式、出血和输血补液的情况。安置患者去枕平卧位，头偏于一侧，呼吸机辅助呼吸，连接监护仪，测量生命体征。确保静脉通道的通畅并有足够的液体供给，使用输液泵者，交接输液速度。妥善固定切口及引流管。患者由监护病房转入普通病房时，护士认真交接患者情况，包括患者的切口、引流管、各项化验检查、精神状况、心理状况以及治疗护理方案，尤其是免疫抑制的剂量、给予时间、药物反应等。共同安置患者体位，连接各种导管，固定切口及引流管，全面评估患者情况。血压平稳后根据术中情况制订翻身计划及下床活动计划。密切观察患者生命体征变化并做好切口、引流管、营养支持护理。

（2）密切观察患者生命体征变化：体温是观察排斥和感染的敏感指标，如体温持续高于正常，应进行相关检查以明确是否有感染或排斥的发生。脉搏和血压的变化是观察排斥反应和水、电解质平衡的重要指标，术后早期，若脉搏增快而血压下降，提示有出血的可能或由于补液不足造成的血容量不足；若脉搏增快而血压升高，提示有左心衰竭的可能。

（3）积极预防各种感染：术后住单间病房，严格消毒隔离，室内定期进行开窗通风，保持空气清新。每天用消毒液擦拭病房内用物 2 次、拖地 2 次、并用紫外线照射房间 2 次，时间为每次 40 min。禁食期间每天给予口腔护理 2 次。保留尿管期间，每日用 0.2% 碘伏消毒液进行会阴擦洗 2 次。

（4）应用免疫抑制剂的护理：常用的免疫抑制剂有皮质类固醇、环孢素 A、普乐可复、霉酚酸酯、西罗莫司（雷帕霉素）、抗淋巴细胞球蛋白、单克隆抗 T 淋巴细胞抗体等。免疫抑制疗法的成功与否决定移植器官能否存活的关键。移植术后需终身服药，故护理人员应耐心对患者讲解终身服药、定时服药的必要性及药物的副作用，减轻其心理负担。遵医嘱按时复查，不得自行随意增减药量。加强消毒隔离、注意自我保护，同时用药期间指导其低盐、低糖、适量蛋白饮食，适当进食一些含钾、钙比较丰富的食物。

（5）密切观察并发症，早期发现早期治疗。移植术后常发生的并发症有：排斥反应、腹腔内出血、消化道出血、感染、血管并发症、神经系统并发症等。

4. 出院指导　器官移植术后患者需终身服用免疫抑制剂，因此护士应对患者日常生活、饮食、预防感染等方面进行全面的出院指导。

（1）护理用品的准备：家庭备患者专用体温表、血压计、听诊器、血糖仪、体重秤等。

（2）日常生活：患者出院后可根据自身情况，选择适宜运动项目，如慢步、太极拳等。这不仅能促进机体的康复而且还能增强战胜疾病的信心。注意劳逸结合，生活有规律，保持良好的情绪，避免过度疲劳。

（3）饮食：术后 3 个月内避免食用乳酸类饮料、生鱼、生肉、生蔬菜等食物，禁止饮用含乙醇的饮料及暴饮暴食，以低盐、低脂、高蛋白、富含维生素的食物为宜。注意饮食卫生，尽量在家中进餐。外面买来的熟食，一定要进行加工后再食用。尤其在夏秋季，生吃蔬菜瓜果时，一定要清洗干净，防止病从口入。

（4）预防感染：居住环境每天用含氯消毒液清洁室内家具及饰物，保持空气新鲜、流通、定时开窗通风。家中的用具、餐具、日用品需适当消毒。有条件者可备紫外线灯，定时进行空气消毒。外出活动尽量少去公共场所，尤其在流行性感冒、流脑及肝炎等传染病流行季节,最好不要去公共场所,以免增加感染机会。若外出时需戴口罩和手套,避免日光照射过度,以免诱发皮肤癌。禁止饲养宠物。注意个人清洁卫生,避免不良卫生习惯而导致感染。勤换衣裤,勤晒被褥,勤沐浴,餐前便后洗手。保持口腔清洁,早晚刷牙、餐后漱口。

(5)心理护理:医护人员和家属共同对患者进行心理调节,恢复其自信心、社会交往能力,消除自卑感。

(6)其他指导如下。

1)日常监测每日测血压、血糖、体温、脉搏、体重和身高,并记录。

2)如出现发热、畏寒、疲乏、咳嗽、呕吐、头痛、腹痛、腹泻、高血压、下肢水肿等应及时就医,以免耽误病情;按医嘱服药,切勿擅自更改药物剂量或停药。

3)定期随访:遵医嘱根据病情对每一位患者制订随访计划,并指导其正确、按时随访以保证移植物的长期存活。常规复查包括了解肝、肾功能及免疫抑制剂血药浓度,及时调整药量,移植后3个月内每周复查1次,3~6个月内每2周复查1次,6个月~1年每月复查1次。1年以后根据情况每月或每3个月复查1次。

(赵　文　彭玉娜)

第二节　肝移植术患者围术期护理

【概述】

1963年美国人Starzl为一名3岁的先天性胆道闭锁患儿成功实施了首例原位肝移植手术,他是肝移植领域的奠基人。1977年先驱者夏穗生教授进行了国内首例肝移植。21世纪随着移植生物学的发展、有效免疫抑制剂的广泛应用、移植外科技术的提高及移植经验的积累,肝移植已逐渐成为常规治疗手段,手术例数和良性肝病肝移植术后1年存活率明显提高。但人类供体来源的缺乏、移植经费的不足、术后排斥反应、病毒感染和肿瘤复发却困扰和阻碍着肝移植的发展。目前我国正积极鼓励建立肝移植基金会,不断完善医疗保险体制,使大多数终末期肝病患者受益。肝移植系指经手术切取供体全部或部分肝,来取代受体终末期病肝,以恢复肝功能。肝移植按供体来源分为尸体肝移植和活体肝移植;按受体的年龄分为成人肝移植和小儿肝移植;按供肝植入部位分为原位肝移植和异位肝移植;按植入供体完整性分为全肝移植和部分肝移植;按供、受体是否为同一物种分为同种肝移植和异种肝移植。肝移植的手术时机定义为患者接受新肝后收益最大的时间。临床肝移植的手术时机,目前尚无统一标准。美国肝病研究协会(American Association for the Study of Liver Diseases,AASLD)于2005年的指南中推荐:①肝硬化患者出现肝功能失代偿,Child-Turotte-Pugh(CTP)评分≥7分和终末期肝病分值(model for end-stage liver disease score,MELD)≥10分者或是首次出现主要并发症(腹水、静脉曲张破裂出血或肝性脑病)的患者应列入等待名单;②慢性肝病儿童的发育偏离正常生长曲线,或发生肝功能障碍、门静脉高压者应列入等待名单;③Ⅰ型肝肾综合征的患者应尽早进行肝移植。

1. 适应证

（1）良性终末期肝病：病毒性肝炎、肝炎后肝硬化、乙醇性肝硬化、原发性/继发性胆汁淤积性肝病、急性或亚急性肝功能衰竭、肝移植后移植肝失功、自身免疫性肝病等。

（2）肿瘤性疾病：肝细胞癌、胆管癌、肝血管内皮癌等。

（3）先天性、代谢性肝病：先天性胆道闭塞、肝豆状核变性、先天性肝内胆管囊性扩张症、络氨酸血症、半乳糖血症、α_1-抗胰蛋白酶缺乏症等。

2. 禁忌证

（1）绝对禁忌证：存在难以控制的全身性感染（包括细菌、真菌、病毒）者；难以戒除的酗酒或药物依赖者；患有不可逆脑组织损害者；肝外存在难以根治的恶性肿瘤；有难以控制的心理障碍或精神病；肝以外的重要器官如心、肺、肾功能不全或衰竭。

（2）相对禁忌证：受体年龄超过 65 岁；e-抗原阳性或 DNA 阳性或有活动性病毒复制的慢性乙型肝炎患者；门静脉栓塞者；肝细胞性肝癌和胆管细胞癌；曾行复杂的肝、胆道手术或上腹复杂手术者；既往精神病患者。

【物品准备】

1. 肝修整器械物品准备　修肝包中备有蚊式钳、血管针持、整形镊子、整形剪刀、大号不锈钢盆、腔静脉钳、冲洗针等。灌注装置包括 16 号腔静脉插管、输液器、UW 液（University of Wisconsin solution，是指在器官移植中用来保存供体器官的保存液）、4 ℃林格液及各种常规用物。

2. 受体手术器械物品的准备　除肝切除基本器械外，应备有肝上下腔和肝下腔阻断钳、门静脉阻断钳、分离钩、血管镊子、血管剪刀以及精细长针持各数把，各种型号血管缝线若干，1 套负压吸引，温血仪，框架拉钩、氩气电刀、除颤器。手术床上铺电热毯并检查术中需使用的仪器性能良好。

【手术体位】

仰卧位，为充分暴露术野腰下可垫腰垫。

【麻醉方式】

根据手术方式可采用静吸复合全身麻醉、全凭吸入麻醉或全凭静脉麻醉均可。

【围术期护理要点】

执行普通外科及器官移植围术期护理要点，还要根据肝移植手术特点进行如下护理。

1. 术前护理要点　执行普通外科及器官移植术前一般护理要点。

（1）术前评估：包括以下内容。

1）健康史及相关因素：了解患者肝病情况，其他器官功能状况，以及既往有无手术史、药物过敏史及其他疾病病史。

2）身体状况：了解患者全身情况；肝区有无疼痛、压痛、叩击痛以及疼痛的性质、范围、程度，以及辅助检查，实验室检查、影像学检查、特殊检查、咽拭子细菌培养及尿培养。

3）心理和社会支持状况：了解患者心理状态、认知程度、社会支持状况。

（2）专科评估：除器官移植常规评估外要进行全腹影像学评估。腹部彩色多普勒用于肝动脉、胆道系统、门静脉系统以及肝硬化及肿瘤情况的评估。三维螺旋 CT 常作为首选影像诊断方法，血管重建技术能清晰显示肝血管的走形、分布与变异情况。

磁共振成像常作为 CT 的补充用于如下情况：①对 CT 造影剂过敏；②肾功能不良；③判别脂肪组织优于 CT，更适于具有脂肪肝背景的肝癌诊断；④对碘油栓塞剂无影像反映而有助于判定经动脉导管化疗栓塞术（transcatheter arterial chemoembolization，TACE）后肿瘤内部的血流状态与活性；⑤有助于发现缺乏动脉期高血流灌注特征的高分化早期肝细胞癌。

（3）术前饮食指导：术前必须给予优质蛋白、高热量、高糖类、高维生素、易消化的均衡饮食，以提高机体的抵抗力。对于体质虚弱的患者给予静脉营养支持，以利于术后恢复。适量糖的补充，不仅供给能量，还可增加糖原储备，有利于防止糖原异生和减少体内蛋白质的消耗。肝性脑病患者限制蛋白摄入。

（4）术前准备如下。

1）皮肤准备：备皮范围上至平乳头，下至大腿上 1/3（包括会阴部），两侧至腋后线。

2）术前日晚或术日晨清洁灌肠，直至灌肠液清亮、无粪渣。术前 12 h 禁食、水。

3）血制品准备：遵医嘱交叉配血，准备血浆、浓缩红细胞、血小板等血制品供术中使用。

4）药品准备：遵医嘱准备白蛋白、免疫抑制剂、抗生素、抑酸剂、保肝、抗凝止血药。

2. 术中护理要点　执行普通外科及器官移植术中一般护理要点。

（1）物品准备：见前述。

（2）麻醉选择：见前述。

（3）手术体位：协助医生摆好手术体位。

（4）术中配合如下。

1）供肝修整的护士配合：供肝修整需要 1 名器械护士，1 名巡回护士。修肝盆内放入冰屑、冰林格液，使之呈冰水交融状。巡回护士协助医生从冷藏箱内取出供肝，对供肝下腔静脉、门静脉、肝动脉和胆总管进行修整，在所有血管、胆管修补后用注水法检查。供肝灌注从门静脉系统进入，腔静脉系统流出。为防止供肝内温度缓慢升高，需将保存液缓慢滴注，灌注液应保持在 4 ℃左右。修肝完毕后将供肝在无菌状态下保存，存放供肝的盆内必须有足够的冰屑使其温度保持在 0 ℃。

2）巡回护士的配合：备氩气电刀 1 台，吸引装置 1 套，温血仪 1 台。手术床上置变温毯及凝胶垫，核对患者，患者平卧于手术床上，腰下垫一方垫，使手术野充分暴露。建立一条静脉通路，右上肢连接液体温血仪通过 18 号留置针静脉滴注乳酸林格液（内加白蛋白 10 g）。协助麻醉医生行桡动脉穿刺、置管，静脉诱导气管插管，颈内静脉穿刺，深静脉置管。放置导尿管，连接精密尿袋。与器械护士清点物品，连接氩气刀和吸引器装置。

3）器械护士配合：常规开腹，探查腹腔。安装框架拉钩，显露肝，用盐水纱布垫将肠管推至腹腔左下方。依次游离出肝固有动脉和胆总管，切断并结扎，游离门静脉，肝下下腔静脉、肝上下腔静脉和肝后下腔静脉，递分离钩分离。检查供肝情况，在全肝阻断前，试阻断门静脉等，观察腹腔内脏淤血情况，决定是否需要转流。阻断血管（报告尿量），用门静脉阻断钳阻断门静脉，用下腔静脉阻断钳阻断肝下下腔静脉，用单翼血管钳阻断肝上下腔静脉，无肝期开始。然后依次剪断以上血管，用标本盆取走病肝，创面止血。将灌注好的肝放于台上，并以备好的冰屑覆盖。3-0 Prolene 线 2 根吻合肝上下腔静脉，4-0 Prolene 线 2 根吻合肝下下腔静脉。冰乳酸林格液（内加白蛋白 10 g）灌注肝，5-0 Prolene 线 2 根吻合门静脉。开放肝上下腔静脉、肝下下腔静脉和门静脉，无肝期结束检查吻合情况，准备好温盐水，行肝复温。解剖出受体肝总动脉，在肝总动脉分出胃十二指肠动脉处切断，修剪成吻合瓣，同法供体肝动脉做好吻合瓣，用6-0 或 7-0 Prolene 线吻合肝动脉，5-0普通丝线吻合胆总管，切除胆囊。清点物品、器械，再次仔细止血（图17-1）。右肝上下、左肝下各放置引流管，关腹。

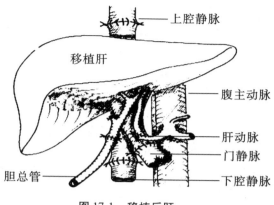

图 17-1　移植后肝

（5）术中患者护理如下。

1）肝移植手术创面较大、出血较多，术中及时准确进行失血量的估计，及时补充血容量。同时注意保持尿管通畅，观察记录尿量的变化。

2）维持机体正常体温：因手术时间长、切口大、内脏器官暴露时间长、无肝期及移植肝的冷保存以及植肝期新肝的保护、大量液体及血制品的输入等因素可造成患者术中极易出现低体温，加重代谢紊乱和凝血障碍。

护理措施：①控制室温在23~25 ℃，湿度保持在50%~70%，患者双下肢用棉垫包裹至大腿上1/3，右上肢及左上肢包裹后置外展，双肩用棉垫覆盖保温。②变温毯平铺在手术床上，切勿打折，一般水温控制在37 ℃。通过循环水温对患者体温进行调节，有助于减少术中低体温和麻醉苏醒期寒战的发生。③术中输入的液体和血液通过温血仪加热至40 ℃左右后输入。新鲜血的成分应严格掌握温度，不得超过38 ℃。同时麻醉药品尽可能不从使用温血仪的液路注入，以防药物变性。

3）皮肤管理：因疾病影响，患者大多体质虚弱，抵抗力下降，手术耗时长，体位安置等因素、压疮发生的危险性增大。

护理措施：①合理安置体位，改变受力面积而减轻局部压迫，身体下垫凝胶垫，头垫头圈，头圈上垫棉垫，膝关节下垫一小软枕，双足后跟垫棉垫或软枕。②保持手术床单位干燥、平整、无皱褶，肝移植专用贴膜的应用可减轻冲洗液及切口渗液等浸湿手术床单。③每0.5 h按摩双足后跟、枕部、外展侧肢体等，术中随时观察肢体及局部受压情况，防止压迫时间过长导致局部血液循环障碍。

4）防止腓总神经及腋神经损伤：术中双下肢过度外展，易引起腓总神经损伤。双上肢的外展，可引起腋神经损伤。

护理措施：①在膝关节下及双足后跟垫棉垫基础上，每0.5 h对双下肢进行按摩，缓解长期受压。②双上肢体位摆放，须将肘部弯曲，两前臂向头侧倾斜30°，此体位可缓解双上肢过度平直，持续牵拉腋神经，避免腋神经损伤。

5）防止角膜溃疡的护理：肝移植手术多在8~10 h，处在麻醉状态下的患者，常会出现眼睑闭合不完全，易导致角膜溃疡。在麻醉诱导期后，用适量红霉素眼膏涂抹角膜可起到保护作用。

6）各种管路的观察及护理：由于手术需要，肝移植患者所带管道多达7种以上，如气管插管、右颈部深静脉导管、胃管、尿管、腹腔引流管等。正确观察及护理各种管道是手术成功的重要保证。

护理措施:①严格执行无菌操作,术中定时检查各管路的通畅情况。②理顺各检测线及导管,妥善固定,防止压伤患者皮肤及影响手术操作。③常规右手留置18号静脉留置针建立静脉通路,用于麻醉诱导及术中补液。左手行桡动脉穿刺测压及术中血标本的抽取。气管插管后协助麻醉医生做好各种有创监测穿刺。④各通道建立后,用标示注明各通道名称,便于查对。水止器置于较高平面,便于调节。

7)准确记录出入量:加强输血输液管理是患者安全度过手术期的重要环节。

护理措施:①根据麻醉医生的医嘱备齐液体、血制品。②在无肝前期、无肝期、新肝植入期及时总结各类液体、血制品、冲洗液、腹水量、尿量等,供麻醉医生及时调整补液、输血量及速度。术毕各项目逐项总结,合计手术全过程出入量。③正确计算纱布、纱布垫、吸引器瓶内出血量。

3. 术后护理要点

(1)一般护理:执行器官移植外科术后一般护理要点。

(2)做好专科评估:专科评估包括以下内容。

1)体位的护理:术后24 h取平卧位,血压平稳后可取斜坡卧位(床头抬高20°~30°),术后第1天每4 h轻翻身1次,以后每2 h翻身1次。术后1周内半卧位时不宜超过45°,术后4 d左右可下床活动。

2)切口护理:肝移植术后早期,肝功能代偿能力差、手术创伤大、大量激素类药物的应用,切口愈合的能力差,这样切口感染的概率则高于普通外科手术。因此,应严格无菌操作,及时更换受污染的切口敷料。

3)引流管护理:肝移植术后常规留置左肝上引流管,右肝上、下引流管,"T"形管等(图17-2)。各引流管应确认、标记引流管的位置,保持引流通畅,记录引流量及性质,定期进行引流液培养。避免屈曲、打折、妥善固定、严防脱出。

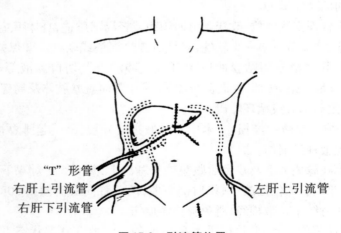

图 17-2　引流管位置

4)营养支持护理:术后早期全胃肠外营养,必须遵循补液的基本原则,按生理需要量、额外损失量和累计损失量3个方面计算。还必须根据心血管系统、肾功能及肝功能的恢复状况,注意血压、脉搏、尿量及各项指标的检测结果。待肠鸣音恢复后宜尽早经口饮食,这样可促进胆汁分泌、有利于肝功能恢复。通常移植术后 4~6 d 患者开始进食,饮食以低脂、优质蛋白、适量糖类为原则,从流质、半流质逐渐过渡到普食。根据患者的饮食习惯制订食谱,避免生、冷食物,做好餐具消毒。

(3)并发症的观察与护理如下。

1)排斥反应:分为超急性排斥反应、急性排斥反应、慢性排斥反应。

A. 超急性排斥反应:多发生在肾及心脏移植中,在同种肝移植中罕见,在移植肝再灌注后数分钟至数小时内发生,表现为移植肝的原发性无功,具体为术中胆汁分泌量少、胆汁的颜色较淡、难以控制的凝血障碍、黄疸进行性加重甚至昏迷等。

护理措施:密切观察病情变化,监测生命体征,遵医嘱给予药物治疗;建立静脉通路,补充冰冻新鲜血浆,防高血钾与低血糖;给患者以心理支持,准备再次肝移植手术。

B. 急性排斥反应:主要表现为体温升高、精神萎靡或嗜睡、移植肝肿痛、胆汁分泌减少;实验室检查白细胞、嗜酸性粒细胞、血清总胆红素、血白细胞介素 E 受体显著升高。肝穿刺活检可明确诊断。

护理措施:遵医嘱按时、准确地进行大剂量甲泼尼龙冲击治疗;定时监测免疫抑制剂的血药浓度;保护好"T"形管,防止脱落、扭曲、堵塞并密切观察胆汁的颜色、性质和量。

C. 慢性排斥反应:常发生于术后 2 个月,随时间延长,发生率降低。临床表现以进行性胆汁淤滞所引起的肝功能持续性障碍为特征。早期患者通常无明显的临床表现,仅出现碱性磷酸酶、γ-谷氨酰转肽酶持续升高,并逐渐出现黄疸。肝穿刺活检可明确诊断。

护理措施:观察患者病情进展情况,主要观察指标为黄疸的程度;遵医嘱严格给予免疫抑制剂;做好患者的心理护理,准备再次肝移植。

2)腹腔内出血:腹腔内出血是肝移植后严重的并发症,病死率极高。常伴有凝血功能障碍、门静脉高压,使手术彻底止血困难。有的患者既往有腹部手术史,出现血管粘连,致使移植手术止血困难。此外,应用抗血小板制剂、移植物功能不良的凝血障碍均并发腹腔内出血。早期出血多发生在术后 24~72 h 内,尤其是术后 24 h 内。晚期出血是手术后期出现的腹腔内出血。患者表现为引流管内引流出大量血性液体。如出血量大,则应考虑再次手术清除腹腔积血,防止感染和脓肿形成。晚期出血常系腹腔严重感染所致,患者预后极差。

护理措施:详细记录重症记录;迅速建立至少两条静脉通路,遵医嘱给予止血、补充血小板或纤维蛋白原、凝血酶原复合物等凝血药物;补充足量的晶体和胶体液体,纠正血容量不足;密切观察患者的意识、面色、脉搏、血压、尿量及腹腔引流液的颜色、性质和量;需手术止血者,完善手术准备的同时减轻患者紧张恐惧的心理。

3)消化道出血:肝移植术后胃肠道出血是一个常见的、潜在而严重的并发症,一般出现在肝移植术后前 3 个月。出血量一般不大,多表现为胃管内引出淡咖啡色液体。

护理措施:掌握患者既往病史,评估出血原因;一旦发生消化道出血,立即将头偏于一侧,避免误吸,并建立静脉通路,遵医嘱给予 H_2 受体拮抗剂或质子泵抑制剂,少数患者需内镜或手术止血;密切观察生命体征和病情变化,包括血压、脉搏的变化;胃管引流液的颜色、性质和量,并监测胃液 pH 值。

4)感染:免疫抑制剂的应用使得病原微生物感染的危险性增加。此外,肝可以通过胆道或门静脉的血液与肠道发生直接或间接的联系,更增加了感染的概率。

A.细菌感染:发生率可高达30%~50%。肝移植手术创伤大及免疫抑制剂的应用使机体免疫功能低下,正常寄生在胃肠道和皮肤的微生物可成为危险的致病菌。最常见的感染表现为腹腔感染、胆道感染、肺部感染、切口感染、尿道感染以及全身性菌血症和败血症。最常见的细菌是大肠杆菌、变形杆菌、肠球菌、肺炎球菌和金黄色葡萄球菌等,但多半为混合感染。在全身性感染中,早期为混合的需氧菌与厌氧菌感染,晚期多转向为单纯厌氧菌感染。感染主要源自腹部切口、肠道、胆道和应用的中心静脉管道,有时来自供肝本身。

护理措施:术后1个月内实行严密隔离,限制入室人数,入室人员戴口罩、帽子,换专用鞋,隔离衣;紫外线照射,每天2次,每次40 min;地面以500 mg/L有效氯拖擦,每天2次;加强基础护理,保持患者"三短六洁",防止感染,观察皮肤有无破损及毛囊炎,清洁皮肤及会阴;严格无菌操作;术后给予定时翻身、拍背、雾化吸入,防止肺部坠积性肺炎、肺不张等;加强饮食卫生,预防肠道感染。

B.真菌感染:肝移植术后常见的致命的并发症之一,其发生率为4%~48%,病死率高达50%~80%。胃肠道病引起肠道菌群改变、移植前受体一般情况差、手术过程复杂、历时过长、移植肝无功能或需行再次肝移植、长期使用广谱抗生素均会导致术后真菌感染的发生。一般发生在移植术后第1个月内,主要发生在术后早期肝功能不全、应用大剂量免疫抑制剂和广谱抗生素的患者。常见的致病菌是念珠菌属的白色念珠菌、热带念珠菌、曲霉菌或白霉菌属等。最常见的部位为皮肤皱褶处和肺部以及口腔、鼻腔、阴道黏膜。患者主要的临床表现为突然寒战、发热及不适,有时可出现皮炎、胃炎、食管炎或肠炎、眼疾、肺炎、皮肤红斑或出现硬的无痛性结节、甚至出现脓毒性休克,预后极差。

护理措施:术后第1天开始常规经胃管注入制霉菌素,制霉菌素涂口腔;每日温水擦浴,及时更换被服、衣裤;每周1~2次的胆汁、腹腔引流液、痰、尿的真菌培养。

C.病毒感染:肝移植术后EB病毒(epstein-barr virus,EBv;又称人类疱疹病毒4型,human herpesvirus 4,HHV-4)、巨细胞病毒(cytomegalovirus, CMV)和肝炎病毒是肝移植术后遇到的最常见的病毒感染。患者被输入含病毒性疾病的血液、植入携带病毒的肝,在使用大量免疫抑制剂的情况下,病毒易于存活,环境中的各种病毒易于侵入,体内潜伏的某些病毒也易于活化。多发生在移植后的3~8周。患者无症状而仅常规CMV监测或血清学试验阳性。在有临床症状的CMV感染患者,有1/2表现为肝炎,1/3表现为肺炎。其他表现为胃肠道症状,发热、疲乏、食欲缺乏、肌肉疾病或关节痛等非特异性症状。血液学检查可见淋巴细胞增多、中性粒细胞减少及血小板减少等改变。

护理措施:严格遵医嘱给药;严禁患感冒者与患者接触。

5)血管并发症:是肝移植术后预后最差的并发症之一,会导致明显的移植肝功能丧失和患者死亡。其中,肝动脉血栓形成是最严重的并发症。

A.肝动脉血栓:在肝移植的血管重建中,肝动脉吻合最富挑战性。在吻合的管道中,肝动脉管径最细小,与其相关的并发症最高。成人肝动脉血栓形成的发生率为2%~12%,而小儿肝移植的发生率为9%~26%。导致肝动脉血栓形成的不利因素包括患者肝血管细小和手术操作引起,如吻合位置不佳、吻合口皱缩和成角。一般发生在术后1个月内。因为胆道的完整性依赖于肝动脉的血液供应,肝动脉血栓形成会导致供体胆道远端的缺血和坏死,最终导致胆管吻合口瘘。肝动脉血栓尚未导致肝功能异常时,其临床表现常常是隐匿的。在肝功能异常时,患者表现为大片肝坏死的征象,如发热、败血症休克、脑病、胆瘘。多普勒超声检查用于筛查肝动脉血栓形成,肝动脉造影用于确诊肝动脉血栓。

护理措施:①需注意患者有无肝功能损害、发热、神志改变、低血压及肝功能障碍;②肝动脉造影是肝动脉血栓最准确的诊断手段,螺旋 CT 三维血管成像和磁共振对肝动脉血栓有较高的诊断价值;③一旦确诊,立即行肝动脉血栓和重新吻合术,若手术失败,需遵医嘱给予保肝、抗感染治疗、人工肝支持系统,维持肝功能,直至获取供肝,行再次肝移植。

B. 肝动脉狭窄:肝动脉狭窄的发生率虽少于肝动脉血栓形成,但其可发展为严重的并发症,并且肝动脉血栓的形成多是源于肝动脉狭窄。在大多数情况下是由于动脉吻合中的技术因素,部分肝动脉狭窄是由于排斥反应造成的。常发生在移植术后 3 个月内。患者表现为移植肝功能障碍或胆道并发症,具体为血清氨基转移酶、胆红素水平升高。若移植肝无功能,则表现为神志不清、昏迷、凝血功能紊乱不能恢复,大量渗血、钾离子增高、低血糖、代谢性酸中毒等。

护理措施:避免冷保存时间过长、严格免疫抑制剂的应用、预防排斥反应的发生;肝动脉狭窄起病隐匿,症状较轻,观察患者有无乏力、恶心、肝区隐痛等轻度肝功能异常表现或黄疸、发热等胆道并发症的表现;肝动脉造影、磁共振血管造影、螺旋 CT 血管成像及超声多普勒为主要诊断依据;密切观察生命体征的变化和切口渗血情况,并评估患者是否存在胃食欲缺乏、恶心、肝区不适、腹胀、腹痛等;严格遵医嘱给药,纠正凝血功能紊乱,高血钾、低血糖、代谢性酸中毒等;一般采用血管内扩张术,必要时需再次移植。

C. 门静脉血栓:发生率较肝动脉低,为 1.0% ~ 8.3%。主要原因有门静脉吻合口狭窄、门静脉过长扭曲、受体门静脉移植前有栓塞、术中需行静脉移植等。由于手术技术的完善,门静脉血栓不再是肝移植的禁忌证,但其使移植术后门静脉血栓的形成发生率升高和移植物难以存活。移植术后早期发生门静脉血栓,患者表现为肝功能严重损害伴有明显延长的凝血酶原时间、门静脉高压、食管静脉曲张破裂出血、大量腹水形成和肠壁水肿。多普勒超声可协助诊断。诊断明确后应立即行取栓或静脉移植。移植术后期,患者常表现为静脉曲张出血、腹水或脾功能亢进。因侧支循环已形成,只要肝具备合成功能,一般无须再行移植。

护理措施:患者若出现腹水、发热、乏力、肝区疼痛等肝功能异常的表现,即提示门静脉狭窄和血栓;做好基础护理,床单位清洁干燥、避免皮肤破溃;半卧位,有利于患者呼吸和增加舒适;定时测腹围,评估患者腹水的变化;严格遵医嘱给予利尿、护肝等药物,必要时需再次肝移植。

6)胆道并发症如下。

A. 胆瘘:胆瘘是一种严重的并发症,在肝移植术后可以导致严重的败血症,甚至死亡。胆瘘可发生在吻合口、"T"形管引出处、囊状胆管和减体积供肝切面的胆管末端。胆瘘的症状缺乏特异性。临床表现可仅为腹痛、腹胀、发热,生化检验表现为白细胞升高和胆红素升高。通过"T"形管或经皮或通过内镜技术进行胆管造影即可明确胆瘘的位置和胆管树的形态。

护理措施:若患者出现黄疸、发热、腹腔引流管引出胆汁样液体或患者主诉腹痛、肌紧张、压痛、反跳痛、胆汁自手术切口溢出均提示胆瘘的发生;首选经"T"形管胆道造影明确诊断,必要时行磁共振胆胰管造影术(magnetic resonance cholangiopancreatography,MRCP)检查;遵医嘱给予抗生素、同时保持引流管通畅,严格记录引流液的颜色、性质和量。一般"T"形管拔除后,经"T"形管窦道放置一根细导管于胆瘘部位,引流胆汁于体外,或经十二指肠镜放置鼻胆管引流;需手术者,积极完善术准备。

B. 胆道梗阻:胆管狭窄是造成胆道梗阻的最常见原因,其发生率为4%~17%,可分为吻合口狭窄和非吻合口狭窄。患者可表现为胆管炎的症状,如发热、寒战、黄疸和腹痛。另有患者可表现为渐进性的肝功能异常而无伴随症状。

护理措施:若患者出现腹痛、黄疸、发热、乏力、恶心、食欲缺乏提示胆道梗阻的发生;"T"形管造影的诊断准确率较高,B超对梗阻时间较长患者诊断价值较大,对早期的肝内胆管扩张不敏感;对于症状较轻者给予利胆药物,大部分患者需采用介入治疗;需手术者,完善术前准备。

7)神经系统并发症:神经系统并发症的发生率为8.3%~4.7%。临床表现为震颤和共济失调,但患者神志多是正常的;幻听、幻视、被害妄想,患者神志也是正常的;焦虑、烦躁、淡漠、抑郁,患者与外界交往时而正常时而异常;缄默、失语、痴呆,患者不能与外界进行正常交往;头痛和昏迷。

护理措施:评估患者术前的精神状况是了解患者精神神经疾病的基础;详细了解患者用药情况、代谢指标和住院病程,以便及时发现;掌握并评价免疫抑制剂的副作用,如环孢素A的用量增加,患者会出现昏睡、意识模糊、感觉异常、妄想、焦虑不安等;遵医嘱给予抗精神药物、调节抗生素和真菌药物、严格免疫抑制剂应用。

(4)出院指导

1)一般指导:执行移植手术术后常规健康指导要点

2)肝移植术后常规留置"T"形管3个月。"T"形管应妥善固定,持续开放时,需保持其通畅、避免逆行感染;"T"形管关闭时,保持切口周围的清洁,定时换药。

3)肝炎后肝硬化行肝移植的患者,需定期检测血清病毒学。肝癌行肝移植的患者,应每月进行一次胸片、腹部B超及血中甲胎蛋白水平检查。如发现可疑情况,再进一步行CT检查。

(赵　文　彭玉娜)

第三节　肾移植术患者围术期护理

【概述】

肾是维持生命的必要器官。近年来,我国肾移植工作迅猛发展,每年行肾移植术超过5 000例次,居世界第二,肾移植手术已成为临床常规手术。肾移植是指用手术的方法,将整个保持活力的肾器官移植到另外一个个体内的某一部位,维持正常的肾功能,以达到挽救受者生命,提高生活质量的目的。

1. 适应证　终末期慢性肾小球肾炎和慢性肾盂肾炎所致的慢性肾功能衰竭、尿毒症、糖尿病肾病、狼疮性肾炎、高血压肾病、急进行性肾炎、IgA 肾病、膜增殖性肾小球肾炎等。除要考虑原发疾病外,还应评估身体总的状况,包括年龄、心血管系统、消化系统、感染、有无慢性传染病等。

2. 禁忌证　对于全身严重感染、活动性结核病、结节性动脉周围炎、弥漫性血管炎、凝血机制紊乱、恶性肿瘤、精神病、顽固性心力衰竭、进展期的肝病、艾滋病患者禁忌肾移植术。对于患有活动性肝炎、溃疡病、乙型肝炎表面抗原阳性的患者在这些疾病治疗后可以考虑肾移植术。

【物品准备】

1. 肾修整器械物品准备　血管钳、整形镊子、整形剪刀、不锈钢盆、肾保存液及各种常规用物。

2. 受体手术器械物品的准备　开腹包、腹腔自动拉钩、气囊导尿管 1 根、灭菌腹带 1 个、双"J"形支架管。

【手术体位】

仰卧位,患侧垫高 30°。

【麻醉方式】

根据手术方式可采用复合全身麻醉、全凭吸入麻醉或全凭静脉麻醉均可。

【围术期护理要点】

执行普通外科及器官移植围术期护理要点,还要根据肾移植手术特点进行如下护理。

1. 术前护理要点

(1)一般护理:执行普通外科及器官移植术前护理常规。

(2)术前评估:包括以下内容。

1)健康史及相关因素:①肾病情况;②其他器官功能状况;③既往有无手术史、药物过敏史及其他疾病病史。

2)身体状况:①全身情况;②局部,肾区有无疼痛、压痛、叩击痛以及疼痛的性质、范围、程度。③辅助检查,实验室检查、影像学检查、特殊检查、咽拭子细菌培养及尿培养。

3)心理和社会支持状况:①心理状态;②认知程度;③社会支持状况。

(3)术前准备:及时对患者进行评估,做好充分体检和完善各项辅助检查。

1)检测组织配型:手术前进行组织配型,将受者与供者的血进行免疫学配合,"合适"者可作为肾移植受者而接受肾移植手术。

2)纠正贫血、低蛋白血症,加强营养,提高患者机体的耐受力。

3)术前有目的指导患者床上排便排尿,预防尿路、肠道梗阻。

4)为避免容量不足导致术后少尿,肾移植手术前日应常规透析 1 次,透析结束时的体重一般为净体重再加 0.5 ~ 1 kg。

5)术前 12 h 禁食,6 h 禁水。

6)术前行甘油灌肠剂灌肠 1 次,以保持肠道的清洁,利于手术。

7)术前备皮:备皮范围为腹部上至剑突下,两侧至腋中线,下至耻骨联合,包括会阴部及大腿内侧的皮肤,清洁脐孔。备皮要干净不要损伤皮肤。

8)术前预防性应用抗生素,积极治疗和早期预防咽喉部、泌尿系等处的潜伏病灶。

9)术前晚为预防失眠,酌情给予镇静剂。

10)血制品准备:遵医嘱交叉配血,准备血浆、浓缩红细胞、血小板等血制品术中使用。

11)药品准备:遵医嘱准备白蛋白、免疫抑制剂、抗生素、抑酸剂、抗凝止血药等。

(4)心理护理:由于患者长期患病,生活质量低,影响个人的工作学习和前途,对治好疾病有迫切的要求,思想压力大。护理人员要善于和患者沟通,理解患者的痛楚,并针对患者不同的心理特点进行心理疏导,说明手术的安全性和必要性。同时让患者必须了解肾移植的基本知识,减轻患者对手术的不安,并使其在移植前解除患者思想负担及对手术的恐惧,鼓励患者用最佳的心态接受手术,提高信心。

(5)隔离病房的准备:病室内严格消毒隔离,术前病房用紫外线照射消毒,物体表面及地面用 500 mg/L 有效氯擦拭。同时准备并检测呼吸机、负压吸引装置,CVP 装置、血糖仪、输液泵等设备仪器,保证处于备用状态。

2.术中护理与配合　执行执行普通外科及器官移植术中一般护理要点。

(1)物品准备:见前述。

(2)麻醉选择:见前述。

(3)手术体位:协助医生摆好手术体位。

(4)供肾准备:手术间备一无菌车,将供肾置于冰水内,进行再灌注,分离出肾动脉、肾静脉和输尿管后,将供肾置于肾保存袋中。巡回护士应在操作前做好灌注的准备工作,及时提供无菌冰盐水和无菌冰,始终保持供肾处于低温状态。

(5)术中配合如下。

1)巡回护士的配合:患者进入手术室后,核对患者,协助摆好手术体位,协助麻醉医生行桡动脉穿刺、置管,静脉诱导气管插管,颈内静脉穿刺,深静脉置管。放置导尿管,连接精密尿袋,并迅速建立 3 路静脉通道。下肢应选择右踝大隐静脉(手术侧下肢不能用),上肢应选择无动静脉瘘手臂,另一路可选择颈外静脉,用 2 路套管针,以保证术中大量输血、输液、给药及提高血压的需要。在麻醉诱导期即按医嘱静脉滴注广谱抗生素。严格记录液体出入量。手术过程中根据医嘱及时用药。如在去掉阻断肾静脉及动脉钳之前给患者快速输入呋塞米 100 mg、20% 甘露醇注射液 250 ml,起到利尿和保护肾功能的作用。见尿后注入白蛋白注射液 40~60 ml,以增加患者血管内血浆渗透压,早日排除患者体内积聚的过多的水及毒素。另外,开放血流时血压不应低于 16.67 kPa(125 mmHg),必要时加快输液、加压输血等,使供肾得到良好、充分的血流,以确保在正常情况下 3~5 min 见尿,加快肾功能恢复。肾移植患者易出现低体温,可利用空调调节室温,并对输入液体和血液采取室内复温方法,以防止低温,使患者顺利度过手术关。严格控制手术间人数,保持无菌状态。术前和术后与器械护士清点物品。

2)器械护士配合:整理好手术器械、敷料,配合医生手术区域常规消毒、逐层铺巾,准备传递器械。右下腹弧形切口,长约 15 cm,逐层切开至腹膜外,显露精索与腹壁下血管,暴露髂血管。按手术程序供应直角钳、扁桃体钳、剥离钳等。充分分离出髂外动脉及髂外静脉。将供肾置入切口,不断地将冰屑装入内有供肾的肾袋夹层中,并将冰盐水注洒在其表面。髂血管与供肾血管吻合时,备好血管夹、5-0 血管吻合线、肝素,配合术者做移植肾静脉与髂外静脉端-侧吻合,用心耳钳阻断髂外静脉,直角剪刀剪开静脉,以尼龙单丝5-0缝扎止血,开放心耳钳,观察吻合口有无出血。同样方式将供肾动脉与髂外动脉端-端吻合(图17-3)。吻合前肝素冲洗干净血管,防止血栓形成。恢复血供,去除血管夹,依次开放供肾静脉及动脉,移植肾颜色红润,呈现饱满状态并有明显血管搏动感,观察有无尿液流出。备好热盐水及纱布,使之包裹肾门及肾周,以进一步复温和压迫止血,同时备好量杯接取尿液。移植肾尿路重建,于膀胱右侧壁,电刀逐层切开膀胱壁至黏膜层,行移植肾输尿管-膀胱吻合术,常规置入支撑管,彻底止血,留置肾周引流管一根。备4-0肠线吻合输尿管。清点用物,冲洗切口,再次彻底止血,逐层缝合关腹,张力线连续缝合腹壁肌层,1号丝线缝合皮下脂肪和皮肤。

(6)术中患者护理如下。

1)术中严密观察患者生命体征,及时准确进行失血量的估计,及时补充血容量。同时注意保持尿管通畅,观察记录尿量的变化。准确记录出入量,加强输血输液管理是患者安全度过手术期的重要环节

2)维持机体正常体温:控制室温在 23 ～ 25 ℃,湿度保持在 50% ～ 70%,患者双下肢用棉垫包裹至大腿上 1/3,右上肢及左上肢包裹后置外展,双肩用棉垫覆盖保温。术中输入的液体和血液通过温血仪加热至

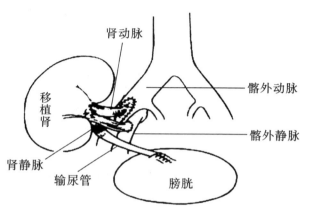

图 17-3　移植后肾图像

40 ℃ 左右后输入。新鲜血的成分应严格掌握温度,不得超过 38 ℃。同时麻醉药品尽可能不从使用温血仪的液路注入,以防药物变性。

3)皮肤护理:合理安置体位,改变受力面积而减轻局部压迫,身体下垫凝胶垫,头垫头圈,头圈上垫棉垫,膝关节下垫一小软枕,双足后跟垫棉垫或软枕。保持手术床单位干燥、平整、无皱褶。术中随时观察肢体及局部受压情况,防止压迫时间过长导致局部血液循环障碍。

4)各种管路的观察及护理:严格执行无菌操作,术中定时检查各管路的通畅情况。理顺各检测线及导管,妥善固定,防止压伤患者皮肤及影响手术操作。气管插管后协助麻醉医生做好各种有创监测穿刺。用标示注明各通道名称,便于查对。

3.术后护理要点

(1)一般护理:执行移植术后一般护理要点。

(2)做好专科评估:包括以下内容。

1)严密监测生命体征:术后 3 d 按全身麻醉术后护理常规进行监护,每小时监测并记录体温、呼吸、心率、血压、血氧饱和度等 1 次,以后根据病情可改为每 4 h 一次。

2)维持正常血压:术后患者血压平稳是保证移植肾血液灌注充分且必要条件。

3)重视体液平衡,准确记录出入量:尿量不仅对调节水平衡重要,而且也是观察移植肾功能的最直接的指标。因此,术后观察尿量尤为重要。患者在术后24～48 h 大多出现

多尿现象,多尿期每小时尿量可达 300~800 ml 甚至 1 000 ml 以上,应准确做好记录,如出现尿量异常应及时通知医生以便及时对症处理。护士应根据患者的中心静脉压、血压、尿量及时补充液体。补液过程中,防止心功能衰竭、急性肺水肿的发生。移植肾少尿和无尿期应注意输液速度不宜过快,量不宜过多,必要时暂停输液,同时严格限制口入量并嘱患者进低盐饮食。

4)引流管的护理:肾周引流管一般留置 48~72 h,留置期间引流袋每 24 h 更换 1 次。留置期间应注意将导管固定妥善防止脱出、堵塞、扭曲,观察引流液的量、性质、颜色变化。若引流液量多、颜色鲜红伴有脉搏增快、血压下降应考虑有出血的可能,若引流液为尿性,应考虑为尿瘘或腹水外渗,应通知医生给予紧急处理。

5)密切观察切口的变化:若切口敷料明显渗血或出血不止应及时通知医生。若局部出现血肿,并有扩大趋势,则考虑有活动性出血或血管吻合口瘘,必须立即通知主管医生采取紧急措施。

6)基础护理:患者卧床期间应经常活动下肢,以免发生下肢静脉血栓。

7)饮食:术后患者应禁食,待胃肠功能恢复、肛门排气之后可进食少量流质食物,根据胃肠道恢复情况逐渐过渡到普通饮食。

8)导尿管的护理:保持尿管的通畅防止堵塞,一旦堵塞及时更换尿管。在留置尿管期间应保持尿管的长期开放,这样不仅有利于观察尿量的变化而且可以防止憋尿造成的吻合口瘘。每日给予膀胱注洗 2 次,若尿色深有血块应根据情况随时注洗。由于膀胱输尿管吻合口或膀胱切开处出血导致的血块堵塞者,拔除尿管已不能解决问题,应立即通知医生采取相应措施。

9)疼痛护理:术后 6 h 内取平卧位,待生命体征平稳后给予半卧位,肾移植侧下肢屈曲 15°~25°,以减轻切口疼痛和血管吻合处的张力,有利于刀口愈合,保持患者舒适体位和病室安静,必要时遵医嘱使用止痛剂使其疼痛减轻,利于术后恢复。

(3)心理护理:术后隔离期内患者不能见到家属有时会产生孤独感,加之有些患者术后暂时无尿或尿少,他们往往情绪悲观,睡眠不好,此时医护人员除了要给患者耐心细致的生活护理外,还要及时与患者沟通,使患者心理上得到安慰,感觉亲人就在身边,消除患者思想顾虑,使患者配合治疗,稳定情绪,树立战胜疾病的信心才有利于康复。

(4)特殊护理:包括以下内容。

1)移植肾区观察:移植肾区观察不容忽视,尤其是在术后 3 个月内更为重要。主要观察移植肾区有无隆起、触痛、胀痛、移植肾硬度等,移植肾硬度是提示出血还是排斥的重要指标,及早发现异常情况,及时处理。

2)动静脉瘘的护理:手术前护士应了解患者是否有动静脉瘘,动静脉瘘的位置以及震颤如何。如术前评估动静脉瘘功能良好,术后应注意保护患者内瘘。不能在有动静脉瘘的肢体测量血压和进行静脉穿刺,翻身时避免压迫动静脉瘘,以免内瘘闭死。如术后移植肾功能良好,为避免内瘘对心功能的影响可通过手术或弹力绷带将其闭死。

3)支架管的护理:术中在双"J"形管膀胱侧预留丝线,排尿时丝线随尿流一起排出。随着尿液的冲刷,应注意调整预留丝线在尿道外的长度,既不能太长也不能太短。丝线过短容易缩回尿道口内,过长容易误将其拔出。鼓励患者多饮水,保持每天尿量 2 500~3 500 ml,对尿路起到冲洗作用。并于移植术后 2 周利用丝线拔除内支架管,这样可以减少感染。若无不适症状不宜过早拔除双"J"形支架管,以减少并发症的发生。如果行膀胱镜拔除内支架管时,严格遵循无菌操作原则,防止逆行感染。已发生尿路感染的患者,应早期拔除支架管,有利于尿路感染的控制。

4)排斥反应和护理:排斥反应是目前导致移植肾丧失功能的最主要原因。根据病理、发病机理、发生时间及临床进展的不同,分为超急性排斥反应、加速性排斥反应、急性排斥反应和慢性排斥反应4种类型。近年来新型免疫抑制剂的应用,使急性排斥的发生率有所降低,但仍为排斥反应中最常见的类型。随着配型技术的不断改进,超急性排斥反应已很少发生。加速性排斥反应的发病机理尚未阐明,其发生时间及临床进展均介于急性和超急性排斥反应之间。慢性排斥反应一般发生于手术后6个月,是目前影响移植肾长期存活的重要因素。因此,如何积极预防、早期诊断和正确治疗排斥反应仍是肾移植亟待解决的问题。术后3 d密切观察生命体征变化。体温、血压的变化是观察排斥的敏感指标,准确记录24 h出入量和每天测量体重,如果尿量突然减少也预示着可能发生排斥。观察移植肾区有无隆起、触痛及移植肾硬度。患者微小的情绪变化也应考虑有无排斥反应。发生急性排斥反应后短期应用大量免疫抑制剂进行冲击治疗,此时应注意过敏反应的发生,并随时观察有无荨麻疹、高烧、低血压等不良反应,有较严重的过敏反应时立即停用以免发生过敏性休克。

(5)术后并发症的观察与护理如下。

1)移植肾功能延迟恢复:是肾移植术后较为常见的并发症之一,主要表现为术后突然少尿、无尿或一过性多尿、血肌酐等指标增高。护理时要严格控制出入量,维持水、电解质平衡,防止水钠潴留引起心力衰竭、肺水肿等严重并发症。高度警惕高血钾的发生,同时限制钠的摄入。注意监测患者的血压变化,波动较大时要及时处理。需要血透的患者注意防止低血压休克的发生,合理使用抗凝剂并密切观察切口疼痛及渗出情况。加强基础护理的同时强化防护措施避免交叉感染和自身感染。耐心地向患者及家属解释移植肾功能延迟恢复(delayed graft function, DGF)是肾移植常见的并发症,是可逆的,其恢复需要一定的时间,并取得配合和支持。必要时恢复血液透析治疗。

2)出血:出血往往出现于手术后24~48 h之内,但比较少见。与肾动脉、肾静脉吻合口缝合不严密或血管漏扎以及血管破裂出血有关。术后应密切观察生命体征的变化,特别注意血压、脉搏的变化。观察切口敷料有无渗血、渗液和切口引流液体的颜色、性质及量。如发现患者出现冷汗、面色苍白、血压下降、脉搏快而弱等急性出血性休克征象应及时报告医生处理。

出血的预防和护理:①防止血管吻合口破裂,采取适当体位,术后24 h平卧,移植肾侧下肢髋、膝关节屈曲15°~25°,禁忌突然改变体位,以减少吻合口的张力,防止血管吻合口破裂出血。②指导活动,术后第2天指导患者床上活动;活动量逐渐增大。③避免腹压增高,保持大便通畅。

3)尿瘘:尿瘘多发生在术后3周之内,由于感染、梗阻、输尿管与膀胱吻合技术不佳、排斥反应、血供障碍等造成。护理时需密切观察切口渗液情况,切口缝合处渗出液增多并可闻到尿液的气味,导尿管中的尿液减少而引流管中的引流液增多,应考虑为尿瘘。要详细记录尿液、渗出液及引流液的量及性质。保持尿管及引流管的通畅,防止尿管及引流管的扭曲、打折。保持切口敷料干燥,如有渗血渗液要及时更换,防止感染。向患者解释尿瘘的原因及需要长期带尿管的必要性,同时告诉患者尿瘘是可以治愈的,增强信心。

4)感染:近年来,由于组织配型及免疫抑制药物的发展,使糖皮质激素的用量降低,手术前抗生素的预防性应用,使感染所致的并发症及死亡率已明显下降。但感染仍为肾移植受者术后死亡的主要原因。

感染的原因是多方面的:①移植受者术前带有细菌或病毒未得到完善治疗;②因尿毒症患者长期血液透析、贫血、血蛋白低导致免疫力下降;③手术后免疫抑制药物的大剂量使用,使机体的防御能力降低;④手术的创伤。患者表现为发热寒战,白细胞计数增高,蛋白尿及尿内有大量白细胞等。护理时要注意观察切口皮肤有无红肿、血肿、脓肿,保持切口敷料的干燥,如有渗血渗液要及时更换,注意无菌操作。每 2 h 挤压引流管以保持引流管通畅,观察引流液的性质和量,如引流液呈脓性、混浊,应高度警惕感染的征象。每 2 h 协助患者翻身并拍背,以利于痰液排出防止坠积性肺炎和褥疮。预防肺部并发症,注意保暖,鼓励患者咳嗽、排痰。尿色清时应及早拔除导尿管,经常督促患者排尿,女性患者做好会阴护理,以防尿路感染。临床一旦怀疑患者有感染时,应及时、反复检查其血常规,行痰培养和 X 射线检查,并结合其临床表现密切观察病情变化,以早期明确诊断和及时治疗。遵医嘱及时正确给药并安慰患者,使其配合治疗。

预防感染的措施:①加强基础护理,保持床单平整、清洁、干燥。做好皮肤及口腔护理。协助活动双下肢,术后第 5 天下床活动,防止动脉血栓、深静脉血栓形成。②预防呼吸道感染,定时翻身、拍背,鼓励深呼吸,指导有效咳嗽配合雾化吸入,防止肺不张、肺部感染。③严格消毒隔离预防交叉感染,肾移植术后保护性隔离 1 周,谢绝探视。医务人员进入室内必须穿好隔离衣,戴好口罩、帽子,并清洁双手,房内一切物品需经消毒后使用;病室每日紫外线照射 2 次,每次 40 min;患上呼吸道感染的医务人员不能进隔离室工作。

5)肾破裂:肾组织肿胀,组织压力超出包膜所能承受的压力,可发生肾破裂一般认为其发生与排斥反应有关,同时术后腹压突然增高如用力排便或剧烈咳嗽等均可引起肾破裂。护理时应观察切口渗血、渗液情况。如渗出增多,移植肾区出现疼痛性包块,随之出现血压骤降、脉搏增快,应考虑为肾破裂。通过 B 超,局部穿刺可与急腹症相鉴别。术后应卧床 5 ~ 7 d,减少活动。防止腹压增高,如坐起、咳嗽。临床上有移植肾破裂的征象应立即手术探查。术前应立即建立静脉通路,维持血压;并备血,准备输血等。

(6)出院健康指导:一般指导执行移植手术术后常规健康指导要点。患者术后情况一旦稳定,即应有计划地对肾移植患者进行健康恢复方面的指导,对提高存活率和生命质量具有重要意义。

1)指导患者掌握药物知识:一般术后第 1 天开始口服免疫抑制剂,服药时要听从护士的指导,此时就开始逐步向患者讲解所服用药物的名称、作用、服用次数、剂量,药物不良反应和注意事项等。免疫抑制剂因个体不同服用的剂量不同,多由病人自己服用。告知患者不可漏服或多服,漏服发现后要及时补上,服用剂量医生会根据患者体重、全血浓度及移植时间来调整。不能随意服用其他药物,必须在医生指导下服用。

2)饮食指导:肾移植术后移植肾功能恢复后,如果没有肥胖及糖尿病、冠心病等疾病,饮食上没有太大的限制,但应适量和均衡,维持理想体重,避免体重剧增,宜高维生素、低热量、低脂肪饮食,以适量优质蛋白为主,多吃新鲜蔬菜、水果(葡萄、柚子除外,因其可影响血药浓度),控制体重。每天饮水量应在 2 000 ml 以上。手术后早期应低盐饮食,一般每天盐的摄入量 3 ~ 4 g。半年后每天少于 6 g。不食油炸食品,限制高胆固醇食物,如动物内脏、蛋黄、蟹黄、鱼子、猪蹄、肉皮、鸡皮等的摄入。禁食用提高免疫功能的食物及保健品,如菌类、红枣、蜂王浆、人参、黄芪、灵芝等,以免诱发排斥反应的发生。注意饮食卫生,忌用腐败变质的食品。注意饮食卫生,不食冷、硬和不洁食物。

3)活动和运动:合理安排作息时间,保持良好的心态,每天适当锻炼,以患者感到疲劳为限度,不可做剧烈运动,不可劳累过度。术后半年后恢复工作最为适宜,提高个体生活质量。平时注意保护移植肾不被挤压和碰撞,尤其避免移植肾的暴力冲击,外出活动时,无论是行走还是坐车,要力求平稳选好乘车位置,避免因车辆转弯或急刹车而引起移植肾的损伤。

4)注意个人卫生:因用免疫抑制剂期间自身免疫能力降低,更应保持良好的个人卫生习惯,保持衣裤、被褥清洁干燥,避免皮肤抓伤;手术后 3 个月内应该避免到人多拥挤的公共场所及人口密集的地方,外出尽可能戴口罩,避免交叉感染,注意防寒保暖以避免感冒的发生。居室保持通风。

5)指导患者自我监测:每天定时测量并记录体重、体温、血压及 24 h 尿量,指导患者自我检查的方法,了解移植肾的大小和硬度,是否有压痛和肿胀。观察有无疲乏无力、贫血等慢性肾功能损害的表现。如尿量减少或体重增加应及时到院复查。教会患者观察排斥反应的临床表现,排斥反应可能出现的症状及简单判断移植物功能的知识,以利患者自查,做到及时应诊。

6)定时复诊门诊复诊:出院后第 1 个月每周复诊 1 次,第 2 个月每 2 周复诊 1 次,半年后每月 1 次,复查项目包括肝肾功能、血常规、尿常规及药物浓度,其间如有病情变化及时就诊,并告知患者及家属医护人员联系方式,便于沟通和指导。不可自己判断病情,擅自处理。

7)移植术后生育问题:可生育,但不提倡。

允许生育的肾移植妇女应具备以下条件:①年龄小于 35 岁,肾移植 2 年以上,身体健康状况良好;②无明显高血压,无蛋白尿及排斥反应史;③近期静脉尿路造影无肾盂扩张,血清肌酐及尿素氮在正常范围;④免疫抑制剂的血药浓度在正常维持量以内。

（赵　文　鼓玉娜）

第四节　心肺移植术患者围术期护理

【概述】

1953 年 Dr James Hardy 及其团队在美国密西西比大学成功完成了第一例人类肺移植。第一例心脏移植于 1967 年在南非开普敦由 Barnard 医生实施完成。2000 年以来,国际心肺移植协会报道每年大约实施 3 000 例心脏移植。据 2014 年国际心脏和肺移植协会登记报告,肺移植成人患者的中位生存时间大约为 7.9 年,儿童患者的中位生存时间大约为 8.8 年,其中双肺移植的中位生存时间优于单肺移植(7.6 年 *vs* 5.4 年)。随着肺移植技术、供体保存和围手术期处理的逐步成熟,肺移植的 1 年生存率从过去的 70% 提高到 85% ,5 年生存率提高到 57%。

肺移植是治疗双侧肺部均有严重病变,而内、外科均无法治疗的终末期患者唯一有效的方法。肺移植可分单肺移植和双肺移植。心脏移植是将判定为脑死亡并配型成功的供者心脏植入到受体胸腔内的同种异体移植手术,是挽救终末期心脏病患者生命和改善其生活质量的唯一治疗选择。心肺移植是将供体的心肺器官移植给受体以挽救患者生命的手术。目前应用的手术方式有单肺移植(左或右)、双肺顺序移植、双肺支气管移植、心肺移植和活体移植。

美国胸外科协会和国际心肺移植协会联合制定的受体选择标准为年龄<65 岁;现有可实施的内外科治疗疗效不佳;吸氧依赖,体力活动受限,12 min 行走距离<500 m,第一秒用力呼气量<30% ,休息时心动过速、动脉血氧分压及血氧饱和度明显减低;预期生命少于 24 个月;营养状态较理想。

1. 适应证

(1)单肺移植适应证如下。

1)终末期肺纤维化是单肺移植的最佳适应证。这是因为受体本身留下的一侧肺顺应性差,血管阻力高,这样就促使通气和血流更多地转向移植的一侧肺。而肺纤维化患者无慢性肺部感染,保留一侧自体肺无内在感染的危险。

2)终末期慢性阻塞性肺病,如合并或不合并 α_1-抗胰蛋白酶缺乏的肺气肿。

3)继发或原发性肺血管疾病,如肺动脉高压、伴有心脏修复的艾森曼格(Eisenmenger)综合征。

(2)双肺移植适应证如下。

1)感染性肺部疾病:①两肺扩张性支气管炎;②双肺囊性纤维化。若仅施行一侧单肺移植,术后未移植的一侧感染的肺不但会污染移植肺,而且在应用免疫抑制剂后会成为全身感染的来源。

2)慢性阻塞性肺部疾病:如肺气肿。

3)原发性或继发性的肺血管疾病,如肺动脉高压、合并心脏修复的艾森曼格综合征。

4)支气管毛细血管腺癌(不分中心)

5)其他:肺的结节病、各种职业性肺病(硅肺病,又称矽肺)、系统性自身免疫疾病(硬皮病等)引起肺部损害、各种原因引起肺间质病变(包括感染和药物等引起的肺间质病变、淋巴管平滑肌瘤病、蛋白沉积症等)等。

(3)心肺联合移植适应证:依据纽约心脏病协会(New York Heart Association,NYHA)标准,心功能分级应属Ⅲ～Ⅳ级。

1)肺血管病:如原发性肺动脉高压、合并心脏修复的艾森曼格综合征。

2)肺实质性病变:如囊性肺纤维化、晚期慢性阻塞性肺部疾病、黏液分泌黏稠症、淋巴管平滑肌瘤病、空洞型肺结核。

(4)心脏移植适应证如下。

1)晚期原发性心肌病(包括扩张型、肥厚型与限制型心肌病,以及慢性克山病等。

2)无法用搭桥手术或激光心肌打孔治疗的严重冠心病。

3)无法用手术根治的复杂先天性心脏病,如左心室发育不良等。

4）无法用换瓣手术治疗的终末期多瓣膜病者。

5）其他难以手术治疗的心脏外伤、心脏肿瘤等。

6）心脏移植后移植心脏广泛性冠状动脉硬化、心肌纤维化等。

7）终末期心力衰竭伴或不伴有室性心律失常，经系统完善的内科治疗或常规外科手术均无法使其治愈，预测寿命<1年。

2. 禁忌证

（1）肺移植禁忌证如下。

1）年龄：单肺移植受体>65岁，双肺移植受体>55岁。

2）肺及上呼吸道以外部位严重感染病灶。

3）皮质激素依赖，每天需用20 mg以上的泼尼松。

4）左或右心射血分数<20%。

5）不可逆的脑、肝、肾功能减退。

6）依赖机械通气，病情不平稳。

7）恶性肿瘤进展期。

8）无法康复的肺部疾病。

9）全身活动期胶原病。

（2）心肺联合移植禁忌证：①感染活动期；②恶性肿瘤进展期。

（3）心脏移植禁忌证如下。

1）绝对禁忌证：①全身有活动性感染病灶；②近期患心脏外恶性肿瘤；③肺、肝、肾有不可逆性功能衰竭；④严重全身性疾患（如全身结缔组织病等），生存时间有限；⑤供受者之间 ABO 血型不一致；⑥经完善的内科治疗后，测肺动脉平均压>8 kPa（60 mmHg），肺血管阻力（pulmonary vascular resistance，PVR）>5 Wood 单位，或跨肺压差［transpulmonary pressure gradient，TPG>2.13～2.67 kPa（16～20 mmHg）］；⑦血清人类免疫缺陷病毒（human immunodeficiency virus，HIV）阳性者；⑧不服从治疗或滥用毒品、乙醇中毒者；⑨近期有严重肺梗死史。

2）相对禁忌证：①年龄>65年者；②陈旧性肺梗死；③最佳药物治疗基础上血糖控制不良（糖化血红蛋白>7.5%）；④影响康复和无法再血管化的周围血管疾病；⑤存在不可逆肾功能不全。

【物品准备】

1. 特殊仪器 人工心肺机（图17-4）。

2. 肺修整器械物品准备 修肝包（蚊式钳、血管针持、整形镊子、整形剪刀、大号不锈钢盆、腔静脉钳、冲洗针等）、UW液、4 ℃林格液、强生直线切割及各种常规用物。

3. 受体手术器械物品的准备 去肋骨包、胸骨锯、分离钩、血管镊子、血管剪刀以

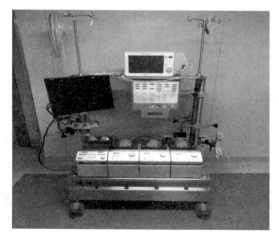

图17-4　人工心肺机

及精细长针持各数把,各种型号血管缝线若干,1 套负压吸引,温血仪,框架拉钩、氩气电刀、除颤器。

【手术体位】

1. 肺移植

(1)单肺移植　取健侧卧位。麻醉前先将 Swan-Ganz 热稀释导管插入对侧肺动脉,持续监测肺动脉压、体动脉压、中心静脉压、二氧化化碳和氧饱和度。左肺移植时,使用左侧支气管堵塞导管和普通气管导管;右肺移植时,使用左侧 Robertshaw 双腔管。

(2)双侧肺移植　取仰卧位,双臂固定于头顶麻醉架上。麻醉前将 Swan-Ganz 导管插入肺动脉。预置一根硬膜外导管,可用于术后镇痛。

2. 心脏移植　仰卧位,按一般心脏直视手术处理。

3. 心肺移植　取仰卧位。

【麻醉方式】

根据手术方式可采用静吸复合全身麻醉、全凭吸入麻醉或全凭静脉麻醉。

【围手术期护理要点】

围手术期护理按普通外科及器官移植术前护理内容外,进行如下护理。

1. 术前一般护理要点　手术前进行组织配型,将供、受者的血进行免疫学配合。受者卧床休息、限制活动、减少氧耗,可持续低流量给氧。必要时使用无创或有创呼吸机。终末期心脏病心功能极度衰竭,遵医嘱给予多巴胺、多巴酚丁胺微剂量泵持续泵入期间,密切监测、记录心率、心律、血压、尿量。必要时留置深静脉导管以妥善保护血管。肺部检查行高分辨力 CT、MRI、胸片、肺功能、6 min 步行等评估。心血管检查进行右心导管及血流动力学评估,左心导管及冠脉造影评估。隔离病房的准备:术前应准备好单间无菌隔离病房。

2. 术中配合与护理要点

(1)术中术前日准备:备皮、擦澡、更衣、做抗生素皮试,术前日晚、术日早晨各清洁灌肠 1 次,术前 10 h 禁食、6 h 禁饮。

(2)供体准备如下。

1)供肺标准:①ABO 血型相同;②年龄,单肺<50 岁,双肺及心肺联合供体应<45 岁;③吸 100% 氧气时,PaO_2 >40 kPa(300 mmHg),呼气末正压>0. 49 kPa(5 cmH_2O)持续 5 min 以上;④既往无长期吸烟史,无心、肺疾病,无心脏外伤及手术史;⑤血气分析正常;⑥支纤镜检查正常,无脓肿或异常;⑦胸片正常;⑧胸腔横径和纵径相匹配。

2)心肺供体标准:①ABO 血型一致,超敏患者需要淋巴细胞交叉配型;②肺部 X 射线片清晰,FiO_2 为 0.4 时 PaO_2 11. 33 kPa(100 mmHg)以上,肺顺应性正常,正常潮气量气道压力 4 kPa(30 mmHg)以下;③无明显肺部感染,肺分泌物无革兰氏阴性细菌或真菌;④心肺和双肺移植供体、肺容积应与受体大小匹配。

3)供体心脏标准:一般来源于脑死亡者。脑死亡者的诊断标准为深昏迷;脑干反射完全消失;无自主呼吸(靠呼吸机维持,呼吸暂停试验阳性),且首次确诊后,观察 12 h 无变化,经内科和神经科医师鉴定认可。传统供体年龄一般要求小于 35 岁。但日益突出的供体短缺,使许多移植中心将供体年龄扩大到大于 40 岁甚至 50 岁。

4）供体心肺的切除：①有效保护心脏和肺灌洗；②轻柔触摸和挤压肺，防止肺损伤；③分离后纵隔应靠近食管和降主动脉，注意结扎后纵隔，气管周围血管和淋巴管彻底止血；④隆突前的及周围不分离，以便保留来自冠状动脉的侧支血液供应，有利于气管吻合的愈合；⑤避免容量过负荷，防止肺水肿。

（3）手术方法如下。

1）单肺移植侧的选择：多选择病变严重侧或血液灌注差、肺气肿严重侧；如双侧病变程度相近，则多选择右侧为移植侧。肺动脉高压患者行单肺移植术，以右侧为宜。

2）双肺移植术方法：双肺分单侧移植和双侧移植。

3）心肺联合移植：先切心，后切肺，保护双侧膈神经，迷走神经和喉返神经。

（4）术中配合要点如下。

1）器械护士配合的配合：患者全麻后取仰卧位，胸部垫高，取胸部正中切口，切开心包及双侧胸膜，探查肺。游离上下腔静脉阻断带，肝素化后上下腔静脉插入直角形的引流管，高位插入升主动脉灌注管，建立体外循环，平流灌注，流量 2.5～4.5 L/min，最低鼻咽温 24.2 ℃阻断循环，沿右房室沟与主肺动脉根部切除左右心室，以房间隔为界切除左房保留右房，于升主动脉瓣上缘水平切断升主动脉及主肺动脉。先沿左膈神经前后方各 2 cm 处切开心包，上至胸膜顶、下至膈神经膈肌分布区，游离保护心包段膈神经祥，切断左下肺韧带，左肺静、动脉及左支气管，用苯酚及盐水处理支气管残端，双重结扎，切除左肺。以同样步骤切除右肺。于气管隆嵴上方切断气管分叉。修剪供者气管、升主动脉，取适宜长度，切开供者右房，防止窦房结损伤，将完整心肺于两侧膈神经后方植入受者胸腔，用 3-0 血管缝合线和 4-0 血管缝合线先后连续吻合气管及右房、升主动脉。心内排气，缝合左心耳切口，开放循环，电除颤使心脏成功复跳。复温至 37 ℃停止体外循环。严密止血后放置引流管，逐层关闭切口。

2）巡回护士的配合：准备并连接氩气电刀 1 台、吸引装置 1 套、温血仪 1 台。手术台上置加温毯及凝胶垫，核对患者，置患者于手术体位，充分暴露手术野。右上肢留置 18 号套管针并连接液体温血仪。协助麻醉医生行动脉留置针穿刺、深静脉置管、静脉诱导气管插管。放置导尿管连接精密尿袋。与器械护士密切配合完成手术。

3. 术后护理要点

（1）保护性隔离：术后入住无菌隔离单人监护室，严格执行消毒隔离制度。

（2）生命体征监测：严密监测生命体征及血流动力学改变，防止排斥反应的发生。术后每 15 min 监测动脉血压、SpO_2、生命体征一次，连续 4 h；之后每 0.5 h 记录一次生命体征；脱机拔管后每小时记录一次。每小时记录患者的出入量，量出为入，根据患者的中心静脉压、尿量及时调整患者每小时的入量，既要维持足够的血容量，又要保持负平衡，防止肺水肿及左心衰竭的发生。应用多巴胺、多巴酚丁胺等辅助患者的心功能，根据心率、血压及时调节血管活性药物应用的剂量。

（3）气道管理如下。

1）呼吸机辅助呼吸期间监测：密切监测患者呼吸的频率、节律、深浅度。有无面色潮红、呼吸困难等征象，监测潮气量、氧浓度、气道压力等呼吸功能指标。遵医嘱进行血气分析，了解呼吸机治疗效果。维持 PO_2 在 13.33 kPa（100 mmHg）左右即可，降低吸氧浓度至 45%，以防氧浓度过高产生氧自由基对移植肺造成损伤。术后早期（3 d 以内）不给予气道湿化,因为肺移植后供肺均会有不同程度的肺再灌注损伤。术后根据移植肺为单侧还是双侧供肺的整体状况来选择较适宜的呼气末正压通气(positive end expiratory pressure, PEEP)的具体数值,既能减轻肺水肿又不影响心功能。应用呼吸机过程中,密切患者的状态和呼吸机的工作状态,正确设置呼吸机的报警参数,发生报警立即查找原因,给予及时调整。定时听诊,按需吸痰。配合医生行纤维支气管镜检查,留取痰培养。

2)拔出气管插管后的气道护理:取半坐卧位、翻身、拍背、雾化吸入、协助咳嗽排痰,痰多时可行纤维支气管镜(简称纤支镜)吸痰。密切监测患者的心率、血压、呼吸频率的变化,及血气分析。当患者心率加快,血压升高,或 PCO_2 达到 8 kPa(60 mmHg),立即给予无创呼吸机辅助呼吸,缓解呼吸肌疲劳。每日进行呼吸功能锻炼,如深呼吸、缩唇呼吸、腹式呼吸训练等,间断无创呼吸机辅助,直至完全脱离呼吸机。给两性霉素 B 及爱全乐每日各 2 次雾化吸入 3 个月。雾化吸入后、饭后及时漱口(制霉菌素及碳酸氢钠)根据患者的体力早日下床活动,并且施行体位引流。

(4)循环系统监护:供心在移植前经受了完全性缺血,由于再灌注损伤,心功能受到不同程度的损害。受者原已增高的肺血管阻力又会使供心后负荷加重。故手术后早期常可出现心功能不全和各种心律失常。

1)心电监护:多导联心电图每日或隔日录图一次,主要监测 ST-T 变化了解心肌供血状态和监测心律失常的发生。心率(律)术后早期要求每 15 min 记录一次,稳定后每30~60 min 记录一次。尤术后第一周警惕夜间出现心动过缓,警觉因供心去神经支配而出现的心率减慢现象。术后基础心率波动在 90~110 次/min,一般不超过 130 次/min,心动过缓时使用正性肌力药物或安装临时起搏器。

2)血流动力学监测:留置桡动脉穿刺测压管连续监测动脉压(artery pressure, AP),留置 Swan-Ganz 导管监测肺动脉压(pulmonary artery pressure, PAP)、肺动脉楔压(pulmonary arterial wedge pressure, PAWP)、中心静脉压(central venous pressure, CVP)、心排血量(cardiac output, CO)及混合静脉血氧饱和度(oxygen saturation ofmixed venous blood, SvO_2)等血流动力学参数,作为调整有效循环血量及使用血管活性药物的依据。术后早期每 15 min 记录一次,稳定后每 30~60 min 记录一次,各种测压管在病情稳定后尽早拔除。密切观察患者神志、皮肤和黏膜的颜色和温度、末梢循环状态等。肺移植术后由于淋巴管阻断,再灌注损伤的影响,易发生肺水肿,术后严格控制出入量平衡,在 CVP 的监测下控制补液速度。酌情给予利尿剂。

3)起搏器:术后留置心外膜起搏电极 2 周至第一次心内膜活检,注意妥善固定和连接,导线植入口每日消毒更换敷料。起搏器参数备用。使用临时起搏治疗时要监测起搏效果。

(5)泌尿系统监护:心脏移植患者术前因心力衰竭、长时间利尿、灌注减少等可能存在肾损害,术中因体外循环肾灌注减少及术后心功能不全和免疫抑制剂肾毒性的影响,都可能导致肾功能障碍。必须严密观察尿量、性质,准确记录。使用精密抗反流尿袋记录每小时尿量,若连续 2 h 尿量<50 ml/h 要及时处理。尿少时首先要检查尿管是否通畅,排除机械性梗阻的原因后观察血容量是否已经补足。尿量多时,须及时补充血容量和电解质(特别是钾离子)。尿管应妥善固定,防止脱出、阻塞,每天用 0.2% 碘伏消毒液消毒尿道口 2 次。病情平稳者尿管一般在术后 5 d 内拔除。

（6）消化系统监护：术后常规留置胃管进行胃肠减压并观察引流液的颜色、性质、量。撤离呼吸机后无胃肠道并发症者尽早拔除胃管。为预防应激性溃疡导致消化道出血，术中、术后常规给予胃黏膜剂及抑酸药。注意观察患者大便的颜色、性质，如有血便或柏油样便，提示消化道出血。有便秘者须给予大便软化剂或缓泻剂。

（7）引流管的护理：密切观察引流液的量、颜色、性质，每2 h挤压引流管一次，保持通畅，每小时记录引流量，如引流量多或有心脏压塞的表现，要及早通知医生给予相应处理。

（8）营养支持：提供营养丰富、易消化、新鲜、低盐饮食。

（9）术后主要并发症的观察及处理如下。

1）感染：术后应严格消毒隔离及无菌操作，预防感染。谢绝探视。循环、呼吸稳定后遵医嘱尽早拔除气管插管、尿管、动脉测压管，减少静脉通路，切断感染源，保持室内空气清新。术后预防性使用抗生素。及时调整、减低免疫抑制药物的剂量。

2）排斥反应：排斥反应临床上主要是心功能不全的表现，如心电图QRS波群电压降低超过30%、血压下降1.33～2.67 kPa（10～20 mmHg）、胸片示心脏增大、血液查出DIC的表现、乳酸脱氢酶增高，一旦出现排斥反应征象必须立即加强免疫抑制剂治疗。

3）内出血：①保持引流管通畅；②积极平衡输血，加强抗凝治疗；③必要时开胸止血。

4）急性肺水肿：①术后3～5 d，给予强心利尿；②控制术中、术后液体入量，注意提高胶体渗透压浓度；③术后充分供氧。

5）气道吻合口并发症：①全身治疗，改善一般状况；②局部治疗，气管雾化及气管镜吸痰，保持气管通畅；③预防，改进手术技术、改进供肺的保存、合理应用免疫抑制药物。

6）阻塞性细支气管炎：心肺联合移植术术后远期主要并发症是慢性阻塞性支气管炎样肺病变，是心肺联合移植术患者肺内发生常见慢性排斥反应的结果。此病变在术后6个月以上患者中发生率可高达1/3。临床表现有咳嗽和进行性呼吸困难。X射线征有肺浸润。肺功能试验可见阻塞性肺功能受损，首先是第一秒用力呼气量（forced expiratory volume in first second，FEV_1）降低。组织学变化特点是弥漫性纤维化，引起终末性支气管向心性狭窄。加强排斥反应的治疗是防治这种进行性病变的唯一有效方法。

（10）健康指导：主要包括以下内容。

1）告知患者心脏移植术后服用各种药物特别是抗排斥反应药物的作用和意义，按时按剂量服用，不可擅自减量、加量药物的重要性。

2）饮食仍少量多餐、多吃营养丰富易消化食物。

3）注意根据天气情况增减衣物，预防感冒。

4）注意休息与睡眠，有计划地进行身体锻炼，增强机体抵抗力。

5）做好自我防护，尽量避免到人多的公共场合或空气状况不良的场所。

6）定期复查，出现发热、恶心、呕吐、食欲减退、关节酸痛、全身乏力等不适时及时就诊。

（赵　文　彭玉娜）

参 考 文 献

[1]沈中阳.现代临床肝移植[M].北京:人民卫生出版社,2010.

[2]沈中阳,陈新国.临床肝移植[M].2版.北京:科学出版社,2011.

[3]王颖,张利岩.肝移植临床护理手册[M].北京:人民军医出版社,2007

[4]刘纯艳.器官移植护理学[M].北京:人民卫生出版社,2008.

[5]朱继业,王东主.肝脏移植图谱[M].北京:人民卫生出版社,2004.

[6]张小东.肾移植手册[M].北京:人民卫生出版社,2006.

[7]郝平和.肾脏移植康复指南[M].天津:天津科技翻译出版公司,2006.

[8]廖崇先.实用心肺移植学[M].福州:福建科学技术出版社,2003.